Hans-Peter Studer   **Gesundheit in der Krise**

Hans-Peter Studer

Gesundheit in der Krise Fakten und Visionen

Academia Alpina Medicinae Integralis

Die Deutsche Bibliothek – CIP-Einheitsaufnahme

Studer, Hans-Peter:
Gesundheit in der Krise : Fakten und Visionen / Studer. –
Breganzona : AAMI, 1995
 ISBN 3-9520820-0-7

Die Ausarbeitung dieses Buches wurde finanziell
unterstützt durch den
Forschungsfonds der Hochschule St.Gallen
und die Stiftung AAMI,
Academia Alpina Medicinae Integralis.

© 1995, Verlag AAMI, Breganzona
Alle Rechte, einschliesslich derjenigen des auszugsweisen Abdrucks
und der photomechanischen Wiedergabe, vorbehalten.
Druck und Gestaltung: E. Löpfe-Benz AG, Rorschach

ISBN 3-9520820-0-7

Inhaltsverzeichnis

Vorwort von Prof. Dr. Kurt Biener 9

Einleitung 10

Teil I: Zentrale Problemzusammenhänge eines hochentwickelten Gesundheitswesens 15

1. Kostensteigerung ohne Ende 15
2. Die leistungsfördernden Marktverhältnisse im Gesundheitswesen .. 17
3. Aufwandträchtige moderne Medizin 29
   3.1 Medikamente und Medizintechnik 29
   3.2 Teure Diagnosetechnologien 34
   3.3 Hoher Spezialisierungsgrad 38
4. Spitäler als ‹Hochburgen› der Aufwandsteigerung 42
5. Steigende Ärztedichte 52
6. Alter und Krankheit 56
   6.1 Überalterung der Bevölkerung 56
   6.2 Zivilisationskrankheiten 60
7. Überleitung zu Teil II 63

Teil II: Lebenspraktische Hintergründe der Problemsituation im Gesundheitswesen 67

1. Steigender Wohlstand und seine Kehrseiten 67
2. Zunehmende Umweltzerstörung 70
   2.1 Chemisierung der Umwelt 71
   2.2 Lärm und (künstliche) Strahlung 74
3. Ungesunde Lebensweise 77
   3.1 Zivilisatorische Fehlernährung 78
   3.2 Mangelnde und übersteigerte Mobilität 86
   3.3 Suchtverhalten 90
4. Der psychosoziale Kontext der modernen Wohlstandsgesellschaft .. 96
   4.1 Reichtumsstreben und Karrieredenken 96
   4.2 Krankheitsfördernde Arbeit und exzessive Freizeit ... 98
   4.3 Hedonismus und Sicherheitsdenken 104

4.4 Verdrängung des Todes 108
5. Verarmung der Persönlichkeit und soziale Vereinzelung 112
    5.1 Verkümmerte Kindheit 112
    5.2 Gestörte Harmonie der Geschlechter 116
    5.3 Vereinseitigte und verdrängte Lebensmuster 118
    5.4 Vereinsamtes Alter 122
6. Vermeintliche Flucht in die Krankheit 125
    6.1 Zunahme psychosomatischer Gesundheitsstörungen 125
    6.2 Stress und seine Folgen 128
    6.3 Geronnene Gefühle 131
    6.4 Kranke Zivilisation als Faktum? 132
7. Aufwandträchtiger Sozialstaat 134
    7.1 Richtungsweisende Gesundheitspolitik? 134
    7.2 Kostspielige Entscheidungsstrukturen 137
    7.3 Der Sozialstaat als willkommenes Opfer des Systems 139
8. Schwarzpeterspiel als ‹Problemlösungsstrategie› 142
    8.1 Diskrete Gesundheitsindustrie 144
    8.2 Protestierende Ärzteschaft 146
    8.3 Seilziehen zwischen Politik und Krankenkassen 148
    8.4 Bleibender Reformbedarf 151
9. Überleitung zu Teil III 152

TEIL III: Wissenschaftlicher Materialismus und
          Pflegeproblematik 157

1. Verabsolutierung des Vordergründigen 158
    1.1 Die Welt als beliebig veränderbares Material 158
    1.2 Verlust der Transzendenz 161
    1.3 Spezialisierte Weltfremdheit 164
2. Psychiatrie im Abseits 168
    2.1 Trennung von Psychiatrie und somatischer Medizin 168
    2.2 Dingfest gemachter Geist 171
    2.3 Verkannte Potentiale des Bewusstseins 175
3. Perfektionierte ‹Reparaturmedizin› 178
    3.1 Illusionäre Jagd auf körperliche Symptome 178
    3.2 Kampf der Krankheit und ihren Erregern 184
    3.3 Déformation professionnelle 190
    3.4 Geringgeschätzter Placeboeffekt 195

3.5 Unverstandene und verschwiegene Alternativen 201
4. Grenzen und Kehrseiten der Schulmedizin 213
    4.1 AIDS: Stolperstein des biomedizinischen Paradigmas 215
    4.2 Leidensgeschichten der Krebsmedizin 219
    4.3 Scheinerfolge bei Gefässkrankheiten 229
    4.4 Chronische Erkrankungen: mit dem Latein am Ende 242
    4.5 Iatrogene – arztbedingte – Krankheiten 247
    4.6 Vernachlässigte und vereinseitigte Prävention 257
5. Problemkreis Krankenpflege 273
    5.1 Krankenpflege als zweitrangige Funktion 273
    5.2 Hohe Arbeitsbelastung und Unzufriedenheit des Pflegepersonals 283
6. Überleitung zu Teil IV 288

TEIL IV: Lösungsmuster 291

1. Einleitung 291
    1.1 Aufbau und Inhalte im Überblick 291
    1.2 In sich stabilisierende Wirkungen 293
2. Transformation des Materialismus 296
    2.1 Neue Lebensmuster und Lebensinhalte 299
    2.2 Andere Spielregeln für die Marktwirtschaft 304
3. Gesundheitspolitik ist mehr als das 314
4. Wege zu einer integralen Medizin 323
    4.1 Gewandeltes Verständnis von Krankheit und Therapie 325
    4.2 Veränderte gesetzliche Rahmenbedingungen des Heilens 334
    4.3 Ganzheitlichere Ausbildung 349
5. Versicherungstechnische Verbesserungsmöglichkeiten 355
    5.1 Mehr Flexibilität und Wettbewerb in der Krankenversicherung 355
    5.2 Zukunftsweisende Versicherungsmodelle 364
    5.3 Wettbewerbsanreize auch für die Kantone 378
6. Schlussbemerkungen 392

Dank 394

Literaturverzeichnis 395

Verzeichnis der Abbildungen 415

Vorwort

Unser Gesundheitswesen ist krank. Wird der Patient überleben? Wird die aufwendige Behandlung von Nutzen sein? Wer kann das überhaupt bezahlen? Wie ein Dämon steht am Krankenbett die Kostenexplosion. Doch vorher noch eine Frage – konnte man das nicht verhüten? Welches sind die Ursachen dieses Leidens?

All diesen Fragen geht der Autor des vorliegenden Buches mit Logik und Akribie nach. In schonungsloser Offenheit werden die seit Jahrzehnten, ja seit Jahrhunderten eingefahrenen Fehler aufgedeckt. Gesundheit und Krankheit werden als wirtschaftlich manipulierter Marktwert beschrieben, genauso wie die Freizeit, der Verkehr, die Mode, die Ernährung – alles. Dabei treibt die alte Angst ums Überleben, von einer raffinierten Werbung einsuggeriert, den Menschen immer mehr in eine Abhängigkeit. Die Wirtschaft will und muss Profit machen, auch mit der Gesundheit.

Vielleicht aber liegen die Ursachen noch ganz woanders. Die rasante ökonomische und technische Entwicklung ist nicht mehr ausschliesslich als Fortschritt zu deuten. Seit der Aufklärung hat man eigentlich gemeint, dass der Mensch sinnvolle Zusammenhänge findet und zum Wohle aller nutzt. Dass dieser sogenannte Fortschritt aber zu Kippreaktionen führen kann, wenn wir ihn nicht gemeinsam zügeln, dafür werden die Anzeichen immer unheimlicher: Bevölkerungsexplosion, Hungersnöte, Wäldervernichtung, Erosion, Überschwemmungen, seelische Grausamkeiten, Süchte, Sekten, Selbstmordhäufungen, AIDS.

Die Natur schlägt zurück. Sie befiehlt – nicht der Mensch, und eben nicht das Geld. Der Mensch fängt an zu zweifeln, ob alles richtig ist, was er macht – auch im Gesundheitsbereich. Resignation macht sich breit. Die Antwort überlässt er den Nachgeborenen. Die Kernprobleme werden immer weiter delegiert, die Verantwortung überforderten Kongressen und Kommissionen übertragen. Die Lawine rollt jedoch weiter.

Der Autor beweist Mut und literarische Übersicht. Alle Aussagen sind sachlich dokumentiert. In einem zügigen Stil wird der Inhalt vernetzt aufgebaut und dargestellt. Damit wird die Lektüre fast zum spannenden wissenschaftlichen Krimi – vielleicht sogar einmal zu einem Bestseller. Auf alle Fälle soll und wird dieses Buch Furore machen und Proteste und heisse Diskussionen auslösen. Und damit wäre der Zweck dieses bahnbrechenden Werkes erfüllt.

Prof. Dr. med. Kurt Biener

Einleitung

Ziel und Zweck des vorliegenden Buches

In allen hochentwickelten Industriestaaten stellt das Gesundheitswesen in mehrfacher Hinsicht einen hochsensiblen Bereich des gesellschaftlichen und wirtschaftlichen Lebens dar. Zum einen bildet es einen wichtigen Kristallisationspunkt des technologischen Fortschritts, der sich unaufhaltsam weiter beschleunigt. In der Medizin ermöglicht er in immer rascherer Folge neue Diagnose- und auch Therapiemethoden und hilft mit, vielen Menschen ihr Leben zu verlängern und zu erleichtern. Andererseits droht er aber auch, das körperliche und geistige Wohlbefinden des modernen Wohlstandsbürgers mehr und mehr zu vereinnahmen und beansprucht und bindet dabei zunehmend materielle und personelle Ressourcen.

Entsprechend ist das moderne Gesundheitswesen volkswirtschaftlich längst zu einem sehr gewichtigen Faktor geworden, an welchem viele Interessengruppen beteiligt sind. Ihnen allen ist meist sehr daran gelegen, aus der gegebenen Situation ein Höchstmass an eigenen Vorteilen zu ziehen. Die Nachteile jedoch werden entweder möglichst nicht zur Kenntnis genommen oder anderen Gruppierungen überantwortet. In der Folge wird zwar bereits seit Jahren und gar Jahrzehnten immer wieder vor der unaufhaltsamen Aufwand- und Kostensteigerung im Gesundheitswesen gewarnt und allseits zum Masshalten aufgerufen. Die Entwicklung hin zu einer überproportionalen Steigerung der Gesundheitsaufwendungen nahm jedoch allen Expertenkommissionen und neuen Gesetzesentwürfen zum Trotz fast ungebremst ihren weiteren Verlauf. Absehbarerweise wird daran auch das neue Krankenversicherungsgesetz vorerst wenig ändern, welches in der Schweiz ab 1996 in Kraft treten wird.

Das vorliegende Buch will versuchen, die komplexen Zusammenhänge und Hintergründe dieser schwierigen Situation zu erhellen. Zu diesem Zweck zeigt es verschiedenste Einflussfaktoren auf, die in bezug auf die moderne Gesundheitsversorgung von Bedeutung sind, und setzt sie zueinander in Beziehung. Vorerst soll so ein besserer Einblick in die Problemzusammenhänge des Gesundheitswesens eröffnet werden. Gleichzeitig wird damit aber auch eine Möglichkeit an die Hand gegeben, die Wirksamkeit und Zweckmässigkeit aktueller und geplanter Massnahmen zur Lenkung und Steuerung des Gesundheitswesens und seiner Teilbereiche besser abschätzen zu können. Und schliesslich will das Buch Ansatzpunkte für Lösungsstrategien sichtbar machen, die bislang erst am Rande der öffentlichen Diskussion zur Sprache kamen.

Einleitung

Inhaltliche und methodische Grundlagen

Die Analyse der Problemsituation geht aus vom Gesundheitswesen der Schweiz. Es eignet sich hierfür in besonderem Mass, weil es durch einen hohen Entwicklungsstand gekennzeichnet und aufgrund seiner kantonalen Ausrichtung besonders vielschichtig strukturiert ist. Weil allerdings die Datenlage oft eher dürftig und viele Gegebenheiten mit jenen in anderen Industrieländern vergleichbar sind, werden fallweise auch Zahlen und Folgerungen ausländischer Untersuchungen und Statistiken herangezogen, um die postulierten Zusammenhänge zu untermauern. Die Art der Themenstellung bringt es ferner mit sich, dass bewusst auch Literatur mit einbezogen wurde, die über das Gesundheitswesen im engeren Sinn und über den derzeitigen Erkenntnisstand der etablierten Wissenschaften hinausweist.

Methodisch basiert die Arbeit auf der Netzwerktechnik, welche in den siebziger Jahren von Frederic Vester entwickelt wurde und welche ausgesprochen geeignet ist, komplexe Probleme transparenter zu machen.* Im wesentlichen werden dabei verschiedene Faktoren, die für eine Problemstellung von Bedeutung sind, durch Pfeile miteinander verbunden und so die entsprechenden Beziehungen graphisch veranschaulicht. Zudem werden die Art und die Wirkungsstärke der einzelnen Beziehungen sowie die Zeitverhältnisse in Betracht gezogen, und es wird versucht, Schlüsselfaktoren zu ermitteln, welche sich für lenkende Eingriffe in das System besonders eignen.

Beim Gesundheitswesen allerdings handelt es sich um einen äusserst komplexen Problembereich, bei dem darüber hinaus verlässliche Daten oft dünn gesät sind. Die Netzwerk-Methodik kommt deshalb im folgenden in angepasster Form zur Anwendung. Im Zentrum steht die graphische Veranschaulichung der Beziehungen zwischen den einzelnen Einflussfaktoren mittels verbindender Pfeile. Diese ist jedoch stark vereinfacht. So wird aus Gründen der Übersichtlichkeit vorerst nicht zwischen sogenannt positiven (Faktor A verstärkt Faktor B) und negativen (Faktor A schwächt Faktor B ab) Wirkungszusammenhängen unterschieden und auch nicht zwischen stetigen, gleichmässigen und ‹unregelmässigen› Beziehungen.

Vielmehr wird die Formulierung der einzelnen Faktoren so gewählt, dass sich zunächst ausschliesslich positive und grundsätzlich stetige Zusammenhänge ergeben. Mehr vom einen führt zu mehr vom andern. Faktoren, die eine negative, d.h. abschwächende Wirkung haben, werden erst im Schlussteil zur Sprache kommen, der sich mit Lösungsmöglichkeiten befasst. Zudem stellen die Netzwerke gleichsam das ‹Gerüst› des Buches dar. An ihm kann sich der

---

* Vgl. Vester (Welt); Vester (Sensitivitätsmodell); Ulrich/Probst (Anleitung); Gomez/Probst (Denken)

Leser zu Beginn eines Kapitels einen Überblick verschaffen, welche Zusammenhänge im folgenden beleuchtet werden.

Darstellung und Gliederung
Die relevanten Beziehungen sind dabei jeweils bewusst markant hervorgehoben, währenddem die bereits behandelten optisch in den Hintergrund treten. Dadurch, dass jeweils nur ein bis drei Faktoren neu eingeführt werden und zu Beginn eines neuen Teils sämtliche bisherigen Beziehungen weggelassen werden, sollte die Übersicht für den Leser erhalten bleiben, auch wenn die Netzwerke allmählich sehr komplex werden. Sie stellen jedoch – das gilt es, sich stets vor Augen zu halten – lediglich das stark vereinfachte Abbild einer noch viel komplexeren Realität dar.

Was die Auswahl der Faktoren und der jeweiligen Wirkungszusammenhänge anbelangt, so galt das Bestreben, nur die wichtigsten zu berücksichtigen. Auch wurden bestimmte Faktoren zu einem Einzelfaktor verdichtet. In diesem Fall geht aus dem begleitenden Text hervor, was alles unter einen bestimmten Faktor subsumiert wurde. Ähnlich wie bei den Wirkungsfaktoren wurden auch bei den Wirkungsbeziehungen lediglich die wesentlichsten dargestellt. Dabei sind wichtige Wechselwirkungen zwischen zwei Faktoren durch einen Doppelpfeil veranschaulicht. Es handelt sich dann gleichsam um eine ‹davonlaufende› Beziehung zwischen zwei Einflussfaktoren, indem diese sich – ohne Umwege über andere Faktoren – laufend gegenseitig aufschaukeln und verstärken.

Schliesslich wurde aber auch mittels der Gliederung des Buches versucht, den Nachvollzug der komplexen Thematik zu erleichtern. In einem ersten Teil werden all jene Einflussfaktoren besprochen, welche in der Diskussion über das Gesundheitswesen und seine verselbständigte Eigendynamik meist im Vordergrund stehen. Sie bilden sozusagen den Kern der Problematik. Er reicht von der Delegation der Eigenverantwortung an die Krankenkassen über Fortschritte in der Medizintechnik und die steigende Ärztedichte bis hin zur Überalterung der Bevölkerung.

Anschliessend jedoch kommen tiefere Ursachen für diese Entwicklungen zur Sprache. Im zweiten Teil sind es jene Einflussfaktoren, welche gleichsam den ‹lebenspraktischen› Hintergrund einer ausufernden Gesundheitsversorgung darstellen. Sie betreffen die moderne Lebensweise und ihre zahlreichen krankheitsfördernden Kehrseiten. Der dritte Teil thematisiert die Grundlagen des heute vorherrschenden Medizinverständnisses und seine Auswirkungen und bezieht die Pflegeproblematik mit ein. Hier wird gezeigt, dass die moderne

Einleitung

Medizin und ihre wissenschaftlichen Grundlagen selber wesentlich zu einer Situation beitragen, in welcher der medizinische Aufwand und der Gesundheitsertrag in der Bevölkerung in einem zusehends schieferen und fragwürdigeren Verhältnis stehen.

Das Buch wird jedoch nicht nur bei der blossen Analyse der vielschichtigen Ursachen stehenbleiben, warum sich die Gesundheit und das Gesundheitswesen in der Krise befinden. Es will in einem vierten Teil und auf der Basis der erarbeiteten Netzwerke auch mögliche Auswege zeigen, wie sich die aufgezeigten Probleme entschärfen lassen und wie die weitere Entwicklung des Gesundheitswesens in zukunftsträchtigere Bahnen gelenkt werden kann. Vorerst betreffen sie Veränderungsnotwendigkeiten ausserhalb der Medizin, wie sie heute verstanden wird, – im gesellschaftlichen Bereich. Aber auch die Medizin selber wird nicht umhinkommen, einen radikalen Wandel und eine Neuorientierung zu vollziehen, wenn sie ihren Patienten tatsächlich helfen will. Dieser Wandel wird durch veränderte gesetzliche Rahmenbedingungen des Heilens und durch geeignete versicherungstechnische Anreize unterstützt werden müssen.

Anmerkungen zur gewählten Systematik
Die gewählte Darstellung und die Gliederung des Buches dürfen allerdings nicht darüber hinwegtäuschen, dass aufgrund der engen Vernetzung der abgebildeten Realitäten eine strikte Unterteilung und Abgrenzung der gezeigten Einflussfaktoren und Wirkungsbeziehungen nicht möglich ist. So liess es sich bisweilen kaum vermeiden, zumindest andeutungsweise auf Faktoren und Beziehungen vorzugreifen, die erst später bzw. in einem der folgenden Teile ausführlicher zur Sprache kommen. Umgekehrt mag die Leserin oder der Leser manchmal den Eindruck erhalten, wichtige Zusammenhänge würden an einer gegebenen Stelle nicht oder zu wenig besprochen. In hoffentlich den meisten Fällen dürften sich allerdings solche Lücken im weiteren Verlauf der Lektüre füllen, wenn neue Einflussfaktoren ins Spiel gebracht werden. Schliesslich ist auch einzuräumen, dass sich zwischen einzelnen Faktoren durchaus gewisse Überlappungen ergeben können. Vor allem gilt das dort, wo bestimmte Gegebenheiten und Zusammenhänge schrittweise genauer herausgearbeitet werden.

Dabei ist ferner wichtig zu beachten, dass es sich bei der Netzwerkmethodik nicht um ein deterministisches, sondern um ein heuristisches Verfahren handelt. Als solches gibt es nicht streng feststehende, quasi sakrosankte Sachverhalte wieder und liefert auch keine rezeptartigen Lösungen. Es dient vielmehr dazu, Probleme besser erfassen und strukturieren zu können und auf dieser Grundlage Lösungsmuster erkennbar zu machen, die einer komplexen Problemstellung meist besser gerecht werden als vielleicht präzis anmutende Formeln und Rezepte auf der Basis einiger weniger Determinanten.

Damit ist auch gesagt, dass die Wahl der gewählten Einflussfaktoren sowie die dargestellten Beziehungen weder Anspruch auf absolute Richtigkeit noch auf Vollständigkeit erheben. Sie stellen lediglich den Versuch des Verfassers dar, die Erkenntnisse und Einsichten, die er im Zuge seiner eingehenden Beschäftigung mit den komplexen Problemfeldern des Gesundheitswesens gewonnen hat, auf eine möglichst nachvollziehbare Weise wiederzugeben. Wenn die aufgezeigten Wirkungsgefüge die Leserin und den Leser dazu anregen, nach eigenen Ergänzungen und Anpassungen zu suchen, so haben sie ihren Zweck doppelt erfüllt.

Schliesslich sei zudem darauf hingewiesen, dass ich verzichtet habe, in der sprachlichen Formulierung durchgehend die weibliche und männliche Form zu verwenden. Der Grund liegt darin, dass ich den Text nicht auch noch sprachlich verkomplizieren oder bloss noch im neutral-sächlichen Sinn von ‹Personen› sprechen wollte. Die Leserinnen dieses Buches mögen mir das verzeihen. Unendlich wichtiger scheint mir zu erkennen, dass auch die Probleme im Gesundheitswesen mithin durch eine Überbetonung männlicher Werte bedingt sind. Demzufolge werden wir nicht umhinkommen, der vernachlässigten weiblichen Seite in uns selber und in der Gesellschaft zum Durchbruch zu verhelfen, um unsere eigene und die kollektive Gesundheit wiederherzustellen und zu erhalten. Auch davon wird in diesem Buch die Rede sein.

Teil I:
Zentrale Problemzusammenhänge eines hochentwickelten Gesundheitswesens

1. Kostensteigerung ohne Ende

Bei der Analyse der Problemsituation im Gesundheitswesen steht in aller Regel die scheinbar unaufhaltsame Kostensteigerung im Vordergrund. In der Schweiz verhält es sich diesbezüglich ähnlich wie in anderen Industrieländern. Zwar weisen verschiedene öffentliche Aufgabenbereiche wie insbesondere die Raumplanung, der Umweltschutz, die Finanzierung von Freizeiteinrichtungen und die Wirtschaftsförderung in den vergangenen Jahrzehnten sogar noch höhere Wachstumsraten auf.[1] Das schweizerische Gesundheitswesen jedoch vereinigt mittlerweile rund 10 Prozent des Bruttoinlandsprodukts auf sich und beschäftigt ca. 350 000 Personen, d.h. ebenfalls etwa 10 Prozent der erwerbstätigen Bevölkerung.[2] Es ist damit zum bedeutendsten, auch in Rezessionszeiten unaufhaltsam weiterwachsenden Bereich der Volkswirtschaft geworden.

Zwischen 1960 und 1992 verdreiundzwanzigfachten sich die Kosten für das schweizerische Gesundheitswesen und nahmen selbst inflationsbereinigt um das 6,6fache zu! Und wie Abbildung 1 zeigt, dürften die Kostensteigerungen gemäss Schätzungen des Bundesamtes für Statistik auch bis 1995 fast unvermindert weitergegangen sein. Diese Entwicklung liegt weit über derjenigen der gesamten Volkswirtschaft: Während 1960 noch rund 3,7 Prozent des Bruttoinlandsprodukts auf das Gesundheitswesen entfielen, waren es 1993 schätzungsweise bereits 9,9 Prozent. Mittlerweile wird also in der Schweiz rund jeder zehnte Franken im Gesundheitswesen verdient.

Im Jahr 1992, für welches die definitiven Zahlen vorliegen, betrugen die Gesamtkosten 31,7 Milliarden Franken oder 9,3 Prozent des Bruttoinlandsprodukts. Rund die Hälfte entfielen dabei auf stationäre Behandlungen in Spitälern, psychiatrischen Kliniken und Pflegeheimen. Dieser Bereich wies damit verglichen mit der langjährigen Entwicklung der Gesamtkosten eine zusätzlich überproportionale Steigerung auf. Bei einer ständigen Wohnbevölkerung von 6,9 Millionen Einwohnern beliefen sich die durchschnittlichen Pro-Kopf-Ausgaben 1992 auf knapp 4600 Franken und gehörten damit zu den höchsten der Welt.

---

1 Strahm (Wirtschaftsbuch) 52f
2 Im Jahr 1991 waren es 9,3 Prozent der Beschäftigten. Dieser Prozentsatz dürfte sich in der Zwischenzeit weiter erhöht haben. Vgl. Bundesamt für Statistik (Beschäftigte) 19, 23

Abb. 1: Indices der Gesundheitskosten, des Bruttoinlandsprodukts, der Konsumentenpreise und der ständigen Wohnbevölkerung in der Schweiz, ab 1960 [3]

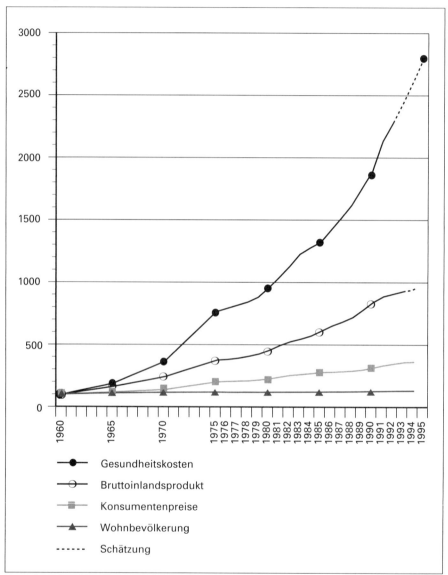

3 Quellen: Bundesamt für Statistik; (Kosten 1985–1990) 42, 51 (Kosten 1985–1991) 54; (Gesundheit) 1; (Jahrbuch 1990) 95; (Jahrbuch 1995) 29, 117, 143; (ESPOP) 3; Frei/Hill (Gesundheitswesen) 99; Frei (Gesundheitskosten) 16; OECD (Health Systems) 18. Die Berechnung des Indexes für die Gesundheitskosten vor 1985 basiert auf dem Korrekturfaktor des Bundesamtes für Statistik in bezug auf die Daten von Frei/Hill für das Jahr 1990.

Problemzusammenhänge eines hochentwickelten Gesundheitswesens

Unter Berücksichtigung der Kaufkraft nimmt die Schweiz gemäss den neuesten OECD-Zahlen bei den Pro-Kopf-Ausgaben für das Gesundheitswesen hinter den USA den zweiten Rang ein. Sie liegen rund 50 Prozent über dem OECD-Durchschnitt. Was die jährlichen Wachstumsraten anbelangt, so steht die Schweiz hinter den USA, Finnland, Kanada und Frankreich an fünfter Stelle. Und obwohl die Schweiz im internationalen Vergleich über ein hohes wirtschaftliches Potential verfügt, nimmt sie auch bezüglich des Anteils der Gesundheitskosten am Bruttoinlandsprodukt inzwischen den fünften Rang ein, hinter den USA, Kanada, Finnland und Frankreich. Im Durchschnitt gaben die OECD-Staaten im Jahr 1992 8,1 Prozent für das Gesundheitswesen aus, gegenüber den besagten 9,3 Prozent der Schweiz.[4]

2. Die leistungsfördernden Marktverhältnisse im Gesundheitswesen

Aus ökonomischer Sicht wird die zentrale Ursache für die ‹Kostenexplosion› im Gesundheitswesen primär in den spezifischen Marktverhältnissen gesehen. Der Patient, der eine Leistung nachfragt, und der Arzt, der Therapeut oder das Spital, welche sie an ihm erbringen, stehen, was die Entschädigung dieser Leistung anbelangt, in aller Regel nicht in einer direkten Beziehung zueinander. Vielmehr sind de jure die *Krankenkassen* und de facto auch die Privatversicherer bei der Abgeltung der am Patienten erbrachten Leistungen *als Zahlstellen* zwischengeschaltet.[5]

Abgesehen von einer jährlichen Franchise (d.h. von einem Kosten-Grundbetrag von derzeit 150 Franken, den jeder Versicherte vorerst selber zu tragen hat) und einem zehnprozentigen Selbstbehalt[6] muss der bei einer Krankenkasse versicherte Patient für die von ihm verursachten Kosten grundsätzlich nicht

Netzwerk 1

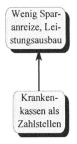

---

4 O.V. (Gesundheitswesen) 1759
5 Ab 1996 werden in der Schweiz auch Privatversicherer Leistungen der dannzumal obligatorischen Krankengrundversicherung erbringen können.

6 Er gilt vorderhand nur bei ambulanten und erst ab 1996 auch bei stationären Leistungen, vgl. Teil IV, Kap. 5.1.

selber aufkommen. Mit anderen Worten, die eigentliche medizinische Leistung wird zwar direkt zwischen Anbieter (Arzt, Spital etc.) und Patient abgewickelt, die finanzielle Gegenleistung jedoch erfolgt im Endeffekt über die Versicherung.[7]

Aus dieser speziellen Marktstruktur resultieren vor allem dann, wenn die jährliche Franchise einmal überschritten ist, für die Marktteilnehmer insgesamt wenig Anreize, die vorhandenen medizinischen Mittel und therapeutischen Möglichkeiten sparsam und zurückhaltend einzusetzen. Im Gegenteil sind die finanziellen Signale allenthalben so gesetzt, dass es für alle Beteiligten ökonomisch gesehen durchaus rational erscheint, das Leistungsvolumen weiter auszudehnen und damit die Kostenspirale im Gesundheitswesen in immer raschere Bewegung zu versetzen.[8]

Summarisch und bewusst etwas überzeichnet lässt sich die Situation in Anlehnung an Graf von der Schulenburg wie folgt umreissen: Der Arzt bestimmt den Konsum ohne zu bezahlen, sondern um zu verdienen. Die Krankenkasse oder Privatversicherung bezahlt ohne zu bestimmen und erhöht damit ihren Umsatz und ihren Spielraum für grössere Verwaltungsaufwendungen. Dem Patienten schliesslich ist aufgrund seines beschränkten Selbstbehalts und der fehlenden Übersicht der Preis des Arzneimittels oder der medizinischen Leistung mehr oder weniger egal resp. nur das Beste gut genug.[9]

Zusätzlich gefördert wird die mit der speziellen Marktstruktur verbundene Tendenz zum Leistungsausbau dadurch, dass die Beziehung zwischen Arzt/Spital und Patient, wie Abbildung 2 zeigt, doppelt indirekt ist: Nicht nur stehen die Krankenkassen – und faktisch auch die Privat- und weitere Versicherungen[10] – zwischen Anbietern und Nachfragern von Leistungen im Gesundheitswesen, sondern die gesamtschweizerisch noch rund 200 Krankenkassen sind ihrerseits in kantonalen Krankenkassenverbänden organisiert, welche mit den jeweiligen Ärzteverbänden und Spitälern Tarifverträge abschliessen.

Aufgrund dieser Struktur hatte die einzelne Krankenkasse bislang weder grosses Interesse noch tatsächliche Möglichkeiten, für ihre versicherten Mitglieder gegenüber den Ärzten besonders günstige Bedingungen auszuhandeln.[11] Zum einen gelten nämlich die vereinbarten Tarife auf kantonaler Ebene für alle Kassen, und zum anderen fehlen betriebswirtschaftlich fundierte, statistische Kostendaten zu den einzelnen Tarifpositionen meist zu grossen Teilen. Als Folge basiert der Aushandlungsprozess zwischen den Krankenkassen- und Ärzteverbänden weit weniger auf sachlich begründeten Argumenten und Fakten zu den effektiven Kosten als vielmehr auf dem Verhandlungsgeschick der Teilnehmer.[12]

---

7 Dabei kommt im Falle der Krankenkasse entweder das sogenannte «tiers payant»- oder das «tiers-garant»-Prinzip zum Tragen, bei welchem die Kasse die Leistung einerseits direkt an den Leistungserbringer vergütet oder sie andererseits an den Patienten rückerstattet. Ausschliesslich eine Rückerstattung erfolgte bislang im Falle der Privatversicherungen, wobei hier das Selbstzahlerprinzip gilt, bei welchem die Versicherung im Gegensatz zu den Krankenkassen in keinerlei vertraglichem Verhältnis zum Leistungserbringer steht. Vgl. hierzu Richner (Finanzierung) 52ff

8 Sommer (Malaise) 9; Richner (Finanzierung) 14

Abb. 2: Die doppelt indirekte Beziehung zwischen Arzt und Patient bei der Abgeltung ärztlicher Leistungen im kantonal strukturierten Gesundheitswesen der Schweiz [13]

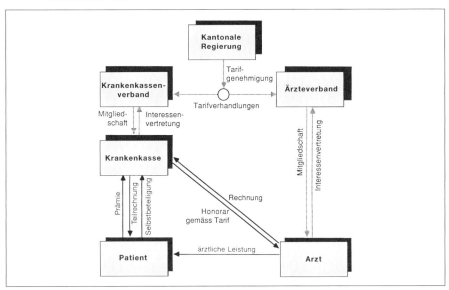

Letzteres ist in der Regel dadurch geprägt, dass die Ärzte generell über eine starke Standesorganisation verfügen und bisher verhältnismässig leichtes Spiel hatten, den Nutzen und die entsprechend hohen Taxwerte neuer medizintechnischer Verfahren und Apparaturen plausibel zu machen. Die Krankenkassen andererseits waren zumindest bis vor kurzem eher in der Rolle des blossen Prämienverwalters und -verteilers tätig und demzufolge nicht selten vom Mitarbeitertypus des Buchhalters und Sachbearbeiters geprägt.[14] So gesehen erstaunt es wenig, dass heute je nach Kanton für die genau gleiche Einzelleistung völlig unterschiedliche Tarife gelten und dass bei einer identischen Behandlung die Honorierung der Gesamtleistung des Arztes bis zum Verhältnis 1 zu 2 variieren kann. Zudem sind technische Verrichtungen im Vergleich zu den intellektuellen ärztlichen Leistungen wie vor allem dem Patientengespräch meist nach wie vor stark überbewertet.[15]

Das neue schweizerische Krankenversicherungsgesetz, das 1996 in Kraft treten wird, wird zwar absehbarerweise gewisse Verbesserungen bringen. Es schreibt vor, dass Einzelleistungstarife künftig auf einer gesamtschweizerisch

9 Vgl. Schulenburg (Kostenexplosion) 8; ferner auch Sommer (Malaise) 72; Güntert (Ökonomie) 6ff
10 Insbesondere die Schweizerische Unfallversicherungsanstalt (SUVA) und die Militärversicherung (MV).
11 Bei den Privatversicherern fehlten sie gar vollständig. Hier wurden die Tarife in gewissen Kantonen bislang einseitig von den Ärzten und Spitälern und in anderen überhaupt nicht geregelt. Richner (Finanzierung) 55
12 Güntert (Ökonomie) 9
13 Güntert (Gesundheitswesen) 60
14 Vgl. zum vergangenheitsbezogen eher wenig innovativen Selbstverständnis der

vereinbarten einheitlichen Tarifstruktur beruhen müssen. Zudem dürfen die Versicherungen in Zukunft auch separate Tarifverträge abschliessen und können nicht mehr auf die Einhaltung von Verbandstarifverträgen verpflichtet werden. Und schliesslich kann der Bundesrat allenfalls Bestimmungen über die Begrenzung des Anstiegs der Verwaltungskosten der Versicherer erlassen.[16]

Dabei gilt es allerdings zu berücksichtigen, dass der Verwaltungskostenaufwand der Krankenversicherer in der Schweiz in der Vergangenheit durch eine markante Zunahme gekennzeichnet war und sich heute auf einem bereits hohen Niveau bewegt. Konkret erhöhten sich die Verwaltungskosten der Krankenkassen zwischen 1966 und 1992 von 118 auf 1154 Mio. Fr., was annähernd einer Verzehnfachung entspricht und im Jahr 1992 7,7 Prozent der Gesamtausgaben der Krankenkassen ausmachte. Selbst wenn die höhere Versicherungsdichte in Rechnung gestellt wird, so ergibt sich noch stets ein Anstieg um das 8,2fache je Versicherten, was fast der dreifachen Teuerungsrate entspricht! Dabei gilt es auch zu beachten, dass sich die Zahl der Kassen im betrachteten Zeitraum auf weniger als ein Viertel reduzierte und damit grundsätzlich Doppelspurigkeiten im Verwaltungsaufwand abgebaut wurden.[17]

Andererseits aber verwendeten einzelne Krankenkassen in jüngerer Vergangenheit beträchtliche Mittel darauf, einander kostengünstige Versicherte – vor allem junge Männer – abzuwerben.[18] Zwar wurde diese Möglichkeit mittlerweile durch die Einführung eines Risikoausgleichsfonds zwischen den Kassen unterbunden. Dennoch dürften die Werbebudgets der Krankenkassen auch weiterhin hoch bleiben, um so mehr, als mit dem neuen Krankenversicherungsgesetz der Kassenwechsel erleichtert wird.[19] Jeder Wechsel erhöht zudem seinerseits den Verwaltungsaufwand.

Der markante Anstieg der Verwaltungskosten der Krankenversicherer in den letzten Jahrzehnten hatte aber noch einen weiteren Grund: Krankenkassen sind dem Sozialversicherungsgesetz unterstellt und dürfen grundsätzlich nicht gewinnstrebig sein. Anstatt in Gewinne wurden nun jedoch stets höhere Summen aus den reichlich fliessenden Prämieneinnahmen in Verwaltungskosten umgemünzt – auch in kostspielige Verwaltungsgebäude und ansprechend hohe Gehälter zumindest der oberen Angestelltenkategorien. Oder aber die Mitarbeiter mussten sich bei ‹drohendem› günstigem Rechnungsabschluss gegen Ende des Jahres jeweils kurzerhand noch Anschaffungen einfallen lassen.[20]

Ob diesen Gepflogenheiten Abhilfe geschaffen werden kann, wenn ab 1996 auch Privatversicherer für die Grundversicherung tätig sein werden, darf be-

---

meisten Krankenkassen auch Hardegger (Krankenkasse).
15 Sommer (Malaise) 50. Immerhin bemühten sich in jüngerer Vergangenheit einzelne Kantone wie vor allem Zürich um gewisse Korrekturen der diesbezüglichen Taxpunkt-Struktur.
16 Art. 22, Art. 43, Abs. 5, Art. 46, Abs. 1 und Abs. 3, lit. a KVG

17 Bundesamt für Sozialversicherung (Krankenversicherung) 11, 14, 34ff, 96; (Krankenpflegekosten) 4; Bundesamt für Statistik (Jahrbuch 1995) 290
18 Vgl. Hoffmeyer (Gesundheitsreform) 47, 53
19 Vgl. Teil IV, Kap. 5.1
20 Vgl. Hoffmeyer (Gesundheitsreform) 49

zweifelt werden – zumal diese dort offiziell ebenfalls keine Gewinne machen dürfen.[21] Immerhin wird sich aber insofern ein gewisser Druck auf die Reduktion der Verwaltungskosten ergeben, als die Kassen künftig vermehrt in einen Wettwerb um kostengünstige Prämien der Grundversicherung treten werden. Davon werden vor allem Kassen betroffen sein, die trotz Mitteln aus dem Risikoausgleichsfonds überdurchschnittlich hohe Prämien aufweisen.[22]

Ob daraus jedoch allmählich eine Reduktion der Prämien insgesamt oder zumindest eine substantielle Dämpfung des weiteren Prämienwachstums resultieren wird, ist vorderhand offen. Was einzig feststeht, ist, dass 1996 die Prämien für die Grundversicherung – aufgrund neu mitversicherter Leistungen insbesondere für Langzeitpatienten – einem zusätzlichen Kostenschub von geschätzten 4,5 Prozent unterliegen werden.[23] Zudem werden einzelne Versicherte aufgrund der dann altersunabhängigen Einheitsprämie in der Grundversicherung noch weit höhere Kostensteigerungen hinnehmen müssen. Und schliesslich werden halbprivate und private Zusatzversicherungen – weil dort künftig risikogerechte Prämien gelten werden – vor allem für weibliche und ältere Versicherte drastisch teurer werden.

Je höher jedoch die bezahlten Krankenversicherungsprämien sind, desto höher wird der Anreiz bei den Versicherten, sie bei Gelegenheit durch die grosszügige Inanspruchnahme von Leistungen aus dem vorhandenen medizinisch-therapeutischen Angebot wieder ‹zurückzuerhalten›, und desto mehr steigen in der Folge wiederum die Prämien. Die blosse Existenz einer gut ausgebauten und kostspieligen sozialen Krankenversicherung fördert also das *Anspruchsdenken der Patientinnen und Patienten*, und dieses wiederum verstärkt die Tendenz zum Leistungsausbau sowie den Stellenwert der Krankenversicherung – auch insofern, als es aufgrund der hohen Kosten mittlerweile unumgänglich geworden ist, sich gegen Krankheit zu versichern.[24]

Wenn aber ein Patient seine als hoch empfundene Prämie im Krankheitsfall wieder wettzumachen sucht und Anspruch auf ein umfassendes Behandlungspaket erhebt, so werden auch die jeweiligen Anbieter diesen Wünschen aus eigenen finanziellen Interessen oft nur zu gern entsprechen. Und selbst für den Fall, dass ein Patient bestrebt wäre, möglichst kostengünstige Ärzte auszusuchen, ist ihm dies aufgrund der üblichen Abrechnungssysteme und der fehlenden Transparenz meist gar nicht möglich.[25] Er kann dann höchstens darauf achten, nicht wegen jeder Befindlichkeitsstörung gleich zum Arzt zu gehen.

Das tatsächliche Patientenverhalten ist jedoch meist ein anderes: Wie im Rahmen der Nationalfondsstudie Nr. 8 für den Raum Basel gezeigt werden

---

21 Der Versuchung, Verwaltungskosten teilweise dem Grundversicherungsbereich zuzurechnen, welche genaugenommen den Zusatzversicherungen und weiteren Versicherungsarten angelastet werden müssten, wird dadurch entgegengewirkt, dass gemäss Verordnungsentwurf zum KVG die Verteilung entsprechend dem Prämienvolumen erfolgen muss (Art. 86).

22 Vgl. zu den auch 1994 nach wie vor enormen Prämienunterschieden der einzelnen Kassen, Gasche (Prämien) 1f. Ferner Teil IV, Kap. 5.1

23 EDI-Arbeitsgruppe Neues Krankenversicherungsgesetz (Dokumentation) 45

24 Arnold (Medizin) 18; Hauser/Sommer (Kostendämpfung) 226. Bereits vor Einführung des Versicherungsobligatoriums

Netzwerk 2

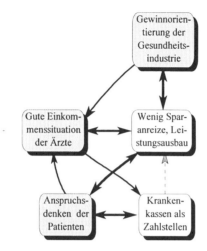

konnte, fühlten sich 20 Prozent der Patienten, die den Arzt aufsuchten, überhaupt nicht krank. Ebenfalls 20 Prozent wurden von den Ärzten als nicht krank bezeichnet, in bezug auf weitere 20 Prozent waren sie der Meinung, sie wären auch ohne ihre Hilfe gesund geworden. Zudem beklagten die Ärzte die ständig steigenden Ansprüche und Erwartungen ihrer Patienten.[26]

«Das Überangebot an ärztlichen Versorgungsmöglichkeiten sowie der Anspruch auf kostenlose Behandlung», schreibt der Allgemeinpraktiker Edgar Berbuer diesbezüglich, «lassen den Patienten auch mit kleineren Befindlichkeitsstörungen oder nicht behindernden chronischen Erkrankungen schnell den Arzt aufsuchen. Eine zunehmende Wehleidigkeit und ein zunehmendes Anspruchsdenken schaukeln sich gegenseitig auf. Alles muss machbar sein. Schafft es der Hausarzt nicht, wird es wohl an ihm liegen, und die Wanderung durch die Facharztpraxen beginnt.»[27] In der Folge sehen sich die Ärzte auch immer öfter vor die Wahl gestellt, die Verschreibungs- und Behandlungswünsche ihrer Patientinnen und Patienten gefälligst zu erfüllen oder sie an einen entgegenkommenderen Arzt zu verlieren.

Mit durchschnittlich 11,5 Konsultationen pro Einwohner lag die Zahl der ambulanten Arztbesuche in der Schweiz 1993 erheblich über dem Durchschnitt der OECD-Länder. Nur in der Bundesrepublik Deutschland und beim Spitzenreiter Japan dürften die Zahlen gemäss OECD-Angaben noch höher liegen.[28] Auch war in der Schweiz in den vergangenen Jahren pro Kopf eine Ten-

im Jahr 1996 ist in der Schweiz annähernd die gesamte Bevölkerung krankenversichert.
25 Vgl. Sommer (Malaise) 59; Arnold (Medizin) 18
26 Vgl. Sommer (Malaise) 59f
27 Berbuer (Ethik) 118

28 Vgl. Pharma Information (Gesundheitswesen 1994) 30f, mit Bezug auf IMS; OECD (Health Systems) 194. Beim Begriff ‹Konsultation› gilt es allerdings zu beachten, dass jede Diagnose, die bei einem Arzt/Patienten-Kontakt gestellt wird, als separate Konsultation gerechnet wird.

denz zu vermehrten ambulanten Arztkonsultationen feststellbar: 1980 waren gemäss Schweizerischem Diagnosen Index (SDI) pro Einwohner 8,4 ambulante Konsultationen zu verzeichnen, 1985 bereits 10, 1990 11,1 und 1993 11,5 Konsultationen. Der Anstieg betraf Frauen und Männer gleichermassen, wobei der Durchschnitt bei den Frauen jeweils um rund zwei Arztkonsultationen höher lag als bei den Männern.[29]

Eine Analyse der bernischen Krankenkasse KKB für den Zeitraum von 1976 bis 1986 ergab sogar bei Männern und Frauen eine Zunahme der ambulanten Konsultationen um knapp die Hälfte. Die Kosten pro Fall stiegen in dieser Zeit bei den Männern um durchschnittlich 59 Prozent und bei den Frauen um 46 Prozent, was insgesamt eine Kostensteigerung für ambulante Behandlungen von 141 Prozent bei den Männern und 118 Prozent bei den Frauen ergab. Pedroni und Zweifel kommentierten diese Entwicklung wie folgt: «Offensichtlich rühren die Finanzierungsprobleme [der Krankenversicherer] einerseits vom Umstand her, dass die Versicherten *häufiger* als früher den Gang zum Arzt antreten, andererseits aber auch *intensiver* behandelt werden.»[30]

Das Anspruchsdenken des Patienten – der dieser Bezeichnung immer weniger gerecht wird, war doch ‹patiens› im Lateinischen einst gleichbedeutend mit aushaltend, ertragend, geduldig und unempfindlich – geht, um einen weiteren Einflussfaktor in das Netzwerk einzuführen, fast zwangsläufig einher mit einer vergleichsweise *guten Einkommenssituation der Ärzte*. Gemäss Angaben der Verbindung der Schweizer Ärztinnen und Ärzte (FMH) betrug das AHV-pflichtige Einkommen der unter 66jährigen freipraktizierenden Ärzte im Durchschnitt 197 000 Franken – mit grossen Unterschieden nach verschiedenen Facharztgruppen.[31]

In Tat und Wahrheit dürfte das Gesamteinkommen jedoch noch erheblich höher liegen. Denn Einkünfte, die im Rahmen einer unselbständigen Erwerbstätigkeit als Belegarzt an einem Spital erzielt wurden, sowie Kapitaleinkommen sind darin nicht enthalten. Des weiteren versteht sich das AHV-pflichtige Einkommen der selbständig erwerbenden Ärzte nach Abzug der Praxisunkosten in grösstmöglichem, von den Steuerbehörden noch geduldetem Umfang. Und schliesslich wurden bloss teilzeiterwerbende Ärztinnen und Ärzte nicht als solche in Rechnung gestellt.[32]

Die OECD jedenfalls ging für 1989 von einem ärztlichen Nettoeinkommen in der Schweiz von durchschnittlich 256 000 Franken aus. Und eine pauschale Hochrechnung des Bundesamtes für Sozialversicherung, die in der Folge überhaupt erst zur Publikation der Zahlen der Ärztegesellschaft führte, kam

---

29 Gemäss Daten von IMS, Information Medical Statistics AG, Cham, und Bundesamt für Statistik (ESPOP) 3

30 Pedroni/Zweifel (Alter) 56f; Anhang D.2; D.4; D.5; ferner 31. Vgl. zudem zur Zunahme der ambulanten Konsultationen und der damit zusammenhängenden Kosten zwischen 1976 und 1982, Sommer (Malaise) 15f

31 Hasler (Einkommensverhältnisse) 835ff, vgl. auch Kap. 3.3

32 Vgl. Hug (Ärzteeinkommen) 204; Gasche (Augenwischerei) 15

für 1990 auf ein durchschnittliches Einkommen freipraktizierender Ärzte von 273 000 Franken. Wo immer der effektive Einkommenswert auch liegt, Tatsache ist, dass er im Vergleich zu den durchschnittlichen Angestelltengehältern in der Schweiz mindestens viermal so hoch ist und auch im internationalen Vergleich zu den Spitzenwerten gehört.[33]

Der Arzt, so bemerkte Prof. M. Arnold als Direktor des Anatomischen Instituts der Universität Tübingen, sei «wie der Angehörige jedes anderen Berufes Teil des Wirtschaftsprozesses und als solcher daran interessiert, seine Lebensverhältnisse möglichst optimal und den eigenen Bedürfnissen entsprechend zu gestalten». Weil die wenigsten Menschen heute spontan zu Asketen würden, hätten sich auch die Ärzte bemüht, dem hohen Rang ihrer Tätigkeit entsprechend an den günstigen Wirtschaftsentwicklungen des Landes teilzunehmen und seien so im statistischen Durchschnitt in die Spitzengruppe der Verdiener vorgedrungen.[34]

Sehr zustatten kamen ihnen dabei die angesprochenen besonderen Marktstrukturen, die es ihnen zum einen erlaubten, vor dem Hintergrund einer mächtigen und einflussreichen Standesorganisation und auf der Grundlage oft fehlender betriebswirtschaftlicher Kostendaten günstige Tarife auszuhandeln. Vor allem aber sind es die Ärzte selber, welche die massgebliche Sekundärnachfrage festlegen, d.h. sie bestimmen aufgrund der meist eher diffusen Patientenbedürfnisse die Art und den Umfang der erforderlichen Diagnosen und Therapien weitgehend selbst. Weil sie diese aufgrund der heute üblichen Einzelleistungsvergütung allesamt in Rechnung stellen können und sie letztlich nur sehr bedingt dem Patienten selber belasten müssen, werden sie sich dabei vielfach keine allzu grosse Zurückhaltung auferlegen. Dies gilt um so mehr, als sie den Kassen gegenüber oft nicht einmal verpflichtet sind, die jeweilige Diagnose bekanntzugeben.[35]

Hinzu kommt noch, dass für eine moderne, den Patientenerwartungen gerecht werdende Praxiseinrichtung beträchtliche Investitionen in der Grössenordnung von mehreren hunderttausend Franken notwendig sind. Sie wollen natürlich amortisiert sein, und das ist ebenfalls am besten dadurch möglich, dass im Rahmen der ärztlichen Gestaltungsfreiheit möglichst viele abrechenbare Einzelleistungen erbracht werden. Entweder werden viele Patienten je nur kurz diagnostiziert und behandelt und/oder wenige Patienten intensiv und ausführlich. Dank der modernen Technik ist dies vielleicht sogar gleichzeitig möglich und damit besonders lukrativ. Computerprogramme helfen dem Arzt zudem festzustellen, ob er sein Abrechnungspotential auch tatsächlich ausschöpft.[36]

33 OECD (Health Systems) 104, 156
34 Arnold (Medizin) 44
35 Vgl. Sommer (Malaise) 61ff, 86, 95; Arnold (Medizin) 46; Güntert (Ökonomie) 7f
36 Vgl. Biermann (Gesundheitsfalle) 66ff

Lakonisch kommentiert Sommer diese Sachlage wie folgt: «Der Arzt in freier Praxis verdient nicht mehr, wenn sein Behandlungsstil effizient ist, sondern wenn er mehr und komplexere Leistungen erbringt. Wenn Patienten- und Arztinteressen gleichlaufend nach immer grösserer Behandlungsintensität rufen, darf man nicht erstaunt sein, wenn diese auch tatsächlich eintritt.»[37] Der Innovationsfähigkeit sind dabei grundsätzlich kaum Grenzen gesetzt. So sind in den USA die Ärzte zunehmend an Spitälern und medizinischen Labors finanziell beteiligt, was zu einer beunruhigenden Zunahme der Auftragserteilung und der Zuweisungen geführt hat. Medizinische Laboratorien, die auch Ärzten gehören, erhalten 45 Prozent mehr Aufträge als alle Laboratorien im Durchschnitt.[38]

Ähnlich ist die Situation auch in Deutschland. Laboranalysen waren früher vergleichsweise aufwendig und wurden deshalb relativ grosszügig krankenkassenentschädigt. Mit Laborautomaten jedoch können die Untersuchungen mittlerweile einfacher und beschleunigt durchgeführt und sogar mehrere Parameter in einer einzigen Probe gleichzeitig erfasst werden. Das entsprechende Rationalisierungs- und Gewinnpotential konnte nunmehr dadurch am besten ausgeschöpft werden, dass sich mehrere Ärzte zu Laborgemeinschaften zusammentaten. Selbstredend veranlassen deshalb auch die bundesdeutschen Kassenärzte, welche einer solchen Laborgemeinschaft angehören, noch weit mehr Tests als der Durchschnitt. Gemäss öffentlicher Verlautbarung der um ihre Pfründe besorgten traditionellen Laborärzte werden mindestens die Hälfte und wahrscheinlich sogar bis zu 70 Prozent der Tests in den Laborzentren nicht aus medizinischen Gründen, sondern schlicht aus Profitgier veranlasst.[39]

Zudem verhält es sich bei Ärzten nicht anders als bei anderen Berufsgruppen und Menschen, die über ein hohes Einkommen verfügen. Manche von ihnen geraten in Versuchung, ihre Einkünfte auch jenseits des rechtlich Erlaubten noch weiter zu steigern: Eine naheliegende Möglichkeit besteht darin, Einzelleistungen in Rechnung zu stellen, die gar nie erbracht wurden. So stellten beispielsweise die nordrhein-westfälischen Krankenkassen mit computerisierten Abrechnungsanalysen fest, dass «hausärztliche Leistungen an Patienten abgerechnet worden waren, die zum angegebenen Zeitpunkt im Krankenhaus oder gar schon auf dem Friedhof lagen».[40] Immerhin kam es in den eingeleiteten bundesdeutschen Ermittlungsverfahren gegen Kassenärzte gesamthaft nur in sechs Prozent der Fälle zu einer Geldbusse und in weniger als drei Prozent zu einer Verurteilung wegen Honorarbetrugs.[41]

Ein anderes Beispiel dubioser finanzieller Machenschaften auf Kosten der Krankenkassen, das öffentlich ruchbar wurde, betraf die deutschen Herzchir-

---

37 Sommer (Malaise) 63
38 Vgl. Richner (Finanzierung) 16
39 Biermann (Gesundheitsfalle) 151
40 Biermann (Gesundheitsfalle) 178
41 Biermann (Gesundheitsfalle) 179. Vgl. ferner auch Schulte-Doinghaus (abgebrüht) 126, 128. In der Schweiz schätzt Philipe Eicher von der Krankenkasse KPT die zu Unrecht kassierten Beträge auf 5 bis 10 Prozent der Gesamtrechnungssumme an die Krankenkassen, was jährlich rund 500 Millionen Franken ausmachen dürfte. Caprez/Haas (Krankenkassen) 20

urgen. Von den weit überhöhten und unter den wenigen Herstellern kartellistisch abgesprochenen Preisen für Herzklappen kassierten sie privat oder zugunsten von Forschungsfonds und Weiterbildungszwecken Gelder im Gesamtvolumen von jährlich mindestens 45 Millionen Mark. In der Schweiz waren und sind die Verhältnisse diesbezüglich offenbar nur insofern etwas besser, als die Gefälligkeitszahlungen weniger in den eigenen Sack und mehr in Instituts- und andere Fonds zu fliessen pfleg(t)en. Naheliegend ist des weiteren, dass ähnliche Praktiken bei anderen teuren medizintechnologischen Produkten mit hohen Gewinnmargen wie zum Beispiel bei künstlichen Hüftgelenken ebenfalls vorkommen – in insgesamt wohl noch weit grösserem Volumen.[42]

Schmiergeldzahlungen an Ärzte sorgten kürzlich zudem auch in Italien für Aufsehen. Dort stellten Pharma-Unternehmen Spitälern und Laboratorien kostenlos medizinische Geräte zur Verfügung und berechneten ihnen anschliessend die nötigen pharmazeutischen Produkte zum drei- bis vierfachen Preis. Sie sollen so etwa 750 Millionen Franken verdient haben. Gegen rund 120 Ärzte wurden Ermittlungsverfahren eingeleitet.[43] Ob legal oder nicht oder innerhalb einer rechtlichen Grauzone, das ärztliche Bemühen um Verbesserung und Sicherstellung ihrer im allgemeinen guten Einkommenssituation wird jedenfalls von der *auf Gewinn- und Umsatzoptimierung bedachten Gesundheitsindustrie* – von Arzneimittelherstellern und auch von Produzenten medizintechnischer Produkte, Apparaturen und Einrichtungen – bewusst dazu eingesetzt, ihrerseits das Leistungsvolumen zu erhöhen.

In der Bundesrepublik Deutschland wendet die Pharmaindustrie pro Jahr mehr als 5 Milliarden Mark auf, um die ärztliche Therapieentscheidung mit Werbemassnahmen im engeren und weiteren Sinn zu beeinflussen. Das ist insgesamt ungefähr gleichviel, wie für Forschung und Entwicklung eingesetzt wird. «Zwischen 20 und 25 Prozent der Gesamtkosten der pharmazeutischen Industrie entfallen auf werbliche Aktivitäten, die allerdings schamhaft nur zu einem Fünftel unter der Position ‹Werbung› in der Kostenstruktur bilanziert werden. Die restlichen Budgetanteile finden sich unter den Rubriken ‹Wissenschaftliche Information› oder ‹Vertrieb›.»[44]

Die Pharmaindustrie ist demzufolge nicht nur in Italien nicht verlegen, in der Bearbeitung des lukrativen Arzneimittelmarktes sehr innovativ vorzugehen und trotz gesetzlicher Hindernisse immer wieder neue Schliche zu finden, um die Umsätze zu erhöhen und die hohen Gewinnpotentiale zu erhalten.[45] Im Zentrum ihrer Anstrengungen stehen dabei nebst den Politikern die Ärzte, denn sie und nicht der Patient bestimmen, was an Medikamenten verordnet (und

---

42 O.V. (Schmiergelder) LS; Bantel (Herzklappen) 1f
43 O.V. (Pharma-Firmen) LS
44 Biermann (Gesundheitsfalle) 21; vgl. auch Pharma Information (Gesundheitswesen 1992) 88f; etwas anders dann in Pharma Information (Gesundheitswesen 1993) 80f
45 Vgl. auch Biermann (Gesundheitsfalle) 61f

vielleicht auch konsumiert) wird. Der Umstand, dass sie während des Studiums im Fach Pharmakologie meist nur schlecht ausgebildet wurden, macht sie dabei nur zu einem um so dankbareren Publikum. Sie sind nun erst recht auf Informationen seitens der Arzneimittel-Industrie angewiesen und oft wenig imstande, sie auf ihren tatsächlichen Gehalt hin zu durchschauen.[46]

In der vielbeachteten Dortmunder Transparenzstudie, schreibt Dr. med. Hans Biermann, «stellte sich heraus, dass Allgemeinärzte und Internisten im Durchschnitt pro Quartal über 570 verschiedene Medikamente verordnen. Der Spitzenreiter hatte sogar mehr als 1100 verschiedene Präparatenamen auf seine Rezepte geschrieben – Ausdruck einer Wahllosigkeit, die nur den Mangel an pharmakologischen Kenntnissen beweist.»[47] Anderseits steht dieses Verhalten für den Erfolg des Marketing-Instrumentariums der Pharmaindustrie. Es beginnt damit, dass ein «Heer von Marktforschern und Produktmanagern» die Verschreibungsgewohnheiten der Ärzte im Detail überwacht – um sie dann nötigenfalls «mit allen Möglichkeiten modernster Marketingmethoden und oft unter dem Deckmantel der Wissenschaftlichkeit zu beeinflussen».[48]

Eine wichtige Rolle spielen dabei die medizinischen Fachzeitschriften. In der Bundesrepublik Deutschland existieren rund 400 von ihnen, und der Arzt bekommt sie zu einem grossen Teil unaufgefordert und gleich kiloweise in seine Praxis geliefert, im Schnitt 13,1 Blätter pro Woche. Viele von ihnen leben ausschliesslich von der Werbung oder sind komplett von der Industrie ausgehalten. Entsprechend enthalten sie Arzneimittelwerbung in allen Formen und Schattierungen bis hin zu scheinbar objektiv gemachten Kongressberichten. Insgesamt jedoch tragen sie wenig zum pharmakologischen Verständnis bei, sondern werfen bestenfalls Schlaglichter «auf einen beim besten Willen nicht mehr überschaubaren Präparatedschungel».[49]

Eine noch wirksamere Möglichkeit der Marketing-Beeinflussung der Verschreibungsgewohnheiten der Ärzteschaft besteht darin, sie mittels Pharmavertretern direkt anzusprechen. In der Bundesrepublik, wo diese Art der Marktbearbeitung einen besonders hohen Stand erreicht hat, beschäftigte die Arzneimittelindustrie 1988 12 756 Pharmaberater. Auf fünf Kassenärzte kam mit anderen Worten ein Pharmareferent, und jeder niedergelassene Arzt muss damit rechnen, bis zu fünfmal täglich Vertreterbesuch zu erhalten.

Selbstredend kommen diese Vertreter nicht mit leeren Händen. Ausser mittels Argumenten versuchen sie die Ärzte mit grösseren und kleineren Gefälligkeitspräsenten bis hin zu Flugreisen an Kongresse sowie natürlich mittels Gratismustern zu gewinnen. Zum selbstverständlichen Service gehörte dabei, den

---

46 Vgl. Biermann (Gesundheitsfalle) 61, 91, 97f, 126
47 Biermann (Gesundheitsfalle) 99
48 Sommer (Malaise) 74
49 Biermann (Gesundheitsfalle) 96; Berbuer (Ethik) 91

Ärzten auch noch die Kleber mitzuliefern, mit denen sie die als Ärztemuster gekennzeichneten Packungen überkleben konnten.[50]

Da allerdings diese Geschäftspraktiken offenbar sogar für ihre eigenen Begriffe allzu grosszügig und imagegefährdend wurden, hat sich die Arzneimittelindustrie in der Schweiz in der Zwischenzeit einer freiwilligen Vereinbarung unterstellt, die ab 1995 wieder einmal erneuert wurde und zumindest die schlimmsten Auswüchse der Absatzförderung unterbinden soll. Offiziell dürfen den Ärzten und dem Fachhandel nur noch Rabatte in vorgeschriebenem Höchstumfang und eine beschränkte Anzahl von Mustern der kleinsten Packungsgrösse abgegeben werden. «Alle anderen Vergünstigungen, die das Einkaufs-, Verschreibungs- und Abgabeverhalten der Ärzte, Apotheker und Drogisten direkt oder indirekt beeinflussen können, sind untersagt», heisst es in der Vereinbarung.[51]

Doch selbst wenn Gratismuster und andere Aufmerksamkeiten künftig etwas weniger grosszügig abgegeben werden, kann ein Arzt dadurch, dass er selber Medikamente verschreibt, noch stets sein Praxiseinkommen wesentlich aufbessern. Laut Presseberichten verdienen selbstdispensierende Ärzte in der Schweiz aus dem Medikamentenverkauf rund 75 000 Franken pro Jahr zusätzlich. Dieser Betrag macht 20 bis 30 Prozent ihres Einkommens aus.[52] Insgesamt entfielen 1993 immerhin 18,5 Prozent des Medikamentenumsatzes auf die 3190 selbstdispensierenden Ärzte – weit mehr als der Anteil von 11,9 Prozent, der über die Spitäler abgesetzt wurde.[53]

Der Arzt hat dabei genau gleich wie der Apotheker den Anreiz, möglichst jene Medikamente zu verschreiben, bei denen er in Geldeinheiten die höchste Marge erzielt – und das sind in der Regel die teureren (Original-)Präparate.[54] Dies gilt um so mehr, als dem Patienten auch im Fall von Arzneimitteln der Überblick über die verordneten Leistungen fehlt: «Ihren Preis kennt er nicht, ihre Zusammensetzung bleibt ihm ein Rätsel, mit der Qualitätskontrolle ist er meist überfordert. Für ihn macht es keinen Unterschied, ob das Medikament teuer ist oder billig, manchmal noch nicht einmal, ob er es einnimmt oder wegwirft.»[55] Im letzteren Fall ist es vielleicht sogar so, dass der Arzt meint, es habe nicht gewirkt und in der Folge noch mehr und noch stärkere Dosen und Präparate verschreibt.[56]

Zwar ist die sogenannte Selbstdispensation der Ärzte nicht in allen Kantonen der Schweiz erlaubt, und ‹nur› rund ein Drittel der freipraktizierenden Ärzte verfügt über eine eigene Patientenapotheke.[57] Wie im wahrsten Sinne wertvoll die Selbstdispensation jedoch der Ärzteschaft ist, zeigte sich u.a. daran,

---

50 Biermann (Gesundheitsfalle) 21, 52, 56, 96; Sommer (Malaise) 74; Arnold (Medizin) 68; Ruesch (Pharma Story) 20. Vgl. ferner zu ähnlichen Praktiken der Pharmaindustrie in den USA auch Simonton, zit. in Capra (Denken) 311, oder Illich (Enteignung) 44

51 Verband für eine gesicherte und geordnete Versorgung mit Arzneimitteln (Reglementation) 59. Sie wird allerdings nach wie vor umgangen. Rennhard (Gewinne) 22ff

52 Hoffmeyer (Gesundheitsreform) 71; vgl. ferner Sommer (Malaise) 75, mit Bezug auf Untersuchungen von Gilliand

53 Der Anteil der Apotheken am schweizerischen Medikamentenumsatz belief sich 1993 auf 61,9 Prozent, derjenige der

mit welcher Vehemenz sie sich im Rahmen der Ausgestaltung des neuen Krankenversicherungsgesetzes gegen ein gesamtschweizerisches Verbot wehrte und damit auch Erfolg hatte. Es war im Parlament nicht einmal möglich, die Selbstdispensation der Ärzte auf Gebiete mit geringer Apothekendichte zu beschränken.

Und im Kanton Bern, wo eine entsprechende Lösung trotz des ärztlichen Widerstandes zumindest auf kantonaler Ebene dennoch verwirklicht wurde, fanden die Ärzte eigene Wege, um nach wie vor am Arzneimittelgeschäft partizipieren zu können: Sie schlossen sich zu einem neuartigen Vertriebssystem zusammen, bei welchem der Arzt das Rezept jeweils an die Apotheke faxt. Der Patient kann es dann dort abholen oder erhält es auf Wunsch direkt nach Hause gesandt. Der Arzt andererseits erhält pro bestelltes Medikament eine Provision und partizipiert zudem als Aktionär am Jahresgewinn der Firma.[58]

3. Aufwandträchtige moderne Medizin

3.1 Medikamente und Medizintechnik

Aus dem eben Gesagten geht bereits hervor, dass ein sehr zentraler Faktor, welcher die ‹Leistungsdynamik› im Gesundheitswesen wesentlich beschleunigt, in der *wachsenden Bedeutung der Medizintechnik und chemischer Medikamente* besteht. Allein das Arzneimittelgeschäft belief sich in der Schweiz gemäss eigenen Angaben der Pharmaindustrie 1993 auf 3,57 Milliarden Franken oder auf etwas mehr als 1 Prozent des Bruttoinlandsprodukts. Insgesamt gibt es auf dem schweizerischen Arzneimittelmarkt 7000 registrierte Handelsmarken in etwa 26 000 verschiedenen Darreichungs-, Dosierungs- und Verpackungsformen. In der Bundesrepublik Deutschland sind insgesamt sogar 125 000 Medikamente zumindest fiktiv zugelassen und rund 70 000 im Handel. Weltweit schliesslich wurden 1987 schätzungsweise 205 000 Medikamente vertrieben, und jährlich kommen 15 000 neue auf den Markt, während gleichzeitig 12 000 verschwinden.[59]

Pro Jahr werden in der Schweiz von der Interkantonalen Kontrollstelle für Heilmittel (IKS) 300 bis 500 Medikamente neu registriert, wovon jedoch nach Prof. G. Peters, Pharmakologe an der Universität Lausanne, nur 3 bis 8 einen echten medizinischen Fortschritt bringen. Immerhin jedoch weist die Zahl der insgesamt eingetragenen Humanpräparate in den vergangenen Jahren eine eher sinkende Tendenz auf. Dies gilt auch für die von den Krankenkassen zu vergütenden Präparate der Spezialitätenliste, die 1993 noch 2320 Arzneimittel um-

Drogerien auf 7,7 Prozent. Pharma Information (Gesundheitswesen 1994) 76f, 80

54 Entsprechend belief sich in der Schweiz im Jahr 1991 der Umsatz von Generika, von sogenannten Nachahmerpräparaten, erst auf drei Prozent des Arzneimittelumsatzes. Das eigentliche Generika-Potential wird demgegenüber vom Marktleader Mepha Pharma auf knapp zwanzig Prozent geschätzt. Gabella (copies) 15; Sommer (Malaise) 77

55 Biermann (Gesundheitsfalle) 126

56 Biermann (Gesundheitsfalle) 114f, 122

57 Vgl. Pharma Information (Gesundheitswesen 1994) 80f

58 Däpp (Ärzte) Schweiz

59 Pharma-Information (Gesundheitswesen 1994) 70f, 77; Biermann (Gesundheits-

Netzwerk 3

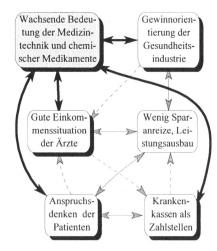

fasste. Andererseits vereinigten sie 55,5 Prozent der gesamten Medikamentenausgaben auf sich, gegenüber erst 46,5 Prozent im Jahr 1987.[60]

Auch wird die Pharmaindustrie nicht müde darauf hinzuweisen, dass der Anteil der Medikamentenausgaben an den gesamten Ausgaben im Gesundheitswesen dauernd rückläufig ist und in der Schweiz 1992 noch 17 Prozent betrug. Ebenfalls wird gezeigt, dass sich der Index der Medikamentenpreise im Vergleich zu jenem der Konsumentenpreise nur unterdurchschnittlich erhöht hat. Beides ist wohl richtig, möglichst verschwiegen wird jedoch, dass der Arzneimittelkonsum in der Schweiz im Vergleich zu anderen Industrieländern hoch ist und alljährlich weiter zunimmt. Und zudem wird höchstens in beschönigendem Sinne gesagt, dass die Medikamentenpreise in der Schweiz im internationalen Vergleich obere und oberste Werte erreichen.[61]

Gemäss einer Studie der Stiftung für Konsumentenschutz, in die 125 Medikamente miteinbezogen wurden, bewegt sich das schweizerische Preisniveau für Arzneimittel im Vergleich zum Durchschnitt der EG-Staaten auf einem rund doppelt so hohen Niveau.[62] Ähnlich attestierte auch eine österreichische Studie der Schweiz die höchsten Arzneimittelpreise aller OECD-Staaten und einen «imponierenden» Preisabstand.[63] Zudem ergaben sich bei rein auf den schweizerischen Markt bezogenen Preisvergleichen von Präparaten mit vergleichbarer Zusammensetzung Preisunterschiede von manchmal mehreren hundert Prozent![64] Der deutsche Arzt Hans Biermann schreibt zu diesen auch in seinem Land anzutreffenden Verhältnissen:

falle) 62; Langbein et al. (Pillen) 22; Vonarburg (Volk) 14
60 Sommer (Malaise) 35; Pharma Information (Gesundheitswesen 1994) 72f, 78f
61 Pharma Information (Gesundheitswesen 1992) 75, 77; (Gesundheitswesen 1993) 65, 67, 84f; (Gesundheitswesen 1994) 64f, 66f

62 Geisser (Medikamente) III/1; vgl. auch Sommer (Malaise) 73
63 O.V. (Schweiz) Wirtschaft; o.V. (Medikamentenpreise) Wirtschaft
64 Sengupta (Medikamentenführer) 12; Sommer (Malaise) 73

«Als Buch mit sieben Siegeln gilt seit jeher auch die Preisgestaltung auf dem Pharmamarkt. Wonach immer sich die Preise richten: Selbst für gewiefte Beobachter bleibt unerfindlich, warum hochpotente Medikamente billig, beinahe wirkungslose teuer sind und warum ein und dasselbe Präparat auf der holländischen Seite der Grenze teurer ist als auf der belgischen. Die Pharmabranche hat sich an Diskussionen dieser Art längst gewöhnt. Zur Öffentlichkeitsarbeit jedes deutschen Pharmakonzerns gehört die Verteilung von Broschüren wie ‹Das Medikament und sein Preis›, in denen eingehend begründet wird, warum man Pharmapreise eigentlich nicht begründen kann. Davon, dass sich keinem Präparat die direkten Kosten zuordnen lassen, ist die Rede, vom Ersatz für die verlorengegangene Patentlaufzeit oder gar vom ‹Generationenvertrag› in der Pharmaforschung. Damit ist gemeint, dass schon die Medikamente von heute die Forschungskosten von morgen erwirtschaften sollen.»[65]

Zu Recht fragt Biermann, warum derartige ‹Generationenverträge› nicht auch bei Automobilen oder Computern gelten. Aber wiederum: Medikamente sind eben keine Publikumsprodukte, bei denen der Verbraucher den Durchblick hinsichtlich Qualität und Preis hat. Oft muss er sie auch nicht selber bezahlen. Vielmehr haben all jene, die ebenfalls am Medikamentenkonsum des Patienten verdienen, genau gleich wie die Produzenten ein Interesse an hohen Preisen. Deshalb kommen beispielsweise die Apotheker auch kaum auf die Idee, die hohen Preise im eigenen Land durch billigere Importe aus Drittstaaten zu unterlaufen.[66]

Und wenn nun mit der europäischen Vereinheitlichung der nationalen Zulassungsbedingungen die Preisunterschiede trotz allem etwas kleiner werden dürften, so ist die Pharmaindustrie um neue Strategien nicht verlegen. Die vielleicht wichtigste besteht darin, den Markt der rezeptfreien Medikamente, der sogenannten OTC-Präparate,[67] zu forcieren. In der Schweiz beispielsweise nutzte sie die Gunst der Deregulierungs-Stunde und initiierte die Aufhebung der Preisaufsicht und des Werbeverbots für nichtrezeptpflichtige Medikamente in den elektronischen Medien. Für die international vernetzte Chemie müssten in der Schweiz die gleichen Zulassungsbedingungen wie im Ausland gelten, zumal sie ihre Werbung international gestalte, liess die Schweizerische Gesellschaft für Chemische Industrie verlautbaren.

Die FMH, die Verbindung der Schweizer Ärztinnen und Ärzte, wandte sich demgegenüber zwar entschieden gegen den Vorschlag einer Freigabe der Medikamentenwerbung für OTC-Präparate – mit dem naheliegenden Argument, dadurch würde das Suchtpotential erhöht. Davon, dass bei vermehrtem Kon-

---

65 Biermann (Gesundheitsfalle) 56
66 Vgl. Biermann (Gesundheitsfalle) 122
67 OTC steht für ‹over the counter›, über den Ladentisch. In manchen europäischen Ländern sowie in den USA sind mittlerweile sogar Antibiotika oder Kortisonpräparate in Drogerien, Kaufhäusern und Supermärkten frei erhältlich. Biermann (Gesundheitsfalle) 22

sum von Publikumspräparaten der Arzt umgangen würde, liess sie allerdings nichts vernehmen. Wesentlich nuancierter argumentierte der Schweizerische Apothekerverein: Auch er monierte zwar entschieden die Suchtproblematik. Gleichzeitig merkte er jedoch an, Apothekerinnen und Apotheker seien bei Produkten neutral, deshalb könne ihnen Fernsehwerbung egal sein. Problematisch wäre lediglich, wenn Medikamente wegen der Werbung ihre Kassenzulässigkeit verlieren würden.[68]

Ein weiteres unendliches Entwicklungspotential besteht schliesslich für die Pharmaindustrie in der Gentechnologie – und zwar gleich in mehrfacher Hinsicht: Vorerst eröffnet die eleganterweise unter ‹Biotechnik› subsumierte neue Errungenschaft menschlichen Forschergeistes milliardenschwere Marktchancen. So wird erwartet, dass die Gentechnologie bald schon die Mikroelektronik an Umsatzpotential übertreffen und dass dabei dem pharmazeutischen Sektor eine grosse Bedeutung zukommen wird.[69] Zudem entsteht so ein neues Alibi für den besagten ‹Generationenvertrag› bei den Forschungskosten.

Vor allem aber kann mit Hilfe der Gentechnologie der Mythos der erfolgreichen Medikamentenforschung zum Wohle der Menschheit weiter aufrechterhalten werden: Überall dort, wo bislang aller Anstrengungen zum Trotz noch kein wirksames Medikament gefunden werden konnte, wird das dank der ‹Biotechnik› möglicherweise bald schon ganz anders sein. Und umgekehrt dient natürlich gerade diese Heilserwartung dazu, die latente Skepsis gegenüber Eingriffen in den Code des Lebens auszuräumen. Wer will schon dagegen sein, dass beispielsweise Krebs- oder MS-Kranken künftig geholfen werden könnte?[70]

Aber auch in anderer Hinsicht bedeutet die Gentechnologie für die Pharmaindustrie ein willkommenes Machtpotential. Insbesondere im fortschrittsgläubigen Amerika ist das gentechnologische Zeitalter schon weit stärker angebrochen als im offenbar rückständigen Europa. Dieser glückliche Umstand erlaubt es der Chemieindustrie mit der Drohung, Forschungs- und andere Aktivitäten in industriefreundlichere Länder zu verlegen, in den Standortregionen der alten Welt ihre etwas ramponierte Bedeutung aufzufrischen und auch über die Gentechnik hinaus auf eine pfleglichere Behandlung hinzuwirken.[71]

Und schliesslich beinhaltet die Gentechnologie für die Pharmaindustrie die willkommene Möglichkeit, die Forschung künftig vermehrt in die eigenen Hände zu nehmen.[72] «In Zukunft wird es viel weniger auf die Informationen ankommen, die die Pharmaindustrie bislang noch aus Universitätskliniken, Krankenhäusern und Praxen erhält. Wahrscheinlicher ist, dass Entscheidungen über Forschungsziele und die Richtung der biomedizinischen Wissenschaft ganz

---

68 O.V. (Medikamente) Themen; vgl. ferner Biermann (Gesundheitsfalle) 115
69 Vgl. Biermann (Gesundheitsfalle) 133f
70 Entsprechend wurden denn auch beispielsweise von der Gensuisse grosse Plakat- und Werbekampagnen mit genau dieser Botschaft lanciert. Vgl. z.B. ein entsprechendes Inserat mit Kind und dem Titel «Morgen ohne Krebs» in: St.Galler Tagblatt, 19. August 1991
71 In Basel beispielsweise wurde ein Baugesuch von Ciba-Geigy plötzlich derart rasch behandelt, dass das Bundesgericht korrigierend eingreifen musste.
72 Pikantes Detail hierzu am Rande: An schweizerischen Universitäten beurteilen

woanders getroffen werden: in den Börsensälen von London, Tokio und Wall Street. Was Fortschritt ist, werden nicht mehr Ärzte definieren, sondern Marketingexperten der Pharmaindustrie. Gesundheit ist auf dem unumkehrbaren Weg, ein Produkt zu werden, das handelbar ist wie jedes andere auch.»[73]

Das gilt um so mehr, weil es längst nicht mehr nur Medikamente sind, die im Gesundheitsbereich als Vehikel für gute Geschäfte dienen. Vielmehr hat die Medizintechnik inzwischen einen Stellenwert erlangt, der sich nebst jenem der Pharmazeutika durchaus sehen lassen kann. Bereits werden heute weltweit rund 40 Milliarden Franken pro Jahr für medizintechnische Geräte ausgegeben.[74] Mit Ulrich Beck gesprochen ist der Gesundheitsmarkt somit auch hinsichtlich Apparaten und technischer Hilfsmittel für die Anbieter «sozusagen ein Goldeselchen, das hinten und vorne marktstrategische Möglichkeiten ‹hustet und prustet›».[75] Ganz in diesem Sinn hielt das Interdisziplinäre Forschungszentrum für die Gesundheit (IFZ) in St.Gallen bereits 1981 fest: «Die adaptierfähige Industrie erkennt die erweiterten Märkte und die Bedürfnisse für neue Techniken rasch und bietet laufend Apparate, Geräte und Computersysteme an, welche die eingebürgerten Verfahren zur Diagnose und Therapie automatisieren, erweitern, leistungsfähiger werden lassen, sowie auch neue Untersuchungen und Behandlungen ermöglichen.»[76]

Mittlerweile wird nicht mehr nur mit dem Skalpell operiert, sondern noch viel genauer und computergesteuert mittels Laser. Oder mit endoskopischen Einrichtungen kann der Arzt bis in verborgenste Körperhöhlen vordringen. Zumindest im Grundsatz sind diese Eingriffe für die Patienten weniger belastend und vielleicht auch erfolgversprechender als die herkömmlichen Verfahren. Was Wunder also, dass sie ebenfalls erpicht darauf sind, in den Genuss der neuen Behandlungsmethoden zu kommen. Das Anspruchsdenken der Patienten findet also auch darin seinen Niederschlag, ohne Rücksicht auf die Kosten nach den neuesten Erkenntnissen der Medizin- und Medikamententechnik behandelt werden zu wollen. Es ist demzufolge wenig erstaunlich, dass sich auch so gesehen sowohl die Zahl als auch die Komplexität der pro Kopf der Bevölkerung erbrachten Gesundheitsleistungen laufend erhöht, was wiederum seinen Preis hat.[77]

Die modernen Geräte und Apparate sind in der Anschaffung nicht billig und bedingen möglicherweise zusätzliche bauliche Investitionen. Sie wollen in der Folge amortisiert sein und gehen zudem einher mit Personalkosten für den Betrieb und Unterhalt. «Zwar gibt es im Gegensatz zum Pharmabereich bei medizinischen Geräten, haben sie erst einmal die Einführung in die klassische Routine geschafft, deutliche Preissenkungen in den Anschaffungskosten. Sie

---

mittlerweile Ethikkommissionen die Zulässigkeit gentechnologischer Forschungen. Sie haben allerdings dann nichts zu sagen, wenn die Chemieindustrie an einem Projekt beteiligt ist.
73 Biermann (Gesundheitsfalle) 135

74 Vgl. Biermann (Gesundheitsfalle) 146
75 Beck (Risikogesellschaft) 341
76 IFZ (Technisierung) 16f
77 Vgl. Sommer (Malaise) 16, 61; Arnold (Medizin) 18, 125f; Güntert (Gesundheitswesen) 55; Israel (Kostenexplosion) 8

werden aber mehr als wettgemacht durch eine Mengenausweitung der mit ihnen durchgeführten Untersuchungen [und Behandlungen], gegen die sich selbst die Steigerungsraten unseres Tablettenkonsums bescheiden ausnehmen.»[78] Noch 1987 schätzte das Schweizerische Krankenhausinstitut den Bedarf an Nierensteinzertrümmerern in der Schweiz auf drei bis vier Geräte – unter der Annahme, dass das Anwendungsspektrum auch auf Gallensteine ausgedehnt werde. Anfangs 1991 waren jedoch gesamtschweizerisch bereits zwölf dieser nach wie vor sehr teuren Anlagen in Betrieb.[79] Ähnlich ist die Situation in Deutschland. Dort war 1988 der errechnete Bedarf an Geräten bereits vollauf gedeckt, deren Zahl jedoch stieg in der Folge trotzdem rasch weiter an. Die Entwicklung hat hier mittlerweile einen Punkt erreicht, bei welchem für etliche Betreiber derartiger Anlagen ein finanzielles Debakel droht. Die Anzahl der zu zertrümmernden Nieren-, Harnleiter-, Gallengang- und Gallenblasensteine lässt sich nämlich beim besten Willen nicht immer weiter vergrössern.[80]

3.2 Teure Diagnosetechnologien
Anders ist die Situation bei diagnostischen Geräten. Hier sind der Mengenausweitung grundsätzlich kaum Grenzen gesetzt. Der Einflussfaktor *teure Diagnoseverfahren bei oft fehlenden Behandlungsmöglichkeiten* verdient es deshalb, gesondert ins Netzwerk aufgenommen und besprochen zu werden. Gemäss einer in der BRD durchgeführten Untersuchung hat sich der Anteil der diagnostisch eingesetzten Grossgeräte im Vergleich zu den Therapiegeräten seit 1972 ganz massiv erhöht, indem der Anteil der Therapiegeräte von 70 auf blosse 17 Prozent zurückging! Damit steht der Zunahme an diagnostischen «tendenziell eine Abnahme an zusätzlichen therapeutischen Möglichkeiten gegenüber», bzw. der diagnostische Fortschritt droht jenem im therapeutischen Bereich rasch davonzueilen.[81]

Für Computertomographen (CT) beispielsweise ermittelte eine Arbeitsgruppe des Schweizerischen Instituts für Gesundheits- und Krankenhauswesen (SKI) im Jahr 1977 einen gesamtschweizerischen Bedarf von 11–15 derartigen Geräten, 1980 dagegen bereits einen solchen von 19–25 Geräten. Im Jahr 1985 lag die Bedarfsschätzung schon bei 45–54 Computertomographen, was jeweils ziemlich genau der Zahl der effektiv bereits vorhandenen Apparaturen entsprach. «Da die eigentliche Planung als abgeschlossen betrachtet werden kann», so das damalige hilflose Fazit der Arbeitsgruppe, «scheint es nicht mehr opportun, generelle Bedarfs- und Betriebsstudien anzustellen.» Jedenfalls sei zu erwarten, «dass Computertomographen in einigen Jahren auch zum Routinepark klei-

---

78 Biermann (Gesundheitsfalle) 138
79 SKI (Steinzertrümmerungsanlagen) 6
   und Angaben des SKI
80 Vgl. Biermann (Gesundheitsfalle) 148ff

81 Sommer (Malaise) 33; Arnold (Medizin)
   100, 112, 141

Netzwerk 4

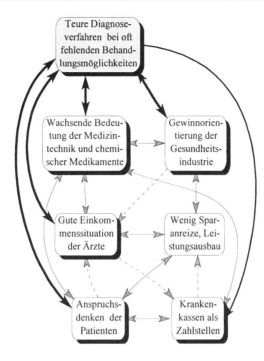

nerer röntgen-diagnostischer Abteilungen von Spitälern gehören werden». Genau das ist inzwischen eingetreten, und entsprechend beläuft sich die Anzahl Computertomographen in der Schweiz heute bereits auf 130 Geräte![82]

Ähnlich unaufhaltsam war die Entwicklung in der Bundesrepublik Deutschland. Die Anzahl der computertomographischen Untersuchungen stieg dort zwischen 1979 und 1989 um rund 650 Prozent auf knapp eine Million. Dabei war allein zwischen 1988 und 1989 eine Zunahme um 12,5 Prozent zu verzeichnen, die sich in der Zwischenzeit markant weiter fortgesetzt haben dürfte. In Deutschland kamen nämlich anfangs der neunziger Jahre erst neun Computertomographen auf eine Million Einwohner, in den USA jedoch 24 und in Japan sogar 47, d.h. mehr als fünfmal soviel![83]

An der absehbaren weiteren Zunahme ändert auch der Umstand wenig, dass in der Zwischenzeit mit dem Magnet-Resonanz-Imaging (MRI) resp. der Kernspin-Tomographie (MRT) eine noch bessere und teurere Diagnose-Technologie zur Verfügung steht. Je nach Feldstärke bedingt die Anschaffung einer derartigen Anlage Investitionen von 1,5 bis 4 Millionen Franken und zieht bei

---

82 SKI (Empfehlungen) 2, 9, Anhang 1, 9; Sommer (Malaise) 106; Fritschi (High-Tech) 83

83 Biermann (Gesundheitsfalle) 140, 147

einer normalen Auslastung jährliche Betriebskosten von mindestens 1 Million Franken nach sich. In Deutschland stieg die Anzahl dieser Geräte nichtsdestoweniger von 18 im Jahr 1984 auf rund 160 im Jahr 1991. Und in der Schweiz sind mittlerweile 58 Geräte in Betrieb, davon ein Grossteil bei privaten Anbietern! Die absehbarerweise noch weiter zunehmende Gerätedichte ist damit in der Schweiz rund doppelt so hoch wie in Deutschland, aber noch stets nur etwa halb so gross diejenige in Japan oder den USA.[84]

Dabei vermöchten gemäss Guido Geser von der Krankenkassenorganisation Swisscare fünf MRI-Geräte den Bedarf in der Schweiz durchaus abzudecken.[85] Und auch in der Bundesrepublik Deutschland liegt die MRI-Gerätedichte gemäss dem Arzt Hans Biermann weit über dem tatsächlichen Bedarf: «Allein in den alten Bundesländern steht ... eine rechnerische Kapazität von 400 000 Kernspin-Untersuchungen zur Verfügung. Das dürfte ein Mehrfaches des diagnostisch tatsächlich Notwendigen sein. Zwar gelang von 1988 auf 1989 durch zunehmende Ausweitung der Indikationen innerhalb nur eines Jahres ein Anstieg der ambulanten MRT-Untersuchungszahlen um nicht weniger als 57 Prozent auf 108 000 Untersuchungen. Aber damit wurden vom Hirntumor bis zum Bandscheibenvorfall so ziemlich alle Befunde kernspintomographisch untersucht, bei denen die Methode mit diagnostischem Gewinn hätte eingesetzt werden können.» Wahrscheinlich sei, dass die zur Vollauslastung der Anlagen nötigen zusätzlichen 300 000 Untersuchungen «Ergebnisse zutage fördern, die auch mit einfacheren und billigeren konventionellen Verfahren hätten eingefahren werden können».[86]

Dennoch ist es keinesfalls so, dass diese billigeren Methoden nicht weiterhin umfassend zum Einsatz kommen. Die Zahl der althergebrachten Röntgenuntersuchungen beispielsweise geht, wenn überhaupt, nicht in dem Ausmass zurück, wie das eigentlich erwartet werden müsste.[87] Neue Diagnose-Technologien ersetzen also in der Regel die herkömmlichen nicht, sondern kommen additiv zu diesen hinzu. Nebst dem Bestreben, Geräte und Anlagen möglichst über die blosse Amortisation hinaus finanziell zu nutzen und dabei vom gut ausgebauten Krankenversicherungssystem zu profitieren, gibt es hierfür vielerlei Gründe, auf die zum Teil erst weiter unten näher eingegangen wird.

Eine der zusätzlichen Ursachen für den kumulativen Einsatz alter und neuer Methoden liegt beispielsweise darin, dass vor allem ältere (Spital-)Ärzte mit den neuen diagnostischen Möglichkeiten oft noch nicht allzu gut vertraut sind und weiterhin auf die altbekannten Verfahren und Apparaturen setzen.[88] Des wei-

---

84 Institut für Beratungen im Gesundheitswesen (MRI) 15f, 20; Fritschi (High-Tech) 83; Biermann (Gesundheitsfalle) 140f

85 Zit. in Fritschi (High-Tech) 83

86 Biermann (Gesundheitsfalle) 142

87 Vgl. IFZ (Technisierung) 81ff; Sommer (Malaise) 66, 25

88 Vgl. Arnold (Medizin) 107

teren erfordern neue Diagnosetechniken in der Regel Geschick und Erfahrung in der Interpretation der Ergebnisse, welche besonders jenen Ärzten abgehen können, welche neue Geräte ohne die nötige fundierte Schulung vor allem zur eigenen Bereicherung anschaffen und einsetzen.[89] Gerade in solchen Fällen gilt es dann, unklar scheinende Befunde durch weitere Diagnoseverfahren zu konkretisieren und abzusichern. Dies trifft um so mehr zu, als heute Haftpflichtansprüche seitens der Patienten und ihrer Angehörigen nicht mehr nur in den USA, sondern auch in Europa vermehrt geltend gemacht werden und zu hohen Entschädigungszahlungen führen können.[90]

Kostensteigernd wirken neue Diagnosemethoden aber nicht nur, weil sie meist teuer sind und additiv zu herkömmlichen Verfahren eingesetzt werden, sondern auch deshalb, weil nunmehr eine Krankheit überhaupt oder zumindest besser und genauer diagnostiziert werden kann, tatsächlich wirksame Therapiemöglichkeiten jedoch vielfach fehlen. «Die Diagnose einer Multiplen Sklerose kann durch den Kernspintomographen früher gestellt werden. Unheilbar bleibt das Krankheitsbild gleichwohl; manchem Patienten vergällt die frühere Diagnose allenfalls die Lebensfreude an den verbleibenden unbeschwerten Jahren. Viele Hirntumoren bleiben auch dann inoperabel, wenn ihre Ausdehnung kernspintomographisch millimetergenau vermessen werden kann.»[91]

In solchen Fällen wird der Patient mit seiner Diagnose quasi allein gelassen, was seinem ohnehin angeschlagenen Gesundheitszustand nicht gerade förderlich ist[92] und ihn jenseits aller Kosten- und Nutzenüberlegungen zu einem dankbaren Abnehmer weiterer medizinischer Leistungen macht, welche die obigen Kreisläufe zusätzlich in Bewegung bringen. Besonders ausgeprägt gilt dies für Krebserkrankungen, bei denen zwar aufgrund einer verbesserten Diagnostik und von Vorsorgeuntersuchungen eine bessere Früherkennung möglich ist, durch welche aber letztlich oft nicht die Lebensdauer, sondern nur die Krankheits- und Leidensphase verlängert und intensiviert wird. Trotz Forschungs- und Therapieaufwendungen in Milliardenhöhe und trotz Fortschritten bei der Behandlung gewisser seltener Krebsformen konnte die altersbereinigte Krebssterblichkeit medizinisch bedingt nicht oder nicht merklich gesenkt werden.[93]

Aber auch bei weniger gravierenden Erkrankungen, zum Beispiel bei orthopädischen Störungen, verlagert sich das Schwergewicht vermehrt auf eine hochtechnologische Diagnostik, während andererseits die therapeutischen Möglichkeiten gering sind und möglicherweise gar dazu führen, den Patienten längerfristig erst recht zum Krüppel zu machen.[94] Als weiteres Beispiel für eine

---

89 Vgl. hierzu die erwähnte Arbeitsgruppe CT des Schweizerischen Instituts für Gesundheits- und Krankenhauswesen, zit. in Sommer (Malaise) 65

90 Arnold (Medizin) 101, mit Bezug auf Anschütz; Capra (Wendezeit) 162; vgl. auch Teil II, Kap. 4.3

91 Biermann (Gesundheitsfalle) 144

92 Vgl. Achterberg (Gedanken) 110f, 118, 187; Grünn (Heilkraft) 131

93 Vgl. Levi/Vecchia, in Weiss (Gesundheitswesen) 29ff; Sommer (Malaise) 32; Arnold (Medizin) 93; Jänicke (Industriesystem 82); Illich (Enteignung) 50f; vgl. zudem Teil III, Kapitel 4.2

94 Vgl. Berbuer (Ethik) 68, 72

‹verselbständigte› Diagnostik führt der Allgemeinpraktiker Edgar Berbuer den Fall einer Patientin an, die morgens mit starkem Harndrang und einem Ziehen im Unterleib erwacht und beim Wasserlassen ein starkes Brennen verspürt. Aufgrund eines kurzen Abtastens des Bauches und einer Urinuntersuchung könne der Arzt eine Blasenentzündung diagnostizieren und einen hohen Flüssigkeitskonsum und allenfalls für einige Tage ein Antibiotikum verordnen.

Er könne aber auch wie folgt verfahren: «Kurzes Abtasten des Bauches, Erklärung, dass die Ursache eine Entzündung der Blase oder der Niere sein könnte. Es folgt zunächst eine Ultraschalluntersuchung von Blase und Nieren, und da man schon mal dabei ist, auch gleich der anderen Bauchorgane Leber, Galle usw. Anschliessend wird zweifach der Urin untersucht, indem eine typische Untersuchung unter dem Mikroskop erfolgt und eine Bakterienbrutplatte mit dem Urin beimpft wird. Die Patientin erhält die Erklärung, dass für ihre Entzündung sicherlich Bakterien ursächlich verantwortlich seien und man genau feststellen müsse, welche Art von Bakterien die Entzündung verursacht hat. Sie bekommt zunächst ein Medikament mit der Auflage, nach zwei Tagen wieder zur Kontrolle zu erscheinen, bis dahin sei die Brutplatte ausgewertet. Zwei Tage später Kontrolle des Urins und die Information, dass das gewählte Antibiotikum für die gefundenen Bakterien durchaus ausreichend sei. Unter Umständen erfolgt dann noch eine Überweisung zum Urologen, der vielleicht die Nieren noch einmal röntgt und mit grosser Wahrscheinlichkeit eine Blasenspiegelung vornehmen wird. Einer Frau kann zusätzlich die Überweisung zum Gynäkologen blühen, da eine Gebärmuttersenkung für das Entstehen einer Blasenentzündung mitverantwortlich sein könnte. Dann hätten schliesslich drei Ärzte an einer einfachen Blasenentzündung gut verdient, die Patientin hat dafür unter Umständen bei grossem zeitlichem Aufwand zum Teil recht unangenehme Untersuchungen über sich ergehen lassen müssen. Dieses Beispiel ist nicht an den Haaren herbeigezogen, sondern ein Fall, der vergleichbar täglich vorkommt.» [95]

3.3 Hoher Spezialisierungsgrad

Wie obiges Beispiel veranschaulicht, kommt mit der *zunehmenden Spezialisierung in der modernen Medizin* ein weiterer Faktor ins Spiel bzw. ins Netzwerk, der wesentlich dazu beiträgt, dass sich die Zahl und/oder die Komplexität der pro Kopf der Bevölkerung erbrachten Gesundheitsleistungen ständig weiter erhöht. [96] Er hängt eng zusammen mit der eben angesprochenen expansiven Entwicklung in der Therapie- und Diagnosetechnik, indem nämlich die neuen technischen Möglichkeiten im Apparate- und im Medikamenten-Sektor nach ent-

---

95 Berbuer (Ethik) 56f
96 Sommer (Malaise) 16

Netzwerk 5

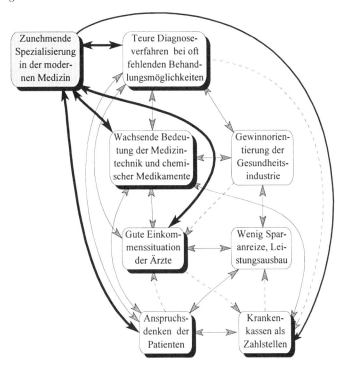

sprechenden Spezialisten rufen und jene wiederum empfänglich sind für neue Technologien.

Ja, mehr noch, neue Technologien bilden gerade für die medizinischen Spezialisten die willkommene und wichtigste Möglichkeit, im Wettbewerb mit den Ärzten anderer Fachgebiete die Nase vornzubehalten und sie sich gleichsam zu vergolden. Radiologen beispielsweise können sich mit den oben beschriebenen, kostspieligen Diagnoseverfahren ein stets grösseres Stück aus dem krankheitswirtschaftlichen Kuchen herausschneiden und dank moderner Technik zunehmend auch therapeutisch tätig werden. Und dank endoskopischer Verfahren sind es längst nicht mehr nur die Chirurgen, die für die operative Schadensbehebung zuständig sind. Oder wer als erster Zugriff zum Laserskalpell hat, der macht unabhängig von seiner fachärztlichen Spezialisierung operativ das Rennen.[97]

---

[97] Biermann (Gesundheitsfalle) 71ff

Abb. 3: AHV-pflichtiges Einkommen der in freier Praxis tätigen Ärzte (unter 66 Jahren) in der Schweiz, Durchschnitte nach Spezialitäten 1989/90 [98], in Franken

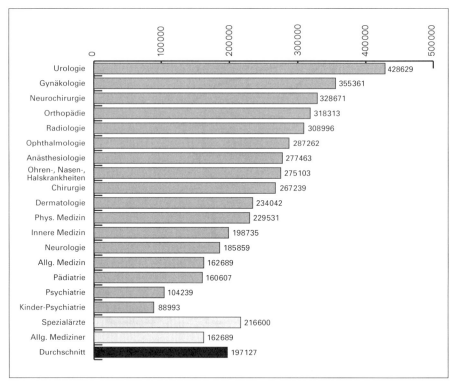

«Diese Wettbewerbe nehmen an Schärfe zu. Dabei gilt als grundlegendes Prinzip, dass ärztliche Verrichtungen um so lukrativer werden, je invasiver, also eingreifender, sie sind. Das hat mit dem unterschiedlichen Zeitaufwand zu tun: Invasive Verfahren gehen meist schneller vonstatten als konservative, so dass man in der gleichen Zeit mehr davon durchführen kann. Hier liegt die Wurzel für den tiefempfundenen Klassenneid des Internisten gegenüber dem Chirurgen ... Während der Internist der alten Schule noch mit sorgenvoll gerunzelter Stirn darüber nachdenkt, mit welchen Mischungen von steinlösenden Tees oder sonstigen Arzneien den Konkrementen am besten beizukommen wäre, hat der Chirurg die Gallenblase längst entfernt und den Befund nebst

[98] Die Zahlen basieren auf Angaben der Schweizerischen Ärztegesellschaft FMH und dürften in Tat und Wahrheit noch erheblich höher liegen. Vgl. Kap. 2; ferner zur Einkommenssituation freipraktizierender Ärzte nach Fachgebieten in den Jahren 1979/80 Hasler, zit. in Sommer (Malaise) 51

Rechnung diktiert. Es kommt also nicht nur darauf an, wieviel man für eine Verrichtung abrechnen, sondern auch darauf, wie schnell man sie vornehmen kann. Diese Grundregel löst bei allen sogenannt ‹konservativen› Disziplinen eine unstillbare Sehnsucht nach Erweiterung ihres Faches in Richtung der invasiveren Verfahren aus.» [99] Und diese invasiveren Verfahren sind in der Folge fast zwangsläufig technologie- und oft auch kostenintensiver.

Wie Abbildung 3 zeigt, schlägt sich das Zugriffspotential auf die medizintechnologischen Möglichkeiten sehr direkt auch in den sehr unterschiedlichen Einkommen der verschiedenen Ärztekategorien nieder. Je spezialisierter ein Arzt ist, d.h. über je mehr medizintechnologische Möglichkeiten er verfügt, desto höher ist tendenziell sein Einkommen. Diese Sachlage ist auch dadurch mitbedingt, dass die Krankenkassen technische Verrichtungen eines Arztes noch stets weit höher entschädigen als Patientengespräche oder konservative diagnostische und therapeutische Methoden. [100]

Zudem ist es so gesehen wenig erstaunlich, dass bei Ärzten mit Praxistätigkeit der Anteil der Allgemeinpraktiker im Vergleich zu jenem der Spezialärzte seit Jahrzehnten rückläufig ist und 1993 in der Schweiz bloss noch 35,9 Prozent betrug. [101] Was Wunder aber auch, dass technische Apparaturen wie zum Beispiel Ultraschall-Diagnosegeräte auch bei freipraktizierenden Ärzten immer grössere Verbreitung und intensivere Anwendung finden. Mit Angio-Kardiographie-Geräten beispielsweise ist eine differenzierte Untersuchung der Herztätigkeit möglich. Die Zahl dieser kostenträchtigen Untersuchungen nahm in der Bundesrepublik Deutschland zwischen 1979 und 1989 allein bei den Kassenärzten von 940 auf 102 000 zu. «Es ist fraglich», so der Sachverständigenrat Gesundheitswesen 1991, «ob die Indikation stets medizinisch gerechtfertigt ist oder auch im Interesse einer besseren Auslastung der Geräte erfolgt.» [102]

Ein anderes Beispiel betrifft die Ultraschall- resp. sonographischen Untersuchungen. In der Bundesrepublik nahmen sie zwischen 1979 und 1989 um 840 Prozent zu, in der Gynäkologie sogar noch weit stärker. [103] Aber wiederum: «Nicht immer, wenn ein Ultraschallkopf Patientenkontakt bekommt, liegt auch wirklich ein diagnostisches Erfordernis vor. Manche Ärzte sind beispielsweise von den technischen Möglichkeiten so fasziniert, dass sie ihre Patienten gern daran teilhaben lassen und ihnen in der Praxis die bewegten Bilder aus dem eigenen Innenleben als private Videoshow vorführen.» [104] Neuester Höhepunkt dieser Entwicklung ist, einer Schwangeren gleich den Videofilm ihres Ungeborenen mit nach Hause zu geben.

99 Biermann (Gesundheitsfalle) 70f
100 Baumberger, zit. in Nietlispach (Kuchen) I/3; Biermann (Gesundheitsfalle) 73; Sommer (Malaise) 50
101 Gygi/Henny (Gesundheitswesen) 56f; Jau (Mitglieder-Statistik 1993) 771, dabei sind auch sämtliche freipraktizierenden Ärzte ohne FMH-Titel als Allgemeinpraktiker gerechnet.
102 Zit. in Biermann (Gesundheitsfalle) 143
103 Biermann (Gesundheitsfalle) 36, 139
104 Biermann (Gesundheitsfalle) 140

Damit ist auch gesagt, dass einmal mehr auch der Patient in einer wichtigen Wechselwirkung mit der zunehmenden Spezialisierung in der neuzeitlichen Medizin steht. Er wird nämlich geneigt sein, nach Möglichkeit denjenigen Arzt bzw. dasjenige Spital mit der modernsten und grosszügigsten technologischen (Praxis-)Ausstattung auszuwählen. Aufgrund seines Anspruchsdenkens sowie seines herkömmlichen Medizinverständnisses wird er zudem den Besuch beim Spezialisten jenem beim Allgemeinpraktiker vielfach auch in solchen Fällen vorziehen, bei denen sich dies nicht unbedingt aufdrängen würde.

Sicherheitshalber – und auch das ist mit ein Ausfluss der zunehmenden Spezialisierung in der Medizin – wird er sich unter Umständen sogar gleich bei mehreren Ärzten in Behandlung begeben. Wie eine Studie im Rahmen des Nationalfondsprojekts Nr. 8 basierend auf Daten der bernischen Krankenkasse KKB ergab, waren von den über 15jährigen Versicherten, die in einem Zeitraum von drei Monaten erkrankten, rund 15 Prozent Mehrfachpatienten. Das hiess, sie liessen sich bei verschiedenen Ärzten gleichzeitig behandeln. Immerhin 11 Prozent dieser Mehrfachpatienten waren sogar bei mindestens zwei Ärzten derselben Spezialität in Behandlung, und die ‹Rekordperson› brachte es auf Behandlungen bei neun Ärzten gleichzeitig![105]

Diesem leistungsstimulierenden Verhalten ihrer Versicherten stehen die Krankenkassen nicht nur relativ machtlos gegenüber, sondern sie fördern es zum Beispiel mit den von ihnen angebotenen Zusatzversicherungen sogar. Zudem ist es für sie wie gesagt nicht nur schlecht, wenn das Leistungsvolumen insgesamt zunimmt – vergrössert sich doch so ihr Spielraum für Verwaltungsaufwendungen aller Art. Denn die Möglichkeit der Abwälzung der höheren Kosten auf höhere Prämien ist trotz seitens der Politik notrechtmässig verfügter Restriktionen[106] nach wie vor einigermassen gegeben – und für die Versicherten bereits zur Gewohnheit geworden.

4. Spitäler als ‹Hochburgen› der Aufwandsteigerung

Gleichsam einen Brennpunkt für die bisher aufgezeigten kostensteigernden Wirkungszusammenhänge bilden im Sinn eines weiteren Einflussfaktors *komplexe öffentliche und private Heilanstalten*. Nicht von ungefähr entwickelten sich die Ausgaben im Spitalbereich in den vergangenen Jahren und Jahrzehnten noch stärker nach oben als jene im Gesundheitswesen allgemein. Im Jahr 1992 beliefen sich die Kosten für stationäre Behandlungen in der Schweiz auf 50,3 Prozent

---

105 Sommer (Malaise) 40f
106 Vgl. Kap. 2 und Teil IV, Kap. 5.1

Netzwerk 6

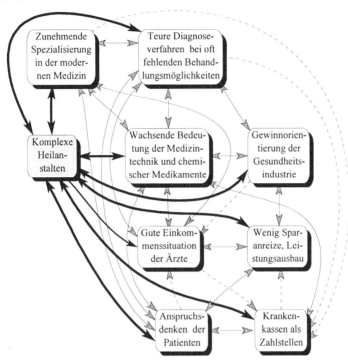

der Gesamtausgaben im Gesundheitswesen, während sie 1980 noch einen Anteil von 43,5 Prozent auf sich vereinigt hatten. In absoluten Zahlen betrugen sie 1992 15,9 Milliarden Franken, gegenüber 5,4 Milliarden Franken im Jahr 1980.[107] Darin waren allerdings die Investitionskosten nur teilweise erhalten, weil zum Beispiel die Gebäudekosten in vielen Kantonen nicht dem Gesundheitswesen zugerechnet werden.

«Nicht Olympiastadien, Flughäfen oder Wolkenkratzer sind die steingewordenen Zeugen der postmodernen Leistungsgesellschaft», stellt Hans Biermann in seinem Buch ‹Die Gesundheitsfalle› fest, «es sind die Kliniken, die komplexer sind und teurer als alle anderen Bauten des 20. Jahrhunderts.» Augenfälligerweise hängt dies damit zusammen, dass hier die medizinische Technisierung und Spezialisierung seit den 50er Jahren einen besonders rasanten Verlauf genommen hat. Sowohl die Menge und Komplexität der Geräte und Apparaturen als auch jene der medizinischen Fachgebiete ist in den modernen Kran-

---

107 Bundesamt für Statistik (Gesundheit) 1,
3f; (Kosten 1985–1991) 54f; Pharma
Information (Gesundheitswesen 1992)
49; 51

Abb. 4: Ungefähre Krankenkassenkosten für Spitalgeburten und einige ausgewählte Operationen in der Schweiz, 1993/94, in Franken [108]

	Allgemein versichert		Halbprivat versichert[1)]		Privat versichert	
	öffentl. Spital	Privatspital	öffentl. Spital	Privatspital	öffentl. Spital	Privatspital
Spitalgeburt	1500–2000	(2000–4000)	4000–6000	7000–10 000	10 000–12 000	10 000–12 000
Blinddarm	1000–1500		4000–6000	6000–8000	6000–8000	8000–10 000
Katarakt (grauer Star)	1000–1500	(3500–5000)	5000–7000	7000–9000	6000–10 000	10 000–12 000
Hüftgelenkprothese	8000–12 000		20 000–25 000	20 000–25 000	25 000–35 000	25 000–35 000
Koronarer Bypass	10 000–25 000	25 000	20 000–35 000	35 000–40 000	30 000–50 000	40 000–50 000
Nierentransplantation	30 000–40 000[2)]					
Herztransplantation	80 000[2) 3)]		80 000[2) 3)]		80 000[2) 3)]	
Lebertransplantation	120 000[2) 3)]		120 000[2) 3)]		120 000[2) 3)]	
Knochenmarktransplantation	210 000 / 330 000[2) 3) 4)]		210 000 / 330 000[2) 3) 4)]		210 000 / 330 000[2) 3) 4)]	

1) Entspricht am ehesten den effektiven Kosten, weil allgemeine Abteilung durch öffentliche Hand subventioniert.
2) ohne Kosten für Nachbehandlung (u.a. Immunsuppression) in der Grössenordnung von 10 000–30 000 Franken.
3) Fallpauschale, bei Vertragsspitälern
4) geno-identischer / nicht geno-identischer Knochenmarkspender

108 Gemäss Angaben des Konkordats der Schweizerischen Krankenkassen (KSK), gestützt auf Daten der Innova Kassen und des Schweizerischen Verbands für Gemeinschaftsaufgaben der Krankenkassen (SVK)

kenhäusern unaufhaltsam im Steigen begriffen. Gleichsam den Brennpunkt der Entwicklung bilden dabei die Universitätsspitäler. Ausgehend von den dortigen Spezialfachgebieten diffundieren die angebotenen medizinischen Dienste und eingesetzten Geräte weiter an die Zentrumsspitäler und schliesslich an die Regionalspitäler sowie in die Facharztpraxen.[109]

Zwangsläufig gehören demzufolge Akutspitäler zu den komplexesten Organisationsformen, die es heute gibt.[110] Und als solche sind sie doppelt aufwand- und kostenträchtig. Wie Abbildung 4 veranschaulicht, gehen vorerst die einzelnen Spezialitäten, je technologieintensiver und medizinisch aufwendiger sie sind, bereits für sich allein genommen mit hohen Kosten einher. Der finanzielle Aufwand für grössere Eingriffe bewegt sich demzufolge, allein was die Spitalkosten anbelangt, schnell einmal in der Grössenordnung von mehreren zehntausend Franken. Hinzu kommen oft noch beträchtliche Folgekosten, bei Transplantationen beispielsweise für die Immunsuppression.[111]

Zusätzlich erhöht werden die Kosten aber auch durch den hohen Koordinationsaufwand zwischen den einzelnen Spezialitäten: «Durch die starke Aufgliederung des Krankenhauses in verschiedene relativ unabhängige Einheiten geht Flexibilität bezüglich gemeinsamer Nutzung vorhandener Ressourcen verloren, und es müssen grosse zusätzliche Kapazitäten aufgebaut, unterhalten und finanziert werden.»[112] Dies ist auch deshalb der Fall, weil viele Leistungen nach dem ‹Uno-actu-Prinzip› zwangsläufig direkt am Patienten erbracht werden müssen und weil vom Spital erwartet wird, dass es jederzeit Kapazitäten bereithält, die auf Spitzenbelastungen ausgerichtet, aber ansonsten nur teilweise ausgelastet sind.

Hinzu kommt darüber hinaus die Tendenz der Mitarbeiter der einzelnen Spezialbereiche, insbesondere der Ärzte, nicht mit anderen Fachbereichen zusammenarbeiten zu wollen. Die oft starke Abkapselung der einzelnen Berufsgruppen voneinander äussert sich dann in relativ wenigen Überweisungen von einem medizinischen Fachbereich in einen anderen[113] und wurde vom ehemaligen Zürcher Medizinprofessor H.U. Buff, bezogen auf die Spezialisten in der Chirurgie, folgendermassen beschrieben: Sie tendieren dazu, «vorerst ihr Gebiet zu vergrössern, sich nachher abzuspalten und sich mit Stacheldraht zu umzäunen und ihr Revier wie ein Raubtier zu verteidigen».[114]

Je grösser das Spital, desto ausgeprägter ist die spezialisierungs- und technikbedingte Aufwandsteigerung, und je höher sind demzufolge die Kosten. Wie Abbildung 5 zeigt, differieren sie je nach Spitalgrösse und Kennzahl bis um das Dreifache. Auch wenn die unterschiedliche Schwere der Fälle und bei Gross-

109 IFZ (Technisierung) 41f, 105f; Biermann (Gesundheitsfalle) 138f; Arnold (Medizin) 57
110 Hofer (Organisation) 101
111 Arnold (Medizin) 119
112 Güntert (Gesundheitswesen) 59; vgl. zudem IFZ (Technisierung) 110
113 Hofer (Organisation) 108
114 Zit. in Sommer (Malaise) 66

Abb. 5: Kostenkennzahlen schweizerischer Allgemeinspitäler nach Bettenzahl, 1992, in Franken [115]

	Kosten pro Fall	Kosten pro verrechnetem Pflegetag	Kosten pro Bett und Jahr
Universitätsspitäler	15 698	1 475	436 284
500 Betten und mehr	10 064	864	256 646
250 – 499 Betten	8 999	746	214 336
125 – 249 Betten	7 222	602	168 077
75 – 124 Betten	7 231	532	150 893
1 – 74 Betten	8 673	489	135 248
Durchschnitt	9 987	831	238 360

spitälern die Aufwendungen für Lehre, Forschung und Ausbildung mit in Betracht gezogen werden müssen, so bleibt die Tendenz zu höherer Kostenintensität mit steigender Bettenzahl des jeweiligen Spitals bestehen. [116]

Bewusst gefördert wird die technologische Entwicklung an den Spitälern wiederum durch die Gesundheitsindustrie, die auch hier ihr Marketing-Instrumentarium ansetzt, das von kleineren Werbegeschenken bis hin zu Veranstaltungen und Kongressen für Ärzte und Busausflügen für das Personal reicht. Für die Arzneimittelindustrie bilden die Krankenhäuser und deren Chefärzte besonders wichtige Zielgruppen. «Die Chefärzte werden in ihrer Eigenschaft als ‹Opinionleader› umworben wie keine andere Arztgruppe», schreibt Biermann bezogen auf die Verhältnisse in der Bundesrepublik Deutschland, «und auf die Krankenhausapotheken werden die Profis unter den Pharmareferenten angesetzt. Sie wissen, dass jeder Abschluss doppelten Nutzen bringt: Das Präparat wird nicht nur in die Klinik, sondern auch in die ärztliche Weiterbildung eingeführt. Deshalb wird mit Preislisten hantiert, auf denen die Rabatte fast ins Bodenlose fallen.

Die scheinbar grenzenlose Kulanz, über die sich mancher Krankenhausapotheker freut, hat allerdings einen wohlberechneten Zweck. Die Assistenzärzte der Klinik erhalten beim Blick auf die Klinikpackungen systematisch verzerrte Preisinformationen, um in der eigenen Praxis dann eine kostenträchtige Überraschung zu erleben. Da gelten die stark reduzierten Klinikpreise für Medikamente nicht mehr, und die wahre Rechnung wird zu Lasten der Gesetzlichen Krankenversicherung fällig. Die Weiterbildung eines Arztes zum Facharzt mitsamt der klinischen Niedrigpreis-Suggestion dauert vier bis sechs Jahre.

115 VESKA (Statistik) 14ff
116 Güntert (Gesundheitswesen) 59
117 Biermann (Gesundheitsfalle) 99
118 Vgl. Biermann (Gesundheitsfalle) 138f
119 Wie oben angesprochen, werden beispielsweise nur 14 der 51 MRI-Anlagen in der Schweiz von öffentlichen Spitälern betrieben.

120 Am Kantonsspital St.Gallen stieg zum Beispiel der Anteil der Privatpatienten von 16,5 Prozent im Jahr 1950 auf 30,3 Prozent im Jahr 1987. O.V. (Arztlöhne) Hintergrund

Etwa 30 Jahre währt die anschliessende Verordnungskarriere eines Kassenarztes.»[117]

Ähnliche Diffusionsprozesse von der Klinik in die Arztpraxis finden bei neuen medizintechnischen Apparaturen und Geräten statt.[118] Deshalb stellt das Krankenhaus auch für die Apparateindustrie einen zentralen Ansprechpartner dar. Besonders zustatten kommt ihr dabei die Konkurrenz zwischen den verschiedenen Spitälern sowie die Existenz und das Nachfrageverhalten der Privatkliniken. Denn letztere konzentrieren ihr Angebot in aller Regel auf ein lukratives, sprich: privat- und zusatzversichertes Patientenspektrum und schrauben die medizin- und hoteltechnischen Standards und Ansprüche entsprechend in die Höhe. Es sind deshalb zumeist die Privatkliniken, welche hinsichtlich neuer teurer medizintechnischer Apparaturen und spitzenmedizinischer Behandlungen vorangehen. Den öffentlichen Spitälern bleibt dann oft nur, jenseits von Zweckmässigkeitsüberlegungen und seriösen Kapazitätsrechnungen nachzuziehen.[119]

Um nicht bloss mit dem allgemeinversicherten ‹Patientengut› mit seinem generell schlechteren Kostendeckungsgrad vorlieb- und mögliche Imageeinbussen in Kauf nehmen zu müssen, sahen sich die öffentlichen Spitäler zudem veranlasst, ihre Privat- und Halbprivat-Abteilungen ebenfalls auszubauen.[120] Angesichts der Konkurrenz durch eine Privatklinik erstellte das Kantonsspital Aarau sogar ein eigenes Privatbettenhaus, das in der Folge wohl innert Kürze ausgelastet und rentabel geführt werden konnte, das jedoch das Kostenkarussell im Gesundheitswesen zusätzlich in Bewegung setzte.[121]

Nicht allein aus Konkurrenzgründen erweist sich jedoch ein aufwandintensives Verhalten des Spitals als durchaus rational. Auch der Finanzierungsmodus der Krankenversicherungen geht, ähnlich wie bei freipraktizierenden Ärzten, einher mit erheblichen Signalen zur Kostensteigerung. Vorerst ist es für eine Krankenkasse bisweilen kostengünstiger, wenn sich ein Patient stationär im Spital und nicht ambulant behandeln lässt, weil nämlich der stationäre Sektor im Gegensatz zum ambulanten von der öffentlichen Hand in beträchtlichem Ausmass subventioniert wird[122] und sich somit die Kosten für die Krankenkassen entsprechend reduzieren.

Zudem sind die Kassen gezwungen, die höheren Rechnungen von Privat- und Halbprivatpatienten relativ anstandslos zu bezahlen – zumal sie ihren Versicherten gegenüber entsprechende Zusatzversicherungen propagierten. Dies wirkt sich deshalb um so gravierender aus, weil es den Spitälern bei diesen Patientenkategorien möglich ist, Einzelleistungen in Rechnung zu stellen und somit

---

121 Droeven (Spittel) 193; Klaentschi (20-Milliarden-Geschäft) 39, 42. Absehbarerweise werden sich nun allerdings Probleme mit der Auslastung halbprivater und privater Abteilungen ergeben, weil sich mit dem Inkrafttreten des neuen Krankenversicherungsgesetzes viele Versicherte halbprivate und private Zusatzversicherungen nicht mehr werden leisten können.

122 Gemäss Bundesamt für Statistik wurden im Jahr 1991 31,6 Prozent der stationären Behandlungskosten von der öffentlichen Hand – primär von Kantonen und Gemeinden – getragen. Bundesamt für Statistik (Kosten 1985–91) 13

ein erheblicher Anreiz besteht, zusätzliche, komplexere – und vielleicht auch unnötige – Leistungen zu erbringen.

Was Wunder, dass besonders in Privatkliniken – um so mehr, als sie nur wenig von öffentlichen Subventionen profitieren können – die Zahl verschiedener Eingriffe erheblich über dem Durchschnitt liegt. Bei Kaiserschnitten beispielsweise beträgt hier die Rate oft 30 und mehr Prozent, im Vergleich zu inzwischen 11 Prozent gesamtschweizerisch.[123] Und auch was Gebärmutterentfernungen (Hysterektomien) anbelangt, so ergab zum Beispiel eine Studie im Kanton Tessin insbesondere an den dortigen Privatspitälern und auch in Abhängigkeit von der Ärztedichte eine weit überdurchschnittliche, medizinisch nicht begründbare Zahl derartiger Eingriffe.[124]

Aber auch an öffentlichen Spitälern mit Privatabteilungen besteht durchaus eine Tendenz, Zusatzversicherungen sogenannt zu ‹melken›. Sommer listet hierzu eine Spitalrechnung über knapp 120000 Franken auf, welche einen älteren Mann betraf, der bis zu seinem Tod etwas mehr als zwei Monate im Kantonsspital Winterthur verbrachte. Auf Rückfrage der Krankenkasse wurde seitens des Spitals wenigstens eingeräumt, der Posten für Laborleistungen im Umfang von 34000 Franken sei irrtümlich um 10000 Franken zu hoch ausgefallen.[125]

Der Grundsatz ‹mehr Leistungen = mehr Einnahmen› hat im stationären Bereich allerdings nicht nur für Privat- und Halbprivatversicherte seine Gültigkeit, sondern kommt prinzipiell auch im Fall von Allgemeinversicherten zum Tragen. Zwar gelangen hier im wesentlichen bloss Tagespauschalen zur Anwendung, die jedoch für das Spital den Anreiz beinhalten, seine Patienten lange hospitalisiert zu halten.[126] Der Grossteil der Behandlungskosten fällt nämlich in den ersten Tagen eines Spitalaufenthalts an und übersteigt dann in der Regel die von den Krankenkassen vergütete Tagespauschale. Anschliessend jedoch liegt der Pauschalsatz, wie Abbildung 6 zeigt, bei Vernachlässigung der Fixkosten vielfach über den effektiven Aufwendungen und ermöglicht dem Spital tägliche Nettoeinnahmen.

«Wenn ein Patient in den ersten Tagen besonders teure Leistungen oder Implantate verbraucht hat, amortisiert das Hospital den teuren Einstand gern durch ein paar angehängte Pflegetage, in denen der Patient sich ausruht und mit ihm nur wenig geschieht.»[127] Zusätzlich verstärkt wird der Anreiz, die Patienten lange hospitalisiert zu halten, durch den Druck mancher Gesundheitspolitiker auf eine möglichst hohe Bettenbelegung bzw. durch ihre allfälligen Versuche, im betreffenden Spital einen Bettenüberschuss nachzuweisen und abzubauen.

---

123 Rey (Kaiserschnitt-Manie) 20; vgl. auch zu Kaiserschnittraten in anderen Ländern: OECD (Health Systems) 205
124 Vgl. Sommer (Malaise) 38ff

125 Vgl. Sommer (Malaise) 70
126 Hoffmeyer (Gesundheitsreform) 14, 66f
127 Biermann (Gesundheitsfalle) 217

Problemzusammenhänge eines hochentwickelten Gesundheitswesens 49

Abb. 6: Verteilung der Kosten während eines Patientenaufenthaltes in einem Krankenhaus [128]

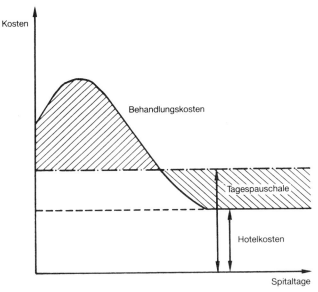

Weil die Politiker und die Krankenkassen mittlerweile aber auch auf die durchschnittliche Aufenthaltsdauer achten, sind einige Spitalverantwortliche findigerweise dazu übergegangen, den Patienten während seines Spitalaufenthalts nach Möglichkeit für ein paar Tage nach Hause zu entlassen. Sowohl Eintritts- als auch Austrittstag können dann jeweils voll verrechnet werden, während gleichzeitig die durchschnittliche Verweildauer als weitere wichtige politische Kenngrösse sinkt. Das gleiche Resultat lässt sich ohne Verlust an Aufenthaltstagen auch dann erzielen, wenn der Patient von einer Station auf eine andere verlegt wird. [129]

Aufgrund der verfehlten Anreizstrukturen wird damit gemäss dem Basler Chirurgen PD Dr. L. von Laer die «Ineffizienz zur Grundlage der Medizin». Der Finanzierungsmodus provoziert «in jedem Fall eine diagnostische, pharmakologische und chirurgische Hyperaktivität, die gar nicht immer notwendig ist». [130] Auch ist er nicht ohne Einfluss auf die Tatsache, dass das schweizerische Gesundheitswesen im internationalen Vergleich nicht nur durch eine der höchsten Spitalbettendichten, sondern nach wie vor durch eine lange durchschnittliche Spital-Aufenthaltsdauer charakterisiert ist:

---

128 Sommer (Malaise) 67
129 Vgl. Biermann (Gesundheitsfalle) 218
130 Von Laer, zit. in Sommer (Malaise) 68

Mit 6,5 Betten pro 1000 Einwohnern wies die Schweiz 1990 verglichen mit anderen Industrieländern eine sehr hohe Akutbettendichte auf. Gegenüber Dänemark, Kanada, Holland oder Norwegen lag sie um 40 bis 50 Prozent höher, im Vergleich zu den USA gar um 70 Prozent. Auch die durchschnittliche Aufenthaltsdauer in den Akutspitälern war 1990 mit 13,4 Tagen nur jener in der Bundesrepublik Deutschland vergleichbar und fast doppelt so hoch wie diejenige in Dänemark, Schweden, Finnland, Frankreich oder den Vereinigten Staaten.[131]

Bis zum Jahr 1992 sank sie zwar auf 12,4 Tage, und auch das Akutbettenangebot nahm auf 6,1 pro 1000 Einwohner ab. Noch stets jedoch wird die Überkapazität an Spitalbetten von Ueli Müller, Präsident des Konkordats der Schweizerischen Krankenkassen, auf 10 000 geschätzt. Würden sie abgebaut und die durchschnittliche Aufenthaltsdauer um weitere zwei Tage gesenkt, so ergäben sich daraus Kosteneinsparungsmöglichkeiten von mindestens einer Milliarde Franken. Ähnliche Zahlen, entsprechend der höheren Bevölkerungszahl mit dem Faktor 10 multipliziert, gelten auch für die Bundesrepublik Deutschland.[132]

Sozusagen Hochburgen einer aufwandintensiven Medizin sind die Spitäler jedoch nicht nur wegen der Spezialisierung und Technisierung, der Innovationstätigkeit der Gesundheitsindustrie und den versicherungsbedingten Finanzierungsstrukturen, sondern wiederum auch wegen der Ansprüche der Patienten. Auf 10 000 Einwohner kamen 1991 in der Schweiz 1572 Spitaleinweisungen, gegenüber erst 1426 im Jahr 1980.[133] Insgesamt wurden 1991 1 074 000 Spitaleintritte verzeichnet. Der Aufwand je Fall stieg von 5030 Franken im Jahr 1980 auf 10 242 Franken im Jahr 1991, und nahm inflationsbereinigt um 38 Prozent zu.[134]

Dabei waren auch beim Patienten zumindest in der Vergangenheit insofern versicherungsbedingte Anreize vorhanden, sich stationär und nicht ambulant behandeln zu lassen, als bei der stationären Behandlung der Kostenselbstbehalt in Form der prozentualen Selbstbeteiligung sowie der Jahresfranchise entfiel. Wer sich in der Folge in die Lage versetzt sah, in ein Spital eintreten zu müssen (oder zu wollen), wollte deshalb selbstredend nach dem neuesten Stand der medizinischen Technik behandelt und darüber hinaus gebührend umsorgt und verwöhnt werden.

In der Zwischenzeit kommt nun allerdings die Franchise auch im Fall von Spitalaufenthalten zum Tragen, und zudem müssen die Patienten pro Aufenthaltstag 10 Franken selber bezahlen. Ab 1996 wird zudem die zehnprozentige Selbstbeteiligung auch auf die Spitalkosten ausgedehnt. Das wird zwar bei den

---

131 OECD (Health Systems) 168, 179, 187. Für eine Blinddarmoperation betrug die durchschnittliche Spitalaufenthaltsdauer 1990 in der Schweiz 9,1 Tage, in den USA dagegen nur 2,8 Tage. O.V. (Spital) III/1

132 Utz (Spitäler) 1f; Bundesamt für Statistik (Jahrbuch 1995) 323; Biermann (Gesundheitswesen) 18

133 Allerdings müssen dabei auch die oben angesprochenen ‹unechten› Spitaleinweisungen in Rechnung gestellt werden, welche nur die Verkürzung der durchschnittlichen Aufenthaltsdauer zum Ziel haben.

134 Pharma Information (Gesundheitswesen 1993) 50; Bundesamt für Statistik (Jahrbuch 1993) 160; vgl. auch Bundesamt

Patientinnen und Patienten absehbarerweise das Kosten- und Sparbewusstsein etwas fördern. Aber auch wenn sie künftig im Hinblick auf die Kosten oder aus Sorge um ihre Gesundheit keine medizinische Maximalversorgung mehr wünschen, so wird es ihnen aufgrund ihrer laienhaften Kenntnisse und ihrer Abhängigkeitssituation oft schwerfallen, mit ihrem Anliegen gegenüber dem hochspezialisierten und -technisierten Krankenhaus durchzudringen.[135]

Im Grundsatz und vor allem für den Fall, dass das Maximum der Patientenselbstbeteiligung (bald) einmal überschritten ist,[136] werden demzufolge Patienten- und Ärzteinteressen auch bei stationären Behandlungen weiterhin Hand in Hand gehen. Ähnlich verhält es sich auch dann, wenn es darum geht, Spitalkapazitäten zu erweitern oder zu schliessen. Einerseits aufgrund der Erwartung, selber möglicherweise einmal darauf angewiesen zu sein, und andererseits wegen fehlender Sachkompetenz und dem nach wie vor ungebrochenen Glauben an den medizinischen Fortschritt wird der Stimmbürger in aller Regel geneigt sein, Neu- und Ausbauten von Spitälern zuzustimmen bzw. die Redimensionierung oder Schliessung bestehender Kapazitäten abzulehnen.[137]

Ebenfalls für die Bestandespflege und mehr noch für räumliche und technologische Erweiterungen und Fortschritte eintreten wird schliesslich, wie bereits angesprochen, ein Grossteil der Ärzteschaft. Denn ihr ist sowohl im eigenen Fachbereich als auch bezogen auf das Gesamtspital daran gelegen, eine möglichst umfassende Infrastruktur zur Verfügung zu haben, um ihr Handwerk nach den modernsten Regeln und mit den neuesten Mitteln der ärztlichen Kunst ausüben zu können. Diese Haltung hat ihre Wurzeln allerdings bisweilen nicht allein im ärztlichen Berufsethos, sondern wiederum auch in handfesten materiellen Interessen.

Sie treten besonders dort zutage, wo vor allem die Chefärzte durch die Behandlung von Privatpatienten ihr ohnehin hohes Grundgehalt noch erheblich aufbessern können. Gemäss einer 1991 durchgeführten Erhebung der ‹SonntagsZeitung› in jenen elf Kantonen, in welchen die entsprechenden Daten zugänglich waren, betrug das steuerdeklarierte Jahreseinkommen der erfassten 118 Chefärzte durchschnittlich 356 600 Franken, bei den Spitzenverdienern gar mehr als eine Million. «Was die da abkassieren, grenzt an Raubrittertum», kommentierte Ueli Müller, der Präsident des Konkordats der Schweizerischen Krankenkassen, und bezeichnete derartige Einkommen, die mithin die höchsten Beamtenlöhne überhaupt darstellen, schlicht als Verhältnisblödsinn.[138]

Nichtsdestoweniger stossen natürlich Bestrebungen, zumindest die Einkommen der ärztlichen Spitzenverdiener etwas zu redimensionieren, in der Ärzte-

für Sozialversicherung (Krankenversicherung) 45, 104; Biermann (Gesundheitsfalle) 39
135 Vgl. hierzu auch Sommer (Malaise) 8
136 Derzeit beläuft es sich für stationäre Aufenthalte auf 500 Franken pro Jahr und künftig auf 750 Franken im Fall einer Versicherung ohne erhöhte Franchise.

137 Hofer (Organisation) 73f; Droeven (Spittel) 190
138 Vgl. Pfister (Spitzenverdiener) 1 und (Top-Einkommen) 35f; ferner zu den durchschnittlichen Honorareinkünften der privatärztlich wirkenden Spitalärzte am Kantonsspital St.Gallen, o.V. (Arztlöhne) 1

schaft auf wenig Gegenliebe und werden, wie kürzlich im Kanton Bern, mit allen zur Verfügung stehenden Mitteln zu Fall gebracht oder zumindest entscheidend abgemildert.[139] Dabei kommt den primär betroffenen Chefärzten wiederum die Konkurrenzsituation zwischen den verschiedenen Spitälern sehr zustatten: Bei Nichterfüllung ihrer Forderungen drohen sie, an andere Wirkungsstätten – primär an die lukrativen Privatkliniken – abzuwandern, wo sie in der Tendenz sogar noch mehr verdienen.[140]

5. Steigende Ärztedichte

Die gute Einkommenssituation, oder zumindest die Aussicht darauf, wie auch die fast unbegrenzten Wirkungsmöglichkeiten und Tätigkeitsfelder der spezialisierten modernen Medizin stehen in einem Zusammenhang mit einem ande-

Netzwerk 7

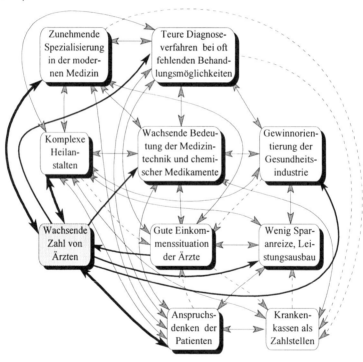

[139] Vgl. Däpp (Krach) I/7; o.V. (Arztlöhne) 1
[140] Vgl. Pfister (Top-Einkommen) 35f

Abb. 7: Entwicklung der Zahl der berufstätigen Ärzte und der Ärztedichte in der Schweiz, 1970 – 1994 [141]

	1970	1980	1985	1990	1994
Ärzte in freier Praxis	5 508	7 473	9 299	10 398	11 814
Ärzte ohne eigene Praxistätigkeit	4 121	8 809	8 368*	9 632*	9 974*
Total	9 629	16 282	17 667*	20 030*	21 788*
Einwohner pro Arzt in Praxis	1 138	852	700	654	596
Einwohner pro berufstätigen Arzt	700**	421**	367**	339**	323**

* Seit 1982 werden nur noch FMH-Mitglieder erfasst. Insbesondere ausländische Assistenz- und Oberärzte an Spitälern sind deshalb in der Statistik nicht mehr enthalten. Für 1994 dürften deshalb die effektiven Zahlen der berufstätigen Ärzte ohne Praxistätigkeit gemäss Auskunft der FMH um ca. 2400 höher liegen. Bei den Ärzten in freier Praxistätigkeit hingegen kommen nur ca. 350 hinzu, die nicht FMH-Mitglieder sind.
** Auf der Basis lediglich der FMH-Mitglieder.

ren wichtigen Einflussfaktor der Gesundheitswesen-Problematik, nämlich mit einer *wachsenden Zahl von Ärzten* und der damit einhergehenden steigenden Ärztedichte.[142]

Wie Abbildung 7 zeigt, hat in der Schweiz die Zahl der Ärzte zwischen 1970 und 1994 geradezu dramatisch zugenommen, und die Anzahl der Einwohner pro Arzt ist entsprechend gesunken. Aufgrund der Studienanfänger und der bereits in Ausbildung begriffenen Mediziner und erst recht für den Fall eines allfälligen Freizügigkeitsabkommens mit der Europäischen Union wird sich diese Entwicklung auch in den kommenden Jahren fortsetzen. Schon heute jedoch weist die Schweiz international gesehen eine der höchsten Ärztedichten der Welt auf.[143]

Ein Mehr an Ärzten bedeutet jedoch nicht, dass sich – wie unter normalen Marktverhältnissen zu erwarten – das bestehende Volumen an Gesundheitsleistungen auf mehr Leistungserbringer verteilen und damit pro Arzt entsprechend kleiner würde. Im Gegenteil wird aufgrund der besprochenen Anreizstrukturen das Gesundheitsangebot mit der steigenden Zahl von Ärzten gleichsam dynamisiert:

Die Spezialisierung und die Technisierung in der Medizin schreiten weiter voran, teure Diagnoseinstrumente – als willkommene und einigermassen unverdächtige Möglichkeit, gerade in einer verstärkten Konkurrenzsituation weiterhin Mengen- und Profitausweitung zu betreiben[144] – finden eine noch weit

141 Sommer (Malaise) 21; Jau (Mitglieder-Statistik 1993) 771; Angaben der FMH
142 Vgl. Arnold (Medizin) 61
143 Vgl. OECD (Health Systems) 164ff
144 Vgl. Berbuer (Ethik) 57

grössere Verbreitung und die Gesundheitsindustrie noch erheblich bessere Absatzmöglichkeiten. Und auch das Anspruchsdenken der Patienten wird zusätzlich gefördert – um so mehr, als heute noch rund 75 Prozent der sich krank und unwohl fühlenden Patienten keinen Arzt konsultieren und demzufolge ein immenses ‹Reservoir› an potentiell zu behandelnden gesundheitlichen Störungen vorhanden ist.[145]

Allein dadurch, dass in den vergangenen 25 Jahren die Ärztedichte von 1200 auf 600 Einwohner pro frei praktizierendem Arzt stieg, nahmen gemäss prospektiven Berechnungen von Prof. H. Schmid im Rahmen des Nationalfondsprojekts Nr. 8 die Arzt/Patienten-Kontakte resp. die ärztlichen Grundleistungen um 21,3 Prozent zu. Die Arztkosten pro Grundleistung stiegen sogar um 47,3 Prozent, und insgesamt ergab sich eine Erhöhung der Arztkosten pro Einwohner um 78,7 Prozent.[146]

Welch grosse Bedeutung der Mengenausweitung bei steigender Ärztedichte zukommt, zeigte auch eine Analyse des Versicherungsmathematikers Martin Müller. Er verglich Daten der Krankenkasse KKB aus dem Jahr 1982 mit solchen aus dem Jahr 1990. Was die ambulante Behandlung durch freipraktizierende Ärzte anbelangt, so ergab sich für diesen Zeitraum unter Berücksichtigung der Altersstruktur der Patienten und der Erkrankungshäufigkeit eine Mengenzunahme von 23,5 Prozent. Sie war erheblich höher als diejenige bei den Medikamenten (16,1 Prozent) und bei den Spitalleistungen, wo bedingt durch die Tendenz zu kürzeren Aufenthaltsdauern sogar eine altersbereinigte Mengenabnahme von 6,9 Prozent resultierte.[147]

Dennoch zeigt sich die Tendenz zu vermehrten Leistungen mit zunehmender Ärztedichte auch im Spital. Gemäss der bereits zitierten Untersuchung des Interdisziplinären Forschungszentrums für die Gesundheit (IFZ) besteht «eine kausale Beziehung zwischen der Anzahl bzw. Dichte der Ärzte (z.B. pro Betten, oder pro Pflegetage) und der Menge der abgerufenen oder in Auftrag gegebenen medizinischen und medizintechnischen Aktivitäten». Was die Erhöhung des medizinischen Bedarfs anbelangt, so ist die Beziehung sogar überproportional: Zum Beispiel «kann bei einer Erhöhung der Ärztedichte um 50 Prozent eine Real-Vermehrung des Aufwandes für medizinischen Bedarf um 74 Prozent erwartet werden».[148]

Dabei spielt auch eine Rolle, dass etliche medizinische Leistungen nicht klar indiziert sind und seitens der Ärzte ein erheblicher Ermessensspielraum besteht. Eine Untersuchung im Kanton Tessin beispielsweise ergab, dass die Operationshäufigkeit bei der Normalbevölkerung im Durchschnitt um einen Drittel

---

145 Sommer (Malaise) 17f; Hauser/Sommer (Kostendämpfung) 226
146 Schmid, zit. in Sommer (Malaise) 63. Vgl. auch Schulenburg (Kostenexplosion) 8f; Richner (Finanzierung) 16
147 Müller (Kostenentwicklung) 15
148 IFZ (Technisierung) 113. Auch beim ebenfalls untersuchten Einsatz von röntgendiagnostischen Mitteln ergab sich eine überproportionale Beziehung: Eine Zunahme der Ärztedichte um 20% lässt beispielsweise eine Steigerung der Anzahl Röntgenaufnahmen um 24% erwarten. IFZ (Technisierung) 117

höher lag als bei den Ärzten und ihren Angehörigen. Mit plus 84 resp. plus 83 Prozent besonders hoch war der Unterschied im Fall von Gallenblasen- und Hämorrhoidenoperationen. Gebärmutterentfernungen waren bei der Normalbevölkerung um 58 Prozent häufiger als bei Ärzten und ihren Angehörigen, Leistenbruchoperationen um 53 Prozent, Mandelentfernungen um 46 Prozent und Gebärmutter-Auskratzungen um 19 Prozent. Einzig bei Blinddarmentfernungen lag die Operationsrate bei den Ärzten um 8 Prozent höher als bei der Normalbevölkerung. Interessanterweise wiesen zudem einzig Rechtsanwälte im Vergleich zu den Ärzten nur unwesentlich höhere Operationsraten auf.[149]

«Je schlechter ein Patient informiert ist und je weniger Macht er hat, desto mehr Operationen werden an ihm durchgeführt», kommentierte Gianfranco Domenighetti, Direktor des Dienstes für Gesundheitswesen im Kanton Tessin, diese Ergebnisse. Und Alex von Wyttenbach, Mitglied des Zentralvorstandes der FMH, merkte an: «Ich möchte bei Operationen nicht absolut behaupten, dass der Verdienst keine Rolle spielt.»[150] Zudem gilt es für die Ärzte, auf ihrem Spezialgebiet in der Übung zu bleiben bzw. als Assistenten eine genügende Anzahl Operationen ausweisen zu können. Je höher demzufolge die Ärztedichte bereits ist, desto grösser ist die Gefahr, dass medizinische und therapeutische Leistungen nicht mehr nur am sachlich Begründbaren und Notwendigen orientiert werden.

Zudem zeigt umgekehrt gerade das Beispiel Spital klar, dass der derzeitige Stand der Spezialisierung und Technisierung im schweizerischen Gesundheitswesen und das damit zusammenhängende Leistungsvolumen überhaupt nur möglich sind auf der Basis einer immens gestiegenen Anzahl Ärzte. Obwohl sich nämlich die Zahl der Assistenzärzte in den schweizerischen Spitälern zwischen 1970 und 1993 anzahlmässig auf ungefähr 9000 rund verdreifacht hat,[151] sind sie auch heute noch derart überlastet, dass effektive Arbeitszeiten von 60 und mehr Wochenstunden nach wie vor keine Seltenheit sind.[152]

Die meisten der betroffenen Assistenzärzte sehen sich gezwungen, diese Situation zumindest als Einzelpersonen mehr oder weniger in Kauf zu nehmen. Denn sie streben mit ihrer Tätigkeit einen der begehrten FMH-Titel an, welcher es ihnen erlaubt, als entsprechend ausgewiesener Spezialist künftig entweder eine eigene Praxis zu eröffnen oder im Spital auf höherer Verantwortungs-, sprich: Einkommensstufe tätig zu werden. Als Folge wird der ausgeprägte Verfügbarkeitseffekt im schweizerischen Gesundheitswesen noch verstärkt wirksam werden: «Je grösser das medizinische Angebot in einer Region, desto höher sind der Versorgungsgrad (Zahl der Arztbesuche, Spitalbenutzung usw.) und die Pro-Kopf-Ausgaben der dortigen Bevölkerung.»[153]

---

149 Giger (Medizin) 1; Giger (Messer) 7; o.V. (Operationen) LS
150 Zit. in Giger (Messer) 7
151 Vgl. Sommer (Malaise) 21; Jau (Mitglieder-Statistik 1993) 771, eingerechnet sind auch ausländische Assistenzärzte, die nicht FMH-Mitglieder sind.
152 Vgl. o.V. (Zusammenbruch) 12ff; Hug (50-Stunden-Woche) Region Ostschweiz
153 Sommer (Malaise) 149

6. Alter und Krankheit

6.1 Überalterung der Bevölkerung

Möglicherweise wird in der Folge auch das *Durchschnittsalter der Bevölkerung* weiter ansteigen, denn wenigstens in der Vergangenheit stand es zumindest in einem gewissen Zusammenhang mit der Qualität der medizinischen Versorgung.[154] In den vergangenen 115 Jahren jedenfalls hat sich gemäss Abbildung 8 die durchschnittliche Lebenserwartung in der Schweiz annähernd verdoppelt und international gesehen einen Spitzenwert erreicht. Der Grossteil dieser Zunahme ist auf die verringerte Säuglingssterblichkeit zurückzuführen, die zwischen 1880 und 1992 von jährlich 170 auf 6,4 Todesfälle pro 1000 Lebendgeburten abgenommen hat.[155] Aber auch Personen, die das Alter von 65 Jahren erreicht haben, können heute mit einer höheren Lebenserwartung als

Netzwerk 8

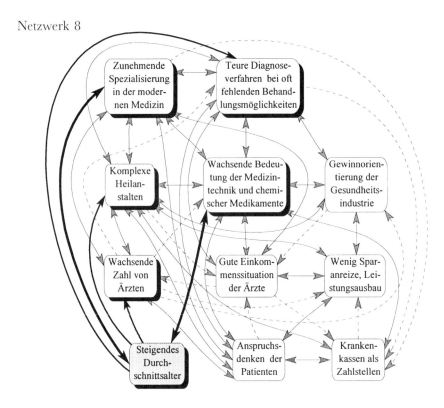

154 Weiter unten werden allerdings zusätzliche Einflussfaktoren zur Sprache kommen, die diesbezüglich einen stärkeren Einfluss hatten und haben. Vgl. auch Vader et al., in Weiss (Gesundheit) 19

155 Bundesamt für Statistik (Jahrbuch 1990) 263, 270; (Jahrbuch 1995) 311

Abb. 8: Lebenserwartung der schweizerischen Bevölkerung in Jahren, 1878–1992 [156]

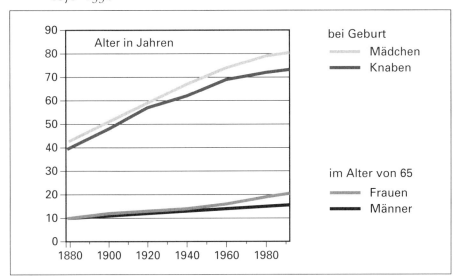

noch vor 100 Jahren rechnen. Für Frauen trifft dies allerdings weit mehr zu als für Männer. [157]

Jedenfalls erreichen heute erheblich mehr Menschen als früher ein hohes Lebensalter. Weil diese Entwicklung mit dem sogenannten ‹Pillenknick› – d.h. einem ab den sechziger Jahren eingetretenen Geburtenrückgang – zusammentrifft, wird der Anteil alter Menschen in der Bevölkerung in den kommenden Jahren und Jahrzehnten dauernd zunehmen. Während die über 64jährigen im Jahr 1990 noch 14,6 Prozent der Gesamtbevölkerung ausmachen, werden es im Jahr 2010 je nach gesellschaftspolitischer Entwicklung bereits zwischen 16,6 und 19,8 Prozent sein und im Jahr 2040 mindestens 23 Prozent. Der Anteil der über 80jährigen, der 1990 noch bei 3,7 Prozent lag, wird sich bis dahin rund verdoppelt haben. [158]

Diese Entwicklung hat nun nicht zuletzt drastische Rückwirkungen auf das Gesundheitswesen. Wie Abbildung 9 zeigt, steigen nämlich die durchschnittlichen jährlichen Krankenpflegekosten pro Versicherten mit zunehmendem Alter ganz massiv an. Insgesamt hat dies zur Folge, dass nach Modellrechnungen von Prof. H. Schmid (KKB) allein aufgrund der veränderten Altersstruktur der

---

156 Bundesamt für Statistik (Jahrbuch 1995) 307

157 Vgl. auch Illich (Enteignung) 46

158 Vgl. Bundesamt für Statistik (Szenarien) 51

Abb. 9: Durchschnittliche Krankenpflegekosten der Krankenkasse Helvetia pro Versicherten im Jahr 1993, nach Lebensalter und Geschlecht [159]

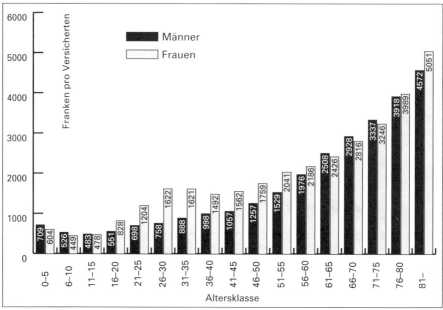

Bevölkerung, d.h. bei gleichbleibender medizinischer und pflegerischer Betreuung, zwischen 1980 und 2000 ein absehbarer Anstieg der Gesundheitskosten um 17,7 Prozent resultiert. Und nach dem Jahr 2000 wird dieser Alterseffekt sogar noch erheblich stärker ins Gewicht fallen. [160]

Die weit höheren Krankheitskosten der älteren Menschen zeigen sich sowohl im ambulanten als auch im stationären Bereich. Verglichen mit den unter 40jährigen begeben sich über 65jährige fast doppelt so oft ambulant in ärztliche Behandlung. Die über 65jährigen Männer kamen 1993 im Durchschnitt auf 17,4 Arztkonsultationen und die über 65jährigen Frauen gar auf 18,6! Entsprechend sind die Kosten für ambulante Behandlungen für die über 75jährigen bei den Männern rund viermal und bei den Frauen knapp fünfmal höher als jene der unter 20jährigen. [161]

Als ganz besonders krass altersabhängig erweisen sich die Medikamentenausgaben. Für eine Frau im 70. Altersjahr beispielsweise sind sie neunmal höher als für eine 16jährige. [162] In der Bundesrepublik Deutschland entfallen 56 Pro-

159 Krankenkasse Helvetia, Mathematik und Statistik. Die im Vergleich zu gleichaltrigen Männern deutlich höheren Kosten von Frauen zwischen 20 und 40 Jahren sind teilweise auf Geburten zurückzuführen.
160 Sommer (Malaise) 20

161 Vgl. IMS, zit. in Pharma Information (Gesundheitswesen 1994) 30; Pedroni/Zweifel (Alter) 31f, 55ff, Anhang D.4
162 Sommer (Malaise) 20, mit Bezug auf Daten der KKB

zent des Arzneimittelkonsums auf die über 60jährigen, die lediglich 22 Prozent der Gesamtbevölkerung ausmachen. Mit Erreichen der Pensionsaltersgrenze braucht hier ein männlicher Patient «im statistischen Mittel nahezu achtmal so viele medikamentöse Tagesdosen wie mit 25 Jahren. Der 85jährige benötigt nach neueren Studien das Fünfzehnfache eines Zehnjährigen. Erst im neunten Lebensjahrzehnt kommt die jährliche Steigerung der Verbrauchskurve auf einer Art Hochplateau zum Stillstand.»[163]

Im Vergleich zum ambulanten Sektor noch ausgeprägter schlagen sich die altersbedingten Unterschiede allerdings im stationären Bereich nieder. Das zeigte beispielsweise die oben bereits zitierte Studie von Müller, welcher auf der Basis von Daten der Krankenkasse KKB die Kostensteigerung zwischen den Jahren 1982 und 1990 aufschlüsselte. Während sich im ambulanten Bereich eine altersbedingte Zunahme der Kosten von 27,4 und bei den Medikamenten von 36,8 Prozent ergab, waren es im stationären Bereich stattliche 46,7 Prozent.[164]

Die altersabhängige Inanspruchnahme stationärer Leistungen zeigt sich besonders deutlich an der Anzahl Pflegetage pro Versicherten. Während 1986 bei der Krankenkasse KKB auf einen unter 40jährigen männlichen Versicherten durchschnittlich 0,8 Spitaltage entfielen, waren es bei den über 85jährigen 28,2 Spitaltage. Bei den Frauen lautete das entsprechende Verhältnis sogar 1,5 zu 52,8 Spitaltage.[165]

Demzufolge entfällt heute eine Mehrheit der Spitalpatienten wie auch ein Grossteil der Spitalkosten auf Betagte und Hochbetagte. So beanspruchten in der Schweiz die über 60jährigen Patienten im Jahr 1991 rund 60 Prozent aller Pflegetage in den Akutspitälern, und in der Bundesrepublik Deutschland vereinigen die über 60 Jahre alten Patienten immerhin rund die Hälfte aller Pflegetage in den Akutkrankenhäusern auf sich.[166]

Diese Situation dürfte sich künftig noch erheblich verschärfen, und zwar nicht nur, weil die Zahl und der Anteil der alten Menschen zunimmt, sondern auch, weil sie heute pro Patient ausgeprägter als früher Spitalleistungen beanspruchen und diese Entwicklung auch künftig andauern dürfte. Vor allem ist bei den alten Patienten die durchschnittliche Aufenthaltsdauer entgegen dem allgemeinen Trend nicht zurückgegangen, sondern hat – besonders bei den Frauen – sogar weit überdurchschnittlich zugenommen.[167] Entsprechend lautet das Fazit von Pedroni und Zweifel: «Eine wichtige Entwicklung im Spitalsektor ist offenbar die rasch zunehmende Belegung der Betten durch die oberste Altersklasse, begleitet von der Intensivierung ihrer stationären Behandlung.»[168]

163 Biermann (Gesundheitsfalle) 105f
164 Müller (Kostenentwicklung) 15
165 Vgl. Pedroni/Zweifel (Alter) 33f; inbegriffen sind allerdings auch Aufenthalte in Kur- und Pflegeheimen.
166 Vgl. Pedroni/Zweifel (Alter) 48, 66; VESKA-Statistikzentrale (Panorama 1991) 4; Arnold (Medizin) 78
167 Vgl. Pedroni/Zweifel (Alter) 33f, 62
168 Pedroni/Zweifel (Alter) 63

6.2 Zivilisationskrankheiten
Ein Faktor, der eng mit dem steigenden Durchschnittsalter der Bevölkerung und seinen Auswirkungen zusammenhängt, ist die *Zunahme der Zivilisationskrankheiten*. In dem Mass, wie die früher dominierenden Infektionskrankheiten vor allem durch ausreichende Ernährung und verbesserte Hygiene und Wohnverhältnisse, aber auch durch Antibiotika, Impfungen und andere medizinische Errungenschaften zurückgedrängt werden konnten, haben sich heute Krankheiten ausgebreitet, die in vielfacher Hinsicht zivilisationsbedingt sind. Zum einen sind sie wie gesagt Ausfluss des im Vergleich zu früher weit höheren Durchschnittsalters der Bevölkerung, zum anderen aber auch Folge des modernen Lebensstils und der entsprechenden Umweltbedingungen.

Als Folge entfielen in der Schweiz 1992 auf Herz/Kreislauf-Erkrankungen 43,2 Prozent und auf Tumoren resp. Krebs 27,2 Prozent aller Todesfälle. Bei Frauen waren die Herz/Kreislauf-Krankheiten als Todesursache mit 47,5 Prozent häufiger als bei Männern mit 39,1 Prozent, und umgekehrt Krebskrankheiten mit 29,5 Prozent bei Männern häufiger als bei Frauen mit 24,8 Prozent.[169]

Diese wesentlich zivilisationsbedingten Krankheiten sind jedoch zumindest in den Industriestaaten nicht nur als Todesursachen an die Stelle früherer Geiseln der Menschheit wie Pest, Cholera oder Typhus getreten, sondern ihnen kommt mittlerweile auch bezüglich Behandlungsintensität eine vorrangige Stellung zu. Sie sind nämlich oft nicht eigentlich heilbar und bedingen jedenfalls – wie all jene chronisch-degenerativen Krankheiten, die unter die -osen fallen [170] – in aller Regel einen beträchtlichen medikamentösen und/oder medizintechnologischen Behandlungs- und Überwachungsaufwand.

Damit heizt jedoch die Medizin selber die oben beschriebenen Kostenkreisläufe zusätzlich an, und zwar in doppelter Hinsicht: Durch die heute möglichen Behandlungserfolge – insbesondere bei Infektionskrankheiten, aber auch zum Beispiel in der Traumatologie (Unfallkunde) – ermöglicht sie etlichen Menschen, ein höheres Lebensalter zu erreichen. So erfreulich und wünschenswert diese Entwicklung an sich ist, so besteht ihre Kehrseite darin, dass nun weit mehr Menschen überhaupt erst an Zivilisationskrankheiten erkranken und möglicherweise daran sterben.

Zudem, und hier liegt die zweite, wohl noch bedeutendere Selbstbeschleunigungstendenz begründet, steht die moderne Medizin diesen zivilisationsbedingten Erkrankungen, was die tatsächliche Heilung anbelangt, eben meist recht machtlos gegenüber. Entsprechend kommt Müller in seiner Analyse der Kostendaten der Krankenkasse KKB im Hinblick auf den Erkrankungsindex zum

---

169 Pharma Information (Gesundheitswesen 1994) 15ff

170 Gemeint sind nebst der Arteriosklerose der Gefässe z.B. die Arthrose der Gelenke oder die Osteoporose der Knochen etc. Vgl. Straub (Grenzen) 448.

Netzwerk 9

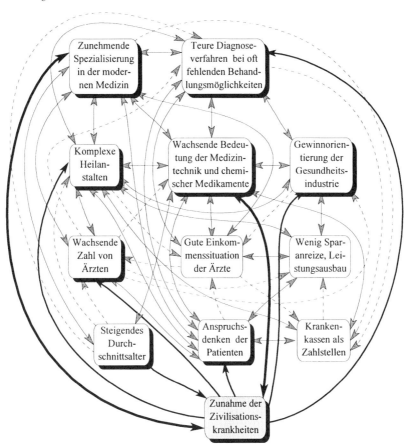

Schluss, vermutlich zeige «der medizinische Fortschritt keine konkreten Wirkungen im Sinne einer besseren ‹Volksgesundheit›, das heisst abnehmender Erkrankungshäufigkeiten». [171]

Dennoch werden unter tatkräftiger Mitwirkung der entsprechend interessierten Gesundheitsindustrie zwar immer neue Diagnose- und zum Teil auch Therapiemöglichkeiten bzw. -technologien entwickelt, die jedoch den Patienten, wenn überhaupt, oft nur (vorübergehende) Linderung ihrer Krankheiten und Gebrechen verschaffen können. Besonders augenfällig sind die medizini-

171 Müller (Kostenentwicklung) 15

sche ‹Hochrüstung› gegen die Zivilisationskrankheiten und die damit zusammenhängenden Verdienstmöglichkeiten im Medikamentenbereich.

Von 41 in der Schweiz erhältlichen Mitteln zur Förderung der Hirndurchblutung im Alter beispielsweise stuften neutrale Experten der eidgenössischen Arzneimittelkommission im Jahr 1985 deren 35 als ‹unwirksam› ein. Auch der Pharmakologieprofessor Ulrich Schwabe merkte im ‹Arzneiverordnungs-Report 90› der deutschen Krankenkassen im Hinblick auf durchblutungsfördernde Medikamente an: «Für die grosse Mehrzahl der in ständig steigendem Umfang verordneten Präparate fehlt der Nachweis klinischer Wirksamkeit, so dass durchblutungsfördernde Mittel auch als ‹Massenplacebos› bezeichnet werden ...»[172]

Zwar grosse Umsätze, aber wenig therapeutische Wirkungen entfallen des weiteren auf Gallenwegstherapeutika, Leberschutzpräparate, Venenmittel oder viele urologische Medikamente. «Und in der Augenheilkunde», mokiert sich der deutsche Arzt Hans Biermann, «wurden im Jahre 1990 für mehr als 20 Millionen Mark Tropfen gegen den Grauen Star angeschafft, die selbst im Kreise der nutzlosen Medikamente insofern eine Sonderstellung einnehmen, als noch nicht einmal die Hersteller eine Wirksamkeit behaupten.»[173] Insgesamt tragen im Medikamentenführer der Pharmakologin C. Sengupta von 1700 untersuchten Präparaten ca. 75 Prozent den Vermerk ‹nicht sinnvoll› oder ‹umstritten›, und jeder Arzt müsste gemäss Biermann wissen, dass die Hälfte der von ihm verschriebenen Medikamente unwirksam ist.[174]

Ein besonders dankbares Zielpublikum für die Arzneimittelindustrie, die Ärzte und die Apotheker ist jedoch das wachsende Segment der Senioren. «Nach amerikanischen Studien erhalten alte Menschen zwischen drei und zwölf Medikamente pro Tag, die rezeptfreien Substanzen nicht eingeschlossen. Da manche Pillen nur einmal, andere aber drei- oder gar viermal täglich genommen werden müssen, sind bis zu 60 einzelne Medikamentendosen pro Tag nichts Ungewöhnliches. Für manchen Greis wird der Tagesablauf strukturiert von der Befolgung medikamentöser Therapieschemata, die weder der Patient noch der Arzt mehr hinreichend überblicken.

Dabei kann, so sinnvoll der gezielte Einsatz eines Medikaments im Einzelfall sein mag, doch niemals der Alterungsprozess aufgehalten oder gar rückgängig gemacht werden. Im Gegenteil: Der pharmakologische Overkill schadet den Patienten manchmal mehr als das Gesundheitsproblem, das damit therapiert werden soll. Denn aufgrund seines nur noch eingeschränkt funktionierenden Stoffwechsels muss die Medikamentendosierung des alten Patienten sehr

---

172 Zit. in Biermann (Gesundheitsfalle) 107
173 Biermann (Gesundheitsfalle) 108
174 Sommer (Malaise) 35; Sengupta (Medikamentenführer) 306ff, 320ff; Biermann (Gesundheitsfalle) 17; ferner Langbein et al. (Pillen)

Problemzusammenhänge eines hochentwickelten Gesundheitswesens 63

viel sparsamer und gezielter erfolgen und wesentlich häufiger kontrolliert werden als beim jüngeren. Der ältere Mensch braucht nicht mehr, er braucht weniger Medikamente, und diese müssen auch noch viel vorsichtiger gehandhabt werden als schon normalerweise ratsam. Statt dessen werden ältere Patienten mancherorts im Zustand chronischer Arzneimittelvergiftung gehalten, wenn der körpereigene Abbau eingenommener Medikamente mit dem Nachschub nicht mehr Schritt hält.»[175]

Ob alt oder jung, einmal mehr steht damit aber auch das Anspruchsdenken der Patienten in einem Zusammenhang mit der aufwandsteigernden Wirkung der Zivilisationskrankheiten. Im blinden Vertrauen auf die Segnungen der modernen Medizin wollen sie ihre Leiden, möglichst ohne eigenes Zutun und ohne etwas an ihrem Lebensstil verändern zu müssen, los sein und sind auch häufiger krank als früher. Während 1966 noch 103,4 Krankheitstage auf 100 Krankenversicherte entfielen, waren es 1991 bereits 213,8. Und wiederum stellt dabei der Spitalbereich einen besonderen Brennpunkt der tendenziell fast unbeschränkten Diagnose- und Therapiemöglichkeiten chronischer Erkrankungen dar. Im Jahr 1966 musste noch jeder zwölfte Kranke ins Spital, 1991 hingegen bereits jeder siebte. Die durchschnittliche Spitalaufenthaltsdauer über alle Spitalkategorien gerechnet erhöhte sich dabei von 17,8 auf 21,3 Tage.[176] Insgesamt jedenfalls kann mit Sommer das Fazit gezogen werden, dass der Tausch der Mortalität junger Leute mit der Morbidität der älteren – und auch der jüngeren – seinen (hohen) Preis hat.[177]

7. Überleitung zu Teil II

Das Netzwerk der bisher aufgezeigten Einflussfaktoren und der (Wechsel-)Wirkungen zwischen ihnen stellt sozusagen das dar, was – insbesondere aus dem Blickwinkel von Gesundheitsökonomen – gemeinhin als Kern der Problemsituation im Gesundheitswesen wahrgenommen wird. Es soll nun im folgenden als Grundlage dienen, um die Thematik – wiederum mit Hilfe von Netzwerken – zusätzlich zu vertiefen und damit den eigentlichen Problemursachen näherzukommen. Vorerst werden dabei Faktoren zur Sprache kommen, welche mit unserer materialistischen modernen Lebensweise zusammenhängen. Sie bilden gleichsam die lebenspraktischen Hintergründe der Problemsituation im Gesundheitswesen und reichen von freiwillig eingegangenen oder aufgezwungenen Gesundheitsrisiken bis hin zu mentalitätsbedingten Auswirkungen.

---

175 Biermann (Gesundheitsfalle) 104
176 Gölz (Kranke) LS
177 Sommer (Malaise) 116

Netzwerk 10

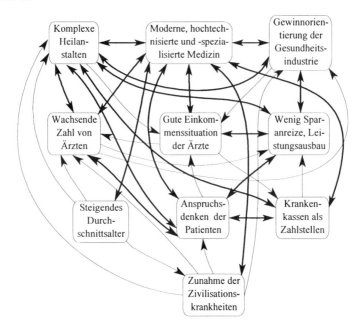

Vorgängig jedoch sollen die bereits aufgezeigten Zusammenhänge insofern vereinfacht werden, als in Netzwerk 10 die Faktoren ‹wachsende Bedeutung der Medizintechnik und chemischer Medikamente›, ‹zunehmende Spezialisierung in der modernen Medizin› und ‹teure Diagnoseverfahren bei oft fehlenden Behandlungsmöglichkeiten› zum Faktor *moderne, hochtechnisierte und -spezialisierte Medizin* zusammengefasst werden.

Einerseits umfasst diese Einflussgrösse somit all die Fortschritte in Diagnose und Therapie, welche die moderne Medizin mit sich gebracht hat und welche das Leben vieler Menschen verlängern und auch erleichtern helfen. Im Sinn einiger für sich allein genommen besonders eindrücklicher Beispiele (nochmals) genannt seien Antibiotika, Impfstoffe, Insulin, neue Arzneimittel wie Coronartherapeutica oder Bronchodilatatoren, Lokalanästhetika, (programmierbare) Herzschrittmacher, Hüftprothesen aus stets dauerhafteren Werkstoffen, Nierensteinzertrümmerer, Replantationen und Transplantationen mittels Mikrochirurgie, Laser-Operationen zum Beispiel am Auge, oder – was Diagnoseverfahren anbelangt – Ultraschalluntersuchungen, Endoskopien sowie die Computer-, die Kernspin- und seit neuestem die Positron-Emissions-Tomographie.[178]

Andererseits hat die ‹moderne, hochspezialisierte und -technisierte Medizin› aber auch ihre Kehrseiten, wie vor allem den stetig steigenden Diagnose- und Therapieaufwand mit den entsprechenden Kostenfolgen oder die oft nur beschränkten Möglichkeiten, vor allem chronisch-degenerative Krankheiten tatsächlich zu heilen. Andere negative Folgen des medizinischen Fortschritts – wie die Vernachlässigung alternativer Heilverfahren und der Selbstheilkräfte des Organismus, die geringe Gewichtung einer umfassenden Prävention, die Medikalisierung der Gesellschaft oder auch iatrogene, d.h. durch die Medizin selber verursachte Krankheiten – werden erst weiter unten, insbesondere in Teil III, zur Sprache kommen.

---

178 Vgl. z.B. Undritz (Gesundheitswesen) 37, 113; Arnold (Medizin) 91ff; Abt (Atemwegserkrankungen)

TEIL II:
Lebenspraktische Hintergründe der Problemsituation im Gesundheitswesen

Die weiterführenden Überlegungen zur Problemsituation im Gesundheitswesen, die im folgenden angestellt werden sollen, knüpfen am zuvor ausgearbeiteten Netzwerk an. Um allerdings die Übersichtlichkeit zu verbessern, werden lediglich die bereits besprochenen Faktoren aufgeführt, nicht aber die Beziehungen zwischen ihnen. Die neu eingeführten Einflussgrössen werden wiederum mit Pfeilen mit den bereits bestehenden verbunden und die entsprechenden Beziehungen im Begleittext begründet. Manche der neu einzuführenden Faktoren wurden dabei in den obigen Ausführungen bereits angedeutet, sollen nun jedoch als eigenständige Einflussgrössen speziell gewichtet werden.

1. Steigender Wohlstand und seine Kehrseiten

Ein Faktor, dem in bezug auf die Ausprägung und Entwicklung sowohl der Gesellschaft allgemein als auch des Gesundheitswesens im speziellen eine enorme Bedeutung zukommt, ist die stetig *verbesserte materielle Versorgungslage*. In der Schweiz ist der gesamte Konsum der privaten Haushalte heute real etwa dreieinhalbmal so hoch wie noch 1950; mit anderen Worten, die Konsummöglichkeiten des Durchschnittsschweizers haben sich pro Kopf in etwas mehr als 40 Jahren rund verzweieinhalbfacht.[179] Ganz besonders eindrücklich war dabei gemäss Abbildung 10 die Zunahme der Mobilität, indem der Bestand an Personenwagen zwischen 1950 und 1994 um mehr als das 21,5fache auf 3,165 Millionen Fahrzeuge stieg, d.h. auf 451 Personenwagen je 1000 Einwohner!

Die eigentliche Basis dieser Wohlstands- und Mobilitätsvermehrung war und ist das auf der Eigeninitiative, dem Konkurrenzprinzip und dem Privateigentum basierende marktwirtschaftliche System. In ihm führt die Gewinn- und Umsatzoptimierung der einzelnen Unternehmungen nachgerade zwangsläufig zu einem stetigen Wachstum der Produktion und des Konsums. Man spricht in diesem Zusammenhang auch von einem Wachstumszwang, der einem Wirtschaftssystem nach westlichem Muster innewohnt und dessen wesentliche Ursachen im Konkurrenzmechanismus und in einem zins- und gewinnbedingten Geldvermehrungsautomatismus begründet liegen. Mit anderen Worten, im stets

---

179 Vgl. Strahm (Wirtschaftsbuch) 30f

Netzwerk 11

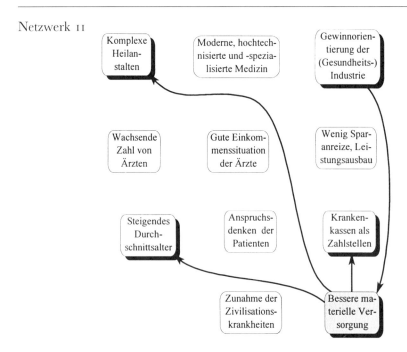

internationaler und unerbittlicher werdenden Konkurrenzkampf sieht sich der Grossteil der Unternehmen gezwungen, bewusst eine Wachstumsstrategie zu verfolgen, um nicht Gefahr zu laufen, mittel- oder längerfristig aus dem Markt auszuscheiden. Verstärkt wird dieser Druck zur Umsatz- und auch zur Gewinnsteigerung durch die Tatsache, dass – wiederum aus Konkurrenzgründen – in neueste Produktionstechnologien investiert werden muss, die dann allein im Hinblick auf die Amortisation der investierten Mittel einen erhöhten Produkteausstoss bedingen.

Was andererseits die Geldvermehrung betrifft, so resultiert hier der Wachstumszwang deshalb, weil die Kapitalanleger in der Regel selbstverständlich erwarten, dass ihr Geld über die Inflationsrate hinaus einen Zins, eine Rendite oder einen Gewinn abwirft. Dies ist jedoch gesamtwirtschaftlich nur möglich, wenn analog zum Geldvolumen auch das Volumen an Gütern und Dienstleistungen dauernd gesteigert wird, wenn also die Summe der Produktionsleistungen in einer Volkswirtschaft wächst. Zusätzlich wachstumsfördernd wirkt dabei der Druck auf die an der Börse kotierten Unternehmungen, durch Umsatz- und Gewinnsteigerungen das Vertrauen der Anleger zu erhalten.[180]

---

180 Vgl. Binswanger (Natur), insbesondere 83ff; Kennedy (Geld); Burhenne (Geldspiel); Studer (Kehrseiten); (Marktwirtschaft); (Fortschritt); (Tanz)

Abb. 10: Die indexierte Entwicklung der Bevölkerung und der Anzahl Personenwagen in der Schweiz, 1950–1994 [181]

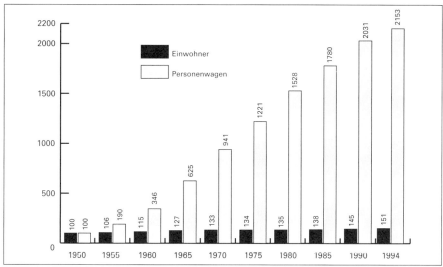

Was nun das Gesundheitswesen anbelangt, so hatte die rapide Wohlstandsvermehrung der letzten Jahre und Jahrzehnte zur Folge, dass bis anhin genügend Mittel zur Verfügung standen, um die oben beschriebene, enorme Leistungsausweitung zu finanzieren. Im besonderen betrifft dies die Spitäler, die wie erwähnt zusammen fast die Hälfte der Kosten im Gesundheitswesen auf sich vereinen und deren Bettenangebot und Ausbaustandard nur denkbar ist in einem reichen Industrieland, wie es u.a. die Schweiz darstellt. Aber auch bezüglich der Bedeutung der Krankenkassen muss klar festgehalten werden, dass deren heutiges Prämien- und Leistungsvolumen ein vergleichsweise hohes Durchschnittseinkommen der Bevölkerung zwingend voraussetzt. Nicht von ungefähr stellte sich in einer Ländervergleichsstudie der NERA das Bruttoinlandsprodukt (d.h. der materielle Wohlstand) als die wichtigste Erklärungsgrösse für die unterschiedliche Höhe und Entwicklung der Gesundheitskosten in den untersuchten 16 Ländern heraus.[182]

Dabei steht, abgesehen von primär finanziellen Aspekten, auch das steigende Durchschnittsalter der Bevölkerung in einem wichtigen Zusammenhang mit der besseren materiellen Versorgung. Bis anhin hat sich diese Beziehung ins-

---

181 Gestützt auf: Bundesamt für Statistik (Jahrbuch 1992) 20; (Jahrbuch 1995) 29; (Motorfahrzeuge) 13

182 Hoffmeyer (Gesundheitsreform) 93

gesamt gleichläufig entwickelt, d.h. das im Zuge der Wohlstandsvermehrung gesteigerte Angebot an Nahrungsmitteln sowie die verbesserten hygienischen Bedingungen und Wohnverhältnisse waren mit verantwortlich für die höhere Lebenserwartung auch der älteren Bevölkerung. In Zukunft könnte sich diese Beziehung allerdings umkehren, indem die sich heute abzeichnende Übersteigerung des Wohlstands in den reichen Ländern die Lebenserwartung wieder sinken lassen könnte. Anzeichen hierfür sind in den Vereinigten Staaten bereits erkennbar, und auch für andere Industrieländer lässt sich zumindest die Frage stellen, wieso die Lebenserwartung in letzter Zeit trotz andauernder Zunahme der Bruttosozialprodukte und des medizinischen Aufwands nur noch vergleichsweise unbedeutend steigt.[183]

Gewichtige Kehrseiten der besseren materiellen Versorgung und der gesteigerten Mobilität bestehen in der zunehmenden Umweltzerstörung einerseits und in einer ungesunden Lebensweise andererseits. Bei beiden Faktoren wurde der enge Zusammenhang mit den Zivilisationskrankheiten bereits angedeutet. Gemäss einer amerikanischen Studie waren 50 Prozent der in den USA im Jahr 1976 verfrüht eingetretenen Todesfälle dem persönlichen Verhalten oder Lebensstil, insbesondere dem Genussmittelmissbrauch, Geschwindigkeitsexzessen, Bewegungsarmut und Übergewicht zuzuschreiben. Den Umweltfaktoren wurden weitere 20 Prozent der verfrühten Todesfälle zugerechnet, wobei darunter nebst der Luft- und Wasserverschmutzung auch Stress-Situationen am Arbeitsplatz subsumiert wurden.[184]

2. Zunehmende Umweltzerstörung

Was dabei die *zunehmende Umweltbelastung und -zerstörung* anbelangt, so wird oft die Illusion erweckt, wir könnten sie nicht zuletzt dank weiter steigendem Wohlstand mehr und mehr in den Griff bekommen. In Tat und Wahrheit kann zwar mit Kehrichtverbrennungs- und Kläranlagen, Katalysatoren, Elektrofiltern und anderen kostspieligen Umweltschutztechnologien zumindest die massivste Verschmutzung etwas eingedämmt werden. In ihrer Gesamtheit jedoch schaffen technische Umweltschutzmassnahmen, solange sie nicht von einem Wandel hin zu einem anderen Lebensstil und zu restriktiveren Rahmenbedingungen für die wirtschaftlichen Aktivitäten begleitet werden, lediglich Raum sowie Anreize für die noch weitere Ausweitung von Produktion und Konsum mit der damit zusammenhängenden Umweltbelastung.[185]

---

183 Vgl. Illich (Enteignung) 36; Jänicke (Industriesystem) 76f

184 Vgl. Sommer (Malaise) 108f; vgl. auch Undritz (Gesundheitswesen) 32

185 Vgl. Studer (Versteinerung) 19f

Netzwerk 12

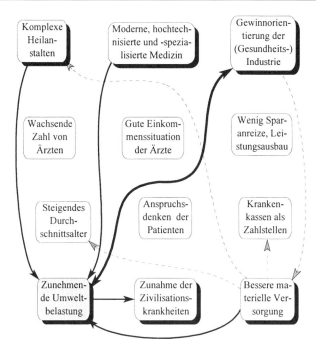

Diese ist nun vielleicht etwas weniger offensichtlich bzw. spürbar oder sie verlagert sich – wie im Fall von radioaktiven Abfällen, Sondermüll, Treibhaus- und ozonschädigenden Gasen – in räumlich und zeitlich mehr oder weniger weiter entfernte Dimensionen. Zudem sind technischer Umweltschutz wie auch gesetzliche Umweltschutznormen einer Sisyphusarbeit vergleichbar, weil sie gleichsam akut werdenden Problemen hinterherlaufen und diese – meist gegen grosse Widerstände vor allem seitens der auf ihre Konkurrenzfähigkeit bedachten Wirtschaft – von Fall zu Fall einigermassen zu begrenzen suchen.[186]

2.1 Chemisierung der Umwelt

Allein in den vergangenen dreissig Jahren hat sich die Produktion von organischen Chemikalien annähernd verdreissigfacht. Weltweit sind bereits mehr als 7 Millionen verschiedene Chemikalien registriert und pro Woche kommen rund 6000 neue hinzu – und zwar grossenteils solche, die es in der Natur gar nicht gibt. Schätzungsweise 600 000 dieser Substanzen sind dauernd im Gebrauch, rund 100 000 öffentlich zugänglich. Jährlich kommen mindestens 1000 neue Stoffe in den Handel, wovon gemäss dem amerikanischen Umwelt-

---

[186] Vgl. Studer (Marktwirtschaft) 162ff

schutzamt EPA mehrere hundert zumindest als toxikologisch verdächtig gelten müssen.[187]

Dennoch wurden bislang erst ca. 10000 Chemikalien bezüglich ihrer Wirkungen auf den Organismus untersucht und rund ein Zehntel im Tierversuch als mit Sicherheit krebserregend erkannt. Der moderne Mensch kommt jedoch im Verlauf seines Lebens mittlerweile mit 60000 bis 70000 registrierten Chemikalien in Berührung, wovon schätzungsweise 5000 bis 22000 krebserregend sein dürften. «Für die überwiegende Zahl der über 100000 umweltrelevanten Schadstoffe haben wir nicht einmal Anhaltspunkte über toxikologische Auswirkungsmöglichkeiten.»[188] Was Wunder, dass immer wieder neue Stoffe in die Schlagzeilen geraten, über deren gesundheitsschädliche Wirkungen man sich bisher nicht im klaren war bzw. sich seitens der eigentlich Verantwortlichen oft auch nicht im klaren sein wollte.

Die enorme Diskrepanz zwischen potentiellem und bereits bekanntem Gefährdungspotential unserer chemisierten Umwelt wird aber auch dann deutlich und verständlich, wenn man sich vor Augen hält, dass eine Kanzerogenitätsstudie am Säugetier für eine einzige Substanz mehrere Millionen Franken (und das Leben von Hunderten Ratten und Mäusen) kostet sowie ein wissenschaftliches Team während zwei bis fünf Jahren beschäftigt. Abgesehen davon, dass die Ergebnisse oft nur beschränkt auf den Menschen übertragbar sind, lassen sich mit derartigen Studien zudem Wechselwirkungen zwischen verschiedenen Stoffen nur sehr bedingt erfassen, obwohl diesen vielfach eine unbestrittenermassen grosse Bedeutung zukommt.[189]

Wenn andererseits versucht wird, mit statistischen Langzeitstudien bei besonders belasteten Bevölkerungsgruppen Schädigungswirkungen nachzuweisen, so werden die Beweisführung sowie die darauf gestützten Vorkehrungen zur Risikoverminderung deshalb erschwert, weil es Jahre oder gar Jahrzehnte dauern kann, bis eine Erkrankung resp. eine Entgleisung des Immunsystems tatsächlich auftritt, und weil der Einfluss von anderen Faktoren und Schadstoffen, die ebenfalls zur Krankheit geführt haben könnten, nur schwierig zu ermitteln ist.[190] Immerhin haben epidemiologische Studien gezeigt, dass beispielsweise Chemiearbeiter ein bis zu fünfmal höheres Risiko laufen, an Krebs zu erkranken, als Berufsgruppen, die mit Chemie nichts zu tun haben.[191]

Zudem gilt es zu berücksichtigen, dass Umweltchemikalien nicht allein mit Krebserkrankungen in einem Zusammenhang stehen, sondern auch ‹nur› die Anfälligkeit für Infektionskrankheiten erhöhen oder eher unspezifische Symptome wie Kopfschmerzen, Müdigkeit, Schlaf- und Verdauungsstörungen, Ner-

---

187 O.V. (sterben) 130; WFF Schweiz et al. (Biozid-Report) 4, 234, 304. Eine neue Dimension erhält die Problematik künstlich erzeugter Stoffe zudem durch die gentechnologisch veränderten Organismen, die wir begonnen haben, ebenfalls in unsere Umwelt freizusetzen.

188 Wemmer/Korczak (Gefahr) 72, 117; WWF Schweiz et al. (Biozid-Report) 259

189 WWF Schweiz et al. (Biozid-Report) 304f; Wemmer/Korczak (Gefahr) 74

190 Gehri (Spätschäden) Wissenschaft

191 Koch/Vahrenholt (Seveso) 99, 102. Vgl. auch Schittenhelm (Gesundheitsrisiken) 57. Experten der Berliner Bundesanstalt für Arbeitsmedizin «führen nahezu jedes dritte Tumorleiden auf schädliche Einwirkungen am Arbeitsplatz zurück». O.V. (sterben) 115f

Hintergründe der Problemsituation im Gesundheitswesen

vosität etc. hervorrufen können.[192] «Wir können gegenwärtig nicht ausschliessen», schreiben Wemmer und Korzcak, «dass viele subjektive psychische und körperliche Befindlichkeitsstörungen mit der Einwirkung komplexer Schadstoffgemische zusammenhängen.»[193]

Jedenfalls kommt die Weltgesundheitsorganisation WHO zum Schluss, dass Umweltchemikalien «eine entscheidende Rolle unter den Ursachen chronischer Erkrankungen (spielen), entweder indirekt, dass zum Beispiel der Mensch empfindlicher wird gegenüber Krankheitskeimen, oder direkt durch krebsauslösende Substanzen».[194] Die vielen Fremdstoffe, mit denen wir heute in Kontakt kommen, scheinen darüber hinaus auch wesentlich mitverantwortlich zu sein für die rapide Zunahme der Allergien. Bereits reagieren in den westlichen Industrieländern 15 bis 25 Prozent der Bevölkerung krankhaft empfindlich auf irgendeinen Stoff in der Umgebung, während es in der Schweiz 1926 erst 1 Prozent war.[195] «Im Jahr 2000», so Professor Brunello Wüthrich, Leiter der Allergiestation am Universitätsspital Zürich, «wird vermutlich jeder dritte unter Heuschnupfen oder einer anderen Allergie zu leiden haben.»[196]

Weitere Indizien dafür, dass sich die Chemisierung und Verschmutzung unserer Umwelt zunehmend über die Luft, die Nahrung und das Wasser auch auf uns Menschen auszuwirken beginnt, sind die Zunahme von Missbildungen in belasteten Küstenregionen oder die drastische Abnahme der männlichen Fruchtbarkeit. Seit 1940 ist bei den Männern die Samenproduktion weltweit um durchschnittlich 50 Prozent gesunken, und gemäss einer skandinavischen Studie sind Männer, die konventionell angebaute Nahrungsmittel konsumieren, nur halb so fruchtbar wie jene, deren Ernährung vorwiegend auf biologischen Lebensmitteln basiert.[197]

Eine besondere Dimension der Gesundheitsbelastung durch Umweltschadstoffe kommt aber auch der Medizin selber und im besonderen den Spitälern zu. Gemäss Schmidt-Bleek ist der jährliche Ressourcenaufwand der deutschen Krankenanstalten in etwa gleich gross wie derjenige, der aus dem gesamten Privatverkehr resultiert. Und was die Abfallmenge der Spitäler in der Schweiz anbelangt, so beläuft sie sich sowohl bei den Siedlungsabfällen als auch hinsichtlich der chemischen, radioaktiven und pathologischen Sonderabfälle auf mindestens ein bis zwei Prozent der Gesamtmenge. Pro Spitalbett und Jahr fällt schätzungsweise eine Abfallmenge von rund einer Tonne an.[198]

Über das Spital hinaus bilden des weiteren Medikamente ein zunehmendes Entsorgungsproblem. Zusammen mit Kleinchemikalien aus Arztpraxen machen sie in der Schweiz rund sechs Prozent des Sondermülls aus.[199] Diese Pro-

---

192 WWF Schweiz et al. (Biozid-Report) 242
193 Wemmer/Korzcak (Gefahr) 73
194 WHO, zit. in WFF Schweiz et al. (Biozid-Report) 233; vgl. auch Wemmer/Korzcak (Gefahr) 72f
195 WWF Schweiz et al. (Biozid-Report) 245; Wemmer/Korczak (Gefahr) 186; Wüthrich, zit. in Sulzer (Umweltkrankheit) Leben; o.V. (Luft) LS

196 Zit. in Büchi (Allergien) 73
197 O.V. (Gifte) Leben; Stämpfli (Ökomänner) 27
198 Schmidt-Bleek (Zukunftsfähigkeit) 34; Tobler (Entsorgung) 5; vgl. in bezug auf ähnliche Verhältnisse in der BRD, Schulzke (Umweltgefahren) 36f
199 O.V. (Mediziner-Sonderabfall) 24

blematik vergrössert sich dadurch, dass rund die Hälfte der verordneten oder selber gekauften Medikamente von den Patienten nicht eingenommen, sondern weggeworfen wird. Gemäss Biermann landen in der Bundesrepublik «so viele Pillenschachteln und Tablettenpackungen im Mülleimer, dass der Anteil von Pharmaprodukten im Hausmüll mittlerweile zu einem kommunalen Entsorgungsproblem geworden ist». [200]

Und wenn andererseits die vielen Medikamente zuerst den Menschen durchwandern, gelangen die Rückstände ins Abwasser und können dort mit zu einem Problem werden. In der Themse unterhalb Londons jedenfalls soll die Fruchtbarkeit der Fische durch das Östrogen aus Antibabypillen ernsthaft beeinträchtigt sein. Und im schweizerischen Statistischen Jahrbuch 1995 wird – allerdings bezogen auf die gesamte Schadstoffproblematik im Abwasser – angemerkt, dass die Verwendung neuer synthetischer Chemikalien, deren Einfluss auf die Gewässer noch wenig bekannt ist, zunehmend zu Gewässerschutzproblemen führe. [201]

2.2 Lärm und (künstliche) Strahlung

Ebenfalls unter die Umweltbelastung und ihre negativen Wirkungen auf die Gesundheit zu subsumieren sind Lärm-Immissionen sowie verschiedene Arten von (künstlich erzeugten) Strahlen. In der Schweiz wohnen mehr als zwei Millionen Menschen in Quartieren, in denen vor allem aufgrund von Strassen- und Fluglärm der gültige Lärm-Immissionsgrenzwert von 60 dB(A) überschritten wird. Rund 250 000 Personen sind gar dem Alarmwert von 70 dB(A) ausgesetzt. Hinzu kommt für viele die Lärmbelastung am Arbeitsplatz. Sie beträgt für schätzungsweise 225 000 Beschäftigte mehr als 87 dB(A). [202] Gemäss Bundesamt für Umwelt, Wald und Landschaft (Buwal) «sind rund 30 Prozent der Bevölkerung Strassenlärmbelastungen ausgesetzt, die zu erheblichen Störungen des Wohlbefindens führen». [203]

Ähnlich sind die Verhältnisse auch in der Bundesrepublik. Dort sind 60 Prozent der Bevölkerung durch Strassenverkehrslärm belästigt und 20 Prozent stark betroffen; 14 Prozent fühlen sich durch den Lärm des Schienenverkehrs beeinträchtigt, wobei Hochgeschwindigkeitszüge eine besondere Lärmquelle darstellen. Gleiches gilt für den Flugverkehr, durch den 38 Prozent der bundesdeutschen Bevölkerung belästigt werden. Zudem arbeiten drei bis vier Millionen Bundesbürger bei Lärmpegeln von mehr als 85 dB(A). Vor allem Jugendliche setzen sich zudem in Diskotheken, Gaststätten und an Rockkonzerten oder durch zu grosse Kopfhörerlautstärken schädlichen Lärmbelastungen aus. [204]

---

200 Biermann (Gesundheitsfalle) 112
201 Bundesamt für Statistik (Jahrbuch 1995) 71
202 Lüthin (freiwillig) 21f. Für die Bundesrepublik Deutschland wird die Zahl der Beschäftigten, die ständig einem Lärm von mehr als 90 dB(A) ausgesetzt sind, auf mindestens 2 Mio. geschätzt. Schittenhelm (Gesundheitsrisiken) 49f
203 Zit. in Lüthin (freiwillig) 26
204 Wemmer/Korczak (Gefahr) 113f; Grether (Ohren) 14f

Abb. 11: Belastung der schweizerischen Bevölkerung durch Strassen- und Eisenbahnlärm nach Tageszeit, 1980 und 1985 [205]

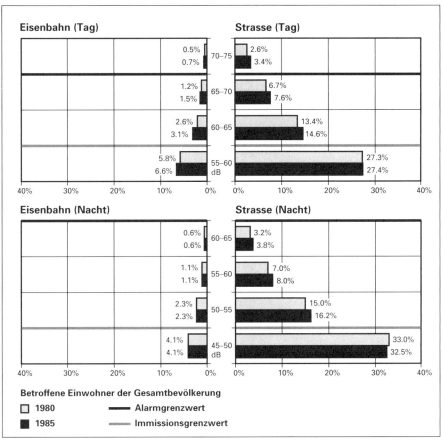

Abgesehen von möglicher Lärmschwerhörigkeit [206] bestehen die gesundheitlichen Folgen dieser Immissionen in einer Reduktion des allgemeinen Wohlbefindens, in Nervosität, Schlafstörungen, Kopfschmerzen und Müdigkeit und reichen bis hin zu Sehstörungen, erhöhter Herzfrequenz, erhöhtem Cholesterinspiegel, gestiegenem Blutdruck und vermehrtem Risiko einer Herz-Kreislauf-Erkrankung. [207] Dabei ist es nicht so, dass man sich – wie bisweilen behauptet – an Lärm gewöhnen kann; gemäss neueren Erhebungen ist eher das Gegenteil der Fall. Im Gegensatz zu bloss gelegentlichen Lärmstörungen, die

---

205 Bundesamt für Statistik, in Weiss (Gesundheit) 421
206 Die Hörschwelle liegt heute bereits vier bis fünf Dezibel höher als vor 30 Jahren. Spielmann, zit. in Lüthin (freiwillig) 30

207 Lüthin (freiwillig) 25; Schittenhelm (Gesundheitsrisiken) 53; Wanner, in Weiss (Gesundheit) 416f

allenfalls zumutbar sind, bedeuten «wiederholte Belästigungen eindeutig eine Beeinträchtigung der Gesundheit». [208]

Im Gegensatz zum physisch wahrnehmbaren und vermehrt empfundenen Lärm werden die Gesundheitsbeeinträchtigungen durch künstlich erzeugte Strahlen heute in der Öffentlichkeit erst in Ansätzen diskutiert. Einerseits fällt darunter die Strahlung, die aufgrund der ‹friedlichen› Nutzung der Atomenergie resultiert und bei der inzwischen deutlich wurde, dass auch sogenannte Niedrigstradioaktivität, wie sie im Kernbrennstoffkreislauf an verschiedenen Orten auftritt, erhebliche Risiken beinhaltet. Hinweise hierauf geben u.a. die überdurchschnittliche Zahl von verkrüppelten Insekten in der Umgebung von Atomkraftwerken sowie epidemiologische Studien, die ein erhöhtes Krebsrisiko auch im Fall von schwach radioaktiver Strahlung zeigten. Ferner verdeutlichen die Versuche des kanadischen Wissenschafters A. Petkau das beträchtliche Schädigungspotential von zwar schwacher, aber lang einwirkender Radioaktivität, indem im betroffenen Organismus durch die Bildung freier Radikale vor allem die Zellwände geschädigt werden. [209]

Weil die Steuerung der biologischen Abläufe in lebenden Organismen auch über elektromagnetische Prozesse erfolgt, besteht des weiteren das Problem, dass diese natürlichen Vorgänge durch künstlich erzeugte elektromagnetische Felder gestört werden. Diese durch sogenannte nichtionisierende elektromagnetische Strahlung bedingte Gefährdung ist deshalb im Wachsen begriffen, weil die verursachenden Strahlenquellen wie Sendeanlagen für Radio und Fernsehen, zivile und militärische Radar- und Richtstrahlanlagen, Satelliten etc. sowohl bezüglich Anzahl als auch Sendeleistung zunehmen. Der daraus resultierende ‹Elektrosmog› – im Mikrowellenbereich ist er heute rund 1000mal stärker als noch 1945 [210] – wird zusätzlich vergrössert durch elektromagnetische Felder von Hochspannungsleitungen, durch häusliche Elektrizitätsnetze, Fernseh- und Computerbildschirme, Mikrowellenöfen, Funktelefone und -geräte, Halogenlampen, Elektronikwecker u.a.m.

Die negativen Auswirkungen auf die Gesundheit sind insgesamt noch wenig erforscht und je nach Empfindlichkeit der betroffenen Person unterschiedlich, reichen aber von Müdigkeit, depressiver Verstimmung, Schlafstörungen bis hin zu schweren Erkrankungen wie vor allem Krebs. [211] Skandinavische Studien ergaben Hinweise für erhöhte Leukämieraten bei Kindern, die im Bereich von Hochspannungsleitungen wohnen, und eine Untersuchung des Instituts für Sozial- und Präventivmedizin der Universität Bern deutete auf ein höheres Leukämie-Risiko bei Lokomotivführern hin. Des weiteren konnte an der Uni-

---

208 Wanner, in Weiss (Gesundheit) 418
209 Vgl. Graeub (Petkau-Effekt); Strohm (Radioaktivität)
210 Volkrodt (Mikrowellen-Smog) 13
211 Vgl. Bundesamt für Umweltschutz (Strahlung); König/Folkerts (Strom) 49ff; Trampert (Wechselstrom) 68ff; Volkrodt (anders) 11ff; Hess (Wohnen) 34ff; Popp (Biologie); von Euw (Nebel) 16f; Schillinger (Strahlung) Leben
212 Dätwyler (Leukämie-Risiko) Wissen; Weber (Hypothek) 37. Weitere Hinweise auf die mögliche Schädlichkeit der elektromagnetischen Strahlung von Mobiltelefonen ergaben sich an einer New Yorker Notfallklinik, deren Schwestern

versität Zürich gezeigt werden, dass selbst schwache elektromagnetische Felder bei Epileptikern Anfälle auslösen können oder dass zum Beispiel Mobiltelefone thermische und nichtthermische Effekte vor allem im Kopfbereich zur Folge haben, wobei die Augen besonders gefährdet sind.[212]

Zudem können durch elektromagnetische Felder von Mobiltelefonen und anderen technischen Geräten indirekte Wirkungen auftreten, indem beispielsweise Herzschrittmacher gestört werden. Das deutsche Bundesgesundheitsamt will als Folge Mobiltelefone aus den kritischen Bereichen von Kliniken, Arztpraxen und Pflegeeinrichtungen verbannen. Nebst Herzschrittmachern können dort nämlich auch Arzneimittel- und Infusionspumpen, Dialyse- und Beatmungsgeräte oder Patientenüberwachungssysteme gestört werden, oder es kann aufgrund von gestörten Analysegeräten zu falschen Laborbefunden kommen.[213]

Schliesslich können aber auch natürlich vorkommende Strahlen in gesundheitsschädigender Weise auf uns einwirken. In Gegenden mit erhöhter natürlicher Radioaktivität des Gesteins kann das Edelgas Radon im Inneren von Gebäuden ein Gesundheitsproblem darstellen.[214] Das gleiche gilt für natürliche Energiefelder, die zum Beispiel über Wasseradern vorhanden sind, und zwar um so mehr, als die heutige Naturwissenschaft davon keine Kenntnis mehr hat und haben will und Gebäude im Gegensatz zu früher ohne Rücksicht auf solche Energiefelder errichtet werden.[215]

Des weiteren nimmt bedingt durch die Zerstörung der Ozonschicht die UV-Einstrahlung auf die Erdoberfläche zu. Zusammen mit einem Schönheitsideal, das eine intensiv gebräunte Haut und entsprechend lange Sonnenbäder verlangt, führt dies zu einer starken Zunahme von Hautkrebs, aber auch zu Schädigungen an den Augen und zu einer erhöhten Anfälligkeit für Infektionskrankheiten. Besonders gefährdet sind dabei Kinder und Jugendliche. Während vor fünfzig Jahren noch eines von 1500 Kindern an einem bösartigen Hautkrebs erkrankte, ist es heute bereits eines auf hundert, und insgesamt nimmt in der Schweiz die Zahl bösartiger Hautkrebserkrankungen pro Jahr um sieben Prozent zu.[216]

3. Ungesunde Lebensweise

Die gesundheitlichen Belastungen einer zivilisatorisch veränderten Umwelt wirken sich deshalb um so gravierender aus, weil sie sich mit jenen Risiken potenzieren, denen sich die meisten Wohlstandsbürger aufgrund ihres Lebensstils

---

mit derartigen Geräten ausgerüstet waren und wo sich in der Folge Missbildungen und Fehlgeburten bei schwangeren Frauen häuften. App (Telefon) Leben

213 O.V. (Intensivstation) 49

214 Schlatter/Wanner, in Weiss (Gesundheit) 435

215 Vgl. Hartmann (Standortproblem); Resch (Kosmopathie); König (Umwelt); Bachler (Rutengängerin)

216 O.V. (Hautkrebs) LS; o.V. (UV-Strahlen) LS

mehr oder weniger freiwillig aussetzen. Unter den Einflussfaktor *ungesunde Lebensweise* fallen dabei insbesondere die neuzeitliche Ernährung, Bewegungsarmut und ihr übersteigertes Gegenteil sowie der Suchtmittel- und Medikamentenmissbrauch. Tiefergründende psychosoziale Faktoren wie Stress, Vereinsamung oder Langeweile werden demgegenüber weiter unten zur Sprache kommen.

3.1 Zivilisatorische Fehlernährung

Was unsere Nahrung anbelangt, so wird heute zwar mehr und mehr auf ihre Bedeutung für das Wohlbefinden und die Gesundheit hingewiesen, insgesamt werden jedoch manche Zusammenhänge zwischen moderner Ernährung und zivilisationsbedingten Erkrankungen noch weitgehend verdrängt. Offen-

Netzwerk 13

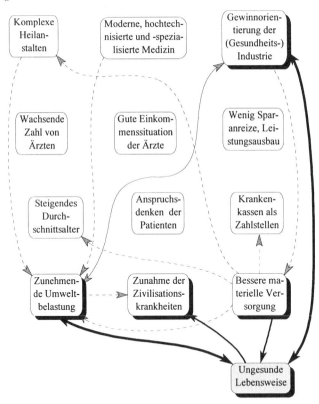

Hintergründe der Problemsituation im Gesundheitswesen

sichtlich und unbestritten ist, dass ein Zuviel an (fetthaltiger) Nahrung der Gesundheit in aller Regel nicht sehr förderlich ist. Nichtsdestoweniger leidet in den Industrieländern nach wie vor rund ein Drittel der Bevölkerung an Übergewicht.[217] Ebenso ist mittlerweile bekannt, dass unsere Nahrung ausgewogen sein sollte, und dass u.a. den Spurenelementen und den Vitaminen eine erhebliche Bedeutung zukommt.

Die Tatsache, dass Nahrungsmittel wie zum Beispiel Reis industriell denaturiert werden, um dann im nachhinein wieder mit synthetisierten Vitaminen angereichert und als besonders gesund angepriesen werden zu können, macht jedoch deutlich, wie sehr um wichtige Problemfelder der modernen Fehlernährung vorderhand noch ein weiter Bogen gemacht wird.[218] Die Nahrungsmittel-Industrie ist heute darauf angewiesen, Lebensmittel möglichst weitgehend aus dem natürlichen Zustand zu entfernen und in verarbeitete Nahrungsmittel zu verwandeln. Denn nur so kann sie in einem prinzipiell gesättigten Markt eine steigende Wertschöpfung erzielen, d.h. ihre Umsätze und Gewinne weiter anwachsen lassen.

Natürlich kommen ihr bei ihren ‹Veredelungs›-Bestrebungen auch die Bequemlichkeit und die Zeitnot des modernen Konsumenten entgegen, dem zudem viel zu wenig bewusst ist, dass raffinierte Nahrungsmittel und insbesondere auch Fertiggerichte keineswegs so raffiniert sind, wie sie vielleicht den Anschein erwecken. Um sie nämlich, vielfach über mehrere Stufen hinweg, industriell verarbeiten und haltbar machen zu können, ist zum einen eine Vielzahl von Zusatzstoffen nötig. Zum anderen gehen durch die Erhitzung und die Auftrennung der ursprünglichen Lebensmittel in ihre Einzelbestandteile Qualitäten verloren, welche sich nicht allein chemisch fassen lassen.

Abgesehen davon, dass Lebensmittel, die völlig frei von Umweltschadstoffen sind, mittlerweile nicht mehr erhältlich sind, enthält unsere industrielle Nahrung als Folge der grosstechnologischen Verarbeitung bereits 10 000 wohldefinierte synthetische Chemikalien, davon mindestens 1200 synthetische Aromen, von denen erst einige Dutzend toxikologisch gut untersucht sind. In den Vereinigten Staaten, denen auch diesbezüglich eine Vorreiter-Rolle zukommt, konsumiert der Durchschnittsbürger pro Jahr insgesamt bereits mehr als fünf Pfund synthetische Lebensmittelzusätze.[219]

Deren fragwürdige Wirkung auf die eigene Gesundheit kann im übrigen auch vom Laien durch ein einfaches Verfahren getestet werden, bei welchem die Muskelspannung überprüft wird. Es zeigt sich dabei, dass Nahrungsmittel, welche synthetische Zusatzstoffe enthalten, stark raffiniert oder gespritzt wur-

---

217 Vgl. Trueb (Ernährung) 49; Myers (Gaia) 48
218 Vgl. auch Popp (Horizonte) 155; Opitz (Gesundheits-Revolution) 29
219 WWF Schweiz et al. (Biozid-Report) 89, 259; Knieriemen (Lebensmittel) 26ff; Koch/Vahrenholt (Seveso) 319

den, gewöhnlich eine Schwächung des getesteten Muskels auslösen.[220] Gleichermassen lässt sich die biologische Minderwertigkeit von überzüchteter, einseitig angebauter, übermässig verarbeiteter, mit Zusatzstoffen denaturierter oder radioaktiv konservierter Nahrung neuerdings aus einem physikalischen Verfahren ableiten, bei welchem ihre Bioaktivität in Form der sogenannten ultraschwachen Zellstrahlung gemessen wird.[221]

Gleichzeitig folgt aus diesen noch neuartigen und wenig bekannten Messverfahren, dass industriell verarbeitete Nahrung oft auch insofern im eigentlichen Sinn als minderwertig bezeichnet werden muss, weil sie wertvolle natürliche Inhaltsstoffe nicht mehr oder nur noch in einer stark veränderten Zusammensetzung enthält.[222] Als Beispiel hierfür kann die Margarine bzw. ihr Herstellungsprozess dienen. Im Rahmen einer bislang noch einseitig an rein chemisch-technischen Daten und an blossen Kalorienzahlen orientierten Ernährungslehre wird sie als besonders gesund und bekömmlich gepriesen. Um Zweifel an solchen Werbeargumenten zu bekommen, genügt allein ein Blick auf das Herstellungsverfahren dieses Industrie-Nahrungsmittels:

«Margarine wird in erster Linie aus pflanzlichen Ölen gewonnen. ... Um das Öl aus den Pflanzen zu gewinnen, wird meistens das chemische Lösungsmittel Hexan (wird aus Leichtbenzin gewonnen) verwendet (Extraktion). Hexan ist giftig und muss im Herstellungsprozess der Margarine durch Erhitzung wieder ausgedampft werden. ... Extrahierte Pflanzenöle sind als solche noch nicht geniessbar. Erst durch die ‹Raffination› wird aus unterschiedlichen Grundölen ein einheitliches, geschmacks- und farbloses, flüssiges Öl. Die Raffination besteht aus verschiedenen Schritten, die je nach Rohöl verschieden sind. So wird beispielsweise beim Sojaöl Lezithin entfernt, später kommt dieser Stoff als Emulgator wieder zurück. Ähnliches geschieht mit den Vitaminen: diese werden zuerst entfernt, später kommt ein Teil von ihnen, jetzt aber künstlich hergestellt, wieder hinzu. Die natürlichen Vitamine landen im Abfall. Die flüssigen Öle werden durch einen technischen Prozess (Härtung, Hydrierung) streichfest gemacht. Nickel-Katalysatoren und Temperaturen zwischen 150 und 220 Grad Celsius beschleunigen diesen Vorgang. Nach der Härtung müssen die Fette entweder gedämpft werden oder gar noch einmal mehrere Raffinationsschritte durchlaufen. Mit der sogenannten Umesterung (Änderung der Fettmoleküle) lassen sich Fette unterschiedlicher Zusammensetzung und Härte chemisch durchmischen. Erst eine nochmalige Raffination macht umgeesterte Produkte genusstauglich. Bei der sogenannten Fraktionierung sollen schliesslich Fettkomponenten mit bestimmten Schmelzverhalten abgetrennt

---

220 Vgl. Diamond (Körper) v.a. 166ff
221 Die entsprechenden, höchst brisanten Forschungsergebnisse sind insbesondere Fritz A. Popp zu verdanken. Vgl. Popp (Biologie); Popp (Horizonte) 78, 154ff; Opitz (Gesundheitsrevolution) 34ff

222 Vgl. hierzu auch R.F. Domeniconi, Nestlé AG, in Riek (SOMEP) 6d

werden. In Spezialfällen werden hierzu auch weitere chemische Lösungsmittel eingesetzt, wegen der entstehenden Rückstände muss eine nochmalige Raffination eingesetzt werden. Durch all diese Behandlungen (technisch und chemisch) ist es möglich, Fette für fast jeden erdenklichen Verwendungszweck herzustellen.»[223]

Dabei entstehen allerdings nicht nur die nahrungsmitteltechnisch erwünschten Verbindungen, sondern auch Fett-Moleküle, die an der falschen Stelle Doppelbindungen haben oder unnatürlich verknüpft sind. Solche trans-Fettsäuren lassen sich im Endprodukt teilweise gar nicht analytisch erfassen. Sie resultieren jedoch bei der chemischen Verarbeitung von Fetten zwangsläufig in beträchtlichem Ausmass oder wurden sogar gezielt erzeugt, um der Margarine bestimmte Eigenschaften zu verleihen.[224] Zusammen mit oxidiertem Cholesterin, dem Oxycholesterin, das ebenfalls bei nahrungstechnologischen Verarbeitungsprozessen entsteht, stehen sie in ernsthaftem Verdacht, zu Arteriosklerose zu führen.

Fütterungsversuche mit teilgehärteten Ölen erzeugten bei den Versuchstieren Herzschäden, und eine Studie an 85 000 Krankenschwestern in den USA zeigte, «dass das Risiko für eine koronare Herzkrankheit mit dem Verzehr von Margarine und Bisquits, Kuchen und Weissbrot, die üblicherweise mit transfettsäurehaltigen Fetten hergestellt werden, stark ansteigt».[225] In Grossbritannien sind die Todesfälle durch Arteriosklerose dort am häufigsten, wo am meisten Margarine und am wenigsten Butter gegessen wird.[226] In der Öffentlichkeit jedoch ist erst wenig bekannt, dass weit eher die Margarine mit ihren chemischen Nebenprodukten als die Butter mit ihrem natürlichen und möglicherweise sogar gesunden Cholesterin[227] für ein höheres Herzinfarktrisiko verantwortlich zu sein scheint.

Doch die Margarine ist nur gleichsam eine Spitze des Eisbergs, der allmählich aus dem Nebel einer vereinseitigten und am Profitstreben orientierten Wissenschaft der industriellen Nahrungsmittelverarbeitung auftaucht und sich absehbarerweise auf Kollisionskurs mit unserer Gesundheit befindet. In den USA wurden Ratten während 45 Tagen mit verschiedenen angeblich gesunden und mit den wichtigsten Mineralien und Vitaminen angereicherten Frühstücksflocken gefüttert. Zum Erstaunen der Forscher waren sie danach dem Tode nah. Sie litten an Fettleber, Anämie und Bluthochdruck.[228] Nichtsdestoweniger zaubert die Nahrungsmittelindustrie immer neue Produkte aus ihren Extrudern und Verarbeitungsmaschinen. Pro Jahr sind es allein in Westeuropa und den USA etwa 20 000 Neukreationen.[229]

---

223 Ducommun (Margarine) 8; vgl. auch Pollmer et al. (Prost) 91ff; Bruker (Nahrung) 265ff
224 Pollmer et al. (Prost) 94
225 Pollmer et al. (Prost) 94f
226 Pollmer et al. (Prost) 84ff, 93ff, 100
227 Vgl. Pollmer et al. (Prost) 71ff; ferner auch Teil III, Kap. 4.3
228 Pollmer et al. (Prost) 102ff
229 Knieriemen (Food Design) 7

Die amerikanische Athlon Corporation ist sogar in der Lage, aus Hühnerfedern mit Hilfe des Lösungsmittels Dimethylformamid das Eiweiss herauszulösen und es zu einem Nährstoffzusatz zu verarbeiten. Er ist vielseitig zu gebrauchen, für «Backwaren, Mehl, Kuchenmischungen, Konfekt, Nudeln, Getreide- oder Teigwarenprodukte». Oder aus Blut, Knorpeln oder Mutterkuchen (Placenta) lassen sich Stoffe gewinnen, die Bier, Wein oder Schnaps zur Verminderung des morgendlichen Katers zugefügt werden können. Ernährungsphysiologisch etwas problematischer ist ein unverdauliches Kunstfett aus einem Polyol-Polyester, das Abmagerungswilligen helfen soll, aber zu Durchfall führt. Deshalb wurde dem Produkt kurzerhand noch ein eigens gemixtes Antidurchfallmittel, ein «Anti-Anal-Leakage Agent» beigefügt.[230]

Damit wir all diese Kunstprodukte auch tatsächlich und erst noch mit Genuss essen, hat die Nahrungsmittelindustrie zudem Verfahren und Zusätze entwickelt, um ihre Produkte hinsichtlich Konsistenz und Geschmack trotzdem möglichst appetitlich zu gestalten. Sie führen schon bei Kindern dazu, dass ihr Geschmackssinn gleichsam auf derartige Industrieerzeugnisse getrimmt wird und sie in der Folge ihre ungesunden Vorlieben möglichst zeitlebens beibehalten.[231] «Immer neue Produkte werden geschmacklich optimiert, damit sie die Kunden ‹verführen›, bis ihnen das Mass für die Art und Menge des Verzehrten abhanden kommt. In einer Überflussgesellschaft bedeutet das eine programmierte Fehlernährung.»[232]

Die Folge ist zum Beispiel ein steigender Prozentsatz von Übergewichtigen, die selber oft in einen Teufelskreis geraten, der aber wiederum der Nahrungsmittelindustrie zum Nutzen gereicht: Erstens konsumieren sie nun möglicherweise teure Diätmenüs, die ihrerseits physiologisch negative Effekte haben.[233] Und zweitens stellt sich mit dem Diäthalten in vielen Fällen der sogenannte Jo-Jo-Effekt ein: Während der Dauer der Diät reduziert der Körper seinen Kalorienverbrauch und stellt auf bessere Ausnutzung der Nahrung um. Die Betroffenen verlieren zwar vorerst an Gewicht. Nach dem Ende der Diät nehmen sie jedoch nur um so schneller wieder zu, auch wenn sie lediglich normal weiteressen. Denn der Körper nutzt nun die Nahrung nach wie vor intensiver.[234]

All dies kann zu einem völlig neurotischen Essverhalten und bis hin zu schwersten Gesundheitsstörungen führen. «Je häufiger jemand schon Diäten gemacht hat, desto grösser sind seine Schwierigkeiten beim Essen.» «Rund 90 Prozent der Menschen, die mehr als vier Diäten ausprobiert haben, berichten über Schwierigkeiten im Essverhalten.»[235] Der Appetit und die natürliche Sättigungsreaktion geraten oft völlig durcheinander. Im Extremfall kann daraus

---

230 Knieriemen (Food Design) 9; Pollmer et al. (Prost) 266
231 Vgl. Pollmer et al. (Prost) 171ff; Knieriemen (Food-Design) 7. Ganz neue Dimensionen künstlicher Ernährung wird diesbezüglich einmal mehr die Gentechnologie eröffnen. Vgl. o.V. (Frankenfood) 202ff

232 Pollmer et al. (Prost) 184
233 Vgl. Pollmer et al. (Prost) 241ff
234 Pollmer et al. (Prost) 249ff
235 Pollmer et al. (Prost) 252, 255

eine Ess-Brech-Sucht oder eine Magersucht resultieren. In beiden Fällen sind besonders jüngere Frauen betroffen. In der Bundesrepublik Deutschland leiden mittlerweile zwischen 1 bis 5 Prozent der Frauen im Alter von 15 bis 35 Jahren an Ess-Brech-Sucht und rund 1 Prozent an Magersucht, wobei hier 15 bis 20 Prozent der Fälle sogar tödlich enden.[236]

Zwar haben Vertreter der Vollwerternährung schon lange auf die Gefahren der Industrie-Nahrung und einer Ernährungswissenschaft hingewiesen, die sich auf das blosse Kalorienzählen und die Erfassung und Kombination einzelner Nahrungsmittelbestandteile konzentriert. In verabsolutierter Form kann jedoch auch der Gegentrend einer Ernährung mit naturbelassenen Lebensmitteln zu Gesundheitsschäden führen. Erstens geht dabei ob der vielen Vorschriften die Freude am Essen unter Umständen ebenfalls verloren. Und zweitens werden dadurch dem Organismus Nahrungsmittel zugeführt, die er möglicherweise nur schwer verdauen kann.

Der Grund kann darin liegen, dass das Verdauungssystem und insbesondere der Darm durch die herkömmliche Zivilisationskost bereits derart vorgeschädigt sind, dass sie mit naturbelassenen, an sich gesunden Produkten nicht mehr fertig werden. Oder aber es werden pflanzliche Lebensmittel roh konsumiert, die an sich besser gekocht würden. In vielen Fällen enthalten sie nämlich Abwehrstoffe der Pflanze gegen das Gefressenwerden, die durch das Kochen neutralisiert würden. Mit anderen Worten, es reicht nicht aus, «unterschiedslos alles roh zu essen, nur weil darin schon alles enthalten sein sollte, was der Körper braucht. Neben den Nährstoffen spielen die Abwehrstoffe eine gleichwertige Rolle».[237]

In beiden Fällen können im Darm in der Folge bakterielle Abbauprodukte entstehen, die mit der Zeit zu einer chronischen Schädigung der Darmwand und zu ernsthaften Gesundheitsstörungen führen.[238] Allerdings besteht diese Gefahr im wesentlichen nur bei einer ihrerseits vereinseitigten Vollwertkost und ist kein Argument gegen eine ausgewogene Ernährung, die sich ohne Fanatismus an biologischen und naturbelassenen Produkten orientiert. Dass nämlich übermässig verarbeitete Produkte zwar praktische und bequeme, aber oft minderwertige Nahrungsmittel darstellen, zeigt sich auch am Beispiel des Weiss- und Graumehls. Durch das Entfernen des ölhaltigen Getreidekeims konnte hier zwar eine weit bessere Haltbarkeit erreicht werden, gleichzeitig gingen jedoch wichtige Inhaltsstoffe verloren.

Ratten, welche mit Weissmehl gefüttert werden, sterben innert weniger Wochen, während sie bei Fütterung mit Vollkornmehl gesund bleiben. Und be-

---

236 Pollmer et al. (Prost) 255ff; Wemmer/Korczak (Gefahr) 273f, 277
237 Pollmer et al. (Prost) 167
238 Vgl. Pollmer et al. (Prost) 123ff, mit Bezug auf Prof. Karl Pirlet

zogen auf den Menschen haben epidemiologische Studien gezeigt, dass zum Beispiel Zuckerkrankheit primär in Kulturen auftritt, wo der Konsum von raffinierten Kohlehydraten – nebst denaturiertem Mehl vor allem auch raffinierter Zucker – allgemein üblich ist. Des weiteren haben Zahnuntersuchungen bei Kindern Karieshäufigkeiten ergeben, die beim Konsum von Weissbrot erheblich höher liegen als beim Konsum von Schwarzbrot und vor allem von Vollkornbrot.[239]

Noch dramatischere Unterschiede zeigten die Zahnstudien allerdings bezüglich der Art des konsumierten Zuckers. Während Kinder, welche zu Hause ausschliesslich den derzeit noch weitverbreiteten raffinierten Weiss- bzw. Industriezucker konsumierten, einen sehr hohen Prozentsatz kariöser Zähne aufwiesen, lag er beim Konsum des weniger stark raffinierten Rohzuckers bereits erheblich niedriger und bei Gebrauch des naturbelassenen Vollrohrzuckers mit seinem viel höheren Anteil an Mineralstoffen und Vitaminen nahe Null.[240] Aber auch abgesehen von den schädlichen Auswirkungen auf die Zähne handelt es sich gerade beim Industriezucker um ein Schulbeispiel eines raffinierten Lebensmittels, das zwar in dem Sinn völlig rein ist, als ihm sämtliche Vitamine und Spurenelemente fehlen, das aber gerade deswegen dem Körper das an sich lebenswichtige Kohlehydrat in einer Form zuführt, welche sich auf die Gesundheit längerfristig fatal auswirkt.

Seit den Rationierungsjahren während des Zweiten Weltkriegs, in welchen sich im übrigen der Zustand der Zähne schulzahnärztlich untersuchter Kinder massiv verbesserte,[241] hat sich der Konsum an weissem Industriezucker von jährlich 16 auf durchschnittlich 44 Kilogramm pro Kopf der schweizerischen Bevölkerung erhöht – mithin auf die gleiche Menge, auf welche der durchschnittliche Kartoffelkonsum mittlerweile gesunken ist![242] Dieser weit übersteigerte Verbrauch wird zusammen mit dem Konsum von Weissmehl nicht nur für Diabetes und Zahnkaries mitverantwortlich gemacht, sondern auch für Verdauungsstörungen, Fettsucht, Arteriosklerose, Herzinfarkt und andere Herz/Kreislauf-Krankheiten, Heuschnupfen und weitere Allergien, psychische Labilität, Verhaltens- und Wachstumsstörungen. Zucker stellt zudem ein eigentliches Suchtmittel dar, das im Sinne eines Teufelskreises die Lust auf noch mehr Süsses steigert und ähnlich einer Droge schon bei Kindern zu Abhängigkeitserscheinungen führt.[243]

Nebst dem wachsenden Anteil an industriell verarbeiteten Lebensmitteln stellt schliesslich auch der überhöhte Fleischkonsum ein wichtiges, offiziellerseits allerdings ebenfalls eher marginalisiertes Problemfeld der modernen Fehl-

---

239 Bruker (Nahrung) 156ff, 172ff, 183ff; Bachmann (Zucker) 8f; Béguin (Zähne), v.a. 81; ferner Diamond (Körper) 167

240 Vgl. Béguin (Zähne) v.a. 85ff, 141ff

241 Vgl. Roos, zit. in Béguin (Zähne) 22ff, 111ff

242 Béguin (Zähne) 104, 113; Bundesamt für Gesundheitswesen (Ernährungsbericht) 22

243 Bachmann (Zucker); Bruker (Nahrung) 236ff; o.V. (Zucker) III/1. Mittels des oben erwähnten Muskeltests lässt sich im übrigen zeigen, dass künstliche Süssstoffe, die in jüngerer Zeit als Zuckerersatz propagiert werden, ähnlich schwächende Wirkungen auf die Muskulatur ausüben wie Industriezucker. Vgl. Diamond (Körper) 170

Abb. 12: Die Entwicklung des effektiven Fleischkonsums pro Kopf in der Schweiz zwischen 1971 und 1993 [244]

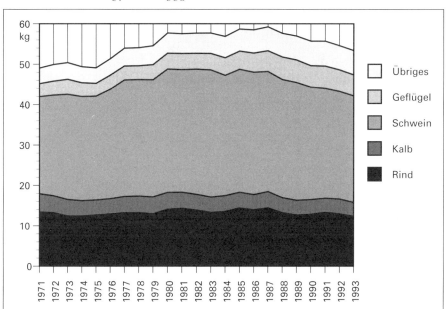

ernährung dar. Auch er hat im Zuge des gesteigerten materiellen Wohlstands massiv zugenommen. Ende des Zweiten Weltkriegs betrug der effektive Fleischkonsum in der Schweiz ca. 22 Kilogramm pro Kopf der Bevölkerung[245] und stieg dann bis 1987 auf annähernd 60 Kilogramm pro Kopf. Inzwischen ist er allerdings, bedingt durch ein wachsendes Gesundheitsbewusstsein, durch Meldungen über Hormon- und Antibiotikarückstände, Salmonellen, Schweinepest und Rinderwahnsinn sowie wegen vergleichsweise hohen Preisen auf rund 53 Kilogramm pro Kopf zurückgegangen (vgl. Abbildung 12). Er ist damit aber noch stets mehr als viermal so hoch, wie theoretisch für einen 70 Kilogramm schweren Menschen nötig wäre, der seinen gesamten Eiweissbedarf via Fleisch decken wollte. [246]

Das Spektrum der gesundheitlichen Folgen des übermässigen Fleischkonsums ist ebenfalls beachtlich. Wie u.a. kulturvergleichende Untersuchungen oder die Berliner Vegetarierstudie gezeigt haben, ist fleischreiche Ernährung wesentlich mitverantwortlich für Herz/Kreislauf-Erkrankungen, Krebs (die

244 Gemäss Daten der Schweizerischen Genossenschaft für Schlachtvieh- und Fleischversorgung (GSF), Bern
245 Vgl. Bundesamt für Gesundheitswesen (Ernährungsbericht) 24; ferner auch Bruker (Nahrung) 227

246 Theoretisch ist diese Rechnung vor allem insofern, als die pflanzliche Nahrung ebenfalls Eiweisse enthält, und zwar solche von höherwertiger Qualität. Vgl. Bruker (Nahrung) 98f; Jacoby (Fleisch) Leben

Häufigkeit von Darmkrebs zum Beispiel verläuft proportional zum Fleischkonsum),[247] Stoffwechselstörungen und besonders auch für rheumatische Erkrankungen. Letztere haben in den vergangenen Jahrzehnten dramatisch zugenommen – in der Bundesrepublik Deutschland ist bald ein Drittel der Bevölkerung von rheumatischen Krankheiten betroffen –, und sie treten mittlerweile auch bei jüngeren Menschen gehäuft auf.[248]

Welche Bedeutung der modernen Ernährung im Hinblick auf chronische Erkrankungen zukommt, lässt sich im übrigen zusätzlich aus dem Umstand ableiten, dass Naturvölker, die ihre früher naturbelassene Nahrung auf Zivilisationskost umstellen, bereits nach 20 Jahren einen ähnlich schlechten Gesundheitszustand aufweisen wie die Menschen in den Industrieländern.[249] Ebenso deuten auch die Versuche des tschechischen Forschers Bernáseks auf den nur zu gerne verdrängten Zusammenhang zwischen zivilisatorischer (Fehl-) Ernährung und chronischen Krankheiten hin. Auch er fütterte Ratten mit einer nach neuesten ernährungstechnischen Erkenntnissen zusammengesetzten künstlichen Kost. In der Folge überlebten die Ratten zwar und vermehrten sich auch, in den Folgegenerationen stellten sich jedoch stets schwerwiegendere Schädigungen ein.

Die Ergebnisse legen zusammen mit jenen aus ähnlichen Versuchen des Amerikaners Kollath den Schluss nahe, dass der Körper zwar in der Lage ist, über längere Zeit hinweg schädigende Einflüsse einer einseitigen Ernährung auszugleichen, dass dann aber schliesslich doch Gesundheitsschäden auftreten, die im wahrsten Sinne bleibend sind. Sie sind nämlich nicht nur beim einzelnen Individuum kaum mehr rückgängig zu machen, sondern sie pflanzen sich – absehbarerweise auch beim Menschen und möglicherweise als genetisch bedingt eingestuft – über Generationen hinweg weiter fort.[250]

3.2 Mangelnde und übersteigerte Mobilität

Die gesundheitsschädigenden Folgen der modernen Fehlernährung werden akzentuiert durch eine weitere Zivilisationserscheinung, die Bewegungsarmut und ihr übersteigertes Gegenteil im Sinn von physischer Hyperaktivität oder technischer Ersatzmobilität. Viele Wohlstandsbürger sind heute bloss noch in dem Sinn automobil, als sie auch zur Überwindung kürzester Entfernungen den fahrbaren Untersatz verwenden und örtliche Höhenunterschiede möglichst per Lift oder Rolltreppe bewältigen. Auch die sitzende Lebensweise ist vielen zur Gewohnheit geworden, sei es im Beruf am Schreibtisch und vor dem Computer, sei es zu Hause vor dem fernbedienten Fernseher oder Videorecorder.

---

247 Opitz (Gesundheits-Revolution) 16
248 Vgl. Hess (Aids) 8; o.V. (Chinesen); Bruker (Nahrung) 33; Opitz (Gesundheitsrevolution) 15f, 19ff; Roy (Rheuma 3) 20f; Roy (Rheuma 5) 24; Sengupta (Medikamentenführer) 15f; Arnold (Medizin) 81

249 Opitz (Gesundheitsrevolution) 13, mit Bezug auf WHO
250 Vgl. Bruker (Nahrung) 185ff, 174ff. Die sich über Generationen hinweg zeigende Degeneration der Versuchsratten in der Versuchen Bernáseks konnte im übrigen durch Zugabe von Vollgetreide verhindert werden.

Bei ihrer Arbeit haben 40 Prozent der Schweizer und 30 Prozent der Schweizerinnen nur wenig körperliche Bewegung,[251] und auch in der Freizeit sieht es kaum anders aus: Lediglich 20 bis höchstens 40 Prozent der Schweizer Bevölkerung im Erwachsenenalter sind unter gesundheitlichen Gesichtspunkten körperlich-sportlich genügend aktiv. Dabei ist dieser Anteil nur wenig geschlechts-, aber stark altersabhängig. Bei den bis 35jährigen sind es immerhin noch rund 40 Prozent der Männer und 30 Prozent der Frauen, die auf ein Aktivitätsniveau kommen, das für die Gesundheit förderlich ist. Der Anteil der körperlich Inaktiven ist jedoch bereits in dieser Altersgruppe zumindest genauso gross. Bei den 55- bis 74jährigen steigt er sogar auf ca. 60 Prozent bei den Männern und 70 Prozent bei den Frauen. In dieser Altersgruppe beträgt der Anteil der genügend Aktiven bei beiden Geschlechtern nur noch rund 20 Prozent! Insgesamt dürften sich rund 60 bis 80 Prozent der Schweizer Bevölkerung im Erwachsenenalter «in der Freizeit weniger körperlich-sportliche Bewegung verschaffen, als dies aus Gründen der Prävention und der Gesundheitsförderung empfehlenswert wäre».[252]

Die Folgen des Bewegungsmangels sind vielfältig. Gemäss einer Studie des Nationalfondsprojekts Nr. 26B litten 1994 55 Prozent der Schweizerinnen und Schweizer unter Rückenschmerzen, und 17 Prozent hatten deswegen am Arbeitsplatz gefehlt. 48 Prozent mussten sich wegen Rückenproblemen bereits einmal behandeln lassen. «Die Kosten für die medizinischen Behandlungen von Rückenschmerzen belaufen sich in der Schweiz auf etwa 250 Millionen Franken pro Jahr. Dazu kommen gegen 2 Milliarden Franken für Arbeitsausfälle, Ersatzleistungen und Renten.»[253]

Aber nicht nur auf den Rücken und den Bewegungsapparat wirkt sich die fehlende Bewegung negativ aus, sondern auch auf das Körpergewicht und den Kreislauf. Gemäss der MONICA-Studie in den Kantonen Freiburg und Waadt war unter den körperlich inaktiven Personen jede sechste stark übergewichtig, bei den sportlich aktiven hingegen waren es nur 0–2 Prozent. Regelmässige körperliche Betätigung geht zudem einher mit einem etwa um die Hälfte verringerten Herzinfarktrisiko. Entsprechend haben körperlich-sportlich aktive Personen eine um mindestens zwei Jahre höhere Lebenserwartung und weisen noch im Alter von 60 Jahren körperliche Leistungswerte auf, die denjenigen von 30–40jährigen nicht trainierten Personen durchaus vergleichbar sind.[254]

Gemäss neueren Forschungsergebnissen steht regelmässige körperliche Aktivität darüber hinaus mit einer Vielzahl weiterer Krankheiten in einem signifikanten Zusammenhang. Bereits mittelintensive regelmässige Bewegung redu-

---

251 Marti, in Weiss (Gesundheit) 163
252 Marti, in Weiss (Gesundheit) 167
253 Keel et al. (careLine) 5
254 Marti, in Weiss (Gesundheit) 161, 170; Biener (Gerontologie) 27f

ziert das Risiko, an Dickdarmkrebs zu erkranken, im Vergleich zu inaktiven Personen um die Hälfte. Und auch bei anderen Krebsarten und bei so unterschiedlichen Krankheiten wie Bluthochdruck, Alters-Diabetes, Osteoporose, Depressionen und Angstzuständen bestehen derartige signifikante Zusammenhänge. Es erstaunt so gesehen wenig, dass Experten in den USA zum Schluss kamen, dass rund 12 Prozent der dortigen Sterbefälle auf zu wenig regelmässige körperliche Betätigung zurückzuführen sind.[255]

Zwar nahm der Anteil Sporttreibender aufgrund der ‹Fitness-Welle›, die primär von den USA ausging und auch auf Europa übergriff, seit Mitte der siebziger Jahre zu. Im vergangenen Jahrzehnt dürfte sich dieser Trend jedoch aufgrund des vorliegenden Zahlenmaterials eher abgeflacht haben.[256] Wegen übertriebenem Leistungsdenken auch im Sport hat er zudem seinerseits zu gesundheitsschädigenden Auswüchsen geführt. Entsprechend ereignen sich die meisten, d.h. mehr als ein Drittel der Nichtberufsunfälle in der Schweiz bei Sport und Spiel,[257] wobei vielfach fehlendes Training oder die Überschätzung der eigenen Leistungsfähigkeit wichtige Ursachen darstellen. Die hochgerechneten Heilungs-, Taggeld- und Rentenkosten der 1992 total 164 300 Unfälle bei Sport und Spiel beliefen sich auf 558 Mio. Franken. Demgegenüber betrugen sie 1984 erst 173 Mio. Franken, bei damals ‹lediglich› 120 600 Spiel- und Sportunfällen.[258] Im Rahmen der einzelnen Sportarten schlugen 1992 das alpine Skifahren und der Fussball mit Gesamtkosten von 156 resp. 128 Millionen Franken am stärksten zu Buche.[259]

Nicht zu vergessen ist zudem, dass nicht nur Unfälle, sondern auch chronische Gelenk- und andere Schäden oft auf die (übersteigerte) Ausübung sportlicher Aktivitäten zurückzuführen sind. Besonders stossend ist dabei, dass die Sportmedizin – nicht zuletzt die eigenen finanziellen Interessen vor Augen – oft grosszügig Hand zu einem gesundheitsschädigenden Verhalten ihrer leistungsbeflissenen Kunden bietet. Vor allem findet sie sich nicht selten bereit, auf Wettkämpfe hin leistungsmindernde oder schmerzverursachende Krankheitssymptome mit Mitteln der modernen Medizin zu unterdrücken.[260]

Noch krasser tritt allerdings die Kehrseite der mancherorts zu einem eigentlichen Kult ausgearteten Fitnessbegeisterung bei einem Phänomen zutage, welches erst vor kurzem in die Schlagzeilen geriet. Gemäss Warnung der schweizerischen Kantonsapotheker beschränkt sich Doping nämlich längst nicht mehr nur auf den Spitzensport, sondern greift mehr und mehr auch auf den Breitensport über. Dabei werden oft bedenkenlos und meist ohne ärztliche Aufsicht leistungsfördernde, muskelbildende oder beruhigende Substanzen geschluckt,

---

255 Marti, in Weiss (Gesundheit) 161; o.V. (Krebsrisiko) LS; o.V. (Risikofaktor) LS
256 Vgl. Marti, in Weiss (Gesundheit) 164ff
257 Genau genommen waren es 1992 gemäss SUVA-Statistik 36,8%, gegenüber sogar 43% in der BRD. SUVA (Unfallstatistik) 147; Berbuer (Ethik) 179f

258 Die Teuerung betrug in diesem Zeitraum lediglich 29 Prozent. Bundesamt für Statistik, Landesindex der Konsumentenpreise
259 SUVA (Unfallstatistik) 79, 146f, 158f. Vgl. ferner entsprechende, zum Teil eher noch höhere Zahlen für die BRD, in Berbuer (Ethik) 179f.
260 Berbuer (Ethik) 69ff, 154f

darunter auch verbotene Präparate und sogar Anabolika aus der Tiermedizin. Über die gesundheitlichen Folgen insbesondere der anabolen Stereoide geben sich die betreffenden Hobbysportler und Bodybuilder wenig bis keine Rechenschaft. Sie reichen von Diabetes, Leberkrebs, Kreislauf- und Wachstumsstörungen bis hin zu Veränderungen des Geschlechtstriebs, Stimmungslabilität, erhöhter Aggressivität, Depressionen und, als Folge des Entzugs, Selbstmordgefahr.[261]

Was andererseits den Ersatz der körperlichen Bewegung durch technische Hilfsmittel und insbesondere durch das Automobil anbelangt, so resultiert auch daraus ein gewichtiger Beitrag zu einer gesundheitsschädigenden Lebensweise. Besonders krass gilt dies bezüglich Unfällen im Strassenverkehr, deren polizeilich registrierte Zahl sich in der Schweiz im Jahr 1994 auf insgesamt 82 500 belief. Sie forderten 28 000 Verletzte, davon ca. 300 schwer hirngeschädigte Kinder und Jugendliche, sowie 680 Todesopfer. Im Vergleich zu den Vorjahren waren diese Zahlen zwar insgesamt deutlich rückläufig; 1971 hatte die Zahl der Todesopfer im Strassenverkehr noch 1773 betragen.[262] Dennoch verursachen Verkehrsunfälle 1992 für die Schweizerische Unfallversicherungsanstalt (SUVA) und die übrigen Unfallversicherer an Heilungs-, Taggeld- und Rentenkosten einen Gesamtbetrag von rund 800 Millionen Franken, und insgesamt hat die öffentliche Hand zusätzlich Unfallfolgekosten aus dem Strassenverkehr von schätzungsweise 1,7 Milliarden Franken jährlich zu tragen.[263]

In Betracht zu ziehen ist des weiteren, dass es sich beim Strassenverkehr um einen gewichtigen Mitverursacher der Luftverschmutzung handelt,[264] welche nebst Umweltschäden auch Gesundheitsstörungen beim Menschen, vor allem Atemwegserkrankungen, zur Folge hat.[265] Obwohl der Tabakkonsum im betreffenden Zeitraum nicht zu-, sondern abgenommen hat, verdoppelte sich in der Schweiz beim Krankheitsbild Bronchialasthma zwischen 1978 und 1987 sowohl die Zahl der Arztkonsultationen als auch jene der Spitaleinweisungen. Die Zahl der Todesfälle stieg zwischen 1977 und 1986 um 25 Prozent. Auch bei chronischer Bronchitis war zumindest hinsichtlich Spitaleinweisungen ein markanter Anstieg zu verzeichnen, und die Zahl der Todesfälle stieg hier gar um 62 Prozent.[266]

In Geldeinheiten ausgedrückt beliefen sich die Gesundheitsschäden, die aus der Luftverschmutzung resultierten, in der Schweiz im Jahr 1990 auf schätzungsweise 1 Milliarde Franken.[267] Besonders von Luftschadstoffen betroffen sind dabei nebst alten Menschen Kinder, einerseits aufgrund empfindlicherer Atmungsorgane, aber auch weil bei Strassen im untersten Meter Luft die Schad-

---

261 Scheunpflug (Ehrgeiz) 10f
262 O.V. (Verkehrstote) LS; Straub (Grenzen) 451; o.V. (Unfälle) LS
263 SUVA (Unfallstatistik) 140, 158; Strahm (Schweiz) 202
264 Am grössten ist der Anteil des Verkehrs bei den Stickoxid-Emissionen. Im Jahr 1995 dürfte er in der Schweiz rund 60% betragen. Demgegenüber liegt der Anteil des Verkehrs bei den flüchtigen organischen Verbindungen bei 15,2% und bei den Schwefeldioxid-Emissionen bei 7,3%. Bundesamt für Statistik (Jahrbuch 1994) 77
265 Vgl. Ärzte für Umweltschutz (Luftverschmutzung); Bundesamt für Umweltschutz (Luftverschmutzung); BUWAL (Luft-Dossier)
266 Abt (Atemwegserkrankungen) 16, 28, 43
267 WWF (Preis) 7

stoffkonzentrationen bedeutend höher sind. Inzwischen leiden in der Schweiz 17 Prozent der Kinder bis zum 16. Altersjahr an Asthma bronchiale, das aber oft nicht als solches diagnostiziert wird. Zudem wird die Zahl der Pseudokrupp-Kinder gesamtschweizerisch bereits auf mindestens 50 000 geschätzt, was 10 Prozent aller bis Siebenjährigen ausmacht.[268]

Bei den Erwachsenen sind demgegenüber 6,7 Prozent der Schweizer Bevölkerung von ärztlich diagnostiziertem Asthma betroffen, fast ein Fünftel der Schweizerinnen und Schweizer klagt über Schnupfen und mehr als ein Viertel leidet bereits bei geringer körperlicher Belastung unter Atemnot. Wie die Sapaldia-Studie gezeigt hat, wird die Leistungsfähigkeit der Lungen auch bei gesunden, nichtrauchenden Personen bereits bei geringer bis mittlerer Luftverschmutzung messbar beeinträchtigt. Gemäss der NFP-26-Leiterin Ursula Ackermann waren die entsprechenden Zusammenhänge unerwartet klar.[269]

3.3 Suchtverhalten

Im Hinblick auf eine ungesunde Lebensweise von zentraler Bedeutung ist auch jenes Verhalten vieler Wohlstandsbürger, bei welchem Gesundheitsschäden bei sich und bei anderen ganz bewusst und in vollem Wissen um die voraussichtlichen Folgen in Kauf genommen werden. Besonders ausgeprägt trifft dies auf das Suchtverhalten zu. Es tritt in den verschiedensten Ausprägungen auf und kann als nachgerade charakteristisch für die zivilisatorische Lebensweise bezeichnet werden. «Noch nie in der Geschichte der Menschheit», hält Christian Opitz fest, «gab es so viele Suchtkranke wie heute.»[270]

Im Bereich der Ernährung wurden bereits die Esssucht, die Ess-Brech-Sucht und die Magersucht angesprochen, aber auch der Konsum von Zucker und Süssigkeiten, der sich zur eigentlichen Sucht entwickeln kann. Die Berufsarbeit oder das allgemeine Konsumverhalten kann ebenfalls suchtartige Formen annehmen. Im Zentrum der Suchtproblematik im engeren Sinn stehen jedoch Alkohol und Tabak sowie der Medikamentenmissbrauch und der Drogenkonsum. Sie alle können ernsthafte Gesundheitsschäden nach sich ziehen und tragen sehr wesentlich zur Aufwandsteigerung im Gesundheitswesen bei.

Gemäss WHO ist der Alkoholkonsum einer der Hauptfaktoren von sozialen und gesundheitlichen Problemen. Auf sein Konto «gehen Probleme wie Leberzirrhose, Verkehrs- und andere Unfälle, einige Krebsarten, psychische und soziale Probleme, wie zum Beispiel finanzielle Schwierigkeiten in den Familien, Wegbleiben vom Arbeitsplatz, Handgreiflichkeiten gegenüber der Ehefrau, Kindesmissbrauch und Scheidung.»[271] Auch in der Schweiz ist diesbezüglich

---

268 Haldimann (Kindernasen) 16ff; Löliger (Kinder) Region; o.V. (Asthma) LS; Kurt et al. (Bild) 7
269 Stuber (Belastung) 14

270 Opitz (Gesundheits-Revolution) 80. Vgl. zu den tieferen, zivilisationsbedingten Hintergründen des Suchtverhaltens auch Dethlefsen/Dahlke (Krankheiten) 330ff
271 Zit. in Fahrenkrug, in Weiss (Gesundheit) 235

Hintergründe der Problemsituation im Gesundheitswesen

ein grosses Problempotential vorhanden. Die sozialen Kosten des Alkoholkonsums werden hier auf alljährlich 2,5 Milliarden Franken geschätzt! [272] Mit einem Pro-Kopf-Verbrauch von umgerechnet 11 Litern reinem Alkohol pro Jahr belegen die Schweizerinnen und Schweizer international gesehen einen der vordersten Ränge. [273] Dabei konsumiert eine Minorität von 7 bis 10 Prozent der erwachsenen Bevölkerung die Hälfte der in Umlauf befindlichen Alkoholmenge. Dadurch «werden Pro-Kopf-Konsummengen erreicht, die mit hoher Wahrscheinlichkeit somatische und psychosoziale Folgeprobleme entstehen lassen». Aufgrund der geschlechtsspezifischen Alkoholverträglichkeit «ergeben sich für knapp 9 Prozent der männlichen Erwachsenenbevölkerung und etwas über 10 Prozent der Frauen kritische Werte.» [274] Schätzungsweise 30000 Personen – davon zunehmend auch Frauen – werden in schweizerischen Spitälern oder in alkoholspezifischen stationären und ambulanten Einrichtungen wegen Alkoholproblemen behandelt, oft allerdings nur mit mässigem Erfolg. [275]

Andererseits stehen rund 10 Prozent der Behandlungen in Allgemeinspitälern und 20 Prozent derjenigen in psychiatrischen Kliniken in Zusammenhang mit alkoholbedingten Krankheiten. Jährlich sterben in der Schweiz rund 650 Personen an alkoholischer Leberzirrhose, wobei im interkantonalen Vergleich eine hohe Korrelation zum jeweiligen regionalen Alkoholverbrauch gegeben ist. Insbesondere bestehen beträchtliche Unterschiede zwischen Deutschschweiz und Westschweiz sowie Tessin. Aber auch hinsichtlich der Gesamtsterblichkeit vermag der Faktor Alkoholkonsum einen erheblichen Teil der kantonalen und regionalen Unterschiede statistisch zu erklären. Insgesamt ist jeder 15. Todesfall in der Schweiz auf Alkohol zurückzuführen, was pro Jahr rund 4000 Todesfälle ausmacht. [276]

Stark ins Gewicht fällt die Alkoholproblematik auch im Strassenverkehr: Bei knapp 10 Prozent der Strassenverkehrsunfälle ist Alkohol mit im Spiel, und sogar rund 20 Prozent der Todesopfer im Strassenverkehr sind alkoholbedingt. Des weiteren entfällt ungefähr ein Drittel der jährlich zirka 1500 Selbstmorde in der Schweiz auf alkoholisierte Menschen oder chronische Alkoholiker. Ebenfalls schätzungsweise ein Drittel aller Geschlechtskrankheiten wird im Alkoholrausch erworben, und 30 Prozent der Verbrechen Jugendlicher werden in alkoholisiertem Zustand begangen. [277]

Ein gesondertes Problem stellen zudem alkoholbedingte Schädigungen des ungeborenen Kindes im Mutterleib dar. Sie können bereits beim Konsum vergleichsweise geringer Alkoholmengen auftreten. Alljährlich werden in der Schweiz mehr als 200 Kinder mit einer Alkoholembryopathie geboren, d.h. mit

---

272 Müller, in Weiss (Gesundheit) 261
273 Vgl. Fahrenkrug, in Weiss (Gesundheit) 237
274 Fahrenkrug, in Weiss (Gesundheit) 243
275 Fahrenkrug, in Weiss (Gesundheit) 246, mit Bezug auf Tecklenburg; Biener (Lebenskunde) 19

276 Vgl. Fahrenkrug, in Weiss (Gesundheit) 245f, mit Hinweisen auf Muster, Bisig et al. und Schüler; Biener (Lebenskunde) 19
277 Pharma Information (Gesundheitswesen 1994) 29; Biener (Lebenskunde) 20

schwerwiegenden körperlichen, geistigen und verhaltensbezogenen Schädigungen, die in den meisten Fällen bleibend sind. Sie reichen von Wachstumsstörungen, Missbildungen des Gesichts, des Herzens, der Nieren und des Skeletts bis hin zu emotionalen Störungen, unwillkürlicher Hyperaktivität und stark verminderter Intelligenz. Zu den schweren Fällen hinzu kommt eine geschätzte Dunkelziffer von mehreren tausend Kindern mit leichten Schäden dieser Art.[278]

Ähnlich gravierend stellt sich das Problem beim Rauchen. Von den jährlich rund 60000 Todesfällen in der Schweiz sind rund 10000 auf das Rauchen zurückzuführen, rund ein Fünftel davon auf Lungenkrebs. Mehr als ein Drittel der gewohnheitsmässigen Raucher stirbt gemäss amerikanischen Untersuchungen an ihrer Sucht, die Hälfte davon bereits im mittleren Alter. Nach Schätzungen von Präventivmedizinern sind nebst dem Lungenkrebs mindestens ein Viertel der Herzinfarkte und ein hoher Prozentsatz der Bronchitisfälle auf das Rauchen zurückzuführen. Jährlich werden zudem aufgrund des Rauchens 3000 Schweizerinnen und Schweizer invalid. Jedes fünfte Spitalbett wird durch tabakbedingte Erkrankungen belegt, und insgesamt belaufen sich die volkswirtschaftlichen Folgeschäden des Rauchens in der Schweiz auf mindestens eine Milliarde Franken pro Jahr.[279]

Rauchen wirkt sich zudem deutlich negativ auf die körperliche Leistungsfähigkeit der Betroffenen aus und geht einher mit einem schlechteren Ernährungsverhalten, das seinerseits zu Gesundheitsschäden führt. Ferner erkranken Raucher doppelt so häufig an grauem Star wie Nichtraucher und sind häufiger unfruchtbar und impotent. Das gesundheitsschädigende Verhalten der Raucher wirkt sich aber auch auf ihre Umgebung aus: Passivraucher, die mit Rauchern zum Beispiel das Büro oder die Wohnung teilen, weisen gemäss neueren Studien einerseits eine deutlich höhere Krankheitsanfälligkeit der Atmungsorgane bis hin zu einer um 20 bis 30 Prozent erhöhten Lungenkrebsrate auf, aber auch ein um 30 Prozent erhöhtes Risiko für Herz/Kreislauf-Krankheiten.[280]

Besonders davon betroffen sind wiederum auch Kinder. Hier kommt noch hinzu, dass der Tabakkonsum schwangerer Mütter ähnlich wie der Alkoholkonsum schädigende Wirkungen bereits auf das ungeborene Kind hat. «Frauen mit stärkerem täglichem Zigarettenkonsum haben mehr Fehlgeburten, mehr Frühgeburten, häufiger Geburts- und Wochenbettschwierigkeiten und sogar mehr Missbildungen zu erwarten als Nichtraucherinnen.»[281] Zudem sind die durchschnittlichen Geburtsgewichte der Säuglinge bei rauchenden Müttern

---

592 O.V. (Alkohol) 85; o.V. (Schwangere) Leben; Stutz (Mutterleib) 15

593 Abelin, in Weiss (Gesundheit) 219; o.V. (Todesfälle) LS; o.V. (Sucht) LS; o.V. (Lust) 5; Biener (Lebenskunde) 16; Undritz (Gesundheitswesen) 35; Ferber (Nikotin) 3. Nach einer amerikanischen Studie belasten chronische Raucher das medizinische System auf das gesamte Leben umgerechnet zu 20 bis 50 Prozent mehr als eine vergleichbare Gruppe Nichtraucher. Bauer/Gutzwiler (Prävention) 27

594 Biener (Lebenskunde) 17; o.V. (ungesund) LS; o.V. (Augen) LS; o.V. (Passivrauchen); Meier (Zündstoff) 17

595 Biener (Lebenskunde) 17

wegen der durch das Nikotin beeinträchtigten Blutversorgung geringer, und auch die Intelligenz von Kindern rauchender Mütter ist im Durchschnitt signifikant verringert.[282]

Zwar hat der Anteil der männlichen Raucher in der Schweiz in den vergangenen Jahrzehnten deutlich abgenommen, der Anteil der Raucherinnen ist jedoch umgekehrt gestiegen. Seit Beginn der neunziger Jahre stabilisierte er sich bei beiden Geschlechtern auf einem vergleichsweise hohen Niveau und beträgt bei den Männern 40 Prozent, bei den Frauen 29 Prozent und insgesamt 34 Prozent. Trotz des tendenziellen Rückgangs des Raucheranteils war zudem eine gewisse Verlagerung hin zu den starken Rauchern und Raucherinnen zu verzeichnen. 1989 wurden 75 Prozent aller Zigaretten an Raucher von 20 und mehr Zigaretten pro Tag verkauft, gegenüber erst 65 Prozent im Jahr 1975.[283]

Ebenfalls gross sind das Schädigungspotential und die Kostenrelevanz des weiteren beim Medikamentenmissbrauch, dessen Dimensionen der breiten Öffentlichkeit wohl kaum bewusst sein dürften: Gemäss Hochrechnungen einer repräsentativen Umfrage der Schweizerischen Fachstelle für Alkohol- und andere Drogenprobleme (SFA) nehmen in der Schweiz rund 7,5 Prozent der erwachsenen Bevölkerung resp. 120 000 Männer und 240 000 Frauen «täglich Schlaf-, Schmerz-, Anregungs- oder Beruhigungsmittel ein; einige davon mehrmals täglich und/oder mehrere dieser Medikamente gleichzeitig».[284] Mit steigendem Alter nimmt dabei der Konsum markant zu, besonders ausgeprägt bei den Schlafmitteln.[285]

Ähnliche Grössenordnungen ergab eine Studie des Nationalen Forschungsprogramms Nr. 8: Konservativ geschätzt und ohne Berücksichtigung einer Dunkelziffer lässt sich hier eine Zahl von 100 000 Personen ableiten, welche Medikamentenmissbrauch betreiben, und eine solche von weiteren 130 000, bei denen ein Verdacht auf Missbrauch besteht. Frauen sind dabei im Vergleich zu Männern weit übervertreten. «60 Prozent der missbräuchlich verwendeten Mittel waren ursprünglich vom Arzt empfohlen und verschrieben worden. Die Mehrheit der Abusus (Missbrauch) betreibenden Personen (61 Prozent) stand zum Zeitpunkt des Interviews in ärztlicher Behandlung. 39 Prozent der missbräuchlich konsumierten Mittel wurden direkt beim Arzt bezogen. 40 Prozent der abusiv eingenommenen Medikamente wurden von den Krankenkassen finanziert.»[286]

Gemäss Richard Müller, Direktor der SFA, spielen Ärzte eine grosse Rolle bei der Medikamentenabhängigkeit: «Ihnen sitzt der Rezeptblock zum Teil sehr, sehr locker.»[287] Eine allerdings nicht repräsentative Umfrage des Zürcher

---

282 Biener (Lebenskunde) 17; o.V. (Kinder) LS; Wemmer/Korczak (Gefahr) 243f; Huch (Schwangere) 77

283 Trueb (Raucherinnen) 57; Abelin, in Weiss (Gesundheit) 219; Ferber (Nikotin) 7

284 Sommer (Malaise) 35; Scheunpflug (Missbrauch) 17

285 Vgl. Hornung, in Weiss (Gesundheit) 252f

286 Sommer (Malaise) 37; vgl. auch Hornung, in Weiss (Gesundheit) 254, 257

287 Zit. in Scheunpflug (Missbrauch) 17

Mediziners Remo Largo aus dem Jahr 1987 hat sogar ergeben, «dass Schweizer Kinderärzte für 29 Prozent der Säuglinge und Kleinkinder mit Schlafstörungen Medikamente verordnen». [288] Wo in der Folge der schnelle Gebrauch von ärztlich verschriebenen und/oder selbst beschafften Medikamenten bei allen möglichen Gesundheitsstörungen zur Gewohnheit wird, entwickelt sich oft bald einmal eine Abhängigkeit. [289]

Oft unbemerkt von der Umgebung kann der Medikamentenmissbrauch in der Folge zu schweren psychischen und körperlichen Störungen bis hin zu Organschäden oder epileptischen Anfällen führen. Rund 20 Prozent der Nierenversagen beispielsweise sind auf chronischen Schmerzmittel-Missbrauch zurückzuführen. Abgesehen vom Leid und Leiden für die Betroffenen sind auch hier die volkswirtschaftlichen Schäden gross. Die insgesamt rund 2000 Dialysepatienten in der Schweiz vereinigen ca. 1 Prozent der gesamten Krankenpflegekosten der Krankenkassen auf sich. Im Jahr 1993 waren es 110 Millionen Franken, d.h. pro Patient 50 500 Franken. [290]

Beunruhigend ist auch, dass die Tendenz zum Medikamentenmissbrauch eher zunimmt und sich zudem hin zu Psychopharmaka verlagert. Zur Modedroge Nr. 1 hat sich diesbezüglich in den USA ein Antidepressivum unter dem Namen ‹Prozac› entwickelt. Es hat den ‹Vorteil›, dass es offenbar nebst Störungen im sexuellen Lustempfinden fast nur Nebenwirkungen hat, die ohnehin erwünscht und gesellschaftlich nützlich sind. Es führt nämlich zu Appetitlosigkeit und vermindertem Schlafbedürfnis, woraus Gewichtsabnahme und Zeitgewinn resultieren. 1988 auf den Markt gekommen, wird Prozac in den USA inzwischen monatlich bereits 900 000mal verschrieben. Es muss täglich geschluckt werden, bis es nach zwei, drei Wochen die gewünschte stimmungserhellende Wirkung erzeugt. [291] Es erscheint nur eine Frage der Zeit, bis die Pharmaindustrie weitere Produkte entwickelt, welche Depressionen, unter denen heute immer mehr Menschen leiden, anwenderfreundlich in künstliches Glücksgefühl umzuwandeln vermögen. Prozac kann so gesehen als ein Vorbote jener schönen neuen Welt interpretiert werden, die Aldous Huxley in seinem gleichnamigen Zukunftsroman beschrieben hat: Soma-Pillen hielten dort die Bevölkerung trotz menschenunwürdigster Lebensverhältnisse bei Laune und davon ab, sich dagegen aufzulehnen.

In diese Richtung weist auch der Konsum von Drogen als weiterer Facette der Suchtproblematik, deren gesundheitlich harmlosere Varianten zusehends gesellschaftliche Akzeptanz finden. Bereits haben in der Schweiz 26 Prozent der 17- bis 30jährigen Erfahrungen mit den ‹weichen› Drogen Haschisch oder

---

288 O.V. (Tabletten) Hintergrund
289 Vgl. Gmür (Konsumartikel) III/1
290 Biermann (Gesundheitsfalle) 156; SVK (Jahresbericht) 9
291 Ceschi (Heiterkeit) 17, 19; Pollmer et al. (Prost) 237f

Marihuana, gegenüber 3 Prozent bei ‹harten› Drogen wie vor allem Heroin oder Kokain. Die meisten bleiben allerdings vor allem aus Furcht vor den gesundheitlichen Konsequenzen Gelegenheitskonsumenten. Gemäss Schätzungen der Kantone beläuft sich die Zahl der regelmässigen Heroin- und Kokainkonsumenten in der Schweiz dennoch auf rund 25 000, wobei etliche von ihnen beide Drogen konsumieren. [292]

Im Vergleich zu den gesellschaftlich sanktionierten Suchtmitteln Alkohol und Tabak fallen Drogen zwar rein quantitativ betrachtet weniger ins Gewicht, obwohl sie in der Öffentlichkeit weit mehr Beachtung finden. Die sozialen Folgeschäden betragen hier ‹nur› 500 Millionen Franken pro Jahr. Auch die Drogenproblematik führt jedoch physisch und psychisch zu einer allmählichen Selbstzerstörung der Betroffenen. Seit 1991 sind in der Schweiz pro Jahr rund 400 Drogentote zu beklagen. Das sind rund fünfmal mehr als Ende der siebziger Jahre. [293] Des weiteren steht die Schwächung des Immunsystems und das Auftreten der Krankheit AIDS in einem wichtigen Zusammenhang mit dem Drogenkonsum. [294]

Viele Drogensüchtige leiden zudem an Hepatitis, Abszessen, Atemstillstand und speziellen Hautaffektionen, an Störungen des gesamten Stoffwechsels, Appetitlosigkeit, Erbrechen, Gewichtsverlust, Schwindelanfällen und Depressionen. Designer-Drogen wie beispielsweise das an Techno-Parties konsumierte ‹Ecstasy› erzeugen weitere Symptome wie Wasserverlust, Herzrhythmusstörungen oder Netzhautschäden. Vor allem wenn die Mütter Kokain oder die Ersatzdroge Methadon konsumieren, kommt es darüber hinaus bei Neugeborenen zu schweren Entzugserscheinungen. Auch können die Kinder kokainkonsumierender Mütter von verzögertem Kopf- und Gehirnwachstum und von Missbildungen betroffen sein. [295]

Allerdings schädigen nicht nur die Drogen selbst Psyche und Körper, sondern auch die soziale Ausgrenzung und die Umstände der Beschaffung und des Konsums. Vor allem beim Heroin sind die eigentlichen Nebenwirkungen sogar erheblich geringer als gemeinhin angenommen. Sie resultieren weit mehr aus den Substanzen, mit welchen das Heroin im Handel gestreckt wird, aus Krankheitsübertragung beim Spritzentausch oder der Beschaffungs-Prostitution und aus Überdosen, zu denen es vor allem dann kommen kann, wenn der Betroffene an vergleichsweise reinen Stoff gelangt. [296] Ferner wird die Drogenproblematik und das damit verbundene menschliche Leid dadurch verstärkt, dass die Betroffenen vielfach verschiedene Suchtmittel gleichzeitig einnehmen, um u.a. die betäubende Wirkung zu steigern.

---

292 Müller, in Weiss (Gesundheit) 262ff
293 Müller, in Weiss (Gesundheit) 261, 265; o.V. (Drogenmissbrauch) LS; o.V. (Drogensucht) LS; o.V. (Anzeigen) LS; o.V. (Drogentote) LS

294 Vgl. auch Teil III, Kap. 4.1
295 Müller, in Weiss (Gesundheit) 270f; Biener (Lebenskunde) 22f; o.V. (Ecstasy) 1; Stutz (Mutterleib)
296 Ferber (Heroin) Themen; Müller, in Weiss (Gesundheit) 270

4. Der psychosoziale Kontext der modernen Wohlstandsgesellschaft

Gerade das eben besprochene verbreitete Suchtphänomen führt eindringlich vor Augen, wie sehr das Leben im Schlaraffenland, das zumindest in den reichen Industrieländern für viele vom Traum zur Wirklichkeit geworden ist, seine gewichtigen Kehrseiten hat. Sie gehen einher mit jenen zusätzlichen Facetten einer ungesunden Lebensweise, welche vor allem die Persönlichkeit und die innere Identität des Wohlstandsbürgers betreffen. Im folgenden werden sie anhand einiger weiterer Faktoren des Netzwerks von Problemzusammenhängen im Gesundheitswesen thematisiert.

4.1 Reichtumsstreben und Karrieredenken

Was den psychosozialen Kontext der modernen Wohlstandsgesellschaft anbelangt, so steht dabei im Rahmen der Problemfaktoren das *Streben nach Geld und Gütern und entsprechendem gesellschaftlichem Ansehen* im Zentrum. Es stellt den eigentlichen Antriebsmotor einer modernen Wohlstandsgesellschaft nach westlichem – und mittlerweile auch östlichem – Vorbild dar, und es wurde seinerzeit von Adam Smith, dem erklärten Vater der freien Marktwirtschaft, auch ganz bewusst als treibende Kraft in sein System des gesellschaftlichen und wirtschaftlichen Fortschritts eingebaut. Indem jedem einzelnen weitestgehende Freiheit bei seinen Bestrebungen nach Verbesserung seiner wirtschaftlichen Verhältnisse und Machtansprüche zugedacht wurde, sollte gleichsam für alle ein Maximum an Wohlstand entstehen.[297]

Der Erfolg der Smithschen Vision war derart durchschlagend, dass wir, wie bereits angesprochen, inzwischen kaum noch wissen, wie wir der unaufhaltsam voranschreitenden Reichtumsvermehrung Einhalt gebieten könnten oder wie sie sich zumindest in Bahnen lenken liesse, auf denen wir nicht mehr länger Gefahr laufen, uns und unsere Lebensgrundlagen zu zerstören. Allzu mächtig ruft der wirtschaftlich-technische Fortschritt nach weiterer Beschleunigung, zu sehr sind die Führungsverantwortlichen in Politik, Wirtschaft und Wissenschaft in ihre eigenen Interessen und traditionellen Denkmuster verstrickt, und zu verlockend erscheint auch dem gewöhnlichen Bürger die Aussicht auf ein Leben in einem stets noch grösseren Überfluss an vordergründigen Annehmlichkeiten.

Als Folge leben wir heute, um mit Fromm zu sprechen, in historisch wohl einzigartiger Weise in einer Gesellschaft, die vom Haben geprägt ist. In ihr wird der Wert eines Menschen weitgehend an seinem Vermögen und an sei-

---

297 Vgl. Studer (Kehrseiten)

Netzwerk 14

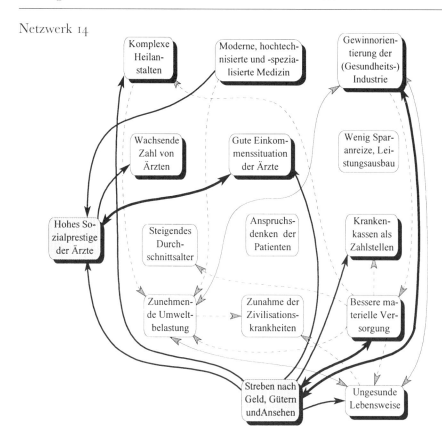

nem Einkommen gemessen, und *der Tanz um das goldene Kalb ist längst vom fehlgeleiteten religiösen Ritual zur gelebten alltäglichen Praxis geworden.* Während vor noch nicht allzu langer Zeit Menschen, die an nichts anderes als an Gewinn und Geld und an die Stillung ihres Ehrgeizes und ihrer Ruhmsucht dachten, mit Wahnsinnigen in Verbindung gebracht wurden, gelten sie heute als normal und angepasst und wirken als Vorbilder und als Ansporn für all jene, die sich im allgemeinen Gerangel um einen Platz an der künstlichen Sonne des Wohlstands und der Statussymbole noch im Hintertreffen wähnen.[298]

«Es zu etwas bringen» heisst folglich die Devise, welche dem Wohlstandsbürger schon von Kindsbeinen an beigebracht wird und welcher dann die meisten ein Leben lang nachleben. Der auf berufliche Karriere und materiellen

---

298 In Anlehnung an Fromm (Sein) 95

Besitz ausgerichtete moderne Lebensstil unterstützt und fördert in der Folge sowohl bei den Erfolgreichen als auch bei jenen, welche mit ihren Bemühungen auf der Strecke bleiben, eine krankmachende Lebensweise. Nebst den bereits angesprochenen Aspekten derselben – wie vor allem dem Suchtverhalten in seinen vielen Ausprägungen oder der Fehlernährung – spielen dabei arbeitsbedingte Faktoren sowie die daraus abgeleiteten Prinzipien der Freizeitgestaltung eine wichtige Rolle.

4.2 Krankheitsfördernde Arbeit und exzessive Freizeit
Vorerst ist anzumerken, dass aufgrund von Massnahmen zur Verbesserung der Arbeitssicherheit in den vergangenen Jahrzehnten die Anzahl der Arbeitsunfälle markant reduziert werden konnte. Bei den Versicherten der Schweizerischen Unfallversicherungsanstalt (SUVA) sank die Zahl der Berufsunfälle pro 10 000 Beschäftigte von 2100 im Jahr 1950 auf 1200 im Jahr 1993. Dennoch ereigneten sich in der Schweiz 1993 rund 300 000 registrierte Berufsunfälle und verursachten volkswirtschaftliche Gesamtkosten in der Grössenordnung von 10 Milliarden Franken oder rund 3 Prozent des Bruttosozialprodukts.[299]

Unfälle sind nun allerdings nicht die einzigen gesundheitsrelevanten Folgeprobleme der modernen Arbeit. Noch erheblich mehr fallen körperliche und psychische Belastungen ins Gewicht, die aufgrund der starken Intensivierung und Verdichtung des Arbeitsprozesses zugenommen haben. «Die betriebliche Steigerung der Produktivität und das wirtschaftliche Wachstum beruhten zu einem Grossteil auf Rationalisierungsmassnahmen, die zu einer Erhöhung der Arbeitsintensität und entsprechend auch steigenden Leistungsanforderungen führten.»[300]

Als Folge vergrössert sich für viele Beschäftigte der ‹Berufsstress› aufgrund einer stets internationaler und unerbittlicher werdenden Konkurrenz laufend. Er kann – wie in der führenden Industrienation Japan besonders ausgeprägt der Fall – so weit gehen, dass sich Menschen buchstäblich zu Tode arbeiten: Jährlich sterben mehr als 10 000 Japaner den ‹Karoshi›-Tod durch Überarbeitung.[301] Aber auch die Arbeitsmonotonie ist Ausfluss einer immer stärker arbeitsteiligen und auf unablässige Produktivitätssteigerungen ausgerichteten Wirtschaftsweise und zieht insbesondere Arbeitnehmer mit schlechten beruflichen Qualifikationen in Mitleidenschaft.

Damit in Zusammenhang fordern zudem ungesunde und ungünstige Arbeitsbedingungen ihren gesundheitlichen Tribut: andauerndes Stehen oder Sitzen, sonstige übermässige und einseitige körperliche Beanspruchung, Vibratio-

---

299 Debrunner et al., in Weiss (Gesundheit) 357; SUVA (Unfallstatistik) 95, 103
300 Udris, in Weiss (Gesundheit) 381f
301 Köhler (Japaner) Wirtschaft

302 Vgl. im besonderen zur Problematik krebserzeugender Stoffe am Arbeitsplatz, o.V. (sterben) 114ff
303 Vgl. z.B. zu den negativen Auswirkungen der Nacht- und Schichtarbeit auf den kurz- bis längerfristigen Gesundheitszustand der Betroffenen: Schittenhelm (Gesundheitsrisiken) 61ff und dort

nen, Lärm, Zugluft, Staub, Rauch, Kontakt mit Gift- und Schadstoffen,[302] hohes Unfallrisiko, unregelmässige Arbeitszeiten, Nacht-, Schicht- und Sonntagsarbeit, gestörte zwischenmenschliche Beziehungen und fehlende Anerkennung.[303] Überdurchschnittlich betroffen sind auch hier Menschen mit schlechter Berufsausbildung und teilweise auch das untere Kader, weil es sich vielfach in einer ‹Sandwich›-Position befindet.[304]

Gemäss einer 1990 veröffentlichten repräsentativen Umfrage des arbeitsärztlichen Dienstes des schweizerischen Bundesamtes für Industrie, Gewerbe und Arbeit (BIGA) erachten 34 bzw. 24 Prozent der schweizerischen Arbeitnehmer ihre Arbeit als hektisch und nervenaufreibend; 24 Prozent stehen bei der Arbeit unter dauernder Anspannung der Aufmerksamkeit, 22 Prozent beklagen sich über häufige Überzeitarbeit, 20 Prozent leiden unter starkem Verantwortungsdruck, 19 Prozent unter Zeitdruck und 18 Prozent unter Erfolgszwang, Konkurrenzdruck und Prestigedenken. Sehr viele Befragte, nämlich 39 Prozent, beklagten sich über Nervosität, erhöhte Reizbarkeit und psychische Spannung, 34 Prozent über starke Ermüdung oder Erschöpfung, 24 Prozent über Kopfschmerzen, 22 Prozent über Schlafstörungen, 18 Prozent über Niedergeschlagenheit, Ängste und depressive Verstimmungen, 15 Prozent über Magen-Darm-Störungen und 11 Prozent über Herzbeschwerden.[305]

Als eintönig und abstumpfend stuften zwar insgesamt nur 5 bzw. 4 Prozent der Befragten ihre Arbeit ein, bei den ungelernten Hilfskräften waren es jedoch 28 bzw. 19 Prozent.[306] Zudem beklagten sich 9 bzw. 10 Prozent der Befragten, sie hätten zu wenig Einblick in Zusammenhänge der Arbeit oder zu wenig Einfluss auf den Arbeitsvorgang, und 17 Prozent erachteten sich als zu wenig über Planung und Ergebnisse der Arbeit informiert. Immerhin 12 Prozent fühlten sich bei ihrer Arbeit auf pedantische oder demütigende Weise überwacht, 22 Prozent mangelte es an Anerkennung der persönlichen Leistung, und 26 bzw. 15 Prozent bezeichneten die Beziehungen zu ihren Vorgesetzten und Arbeitskollegen als gestört.[307]

Auch unpassende und unvorhersehbare Arbeitszeiten (19%), ein hohes Unfallrisiko (14%) sowie ungünstige und ungesunde äussere Arbeitsbedingungen wie Staub (19%), Dämpfe, Abgase (18%), Hautkontakt mit Schmutz und Schadstoffen (16%), zu hohe oder zu tiefe Temperaturen (21%, 16%), abgestandene und trockene Luft (20%), Zugluft (24%), Lärm (34%), schlechte Beleuchtung (17%), übermässige und einseitige körperliche Beanspruchungen und Belastungen (ca. 20%) wurden je von einem vergleichsweise hohen Prozentsatz der Befragten beanstandet.[308]

zitierte Studien; zudem Schwaninger, in Weiss (Gesundheitsrisiken) 395
304 Udris, in Weiss (Gesundheit) 385
305 Buchberger/Fahrni (Arbeitsbedingungen) 29f, 35ff, 59f, 64ff
306 Buchberger/Fahrni (Arbeitsbedingungen) 60, vgl. auch 38
307 Buchberger/Fahrni (Arbeitsbedingungen) 37ff, 74
308 Buchberger/Fahrni (Arbeitsbedingungen) 17ff; vgl. auch Gerber (krank) III/1; Bundesamt für Statistik (Jahrbuch 1991) 289

Obwohl in der Studie insgesamt eine positive Bewertung der eigenen Arbeit überwog, erstaunt es angesichts obiger Zahlen wenig, dass 26 Prozent der Befragten ihre Gesundheit als angeschlagen bezeichneten und sich gar 52 Prozent in ärztlicher Behandlung befanden. Zudem beklagten sich 61 Prozent über persönliche Sorgen und Kummer, wobei für 11 Prozent die dadurch bedingte Belastung besonders gross war. Sehr klar traten im übrigen auch die verschiedenen Wechselwirkungen zwischen einer weitgehend negativen Bewertung der eigenen Arbeit, störenden physikalischen Einwirkungen und grossen körperlichen Beanspruchungen, Beziehungsproblemen und ungünstigen psychosozialen Arbeitsbedingungen sowie gesundheitlichen Störungen und hohem Medikamentenkonsum zutage.[309]

Sie können sich, so ein wesentliches Fazit der Studie, zu einem eigentlichen Teufelskreis entwickeln und auch das Familienleben negativ mit einbeziehen.[310] Fast ein Drittel der Befragten litt denn auch darunter, zu wenig Zeit für Familie und Freunde zu haben, und zwei Drittel der erwerbstätigen Frauen und mehr als die Hälfte der erwerbstätigen Männer beklagten sich über mangelnde Freizeit.[311] Und wenn der Rückhalt in der Familie und im Freundeskreis zu

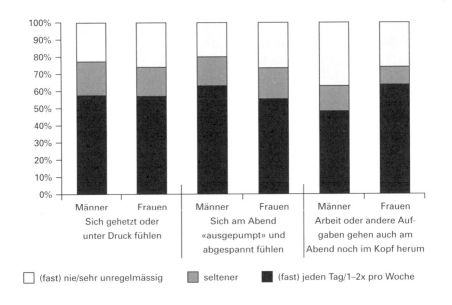

Abb. 13: Gesundheitliche Auswirkung der Arbeit bei erwerbstätigen Männern und Frauen in der Schweiz [312]

309 Buchberger/Fahrni (Arbeitsbedingungen) 69, 74, 76ff
310 Dies zeigte sich im übrigen auch im Rahmen englischer Studien, bei welchen der Gesundheitszustand nicht berufstätiger Frauen eine besonders deutliche Korrelation zum Gesundheitszustand ihrer Ehemänner und deren Arbeitsbelastungen aufwies. Schittenhelm (Gesundheitsrisiken) 13; vgl. auch Jänicke (Industriesystem) 77
311 Buchberger/Fahrni (Arbeitsbedingungen) 32, 73, 89
312 IGIP/PROMES 1990, aus: Weiss (Gesundheit) 385

fehlen beginnt, so wirkt sich dies wiederum negativ auf die Belastbarkeit am Arbeitsplatz aus.

In der Tendenz ebenfalls beunruhigende Ergebnisse ergab eine andere Befragung aus dem Jahr 1990, die IGIP-PROMES-Studie. Wie Abbildung 13 zeigt, antworteten hier rund 60 Prozent der befragten erwerbstätigen Männer und Frauen, sie fühlten sich bei der Arbeit fast jeden Tag oder zumindest ein- bis zweimal pro Woche gehetzt oder unter Druck. Rund 63 Prozent der Männer und 57 Prozent der Frauen gaben an, sich entsprechend häufig am Abend ‹ausgepumpt› und abgespannt zu fühlen, und bei 49 Prozent der Männer und 63 Prozent der Frauen ist es so, dass ihnen die Arbeit oder andere Aufgaben auch am Abend noch im Kopf herumgehen. Letzteres Merkmal betrifft dabei insbesondere auch Personen mit höherem betrieblichem Status und Verantwortung.

Dass sich die arbeitsbedingte Belastungsproblematik in der Zwischenzeit eher noch vergrössert haben dürfte, ergibt sich beispielsweise aus dem ‹Mobbing›-Phänomen, das mittlerweile in die Schlagzeilen geraten ist. Dabei werden einzelne Mitarbeiter von den übrigen bewusst schikaniert, irregeführt und terrorisiert und so allenfalls in Krankheit, Kündigung oder sogar Selbstmord getrieben. Besonders davon betroffen sind hierarchisch strukturierte und geführte Betriebe und nach Branchen vor allem Banken und Versicherungen, aber auch die öffentliche Verwaltung oder Spitäler.[313]

Förderlich für derartige menschliche Abgründe ist auch das Klima der Angst, das in vielen Betrieben mit der derzeitigen Rezessionsphase einhergeht und bei vielen seinerseits die Gesundheit in Mitleidenschaft zieht. Wenn Kündigungen im Raum stehen und sich das Gefühl breitmacht, den beruflichen Leistungsanforderungen nicht mehr gerecht werden zu können, dann fliesst die Angst schnell einmal in den Körper. Dort führt sie zum Beispiel dazu, dass alte Gebrechen wieder aktiv werden und sich neue Beschwerden wie Migräne, Magenkrämpfe oder Herzstörungen einstellen. Oder aber die Betroffenen nehmen sich nun nicht mehr die Zeit, um Gesundheitsstörungen ausheilen zu lassen, sondern versuchen, sie zu ignorieren oder medikamentös zu unterdrücken.[314]

Die Angst betrifft jedoch nicht nur jene, die (noch) Arbeit haben, sondern auch jene, bei denen das nicht mehr der Fall ist. Arbeitslosigkeit führt bei einem Grossteil der Betroffenen zu starken psychischen und körperlichen Problemen. Gemäss einer Studie des Instituts für Sozial- und Präventivmedizin der Universität Zürich bewerten Langzeitarbeitslose mit mehr als 20wöchiger Arbeitslosigkeit ihren Gesundheitszustand mindestens dreimal häufiger negativ als ver-

---

313 Pichler (Mobbing) 7; Leymann (Mobbing)

314 Müller (Angst) 12f; Jordi (Krise) 42, 44; Zulliger (Angst) Wirtschaft

gleichbare berufstätige Personen. «Bei den Männern fühlten sich rund 30, bei den Frauen gegen 40 Prozent der Befragten gesundheitlich nicht gut. Im Vordergrund standen Depressionen, mit denen die häufigsten körperlichen Symptome wie Herzbeklemmung, Magenbeschwerden, Schmerzen in Gelenken und Muskeln eng zusammenhängen. 40 bis 50 Prozent beklagten sich über teils starke Schlafstörungen, verursacht durch Sorgen und Angstzustände.»[315]

Wiederum spielt dabei auch die soziale Ausgrenzung eine Rolle und das Gefühl, gesellschaftlich wertlos geworden zu sein. Viele Arbeitslose bringen in der Folge kaum die Kraft auf, um sich neue Interessensgebiete zu erschliessen und sich neues Wissen und neue Fähigkeiten anzueignen. Die ihnen an sich zur Verfügung stehende freie Zeit hat dann ebenfalls keinen Wert mehr, sondern wird zur sinnlosen, nur schwer zu ertragenden Leere. Auch in der Schweiz sind mittlerweile Zehntausende von Menschen davon betroffen.

Ebenfalls oft gesundheitsschädigend – bloss in anderer Form und Ausprägung – wirkt sich aber die Freizeit auch für diejenigen aus, die nach wie vor einer Lohnarbeit nachgehen können. Hier herrscht wie gesagt oft das Gefühl vor, über zu wenig freie Zeit zu verfügen. Mit anderen Worten, die heute üblichen Arbeitsbedingungen ziehen einen grossen Bedarf nach (noch) mehr Freizeit nach sich. Diese beinhaltet dann jedoch nicht nur die Möglichkeit, sich von anstrengenden Arbeitsverhältnissen und ungünstigen Arbeitszeiten physisch und psychisch zu erholen, sondern sie dient darüber hinaus auch der Kompensation in einem viel tiefgreifenderen Sinn:

Während bei der Arbeit Werte wie Pünktlichkeit, Genauigkeit, Disziplin, Ein- und Unterordnung und eine nach harten Kriterien gemessene und kontrollierte Leistung verlangt werden, erlaubt die Freizeit ein ganz anderes Verhalten. Hier wird vom Arbeitnehmer in seiner Rolle als Konsument nachgerade erwartet, dass er momentanen Impulsen und Lustempfindungen folgt und sich recht sorglos und unreflektiert an den gebotenen Annehmlichkeiten erfreut und gütlich tut.[316] Er wird in der Folge von diesem Angebot mehr oder weniger intensiven (kompensatorischen) Gebrauch machen. Dabei hinterlässt das übliche Arbeitsverhalten dahingehend auch in der Freizeit seine Spuren, als diese vielfach ähnlich hektisch und leistungsbetont wie das Berufsleben ausgestaltet werden muss, um als befriedigend erlebt zu werden.[317]

Ein entsprechend exzessives Konsumverhalten während der Freizeit ist dann der Gesundheit ebenfalls oft nicht gerade förderlich – man denke wiederum an die bereits angesprochene (Fehl-)Ernährung, an das Suchtverhalten in seinen verschiedenen Formen, an gesundheitsschädigende Leistungsexzesse im

---

315 O.V. (Arbeitslosigkeit) Wissen; vgl. auch Ackermann (Arbeitslosigkeit) 23

316 Vgl. Toffler (Zukunftschance) 54; Borschberg (Überkonsum) 37
317 Vgl. Jänicke (Industriesystem) 84f

Sport oder an die besonders bei jugendlichen Männern verbreitete und oft folgenschwere Unsitte, den angestauten ‹Alltagfrust› im Strassenverkehr abzureagieren bzw. im Rausch der hohen Geschwindigkeit Befriedigung und Selbstbestätigung zu finden.[318]

Darüber hinaus trägt auch das oberflächliche, ebenfalls am Leistungsprinzip orientierte Ausleben der Sexualität – «jeder kann, darf und will mit jedem in ‹Kontakt und Berührung› kommen, bleibt aber dabei seelisch unberührt»[319] – nicht erst seit dem Auftreten von AIDS wenig zur physischen und seelischen Gesundheit erheblicher Teile der Bevölkerung bei. Und schliesslich ist auch auf die Tatsache hinzuweisen, dass durch den wirtschafts- und wohlstandsbedingten weltumspannenden Reiseverkehr und Gütertransport Krankheitserreger über grosse Distanzen verfrachtet und dann an Orten wirksam werden können, wo die Bevölkerung noch kaum über Abwehrkräfte dagegen verfügt.[320]

Zu beachten ist des weiteren, dass beide Verhaltensweisen, sowohl ein leistungsbestimmtes Arbeits- als auch ein genussorientiertes Freizeitverhalten, der Wirtschaft und ihrem unendlichen Gedeihen wechselseitig von Nutzen sind, indem sie einerseits helfen, ein Maximum an Produkten hervorzubringen und andererseits Gewähr bieten, für diese Produkteflut überhaupt Käufer zu finden. Darüber hinaus schaukeln sie sich gegenseitig zu stets neuen Bedürfnisdimensionen auf und stellen somit sicher, dass dem Streben nach Geld und Gütern und dem damit verbundenem gesellschaftlichen Ansehen gerade in einer mit materiellen Reichtümern eigentlich längst übersättigten Konsumgesellschaft ein stets noch grösserer Stellenwert zukommt.

Was die Beziehung zu weiteren, bereits eingeführten Einflussfaktoren des Netzwerks anbelangt, so beschleunigt dieses Streben nach materiellem Reichtum und damit zusammenhängendem sozialem Ansehen nicht nur die Umweltzerstörung, sondern wirkt auch dahingehend, als es über Prestigebestrebungen und verbesserte Verdienstmöglichkeiten der beteiligten Entscheidungsträger die Komplexität und Grösse der Spitäler und Kliniken fördert.

Zudem steht es in einem wesentlichen Zusammenhang mit dem *hohen Sozialprestige der Ärzte*, und dieses wiederum wirkt verstärkend auf die Zahl der Ärzte und auf deren allgemein gute Einkommenssituation: «In der ökonomischen Vorrangstellung des Arztes kommt nicht nur der hohe Wert der Gesundheit zum Ausdruck, sondern es findet dort auch die hohe Wertschätzung des Arztes in der Gesellschaft ihren Niederschlag.»[321] Wesentlich gefördert wird das hohe Sozialprestige der Ärzte aber auch durch die moderne, hochtechnisierte und -spezialisierte Medizin und die damit verbundenen exklusiven Werbe- und

---

318 Vgl. Baumberger (Fahrer) I/2; ferner Illich (Enteignung) 40
319 Dethlefsen/Dahlke (Krankheit) 353
320 Vgl. Odenwald (Seuchen) 111ff
321 Arnold (Medizin) 43. Vgl. auch Illich (Enteignung) 66

Beratungsbemühungen der Gesundheitsindustrie, die davon in der Folge ihrerseits profitiert.

4.3 Hedonismus und Sicherheitsdenken
Nachgerade zwangsläufig werden in einer derartigen, vom Reichtumsstreben dominierten materialistischen Gesellschaft *der Hedonismus, die Vermeidung von Unangenehmem und das Streben nach bequemer Sicherheit* zur vorherrschenden Lebenshaltung, ganz nach dem Werbeslogan der deutschen Glücksspirale: «Geld, Glück und ein sorgenfreies Leben». Diese Art von modernem Lebensgefühl hat nun aber auf die Problemzusammenhänge im Gesundheitswesen recht schwerwiegende Auswirkungen. Nicht nur ist es, wie oben veranschaulicht, der Gesundheit sehr oft abträglich, sondern es führt darüber hinaus zu einem tendenziell sehr aufwendigen und kostenträchtigen Umgang mit Krankheiten. Denn für den verwöhnten Wohlstandsbürger ist auch die ‹Gesundheit› längst zu einem Konsumgut geworden, zu etwas, das er bekommen kann, auf das er ein Anrecht hat und zu dem er selber wenig bis gar nichts beitragen muss.[322]

Der Arzt für innere Medizin Dr. M. O. Bruker umschreibt diese Problematik wie folgt: «Die Ursachen [der Krankheit] liegen immer in der Lebensführung. Heilung ist kaum denkbar, wenn man die Lebensweise nicht ändert. Das ist es, was die Heilbehandlung unbeliebt macht, und darum kommt die symptomatische Behandlung dem Patienten entgegen; er geht lieber den zunächst bequemer erscheinenden Weg der Linderung, weil er dabei liebgewordene Gewohnheiten nicht zu ändern braucht. Hinzu kommt, dass wir in einer Zeit leben, in der alles schnell gehen muss. Der Mensch glaubt – oft aus falscher Rücksicht –, keine Zeit dafür zu haben, den von der Natur vorgeschriebenen Ablauf etwa eines akuten Infektes geduldig auf sich zu nehmen; er fordert ein Mittel, das die Krankheitssymptome in kürzester Zeit unterdrückt.»[323]

Weiter führt Bruker aus, die heute zur Verfügung stehenden radikalen Linderungsmittel hätten bewirkt, dass die meisten Menschen gar nicht mehr bereit seien, körperliches Unbehagen auch nur vorübergehend zu ertragen. Sie verlangen entweder vom Arzt sofortige Abhilfe oder sie verschreiben sich die entsprechenden, oft leicht erhältlichen und in der Werbung als rasche Problemlöser gepriesenen Medikamente gleich selbst. Was Wunder, dass der sogenannten Selbstmedikation ein hoher Stellenwert zukommt; in der Schweiz beispielsweise werden rund die Hälfte der Arzneimittel ohne ärztliche Verordnung eingenommen.

---

322 Vgl. Illich (Enteignung) 49

323 Bruker (Nahrung) 69f; vgl. auch Illich (Enteignung) 65ff

Hintergründe der Problemsituation im Gesundheitswesen

Netzwerk 15

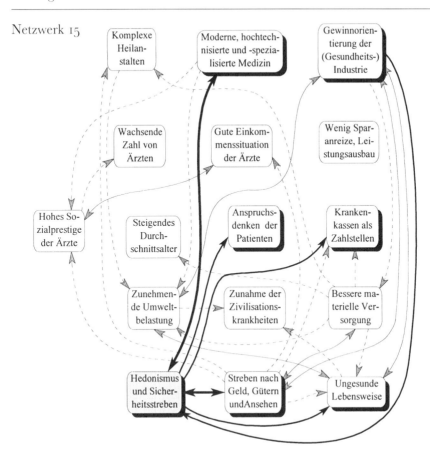

In etwa 90 Prozent der Fälle wird dabei gemäss einer repräsentativen Befragung auf den im Haushalt vorhandenen Medikamentenvorrat zurückgegriffen, und häufig werden unzweckmässige Präparate geschluckt. Abgesehen vom vorschnellen Griff zur Medikamentenschachtel, der dann bis hin zur Abhängigkeit führen kann, werden Arzneimittel ohne genügende Kenntnisse um die Wirkungen und Nebenwirkungen eingenommen, oder es werden gar Präparate, die an sich für Erwachsene gedacht wären, kurzerhand auch an Kinder verabreicht.[324] Zudem verliert angesichts der Gewohnheit, jede Unpässlichkeit mit einer Pille zu unterdrücken, der Schmerz seine wichtige Funktion als Warnsignal, was in der Folge vielfach eine rechtzeitige ursächliche Behandlung erschwert oder gar verunmöglicht.[325]

---

324 Gmür (Konsumartikel) III/1; Gutscher, Hornung, May, Schär (Medikamentenkonsum); Günter (Volk) 1,4

325 Vgl. Capra (Wendezeit) 154

Abb. 14: Entwicklung der Prämieneinnahmen der Privatversicherer im direkten Schweizer Geschäft 1950–1992 [326]

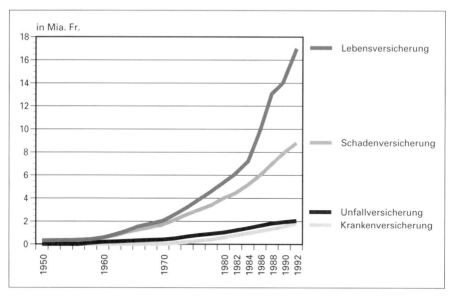

Mit der Vermeidung von Unannehmlichkeiten eng verbunden ist das wohlstandsbedingte Streben nach bequemer Sicherheit. Es wird u.a. an den Prämieneinnahmen der schweizerischen Privatversicherer ersichtlich, die sich gemäss Abbildung 14 seit dem Jahr 1950 markant nach oben entwickelt haben. Besonders ausgeprägt war dabei der Anstieg bei den Lebensversicherungen – selbst wenn man die Bevölkerungszahl und die Teuerung mit berücksichtigt, die im gleichen Zeitraum um den Faktor 1,5 bzw. 4,0 gestiegen sind. [327]

Im Gesundheitswesen wirkt sich das Sicherheitsbedürfnis beim potentiellen Patienten dahingehend zusätzlich aufwandsteigernd und kostentreibend aus, dass er versuchen wird, sich auch gegen Krankheits- und Unfallrisiken noch besser abzusichern und zu diesem Zweck möglichst umfassende Versicherungsverträge abzuschliessen. Wie im ersten Teil angesprochen, wird er dann bestrebt sein, die Prämienkosten beim geringsten sich abzeichnenden Bedarf nach Gesundheitsleistungen und erst recht im Fall von gravierenderen Gesundheitsstörungen wieder wettzumachen.

Aber auch ärzteseitig zeigt das Sicherheitsdenken seine leistungsfördernden Konsequenzen. Nicht zuletzt, um sich gegen Prozessrisiken abzusichern,

326 Bundesamt für Statistik (Jahrbuch 1995) 297

327 Bundesamt für Statistik, Landesindex der Konsumentenpreise

wird der Arzt in aller Regel bestrebt sein, dem Wunsch des Patienten nach einer medizinischen ‹Maximalversorgung› zu entsprechen oder diesen gar noch zu überbieten. Besonders ausgeprägt ist das daraus resultierende Phänomen der sogenannten Defensivmedizin in den USA, wo ärztliche Kunstfehler aufgrund der dortigen Rechtsprechung mittlerweile zu Schadenersatzleistungen in Millionenhöhe führen und für die Ärzte Haftpflichtversicherungsprämien zur Folge haben, die sich beispielsweise für einen Geburtshelfer in New York auf gut und gerne 100 000 Dollar pro Jahr belaufen können.[328]

Die betroffenen Ärzte werden in der Folge natürlich versuchen, diese Kosten auf die Patienten bzw. deren Versicherungen abzuwälzen. Und um sich gar nicht erst dem Risiko einer Prozessklage bzw. dem Vorwurf auszusetzen, nicht alle gebotenen medizinischen Möglichkeiten ausgeschöpft zu haben, werden sie bemüht sein, ein Maximum an gerichtsfest dokumentierbaren medizintechnischen Leistungen zu erbringen bzw. zu verordnen.[329] Besonders ausgeprägt gilt dies für den Diagnosebereich, wo die Anwendung aufwendiger und kostenträchtiger Methoden in vielen Fällen nur noch dazu beiträgt, «die Diagnose zu bestätigen, weiter abzusichern und mit objektiven Werten zu dokumentieren».[330]

Auch die unter Kosten-Nutzen-Gesichtspunkten nicht zu rechtfertigenden routinemässigen Labor-, EKG- und Thorax-Röntgenuntersuchungen vor einer Operation fallen in das Kapitel einer sicherheitsbestimmten Defensivmedizin, ebenso wie die vorsorgliche, aber keineswegs immer gerechtfertigte Verordnung von Antibiotika oder auch die Vereinnahmung des an sich natürlichen Geburtsvorgangs durch übertriebene technische Überwachungsmassnahmen und chirurgische Eingriffe.[331] Darüber hinaus und damit im Zusammenhang stehend ist schliesslich die zunehmende Spezialisierung in der Medizin nicht nur mit ein Ausfluss, sondern auch eine Ursache des heute über alle Massen ausgeprägten Sicherheitsdenkens, indem jeder weiterbehandelnde Arzt den Überweisungsbefund seines Kollegen durch eigene, nochmalige Untersuchungen zu bestätigen und zu ergänzen suchen wird.[332]

Wie weiter unten näher zu beleuchten ist, kann dabei die nicht zuletzt sicherheitsbestimmte medizintechnische und medikamentöse Aufwandsteigerung mithin dazu führen, dass sich die ursprünglichen Gesundheitsstörungen und Krankheiten verschlimmern oder möglicherweise durch neue gesundheitliche Schädigungen ergänzt und überlagert werden, was dann die Leistungs- und Kostenspirale im Gesundheitswesen zusätzlich in Bewegung setzt.[333]

328 O.V. (Prozesslawine) 5
329 Arnold (Medizin) 41
330 Arnold (Medizin) 101, mit Bezug auf Anschütz
331 Arnold (Medizin) 41, 98, 101; Biermann (Gesundheitsfalle) 210; Knieriemen (Schwangerschaft) 6ff; Gasser-Gasser (Messergeburten) 40ff; o.V. (Prozesslawine) 5
332 Arnold (Medizin) 61
333 Vgl. Illich (Enteignung) 25

4.4 Verdrängung des Todes

Enorm gefördert und zusätzlich akzentuiert wird das Bedürfnis nach einer medizinischen Maximalversorgung schliesslich durch die allgemein verbreitete *Angst vor dem Tod*. Zwar stellt der Tod in jedem Leben sozusagen das einzige Element dar, das mit Sicherheit feststeht. Dennoch haben wir in unserer modernistischen Welt seine Verdrängung und seine Tabuisierung gleichsam zur Perfektion entwickelt.[334] Dies vor allem deshalb, weil der Tod in einer Gesellschaft des materiellen Überflusses eigentlich keinen Platz haben kann und haben

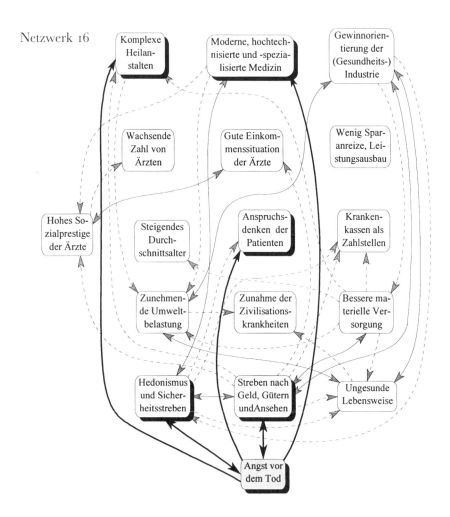

Netzwerk 16

334 Vgl. Faerber (Tod)
335 Grof, zit. in Capra (Denken) 115. Vgl. auch die ganz ähnliche, aber bereits mehr als 200 Jahre zurückliegende Wertung in Smith (Theorie) 314, aus welcher Adam Smith dann allerdings seltsame Folgerungen bezüglich der sozialen Zweckmässigkeit von Eigennutz, Reichtums- und Machtstreben ableitete. Vgl. Studer (Kehrseiten) 6f
336 Zit. in Capra (Wendezeit) 420f
337 Ariès (Geschichte) 716
338 Vgl. Ariès (Geschichte) 742f, u.a. mit Bezug auf Geoffrey Gorer
339 Kübler-Ross (Interviews) 8

darf. Der Reichtum an Geld und Gütern lenkt nämlich nicht nur davon ab, dass unser genussbetontes Leben jederzeit zu Ende gehen kann, sondern es bedarf einer solchen Ablenkung nachgerade zwingend, weil sonst all unsere Besitztümer und unser Streben danach ihren Reiz verlören.

Diese Erfahrung wird bezeichnenderweise dann sehr konkret, wenn jemand sich direkt mit seinem eigenen Tod konfrontiert sieht: «Die Erfahrung der Begegnung mit dem Tod bewirkt oft eine echte existentielle Krise, die den Menschen zwingt, den Sinn seines Lebens und seine Wertvorstellungen neu zu überdenken. Weltlicher Ehrgeiz, Konkurrenzdenken, das Streben nach gesellschaftlichem Status, Macht und materiellem Besitz – alles das verblasst angesichts der Möglichkeit, dass der Tod jeden Moment eintreten kann.»[335] An sich wäre der Tod somit, wie sich der Yaqui-Medizinmann Don Juan ausdrückte, der einzig weise Ratgeber, den wir besitzen[336] – auch dann, wenn wir uns einer guten Gesundheit erfreuen. Wir jedoch wollen ihn nicht hören, verdrängen ihn, um uns nicht auf uns selbst und unsere Lebensweise besinnen zu müssen.

Folglich wirkt das Leben in einer modernen Grossstadt heute so, als ob niemand mehr sterben würde. Im Gegensatz zu früher unterbricht das Verschwinden eines einzelnen den kontinuierlichen Gang der Gesellschaft nicht mehr.[337] Der Tod und seine unangenehmen Begleiterscheinungen passen ganz klar nicht in eine oberflächliche Welt der unablässigen Hektik, die vom jugendlich-sportlichen Schönheitsideal geprägt und vom hygienisch-sauberen Duft aus der Spraydose bzw. dem Roll-on-Stick durchzogen ist. Sogar die offene Trauer um einen verstorbenen Mitmenschen ist mittlerweile gesellschaftlich fehl am Platz; sie wird als eine Art Krankheit empfunden, vor der man sich allgemein hütet, um sich nicht anstecken zu lassen.[338]

Zwar haben die Menschen in allen Kulturen den Tod mehr oder weniger ausgeprägt gefürchtet.[339] Heute jedoch klammert sich der zivilisierte Wohlstandsbürger meist mit aller Kraft und aller Macht an das Leben. Selbst wenn der Tod unausweichlich geworden ist, versucht der Schwerkranke, ihn von sich zu weisen, und wenn er ihn allenfalls doch akzeptiert hat und an sich bereit wäre zu sterben, dann sind es oft seine Angehörigen oder die ihn behandelnden Schwestern, Pfleger und Ärzte, die ihn weiter am Leben erhalten wollen oder müssen.[340]

Bei letzteren ist dieses Bemühen um so stärker, je mehr sie selber ein gestörtes Verhältnis zum Tod und zum Sterben haben, je mehr sie den Tod ihrer Patienten als eigenes Versagen empfinden und je mehr sie um allfällige Haftpflichtansprüche fürchten:[341] Entsprechend hält der deutsche Arzt Uwe Heyll

---

340 In einem besonders krassen Fall ‹lebte› die Amerikanerin Nancy Cruzan rund acht Jahre mit irreversiblen Gehirnschäden im Koma, ehe nach jahrelangem Rechtsstreit die Ärzte des Missouri Rehabilitation Center in Carthage die künstliche Ernährung unterbrachen und sie wenig später sterben konnte. O.V. (Cruzan) LS

341 Vgl. Simonton und Grof, zit. in Capra (Denken) 208, 313, 316; Capra (Wendezeit) 158; Illich (Enteignung) 53, 151; Dethlefsen (Schicksal) 148; Ariès (Geschichte) 751, sowie einen besonders eindrücklichen, von H.C. Piper berichteten Fall, zit. in Scharffenorth/Müller (Patienten-Orientierung) 318f

fest: Häufig ist es «die eigene Unfähigkeit, sich mit Krankheit und Tod auseinanderzusetzen, die Ärzte dazu verleitet, die letzte Zeit ihrer sterbenskranken Patienten durch nutzlose Behandlungen zusätzlich zu belasten».[342]

Der geeignetste Ort für die Lebensverlängerung ist dann häufig das Krankenhaus. Hier konzentrieren sich die inzwischen fast unbeschränkten Möglichkeiten, den Tod zu bannen, hier wachen Messgeräte und Computer über die Körperfunktionen und hier springen Maschinen ein, wenn ein Organ seinen Dienst versagt. Der Mensch wird dabei zwar mehr und mehr zum Gegenstand, zum Objekt, aber er lebt noch – und überlebt vielleicht sogar. Die mögliche Lebensverlängerung bzw. die Aussicht auf ein Überleben rechtfertigen fast jeden beliebigen Aufwand, um so mehr, als sich im Krankenhaus die unangenehmen Begleitumstände des Sterbens vor der Allgemeinheit und auch vor den Angehörigen diskret abschirmen lassen.

Seit den fünfziger Jahren hat sich denn auch der Tod im Krankenhaus zum ‹Normalfall› entwickelt – in der Bundesrepublik Deutschland sterben hier mittlerweile rund zwei Drittel der Menschen, während es 1968 noch knapp 45 Prozent waren. Ähnlich hat auch in der Schweiz der Anteil der Betagten, die zu Hause sterben, seit 1969 um rund die Hälfte abgenommen.[343] Ob dies einen Fortschritt darstellt, ob damit den Sterbenden geholfen ist, bezweifelt der Arzt Uwe Heyll: «Was für ein Trost liegt denn in den chemischen Substanzen, die der Todkranke schlucken muss, in den Spritzen, die in den Körper gestochen werden, oder den chromglänzenden Maschinen einer Intensivstation? Kann es nicht sein, dass das Los eines Todkranken in dem technisierten Gesundheitssystem unserer Zeit ungleich trostloser ist als das Schicksal eines Sterbenden vor 200 Jahren, der im Kreis seiner Familie Abschied nehmen konnte?»[344]

Sterbende im Krankenhaus erleben heute oft einen doppelten Tod: Bevor sie leiblich sterben (dürfen), durchleben sie nicht selten den sozialen Tod, indem sie von menschlichen Beziehungen isoliert und mit ihrer Todeserfahrung alleingelassen werden, sei es in einem nüchternen Sterbezimmer, sei es inmitten der Technik einer Intensivstation.[345] Die Ärztin und Sterbeforscherin Elisabeth Kübler-Ross umschreibt die Problematik des medikalisierten, aseptischen, anonymen und einsamen Todes im Krankenhaus mit eindrücklichen Worten wie folgt:

«Er [der schwerkranke Patient] mag um Ruhe, Frieden und Würde flehen – man wird ihm Infusionen, Transfusionen, die Herz-Lungen-Maschine, eine Tracheotomie (Luftröhrenschnitt) verordnen – was eben medizinisch notwendig erscheint. Vielleicht sehnt er sich nur danach, dass ein einziger Mensch ein-

---

342 Heyll (Risikofaktor) 89f
343 Vgl. Ariès (Geschichte) 729f, 748; Scharffenorth/Müller (Patienten-Orientierung) 320; Vogel (Altersbericht) 3
344 Heyll (Risikofaktor) 237
345 Scharffenorth/Müller (Patienten-Orientierung) 318, 320ff

mal einen Augenblick bei ihm stillhält, damit er ihm eine einzige Frage stellen kann – doch ein Dutzend Leute macht sich rund um die Uhr an ihm zu schaffen, kümmert sich um seine Herz- und Pulsfrequenz, um Elektrokardiogramm und Lungenfunktion, um seine Sekrete und Exkremente – nur nicht um ihn als Persönlichkeit. Auflehnung hilft nichts, denn alles wird ja nur getan, um sein Leben zu erhalten – und wenn man es retten kann, ist ja später immer noch Zeit, an ihn als Individuum zu denken. Wer zuerst den gesamten Menschen in Betracht zieht, könnte darüber wertvolle Zeit zu seiner Rettung verlieren! Das jedenfalls scheint die Begründung oder Rechtfertigung der ganzen Betriebsamkeit zu sein – oder ist es ganz anders? Liegt die Ursache dieser immer mehr mechanischen, unpersönlichen Behandlung in uns selbst, in unserer eigenen Abwehrhaltung? Können wir vielleicht nur auf diese Weise mit den Ängsten fertig werden, die ein schwer oder hoffnungslos Erkrankter in uns selbst auslöst? Konzentrieren wir uns auf den Blutdruckmesser und andere Instrumente, weil wir den drohenden Tod nicht sehen wollen, der so furchtbar und erschreckend ist, dass wir unser ganzes Wissen auf Apparaturen übertragen. Denn Instrumente bedrücken uns weniger als die leidenden Züge eines menschlichen Wesens, das uns wieder einmal an die eigene Ohnmacht erinnert, an unsere Grenzen, unser Versagen, unsere eigene Sterblichkeit.» [346]

Das von der Verdrängung geprägte moderne Todesbild macht die Medikalisierung und Technisierung des Sterbens nachgerade zur gesellschaftlichen Pflicht und unbedingten Notwendigkeit und lässt – wie Ivan Illich sich treffend ausdrückt – die Begegnung mit dem Arzt fast ebenso unabdingbar werden wie jene mit dem Tod resp. mit den vielen verschiedenen klinischen Toden, die mittlerweile durch die Welt streifen. [347] An die Stelle der eingehenden Vorbereitung auf den Tod, wie sie in anderen Kulturen üblich war, ist bei uns die sorgfältige Überwachung und Registrierung des Ablebens getreten, das oft nur noch als rein mechanischer Vorgang verstanden wird. Entsprechend fällt der letzte Blick vieler Sterbender anstatt auf das Holzkreuz an der Wand auf ein chromblitzendes Firmenschild mit der Aufschrift ‹Siemens›. [348]

Die Vereinnahmung des Sterbens durch die moderne Medizin führt in den Vereinigten Staaten mit dazu, dass gegen 60 Prozent der Gesundheitsausgaben für Patienten aufgewendet werden, welche ein Jahr später nicht mehr am Leben sind. Und in der Schweiz, in der auch diesbezüglich die Datenlage eher dürftig ist, hat eine Untersuchung der Krankenkasse KKB gezeigt, dass «ihre verstorbenen Versicherten im letzten Lebensjahr im Durchschnitt rund siebenmal höhere Kosten aufwiesen als die übrigen Versicherten». [349]

---

346 Kübler-Ross (Interviews) 14f
347 Illich (Enteignung) 149, 151; vgl. auch Ariès (Geschichte) 749
348 Krämer, zit. in Biermann (Gesundheitsfalle) 137
349 Sommer (Malaise) 32

Vor kurzem beispielsweise wurde der Grütli-Krankenkasse eine Rechnung des Universitätsspitals Zürich über Fr. 300 000.- zur Vergütung vorgelegt. Sie war für einen 80jährigen Mann ausgestellt worden, an welchem innerhalb von 40 Tagen ein halbes Dutzend operativer Eingriffe, wie Bypass, Nierendialyse etc., vorgenommen worden waren. Zehn Tage nach der letzten Operation verstarb der Patient.[350] Dazu passt die lakonische Feststellung von Ivan Illich: «Wie jede Wachstumsindustrie leitet das Gesundheitssystem seine Produkte dorthin, wo die Nachfrage unbegrenzt zu sein scheint: in den Kampf gegen den Tod.»[351]

5. Verarmung der Persönlichkeit und soziale Vereinzelung

In engster Wechselwirkung mit den verschiedenen bereits angesprochenen Aspekten einer übersteigerten materialistischen Lebensweise steht als weiterer Einflussfaktor im Netzwerk sich aufschaukelnder Wirkungszusammenhänge die allmähliche *Verarmung der Persönlichkeit des einzelnen und seine zunehmende soziale Vereinzelung*. Zwar nehmen viele von uns diese schleichende Entwicklung sowohl bei sich selbst als auch bei anderen kaum mehr wahr. Denn zum einen geht es uns vordergründig allgemein gut, weshalb wir sämtliche Warnsignale geflissentlich verdrängen, welche uns in unserer oberflächlichen Zufriedenheit und allgemeinen Gleichgültigkeit stören könnten. Vor allem aber fällt es schwer, in einer Gesellschaft, in der die Entfremdung von uns selbst und von anderen zur Norm geworden ist, das Trugbild der Normalität zu durchschauen, geschweige denn, ihm zu entrinnen, um wieder zu uns selbst und zu unserer menschlichen Bestimmung zu finden.[352]

5.1 Verkümmerte Kindheit

Im Gegensatz zu Insekten werden wir Menschen als Schmetterlinge geboren und enden in einem Kokon, schreibt Marylin Ferguson,[353] und es genügt, einen Blick in die oft verbitterten, enttäuschten, starren und gleichgültigen Gesichtszüge der Insassen eines Altersheims zu werfen, um diese Aussage in der Tendenz bestätigt zu finden.[354] Alarmierend wirken müsste eigentlich auch die Tatsache, dass ein heute in Grossbritannien geborenes Kind gemäss R.D. Laing eine zehnmal grössere Chance hat, in eine Nervenklinik eingeliefert als an einer Universität aufgenommen zu werden. Zu Recht stellt er die Frage, ob dies als Hinweis gelten kann, «dass wir unsere Kinder mit grösserem Erfolg

---

350 Zit. in GPI, Nr. 4/94, S. 15
351 Illich (Enteignung) 53
352 Vgl. Simonton, zit. in Capra (Denken) 308, sowie Laing, zit. in Capra (Wendezeit) 426

353 Ferguson (Verschwörung) 344
354 Vgl. auch Dethlefsen/Dahlke (Krankheit) 212

Hintergründe der Problemsituation im Gesundheitswesen

Netzwerk 17

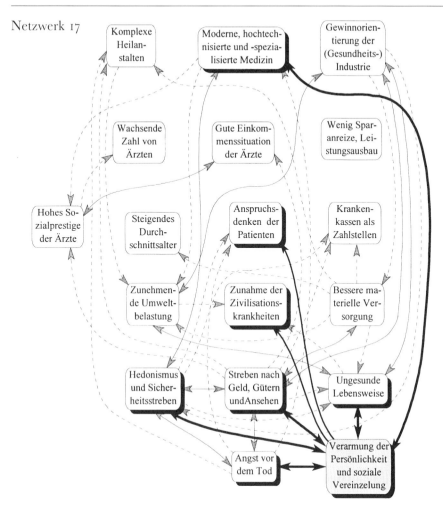

verrückt machen als sie ernsthaft zu erziehen», und meint, vielleicht sei es unsere Art der Erziehung, die sie verrückt macht.[355]

Trotz vereinzelter Ansätze, die mittlerweile auch in eine andere Richtung zielen, verhält es sich in der Tat so, dass unser Bildungssystem zwar stets mehr Mittel beansprucht. Es bereitet jedoch unsere Kinder vor allem insofern auf das Leben vor, als es sie – wenn überhaupt – zur Ausübung eines der zahllosen, immer spezialisierteren Berufe geeignet macht. Vermittelt wird weit weniger Lebensweisheit im Sinn der Fähigkeit, sich in den bestehenden gesell-

---

[355] Laing, zit. in Capra (Wendezeit) 426f

schaftlichen Strukturen und Verhältnissen zurechtzufinden, sie kritisch zu durchdenken und gemeinsam mit anderen zu verändern, sondern gelehrt wird zur Hauptsache instrumentelles, in Fächer zergliedertes Kopfwissen.[356] Dabei kommt das Primärziel der Vorbereitung auf den Wirtschaftsprozess auch insofern zum Tragen, als das Konkurrenzprinzip – das Lernen gegen- und nicht miteinander – bereits in der Schule eine zentrale Rolle spielt. Wer dabei am besten abschneidet, erhält nach wie vor die besten Noten und wird den Erwartungen der stolzen Eltern am ehesten gerecht.[357]

Hinzu kommt, dass unsere Kinder – und wir mit ihnen – auch über die Schule hinaus zunehmend in vereinseitigten, künstlichen Erfahrungszusammenhängen aufwachsen. Zuallererst ist für viele das für eine harmonische Entwicklung unendlich wichtige Erleben der Natur zur täglichen Lärm-, Gestanks- und Betonerfahrung verkommen – fast 70 Prozent der schweizerischen Wohnbevölkerung leben mittlerweile in städtischen Gebieten.[358] Eine Nationalfondsstudie hat gezeigt, dass Kinder im Raum der Stadt Zürich, deren Bewegungsfreiheit durch den Strassenverkehr eingeschränkt ist, gegenüber jenen, die in einem attraktiven und ungefährlichen Wohnumfeld aufwachsen, klar zurückbleiben. Im Kindergartenalter sind sie weniger aktiv und selbständig, in ihrer sozialen Entwicklung im Rückstand und körperlich weniger geschickt.[359]

Aber auch in den mehr oder weniger abgeschirmten eigenen vier Wänden, in die sie oft zwangsläufig flüchten müssen, erfolgt dahingehend eine wahre Überflutung mit künstlichen und oft pervertierten Reizen, als viele Kinder längst schon abhängig geworden sind vom grenzenlosen Angebot an Fernsehprogrammen, von Videofilmen und von Computerspielen, in denen Gewalt oft ein wichtiges Element darstellt oder gar verherrlicht wird. «In den USA haben zwölfjährige Kinder bereits 8000 Morde und 100 000 Gewalttaten am Fernsehen verfolgt.» High-School-Abgänger verbrachten 12 500 Stunden in der Schule, aber 20 000 Stunden vor dem Fernseher.[360]

Dort werden Kinder zudem mit Kriegen, Verbrechen, Hungersnöten, Katastrophen und Umweltproblemen konfrontiert, die auf sie viel stärker als auf Erwachsene wirken und in zunehmendem Mass zu physischen und psychischen Problemen führen.[361] Um so mehr gilt dies, wenn sie mit all diesen vereinseitigten Erfahrungen allein gelassen werden, sei es, weil die Eltern ihrerseits in die Zerstreuung flüchten oder bemüht sind, sich die finanziellen Mittel hierfür zu ergattern, sei es, weil es eine Familie für das Kind nicht mehr gibt.

Wie Abbildung 15 eindrücklich vor Augen führt, gehen Ehen heute weit schneller in die Brüche als früher. Ähnlich wie in anderen Industrieländern

---

356 Vgl. Postman/Weingartner, zit. in Ferguson (Verschwörung) 327
357 Vgl. hierzu auch Pestalozzi (Zukunft); Illich (Schulen); Ringel (krank) 104f, 108
358 Vgl. Bundesamt für Statistik (Jahrbuch 1994) 29; ferner auch Studer (Jenseits) 73ff

359 Kane (Entwicklung) Leben; o.V. (Kinder-Entwicklung) Blickpunkt
360 Seiler-Spielmann (Rambos) 41
361 Vgl. Rauch (Himmel) Leben

Abb. 15: Scheidungsziffern ausgewählter Heiratsjahrgänge nach Ehedauer in der Schweiz [362]

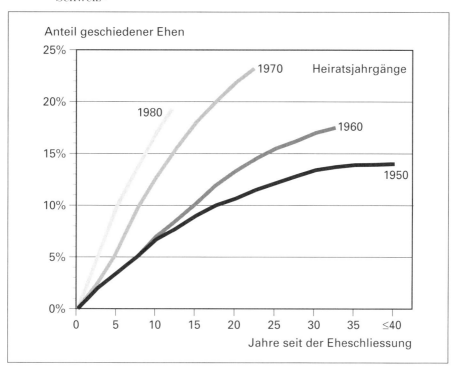

wird derzeit in der Schweiz bereits mehr als jede dritte Ehe geschieden, wobei der Prozentsatz in städtischen Regionen und im speziellen in Grossstädten noch um etliches höher liegt und in mehr als der Hälfte der Scheidungsfälle auch Kinder betroffen sind.[363] Was andererseits die noch intakten Ehen anbelangt, so beträgt die durchschnittliche Zeit, während der die Ehepartner täglich miteinander sprechen, gemäss empirischen Untersuchungen in Österreich, noch ganze sieben Minuten pro Tag.[364]

Auch die Familiensituation wirkt in solchen Fällen zusätzlich belastend auf das Kind. Sie wird im negativen Sinn noch verstärkt durch all jene Fälle, in welchen die Eltern oder ein Elternteil mit der Ausübung der elterlichen Gewalt Mühe bekunden bzw. diese missverstehen. Zwar ist die körperliche Gewalt seitens der Eltern im Vergleich zu früheren Jahrzehnten eher zurückgegangen. Noch stets aber geben rund 20 Prozent der Eltern in der Schweiz

---

362 Bundesamt für Statistik (Zahlen) 20
363 Vgl. Bundesamt für Statistik (Jahrbuch 1994) 43, 48; vgl. auch Beck (Risikogesellschaft) 163
364 Ringel (krank) 105

an, ihre Kleinkinder zwischen 0 und 2,5 Jahren manchmal bis sehr häufig zu ohrfeigen. Rund 5 Prozent schlagen sie sogar mit Gegenständen. Davon betroffen sind somit 39 000 resp. 5000 Kinder allein dieser Altersgruppe. Eine ähnlich hohe Zahl von Kindern wird in der Schweiz jährlich sexuell missbraucht, überwiegend innerhalb der erweiterten Familie.[365]

Stark ins Gewicht fällt aber auch die ‹nur› psychische Misshandlung und die Vernachlässigung von Kindern. Und ferner darf der Umstand nicht ausser acht gelassen werden, dass als Folge einer antiautoritären Erziehung manche Eltern ihren Kindern kaum noch Grenzen setzen, obwohl sie diese suchen und brauchen. Diese sind in der Folge mit der ihnen gewährten Autonomie überfordert oder können sich – wie eine deutsche Studie zeigte – zu eigentlichen kleinen Tyrannen entwickeln.[366]

Auch der Missbrauch der elterlichen Gewalt hat für die betroffenen Kinder vielfältige gesundheitliche Folgen, die vor allem bei schweren Misshandlungen bis ins Erwachsenenalter reichen. Zu nennen sind nebst körperlichen Verletzungen und Schäden Wachstumsstörungen, Störungen der kognitiven, emotionalen und sozialen Entwicklung, Sprachstörungen, Depressionen, Angst, Beeinträchtigung des Selbstwertgefühls und Verhaltensauffälligkeiten. Gemäss der Mannheimer Langzeitstudie sind vernachlässigte und/oder abgelehnte Säuglinge bereits am Ende des zweiten Lebensjahres in ihrer kognitiven Entwicklung verzögert und weisen mehr Verhaltensstörungen auf als nicht misshandelte Kinder.[367]

Zudem besteht die Gefahr, dass misshandelte Kinder ihre entsprechenden Erfahrungen später an ihre eigenen Kinder weitergeben. Aber auch mit ihren Spielgefährten werden sie oft so umgehen, wie sie in ihrem Umfeld geprägt wurden. Als Folge nimmt die Gewaltbereitschaft und Aggressivität an Schulen – vor allem unter den Schülern selbst – auch in der Schweiz massiv zu. Statt ‹Räuberlis› spielen die Kinder Rambo und setzen dabei nebst den Fäusten oft auch Messer und Schlagwaffen ein. Dies kann bis hin zu kriminellen Handlungen führen.[368]

5.2 Gestörte Harmonie der Geschlechter

Aber nicht nur die Kinder, auch die Erwachsenen bekunden, wie bereits angespochen, oft Mühe mit den modernen Umständen des Zusammenlebens innerhalb der Familie resp. dessen, was davon noch übriggeblieben ist. Eine der Ursachen besteht darin, dass das Egoismus-Prinzip, welches im Wirtschaftsleben die treibende Kraft darstellt, in Form eines verabsolutierten Stre-

---

365 Perrez/Moggi, in Weiss (Gesundheit) 303, 306ff; Storz/Besozzi, in Weiss (Gesundheit) 334
366 Vgl. Seiler-Spielmann (Rambos) 38
367 Perrez/Moggi, in Weiss (Gesundheit) 299ff

368 Seiler-Spielmann (Rambos) 36ff; Mamarbachi (Messer) Themen; Ragaz (Wertezerfall) LS; Burgherr/Droesch (draufgeht) 13ff

bens nach unbedingter persönlicher Selbstverwirklichung – oder besser: Ich-Verwirklichung – auch im Privatleben längst schon Einzug gehalten und Verbreitung gefunden hat.

«Uns wird kaum mehr bewusst», schreiben Dethlefsen und Dahlke, «wie stark in unserer Zeit die Ego-Kräfte und damit die Abgrenzung überbetont werden, da diese Art der Individualisierung für uns schon sehr selbstverständlich geworden ist.»[369] Die soziale Isolation und persönliche Sprachlosigkeit, die im ‹Appartement› als moderner Behausung sowohl ihren äusseren als auch ihren semantischen Ausdruck finden, werden in der Folge bis in die (Klein-)Familie hineingetragen.

Darüber hinaus führen die moderne Wettbewerbswirtschaft bzw. die Anforderungen und Verlockungen, mit denen sie den Einzelnen konfrontiert, aber auch zu dem, was Beck die ‹Spagat-Familie› nennt. Er definiert sie trefflich als dauerndes «Jonglieren mit auseinanderstrebenden Mehrfachambitionen zwischen Berufen und ihren Mobilitätserfordernissen, Bildungszwängen, querliegenden Kinderverpflichtungen und dem hausarbeitlichen Einerlei».[370] Sie werden wesentlich akzentuiert durch das längst überfällige Streben der Frauen, sich aus einer von patriarchalen Werten geprägten Welt und aus der rein zudienenden Rolle zu befreien, welche ihnen darin zugedacht wird.

In einzelnen Fällen wird sich dieser Befreiungsdrang des ‹schwachen› Geschlechts in überschiessender Weise manifestieren und bis anhin stabile Beziehungen und Verhältnisse allzu leichtfertig aufs Spiel setzen. Weit öfter jedoch wird er auf Situationen treffen, in denen die Männer sich zwar durchaus zum Grundsatz «gleiche Rechte für Mann und Frau» bekennen, in denen sie dann aber nichts mehr davon wissen wollen, wenn sie selber betroffen wären und ihre eigenen Ambitionen zurückstecken müssten.[371] So oder so führt dies in der Folge zu Spannungen und emotionalen Belastungen, zu einer Art ‹bewaffneter Ratlosigkeit›, mit der sich Männer und Frauen im Alltag von Ehe und Familie gegenüberstehen.[372]

Wichtig zu beachten ist allerdings, dass diese Spannungen nicht nur ‹hausgemacht›, sondern weit mehr noch strukturbedingt sind, weil unser kapitalistisches System aller Rhetorik zum Trotz auf die Ungleichstellung der Geschlechter ausgerichtet und angewiesen ist. Im Zentrum steht dabei die Tradition des ‹Berufsmenschentums›, in welcher sich primär der Mann voll und ganz in den Dienst seines Arbeitgebers stellt und stellen muss, um überhaupt Frau und Kinder ernähren zu können. Er wird in der Folge vielfach zum willfährigen und emotional unselbständigen Berufsarbeiter, während sich andererseits die

---

369 Dethlefsen/Dahlke (Krankheit) 352
370 Beck (Risikogesellschaft) 118, 184, 202

371 Vgl. Beck (Risikogesellschaft) 170f; Ulrich et al. (Konstanz) 116ff; Ulrich et al. (Studenten) 178ff
372 Beck (Risikogesellschaft) 161

Ehefrau gezwungen sieht, unbezahlt und möglicherweise ohne eigenen Renten- und Versicherungsanspruch all die häuslichen, sich ewig wiederholenden Voraussetzungen für die alltägliche Abwesenheit ihres Angetrauten zu schaffen.[373]

Wenn dann demgegenüber ein Ehepaar mit Kindern innerhalb der heutigen wirtschaftlichen Strukturen versucht, eine wirkliche Rollenteilung anzustreben, so stösst es dabei meist auf grösste Schwierigkeiten. Abgesehen davon, dass derartige Bemühungen in unserer Leistungsgesellschaft, in der nur (hundertprozentige) Lohnarbeit wirklich etwas gilt, nach wie vor suspekt sind, ist es faktisch oft gar nicht möglich, sich die Erwerbsarbeit zu teilen. Nicht nur fehlt das entsprechende Stellenangebot in vielen Berufen weitgehend, sondern es müssen unter Umständen auch ein verringerter Versicherungsschutz sowie vor allem empfindliche Einkommenseinbussen in Kauf genommen werden.[374] Dies ist vor allem deshalb der Fall, weil Frauen in der Schweiz bis zu 30 Prozent weniger verdienen als ihre männlichen Kollegen[375] und weil ihre Beschäftigungsmöglichkeiten auf wenig einflussreiche und somit schlechter bezahlte Tätigkeiten konzentriert sind. «Als je ‹randständiger› ein Aufgabenbereich gilt, je weniger ‹einflussreich› eine Gruppe, desto grösser ist die Wahrscheinlichkeit, dass Frauen sich in diesen Feldern Beschäftigungsmöglichkeiten erobert haben.»[376]

5.3 Vereinseitigte und verdrängte Lebensmuster
Besonders fatal wirkt sich in der Folge das nach wie vor bestehende Gefälle zwischen den Geschlechtern dann aus, wenn eine Partnerschaft daran zerbricht. Zwar ist es noch meist die Mutter, welche die Kinder zugesprochen erhält, sie sieht sich jedoch in der Folge mit dem drückenden, oft schier unlösbaren Problem konfrontiert, (schlecht bezahlte) Erwerbsarbeit, Kindererziehung und Haushalt unter einen Hut bringen zu müssen. Bald einmal gehört sie dann nicht selten zu jenen sozialen Randgruppen, welche das marktwirtschaftliche System mit immanenter Logik hervorbringt, und befindet sich dort in anonymer Gesellschaft mit (ausgesteuerten) Arbeitslosen, Invaliden und Rentnern am Existenzminimum, denen das mehr oder weniger ausgeprägte und lähmende Gefühl gemeinsam ist, für andere weitgehend nutzlos geworden zu sein und von ihnen im Stich gelassen oder gar gemieden zu werden.[377]

Seelisch und sozial an den Rand gedrängt, beschreiten manche dieser Menschen einen wahren ‹Kreuzigungsweg des Selbstbewusstseins›, und weil das monatlich zur Verfügung stehende Geld nirgends hinreicht, sehen sie sich zu-

---

373 Vgl. Beck (Risikogesellschaft) 173, 178, 181, 191
374 Vgl. Beck (Risikogesellschaft) 222ff
375 Bundesamt für Statistik (Gleichstellung) 63f

376 Beck (Risikogesellschaft) 166
377 Vgl. Eggers-Faschon (Alleinstehend) III/1; Raschle (abhängig) 16f; Ringel (krank) 107; Beck (Risikogesellschaft) 143ff, 183, 193

Hintergründe der Problemsituation im Gesundheitswesen

dem gezwungen, sich von minderwertigen, aber billigen Nahrungsmitteln zu ernähren und an Orten zu wohnen, wo die moderne Zivilisation ihre Kehrseiten mit vollem Lärm und Gestank offenbart.[378] Kommt dann noch der Missbrauch von Suchtmitteln hinzu, dann wird der innere und äussere Absturz in die Ausweg- und Hoffnungslosigkeit bald einmal vollends Tatsache, mit wenig positiven Auswirkungen auf den Gesundheitszustand der Betroffenen.

Aufschlussreich ist diesbezüglich, dass in der Schweiz – gemessen an der beruflichen Stellung – die Sterblichkeit der unteren Sozialschichten gegenüber den oberen stark erhöht und damit die Lebenserwartung absehbarerweise kleiner ist. Unterscheidet man nach der Berufsausbildung, so werden zudem von den Angehörigen unterer sozialer Schichten weit mehr starke körperliche Beschwerden angegeben als in den oberen, und es leiden auch mehr von ihnen an chronischen Gesundheitsstörungen und nehmen deswegen das Gesundheitswesen in Anspruch. Entsprechend treten medizinisch diagnostizierte Krankheiten in den unteren Gesellschaftsschichten wesentlich häufiger auf als in den oberen.[379]

Zwar hängt dies auch damit zusammen, dass ein gesundheitsbewusstes Verhalten in unteren Sozialschichten im allgemeinen weniger verbreitet ist. Beispielsweise finden sich hier erheblich mehr Raucher und starke Alkoholkonsumenten, und die sportliche Aktivität ist in der Tendenz geringer.[380] Die Unterschiede im Gesundheitszustand und in der Sterblichkeit sind aber auch durch die Lebens- und Arbeitsumstände bedingt, die für Menschen der unteren Sozialschichten der Gesundheit oft weit eher abträglich sind als für jene, die sich bequemere und komfortablere Verhältnisse, Arbeitsbedingungen und Wohngegenden leisten können.

Aber auch diejenigen, die sich noch im Mittelfeld der Gesellschaft zu halten vermögen und über ein normales Auskommen verfügen, sind im Zusammenhang mit den bereits besprochenen Belastungsfaktoren Lebensumständen ausgesetzt, die sich zusätzlich negativ auf die Gesundheit auswirken können. Vor allem sind sie je länger je mehr mit der Notwendigkeit konfrontiert, sich ständig an neue Berufsanforderungen und an rasch veränderte Lebenssituationen anpassen zu müssen und dabei unter Umständen überfordert zu sein.

Je mehr nämlich die Industrialisierung und Technisierung der Lebens- und Arbeitswelt voranschreiten, desto mehr wird die gewohnte Kontinuität des Lebens gestört und desto chaotischer, unsicherer und konjunkturabhängiger werden die Grundlagen von Arbeit, Konsum, Sozialbeziehungen und Familienleben. Desto schwieriger wird es aber auch, sich in der tagtäglichen Reiz-

---

378 Vgl. Beck (Risikogesellschaft) 150; Beck (Gegengifte) 233; Lüthin (freiwillig) 30
379 Vader/Minder/Spuhler, in Weiss (Gesundheitswesen) 23f; Spuhler, in Weiss (Gesundheitswesen) 12; ferner Noack/Weiss, in Weiss (Gesundheitswesen) 92f, 96

380 Abelin, in Weiss (Gesundheit) 226; Fahrenkrug, in Weiss (Gesundheit) 242; Marti, in Weiss (Gesundheit) 170f

überflutung der modernen Kommunikationsgesellschaft zurechtzufinden, welche diese Bezeichnung sinnigerweise nur deshalb trägt, weil sie die menschliche durch eine stets perfektere technische Kommunikation überlagert und ersetzt hat. Und nicht zu vergessen ist schliesslich auch das im Zusammenhang mit Kindern bereits angesprochene individuelle Gefühl der Bedrohung, wie es durch Umweltkatastrophen, Verkehrslawinen und Völkerwanderungsbewegungen verursacht wird, welche die heutige Überflusswirtschaft zunehmend hervorbringt.[381]

Jänicke umschreibt diese, nicht zuletzt auch für das Verständnis der heutigen Kostenexplosion im Gesundheitswesen sehr zentrale Grundproblematik unserer materialistischen Lebensweise wie folgt: «Was der industrielle Expansionismus und Dynamismus mit den traditionellen städtischen Lebensräumen wie auch den verbliebenen Resten natürlicher Lebensumwelt anrichtet, das tut er offensichtlich im Effekt auch der menschlichen Natur an. Sein sozialer Effekt jedenfalls ist eine ständige Erhöhung der Anpassungszwänge. ...Aus der Psychologie wissen wir, dass unstrukturierte Lebenssituationen eine starke Belastung darstellen. Unüberschaubare und zugleich ständige unstrukturierte Lebenssituationen radikalisieren diese Problematik.»[382] Die Folge ist bei vielen Menschen eine eigentliche Anpassungsüberforderung, verbunden mit diffusen Gefühlen der Ohnmacht, Existenzängsten und bewusster oder unbewusster Flucht in die Krankheit.

Wiederum etwas anders gelagert und ebenfalls nicht sehr günstig sind die Zusammenhänge zwischen Lebensumständen und psychischer und physischer Gesundheit schliesslich bei jenen Privilegierten, die sich auf dem oberen Teil der sozialen und finanziellen Stufenleiter bewegen. Viele der weiter oben bereits angespochenen Charakteristika der heutigen Wohlstandsgesellschaft spielen dabei eine wichtige Rolle. So führen zwar Spitzen- und Doppelverdiener sowie viele ungebundene, nicht mit Kindern ‹belastete› Singles, von denen es bezeichnenderweise ständig mehr gibt,[383] in der Regel wohl ein durchaus angenehmes, luxuriöses Leben. Es bewegt sich allerdings oft weitgehend an der Oberfläche, zwischen Besuchen in teuren Restaurants und im dezenten Bräunungsstudio, Spritzfahrten ins Blaue und Einladungen zu Cocktail-Parties, auf denen die eigenen Unverbindlichkeiten mit jenen anderer ausgetauscht werden.

Wie die Graphik von Carl W. Röhring auf beklemmende Weise veranschaulicht, läuft das Persönlichkeitserleben derartiger ‹Genuss-Menschen› in der Folge besonders ausgeprägt Gefahr, sich bloss noch auf die trügerische Summe

---

381 Vgl. hierzu auch die empirischen Befunde in Buchberger/Fahrni (Arbeitsbedingungen) 76ff, 81, 89

382 Jänicke (Industriesystem) 86

383 In der Schweiz waren 1990 bereits 32,4 Prozent aller Haushalte Einpersonen-Haushalte, verglichen mit 8,5 Prozent im Jahr 1930. Bundesamt für Statistik (Jahrbuch 1994) 35. Vgl. zur analogen Entwicklung in der BRD auch Beck (Risikogesellschaft) 164, oder zur Situation im Grossraum Paris, wo mittlerweile mehr als die Hälfte der Einwohner in Einpersonen-Haushalten lebt, Brunner (Single) III/1

Abb. 16: Der moderne Konsummensch [384]

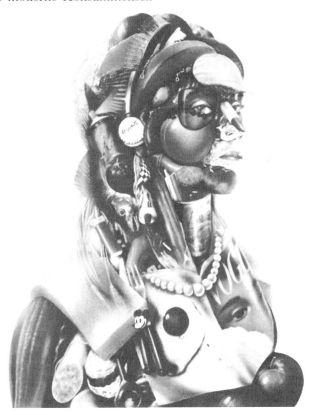

der eigenen Konsummöglichkeiten und Statussymbole zu beschränken. [385] Die eigentliche, aber meist erst spät als solche erfahrene Sinnlosigkeit und Inhaltsleere einer derartigen Luxus-Existenz muss darüber hinaus oft teuer erkauft werden. Um allenfalls selber in den Genuss (noch) höherer Weihen zu gelangen resp. in obere und oberste hierarchische Positionen aufzusteigen, nehmen viele hohen Berufsstress und verschiedenste, zum Teil sehr ausgeklügelte Anleihen an das Eigennutz-Prinzip auf Kosten der Gesundheit in Kauf. [386]

Entfremdung von sich selbst und von anderen, lautet in der Folge auch hier das tendenzielle Endergebnis. Auch in diesem Fall verkümmern die Wurzeln der eigenen Persönlichkeit, so dass der betroffene Mensch bei einem unerwarteten persönlichen ‹Störfall› leicht aus der Bahn geworfen wird. Ja mehr noch,

384 CO-ART, Carl W. Röhring, Hamburg
385 Vgl. auch Fromm (Sein)
386 Vgl. dazu auch Noll/Bachmann (Machiavelli); Maccoby (Gewinner)

verzweifelt und besessen nach (noch mehr) Ich-Verwirklichung suchend, helfen manche Zeitgenossen insofern gleich selber nach, als sie sich im Rahmen von mittlerweile auch bei uns in Mode gekommenen Psychotherapien quasi eigenhändig aus der Erde reissen, um nachzusehen, wie gesund ihre Wurzeln tatsächlich noch sind.[387]

5.4 Vereinsamtes Alter

Ein weiterer Problemkreis im psychosozialen Kontext der Ursachen einer unaufhaltsamen Kostensteigerung im Gesundheitswesen stellt schliesslich das Alter dar. In Teil I wurde bereits im quantitativen Sinn angesprochen, dass ältere Menschen einen weit überproportionalen Anteil der Gesundheitsleistungen beanspruchen. Einerseits hängt dies mit dem normalen Alterungsprozess zusammen. Andererseits machen sich jetzt aber auch die ‹Sünden› der zivilisatorischen Lebensweise bemerkbar, die man entweder freiwillig begangen hat oder die einem umständehalber aufgezwungen wurden. Dabei ist es auch hier so, dass Menschen aus unteren Gesellschaftsschichten grössere gesundheitliche Hypotheken mit sich bringen: «In der Gruppe der 70jährigen leiden nur 17 Prozent der Gutsituierten an funktionellen Störungen, gegenüber 61 Prozent der wenig Bemittelten.»[388]

Je mehr jedoch gesundheitliche Beschwerden und enge finanzielle Verhältnisse gegeben sind, desto schwieriger und noch krankheitsträchtiger wird das Alter. Das beginnt bereits beim Eintritt ins ‹Alten-Alter›. Die sogenannte Pensionierung (oder immer öfter auch die Frühpensionierung)[389] geht für viele einher mit einem gewaltigen Anpassungsdruck. Denn zumindest jene, die zuvor nicht einfach nur im Haushalt, sondern in einem ‹ordentlichen› Beruf tätig waren, hatten in unserer modernen Hochleistungsgesellschaft oft ihr gesamtes Selbstwertgefühl daraus bezogen, ganze Arbeit zu leisten. Gewohnt, Arbeit nur als Lohnarbeit zu sehen, gehören sie nunmehr plötzlich zum ‹alten Eisen›, fühlen sich wertlos und überflüssig, und zwar um so mehr, als auch noch das arbeitsbedingte soziale Beziehungsnetz weggefallen ist. Zudem bekunden manche der aus dem Erwerbsleben Ausgestossenen Mühe, sich auf eine neue Rollenteilung mit der Partnerin resp. dem Partner einzustellen.[390]

Aber selbst wenn sie den ‹Pensionierungsschock› allmählich überwinden und sich auch auf die vielen angenehmen Seiten des Rentnerdaseins einstimmen, so laufen alte Menschen ob der Bedingungen und vorherrschenden Werte unserer vereinseitigten Zivilisation in hohem Mass Gefahr, dass ihr restliches Leben dennoch hauptsächlich von Verlusten geprägt wird. Sie reichen von der erwähn-

---

387 Beck (Risikogesellschaft) 156
388 Schlettwein-Gsell, in Weiss (Gesundheit) 151
389 In der BRD werden mittlerweile bereits zwei Drittel der Arbeitnehmer frühzeitig pensioniert. Berbuer (Ethik) 163
390 Vgl. Vester (Stress) 325f; Berbuer (Ethik) 110f; Brauchbar/Heer (Alter) 136f

ten und gerade bei alten Menschen häufigen Einbusse der materiellen Sicherheit, der wachsenden und immer weniger zu übertünchenden Diskrepanz zum jugendlichen Schönheitsideal und der oft kaum noch gelebten Sexualität und Zärtlichkeit[391] bis hin zur abnehmenden Fähigkeit und Bereitschaft, sich in einer fremd gewordenen, technisierten Umgebung zurechtzufinden, von ihr verstanden und akzeptiert zu werden.

Ein besonderes Problemfeld bildet dabei der Verkehr – von der Bedienung des Fahrkartenautomaten bis hin zum Überqueren der Strasse. Die Zahl der Unfallopfer im Strassenverkehr ist bei den über 70jährigen genauso hoch wie bei fünf- bis neunjährigen Kindern. Zudem müssen vor allem alte Menschen damit rechnen, Opfer von Entreissdiebstählen zu werden. Als Folge isolieren sich viele von ihnen, meiden verkehrsreiche Gebiete und beschränken Besorgungen in der Stadt auf das Nötigste. Auch sehen sie sich selber häufig nur noch als Last für andere: Im Rahmen einer Infratest-Umfrage bei 55- bis 70jährigen Bundesbürgern äusserten 44 Prozent aller Befragten das Gefühl, ältere Menschen würden in unserer Gesellschaft nur noch als Belastung gesehen.[392]

Die grösste und oft schmerzlichste Verlusterfahrung betagter Menschen besteht jedoch im Verlust des Lebenspartners, von Freunden und von sozialen Kontakten ganz allgemein. Sie ist wahrscheinlich in städtischen Gebieten ausgeprägter als in ländlichen und trifft Männer im allgemeinen noch härter als Frauen, die allerdings aufgrund ihrer höheren Lebenserwartung weit häufiger davon betroffen sind.[393] Der Satz «Das grösste Problem der älteren Menschen ist die Einsamkeit» fand in der besagten Befragung 55- bis 70jähriger Bundesbürger eine Zustimmung von 83 Prozent![394] Als Folge geht dann häufig auch die Gesundheit in beschleunigtem Mass verloren. «Die soziale Isolation, der soziale Tod bahnt den Weg in Krankheit und physischen Tod», wie sich der Allgemeinpraktiker Edgar Berbuer ausdrückt.[395] Und je mehr sich vor allem chronische Krankheiten einstellen, um so grösser werden wiederum die obigen Verlustpotentiale.

Von besonderer Bedeutung ist dabei auch die Tatsache, dass unsere Gesellschaft durch eine starke Trennung der Generationen charakterisiert ist, welche bis in die Familie hineinreicht. So ist es heute nicht mehr üblich und aufgrund der Wohnsituation meist auch gar nicht mehr möglich und zumutbar, dass die bereits genügend mit sich selbst beschäftigten Kinder sich ihrer alt gewordenen Eltern persönlich annehmen. Vielfach haben sie sich sogar – nicht nur rein örtlich – derart weit von ihren Eltern entfernt, dass Kontakte überhaupt nur noch sehr sporadisch stattfinden.[396]

---

391 Vgl. Vester (Stress) 330ff
392 Brauchbar/Heer (Alter) 204, 208
393 Vgl. auch Berbuer (Ethik) 111ff; Brauchbar/Heer (Alter) 138ff, 202
394 Brauchbar/Heer (Alter) 201
395 Berbuer (Ethik) 111
396 Illich (Enteignung) 41

Ganz im Gegensatz zu Kulturen, in welchen alte Menschen sich bis zu ihrem Tod als lebensfähige und nützliche Glieder der Gemeinschaft empfinden und darob bei ansprechender Gesundheit oftmals schier unglaublich anmutende Lebensalter erreichen,[397] geht bei uns Alter folglich fast zwingend und selbstverständlich einher mit Krankheit. Mit Hilfe von Prothesen und Dauermedikationen, welche wenigstens die Symptome etwas unterdrücken, vermögen sich zwar auch unsere Alten einigermassen über die Runden zu bringen. Dabei kann es allerdings soweit kommen, dass die pflichtbewusste tägliche Einnahme des verschriebenen oder selbstverordneten Medikamentensortiments zum fast einzig verbliebenen Lebensinhalt, der regelmässige Gang zum Doktor die fast einzige Möglichkeit zu sozialen Kontakten und die Klage über die eigenen Gebrechen zum fast einzigen Gesprächsinhalt wird.[398] Und jedenfalls werden die noch verbleibenden Jahre sowohl von vielen Alten selbst als auch von ihrer Umwelt mehr als Last denn als Krönung eines erfüllten Lebens empfunden.

Um so mehr gilt dies dann, wenn die Gebrechen ein Ausmass erreichen, bei welchem schliesslich auch noch die Selbständigkeit verlorengeht. Mit dem freiwilligen oder von den Angehörigen veranlassten Eintritt in ein Alters- oder Pflegeheim nimmt der Degenerationsprozess in etlichen Fällen seinen weiter beschleunigten Verlauf. «Die Sterblichkeitsrate während des ersten Jahres der Unterbringung in einem Altersheim ist signifikant höher als die Sterblichkeitsrate bei denen, die in ihrer gewohnten Umgebung bleiben», schreibt Ivan Illich, und fügt hinzu: «Manche Alten scheinen das Altersheim zu wählen, um ihr Leben abzukürzen.»[399]

Jene, die trotzdem weiterleben, fristen nun erst recht ein Dasein, in welchem sie zwar materiell mehr oder weniger gut umsorgt werden, in welchem jedoch die für die Gesundheit und Lebensfreude enorm wichtigen Möglichkeiten der Selbstbestimmung und von Kontakten mit ihnen nahestehenden Menschen oder mit Haustieren vielfach auf ein Minimum reduziert sind. In der Folge verschlechtern sich erwiesenermassen die Immunparameter, und die Krankheitsanfälligkeit steigt zusätzlich.[400] Langandauernde Gefühle der Hilf-, Hoffnungs- und Motivationslosigkeit, wie sie bei alten Menschen ganz allgemein und bei Alters- und Pflegeheim-Insassen im besonderen vorkommen, können für die Betroffenen schliesslich geradezu lebensgefährlich werden. Besonders ausgeprägt gilt dies jeweils für die ersten vier Monate nach ihrem Geburtstag, in denen die Sterblichkeit statistisch erhöht ist.[401]

Jedenfalls aber bedingt das innerliche Sich-Aufgeben insgesamt einen hohen Pflege- und – wie bereits in Teil I angesprochen – einen überaus grossen me-

---

397 Achterberg (Gedanken) 244, vgl. auch Vester (Stress) 318ff, 335
398 Vgl. Berbuer (Ethik) 113
399 Illich (Enteignung) 47

400 Vgl. Grünn (Heilkraft) 238; Schmidt-Pfister (Hund) III/1; Brauchbar/Heer (Alter) 211f
401 Vgl. Grünn (Heilkraft) 123, 131

dizinischen und medikamentösen Aufwand, letzteres auch, um die oft schwierigen Insassen ruhigzustellen und einen geordneten Heimbetrieb im Rahmen strikter Schlaf- und Essenspläne zu ermöglichen. Das Leben der Heimbewohner besteht dann nicht selten nur noch aus Warten: Warten auf das Essen, auf den Beginn des Fernsehprogramms, auf den Besuch von Angehörigen, Warten auf den Tag, auf die Nacht, Warten auf den Tod.[402]

6. Vermeintliche Flucht in die Krankheit

Wie bezogen auf verschiedene Altersklassen, Sozialschichten und Tätigkeiten gezeigt, beinhalten die Anforderungen und Umstände der modernen zivilisatorischen Lebensweise ein beträchtliches Krankheitspotential. Es soll im folgenden im Hinblick auf einige spezifische Gesundheitsstörungen, die mit diesen Belastungen zusammenhängen, und im Sinn einer zusammenfassenden Betrachtung zusätzlich konkretisiert werden.

6.1 Zunahme psychosomatischer Gesundheitsstörungen

In allen gesellschaftlichen Schichten schlagen die vereinseitigten Anforderungen und Verlockungen der modernen Lebensweise und die damit zusammenhängenden Probleme «unmittelbar um in psychische Dispositionen: in persönliches Ungenügen, Schuldgefühle, Ängste, Konflikte und Neurosen».[403] Es erstaunt demzufolge wenig, dass in den meisten Industrieländern die Selbstmordraten langsam, aber stetig im Steigen begriffen sind oder im Fall der Schweiz auf einem hohen Niveau verharren und dass Suchtprobleme und Gewaltanwendung stets bedrohlichere Dimensionen annehmen.[404]

Ebenfalls entsprechend den zunehmenden psychosozialen Belastungsfaktoren ist in der Schweiz die Zahl der Arztkonsultationen wegen psychisch und psychosomatisch bedingter Krankheiten zwischen 1973 und 1985 von 2,4 auf 6,7 Millionen pro Jahr angestiegen, d.h. sie hat um das 2,8fache und damit weit überdurchschnittlich zugenommen (vgl. Abbildung 17). Und bezogen auf die Bundesrepublik Deutschland schreibt Prof. M. Arnold, Direktor des Anatomischen Instituts der Universität Tübingen:

«Die vielleicht einschneidendste Verschiebung im Morbiditätsspektrum hat es durch die Zunahme an psychischen Erkrankungen gegeben. Nach manchen Untersuchungen leiden 40–50 Prozent aller Patienten, die einen praktischen Arzt aufsuchen, an psychischen Störungen. Davon entfallen schwerpunktmäs-

---

402 Berbuer (Ethik) 114; Brauchbar/Heer (Alter) 212
403 Beck (Risikogesellschaft) 158

404 Jänicke (Industriesystem) 86; Capra (Wendezeit) 144; o.V. (Kriminalität) LS; Scheible (Gesellschaft) I/2; Vader/Minder/Spuhler, in Weiss (Gesundheit) 21; Spuhler/Michel, in Weiss (Gesundheit) 337ff

Abb. 17: Arztkonsultationen in der Schweiz aufgrund psychischer und psychosomatischer Krankheiten, 1973–1994[405]

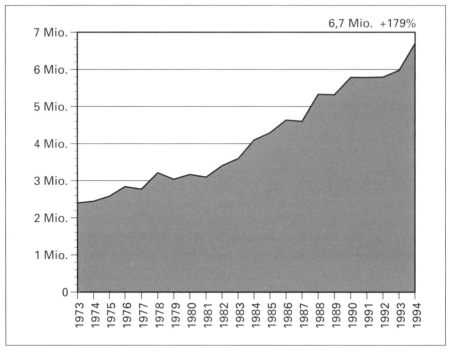

sig, nämlich mehr als 50 Prozent, auf psychosomatische Erkrankungen, für die innerhalb der Bevölkerung inzwischen eine Prävalenz von 27 Prozent angenommen wird. Es gibt schichtenspezifische Unterschiede mit 36 Prozent psychosomatischen Krankheiten bei der sozialen Unterschicht ... gegenüber 25 Prozent und 20 Prozent in der Mittel- und Oberschicht.»[406]

In einer zivilisatorischen Welt mit ihrer zunehmenden Hektik, ihren Anpassungszwängen und ihrer sozialen Vereinzelung wird Krankheit für viele gleichsam zum Fluchtort vor den Überforderungen des Alltags: «Indem der Patient in die Rolle des Kranken schlüpft, entflieht er dem unlösbaren psychischen Konflikt.»[407] Dieser Fluchtort hat zudem den Vorteil, dass er gesellschaftlich sanktioniert ist, indem Kranksein in unserer modernen Leistungsgesellschaft als fast einzig zulässige Entschuldigung dafür gilt, nicht mehr zu 100 Prozent seinen Mann oder seine Frau zu stehen, und indem es nicht verstan-

405 Quelle: IMS, ‹Information Medical Statistics AG, Cham›
406 Arnold (Medizin) 82, vgl. auch 76; ferner Capra (Wendezeit) 144; Bauer/Gutzwiller (Prävention) 27
407 Achterberg (Gedanken) 203; vgl. auch Capra (Denken) 210, mit Bezug auf Simonton

den würde, wenn zumindest ein ernsthaft Erkrankter sich nicht gebührend in ärztliche Obhut und Betreuung begeben würde.

Ferner dient die Krankheit in vielen Fällen als willkommenes Mittel, nunmehr endlich die Aufmerksamkeit und Zuneigung zu erhalten, nach der man sich stets vergebens gesehnt hatte,[408] oder aber sie ermöglicht gar, inmitten der alltäglichen Ohnmacht Macht über andere zu gewinnen und auszuüben. «Es bleibt immer wieder eindrucksvoll», stellen Dethlefsen und Dahlke fest, «wie weit ein Kranker in der Eigenschädigung geht, nur um Macht auszuüben. In der Psychotherapie ist häufig ein Anfall die letzte Rettung, wenn man der Wahrheit zu nahe kommt.»[409]

Über Molières eingebildeten Kranken hinaus bestehen allerdings noch weit tiefgreifendere Zusammenhänge zwischen geistig-seelischem und körperlichem Befinden. Kopfschmerzen beispielsweise sind heute ein derart weitverbreitetes Problem, dass wir uns kaum mehr bewusst sind, wie sehr es sich dabei um ein neuzeitliches Phänomen handelt. In früheren Kulturepochen jedenfalls kannte man sie kaum, sie traten erst seit einigen Jahrhunderten in Erscheinung, und in den Zivilisationsländern geben mittlerweile 20 Prozent der ‹Gesunden› an, darunter zu leiden – Frauen mehr als Männer und Angehörige der oberen Gesellschaftsschichten mehr als jene der unteren.[410]

Es leuchtet ein und wird auch aus unserem Sprachgebrauch ersichtlich, wenn Dethlefsen und Dahlke Kopfschmerzen u.a. in Beziehung bringen mit unserer kopflastigen Lebensweise, mit dem Zwang, sich stetig behaupten zu müssen und mit der Tendenz, sich über eigentlich Unwichtiges den Kopf zu zerbrechen. «Der Kopf reagiert von allen Organen am schnellsten mit Schmerz», schreiben sie. «In allen anderen Organen müssen erst viel tiefergehende Veränderungen ablaufen, bis Schmerz entsteht. Der Kopf ist unser sensibelster Warner. Sein Schmerz zeigt, dass unser Denken falsch ist, dass wir unser Denken falsch einsetzen, dass wir bedenkliche Ziele verfolgen.»[411]

Ganz ähnlich verhält es sich mit der Schlaflosigkeit, welche heute nebst Kopfschmerzen zu den häufigsten Gesundheitsstörungen zählt – in der Schweiz leiden etwa 40 Prozent der Erwachsenen daran, wobei 17 Prozent ihr Problem als ernst bezeichnen.[412] Auch Schlaflosigkeit ist charakteristisch für unsere Zeit, hat ihre zentrale Ursache im ruhelosen Aktivismus, welcher unser Alltagsleben prägt, und in der verbreiteten Unfähigkeit, loszulassen, sich hinzugeben, wie auch in der Angst, sich mit den Schattenseiten unseres Daseins – und nicht zuletzt mit dem Tod – zu konfrontieren. «All das, was der Schlaf (und der Tod)

---

408 Vgl. Simonton, zit. in Capra (Denken) 219f
409 Dethlefsen/Dahlke (Krankheit) 166, mit Bezug auf Asthmatiker
410 Dethlefsen/Dahlke (Krankheit) 216
411 Dethlefsen/Dahlke (Krankheit) 218
412 Hylton (Schlaf) 50

von uns fordert, gehört gerade nicht zu den Stärken des Menschen. Wir alle sind zu dicht am Aktivitätspol angesiedelt, sind zu stolz auf unser Machen und Tun, zu abhängig von unserem Intellekt und unserer misstrauischen Kontrolle, als dass Hingabe, Vertrauen und Loslassen für uns vertraute Verhaltensweisen wären.»[413]

6.2 Stress und seine Folgen

Als Dauerstress wird der gesundheitsschädigende Zustand bezeichnet, in welchem sich in der Folge viele der modernen Zivilisationsbürger gefangen finden,[414] und so erstaunt es wenig, dass bei sämtlichen und insbesondere auch bei ernsthafteren Erkrankungen – wie Herz-Kreislauf-Krankheiten, Arthritis, Krebs, Diabetes, autoimmunen Störungen etc. – Stress mit im Spiel ist.[415]

Stress im krankmachenden Sinne darf dabei allerdings nicht missverstanden werden als die momentane Erregung, Herausforderung und Belastung, welche seit jeher dazu führt, unsere Aufmerksamkeit und unseren Antrieb in höchstem Masse zu steigern und welche einhergeht mit eindrücklichen und sofortigen körperlichen Veränderungen.[416] Sofern wir gelernt haben, damit umzugehen, kann sie uns in Form von sogenanntem Eu-Stress, ‹gutem› Stress, helfen, äussere Impulse erfolgreich in Aktivität umzusetzen, und wir können lernen, uns an anforderungsreiche Situationen und an Veränderungen anzupassen und uns darin wohl zu fühlen.[417]

Gesundheitsschädigend wirkt Stress erst dann, wenn das gesunde Mass bzw. die individuell verschiedene und im Verlauf des Lebens erworbene Stress-Toleranz überschritten wird, zum Beispiel aufgrund des anhaltenden Gefühls, permanent überfordert und mit seinen Problemen und seelischen Belastungen alleingelassen zu sein, keine Kontrolle über die Situation zu haben: «Bei Krankheiten, die auf Stress zurückzuführen sind, sind es nicht die gelegentlichen Gedanken an recht unwahrscheinliche Gefahren, die den heimtückischen, schleichenden körperlichen Verfall bewirken, sondern die dauernden Nörgeleien, Streitereien, Aufregungen und das immerwährende Unter-Druck-Stehen, die hartnäckigen Vorstellungen quälender, beunruhigender Ereignisse und einschneidender Lebensveränderungen.»[418]

Wer in der Folge keine Lösung und keine Hoffnung mehr sieht und aufgibt, und bei wem zudem noch Sorgen um die Stresssymptome, um die angeschlagene Gesundheit, hinzukommen, setzt sich gemäss Grünn «einem gefährlichen ‹Risikofaktor› aus, der stärker wirkt als Rauchen und ein erhöhter Cholesterinspiegel.»[419] Denn Stresssituationen führen im Körper u.a. zur Ausschüttung

---

413 Dethlefsen/Dahlke (Krankheit) 326
414 Vgl. hierzu auch vielfältige empirische Daten in Biener (Stress)
415 Achterberg (Gedanken) 199
416 Vgl. Grünn (Heilkraft) 110

417 Vgl. Grünn (Heilkraft) 215ff
418 Achterberg (Gedanken) 177, 179; vgl. auch Grünn (Heilkraft) 98f, 101ff, 115, 133ff
419 Grünn (Heilkraft) 111, 121

von äusserst wirksamen Stress-Hormonen, und wenn dies aufgrund anhaltender ‹Stressoren› nicht mehr rückgängig gemacht wird, sind gesundheitliche Störungen und Schäden die zwangsläufige Folge.

Schon seit längerem bekannt ist, dass die Stresshormone Adrenalin und Noradrenalin bei der Entstehung des Herzinfarktes eine wesentliche Rolle spielen. «Sie erhöhen den Blutdruck und den Cholesterinspiegel, fördern die Blutgerinnung und begünstigen so die gefährliche Arteriosklerose der Herzkranzgefässe.»[420] Besonders gefährdet sind dabei Menschen mit dem sogenannten Typ-A-Verhalten:

Sie sind äusserst selbstbezogen, denken geringschätzig über andere, sehen in allem Wettbewerb und Konkurrenz, müssen immer gewinnen, verfügen über eine extreme Leistungsmotivation, ärgern sich schnell und oft, sind ungeduldig und stehen ständig unter Zeitdruck. Ihr stresshaftes, für die moderne Leistungsgesellschaft typisches Verhalten geht zudem einher mit weiteren Risikofaktoren wie Rauchen, hohem Blutdruck und hohem Cholesterin und potenziert sich mit diesen. Und schliesslich vernachlässigen und unterdrücken Typ-A-Menschen ausgerechnet jenen Faktor, der ihnen Schutz vor Herzkrankheiten bieten könnte und der nicht zufällig in allen Kulturen mit dem Herzen assoziiert wird: die Liebe. Ihre latente Feindseligkeit und ihre Selbstsucht verhärtet und verengt im wahrsten Sinne ihr Herz, und Angina pectoris lässt sich denn auch mit Engherzigkeit übersetzen.[421]

Anders als beim Zusammenhang zwischen Stress und Herzkrankheiten wurde erst in den vergangenen Jahren deutlich, wie sehr die Stresshormone auch auf das Immunsystem wirken, indem sie es einerseits kurzfristig hemmen und – bei anhaltendem Stress – auch langfristig schwächen.[422] Als Folge der verminderten körpereigenen Abwehr erhöht sich primär die Anfälligkeit für alle Arten von Infektionskrankheiten, welche sich nicht von ungefähr auch in zivilisierten Ländern wieder eher im Vormarsch befinden.[423]

So ergab beispielsweise kürzlich eine Studie amerikanischer und englischer Wissenschaftler, dass Versuchspersonen, welche mit Schnupfenviren in Kontakt gebracht wurden, je nach Stressbelastung sehr unterschiedlich darauf reagierten. Von den Personen mit geringem Stress infizierten sich 74 Prozent, und nur bei 27 Prozent brach der Schnupfen in der Folge tatsächlich aus. Bei den stark gestressten Personen hingegen steckten sich 90 Prozent an, und immerhin 47 Prozent der Versuchspersonen erkrankten.[424]

Der Zusammenhang zwischen einer u.a. stressbedingten Beeinträchtigung des Immunsystems und einer gesteigerten Infektionsanfälligkeit gilt im übrigen

---

420 Grünn (Heilkraft) 113, vgl. auch 166ff
421 Vgl. Grünn (Heilkraft) 166ff, 243ff; Dethlefsen/Dahlke (Krankheit) 276ff
422 Vgl. Grünn (Heilkraft) 113ff; Achterberg (Gedanken) 179f

423 Vgl. o.V. (Grippetote) L.S.
424 O.V. (Schnupfen) III/1; ferner auch Grünn (Heilkraft) 21

auch für die Immunschwächekrankheit AIDS und deren mögliche Ursache
HIV, bei welcher nicht nur eine immer stärkere, auch stressbedingte Schädigung des Immunsystems erfolgt, sondern bei der eine bereits zum voraus geschwächte Körperabwehr eine wichtige Voraussetzung bildet, sich überhaupt mit dem eigentlich nur mässig infektiösen HI-Virus anzustecken.[425]

Abgesehen von Infektionskrankheiten wirkt sich die Beeinträchtigung des Immunsystems durch verschiedene Arten von Stress, zivilisatorische Fehlernährung und eine wachsende Zahl von Umweltgiften aber auch dahingehend aus, dass es vermehrt zu Überreaktionen der körpereigenen Abwehr kommt, welche ihren Niederschlag in der starken Zunahme von Allergien und autoimmunen Störungen wie juveniler Diabetes, chronischer Polyarthritis, rheumatischem Fieber oder multipler Sklerose findet.[426] Und schliesslich ist die Schwächung der Immunabwehr im Zusammenspiel mit den sie verursachenden Faktoren wesentlich mitverantwortlich für die Entstehung und Ausbreitung von Krebs, weil ein gesundes Immunsystem die immer wieder spontan im Körper entstehenden Krebszellen erkennt und beseitigt, bevor sie sich weiter vermehren und zu einem Tumor entwickeln können.[427]

Patienten beispielsweise, denen zur Verhinderung von Abstossreaktionen bei Organ-Transplantationen Immunsuppressiva verabreicht werden, zeigen in der Folge nicht nur ein vermehrtes Infektions-, sondern auch ein weit höheres Krebsrisiko.[428] Forschungen haben zudem ergeben, dass unter Stress die sogenannten Killerzellen und die Makrophagen, d.h. zwei für die Beseitigung entarteter Zellen äusserst wichtige Bestandteile des Immunsystems, durch die Wirkung der Stresshormone gehemmt werden. «Ebenso wird das Interferon reduziert, eine Substanz, die von vielen Körperzellen hergestellt wird und zytostatisch wirkt, also das Zellwachstum hemmt.»[429]

Ferner haben Tierversuche gezeigt, dass Ratten, denen leichte Stromstösse auf den Schwanz verabreicht wurden und die im Gegensatz zu einer Vergleichsgruppe keine Möglichkeit hatten, den Strom abzustellen, mit viel grösserer Häufigkeit Krebs entwickelten und auch ein schnelleres Tumorwachstum hatten. Ähnlich ergab ein anderes Stress-Experiment, dass Mäuse mit einem aus genetischen Gründen hohen Brustkrebsrisiko auf einem mit 33 Touren drehenden Plattenteller eine langsamere Krebsentwicklung hatten als solche auf einem Plattenteller mit 45 Umdrehungen pro Minute – und dies, obwohl sich beide Gruppen zumindest äusserlich erstaunlich gut an das Experiment angepasst hatten und keine grossen Verhaltensauffälligkeiten zeigten.[430]

425 Vgl. Grünn (Heilkraft) 86f, 162ff; zudem auch Teil III, Kap. 4.1
426 Grünn (Heilkraft) 76ff; Achterberg (Gedanken) 180
427 Grünn (Heilkraft) 59, 88ff, 143f; Achterberg (Gedanken) 271f
428 Vester (Stress) 343; Vester/Henschel (Krebs) 82; Grünn (Heilkraft) 90f
429 Grünn (Heilkraft) 146
430 Grünn (Heilkraft) 128f, 102f

6.3 Geronnene Gefühle

Nicht nur Stress im engeren Sinne schwächt allerdings das Immunsystem und kann unter anderem die Entstehung von Krebs zur Folge haben, sondern auch der Verlust und das Fehlen sozialer Beziehungen und mangelnde Zuwendung. «Bei Mäusen zum Beispiel, die man aus ihren sozialen Bindungen herausnahm, auf engem Raum zusammenpferchte und mit Lärm beschallte, wurde eine höhere Tumorrate festgestellt. Mäuse dagegen, die regelmässig gestreichelt wurden, erkrankten seltener.»[431]

Und was den Menschen anbelangt, so zeigten beispielsweise Studien an Witwen und Witwern noch Monate nach dem Verlust des Ehepartners eine Schwächung des Immunsystems, insbesondere eine verminderte Aktivität der T-Lymphozyten. Bei Witwern, die der neuen Situation meist hilfloser gegenüberstehen als Witwen, ergab sich während des mehrjährigen Untersuchungszeitraums einer bereits in den sechziger Jahren durchgeführten Londoner Studie sowohl eine drastische Zunahme an Krebskrankheiten und Infektionen als auch an Herzinfarkten. Zudem erhöhte sich die Todesrate in den ersten sechs Monaten um rund 40 Prozent.[432]

Ob Mormonen, Japaner, ausgewanderte Italiener, uralte Menschen in den Anden und in Kaschmir oder Studenten im Prüfungsstress, immer wieder zeigte sich die höchst zentrale Bedeutung sozialer Kontakte für den Zustand des Immunsystems und für das gesundheitliche Wohlbefinden.[433] Eindrücklich fielen diesbezüglich auch die Ergebnisse einer Studie an 7000 Kaliforniern aus, die während neun Jahren auf ihre Lebensgewohnheiten und ihren Gesundheitszustand hin untersucht wurden: «Wer verheiratet war, Freunde und viele soziale Kontakte hatte und Mitglied einer Organisation war, lebte länger. Wer alleinstehend, geschieden und verwitwet war, wenig Freunde hatte und wer sich nicht in irgendeiner Form sozial engagierte, hatte ein zwei- bis fünffach höheres Todesrisiko. Diese Ergebnisse waren unabhängig von Alter und Geschlecht, galten für Arme wie für Reiche und liessen sich auch in den verschiedenen ethnischen Gruppen nachweisen.»[434]

Wichtig in diesem Zusammenhang ist auch, dass Einsamkeit, wie sie sich in den heutigen Sozialstrukturen vermehrt breitmacht, im Verein mit dem Gefühl der Hilflosigkeit und Überforderung leicht zu depressiven Verstimmungen führen kann und dass diese sich ihrerseits wenig günstig auf den allgemeinen Gesundheitszustand auswirken. Auch hier wird das Immunsystem gedämpft – vor allem über den Einfluss der Korticosteroide, welche aus der Rinde der Nebenniere freigesetzt werden und welche im Fall einer schweren Depression kon-

---

431 Grünn (Heilkraft) 145f; vgl. auch Ornish (Heart Disease) 89f
432 Vgl. Grünn (Heilkraft) 116f
433 Vgl. Achterberg (Gedanken) 242ff; Grünn (Heilkraft) 120, 221f; Ornish (Heart Disease) 89ff
434 Grünn (Heilkraft) 118

stant erhöht sind –, und auch hier ist eine vermehrte Krankheitsanfälligkeit, u.a. für Krebs, die Folge.[435] Die physischen Wirkungen von Hoffnungslosigkeit, Depression und Apathie können sogar so weit gehen, dass sich der Körper gleichsam selber abschaltet – ein Phänomen, dass beim sogenannten Voodoo-Tod, bei welchem ein Stammesmitglied durch den Medizinmann verstossen wird und dann in der Regel innert weniger Tage stirbt, besonders eindrücklich in Erscheinung tritt.[436]

Von Belang für den Gesundheitszustand ist schliesslich im Zusammenhang mit den bereits genannten ein weiterer psychologischer Faktor, um den es in unserer rationalen Leistungsgesellschaft allgemein nicht zum besten bestellt ist, nämlich die Fähigkeit, Gefühle zu äussern und auszuleben: «Alexithymie gilt als hypothetische Ursache für die sogenannten psychosomatischen Störungen. Es bleibt eine strittige Bezeichnung, doch die Forschungsgrundlage wird immer breiter. Man glaubt, dass bei dieser Störung zwar Emotionen und Vorstellungsbilder erlebt, jedoch nicht übersetzt werden. Da nun auch nicht ihnen entsprechend gehandelt werden kann, können sie sich nicht auflösen. Also suchen sich diese Gefühle einen anderen Ausgang und verteilen sich auf die verschiedenen Körpersysteme. Die dadurch verursachten Störungen und Schäden sind uns wohlbekannt – sie heissen zum Beispiel rheumatische Arthritis, Asthma, Ausschlag, Migräne etc.»[437]

Auch bei Krebs zeigten sich im Rahmen empirischer Studien wichtige Zusammenhänge zwischen dem Risiko, daran zu erkranken, und der Fähigkeit, mit den eigenen Gefühlen umzugehen. Wer, wie in unserer Gesellschaft häufig der Fall, «seine Emotionen nicht zeigt, wer stoisch und ausdrucksarm ist, hat ein deutlich höheres Krebsrisiko».[438] So gesehen, erstaunt es auch nicht, dass Soziopathen, d.h. verhaltensgestörte Menschen, welche ihren Zorn sogleich heftig abreagieren und dabei die Objekte ihres Unbehagens auf grausame und unverständliche Art attackieren können, kaum anfällig sind für Krebs, und dies trotz gesundheitsschädlicher Gewohnheiten wie etwa Kettenrauchen.[439]

6.4 Kranke Zivilisation als Faktum?

Sie dürfen zwar nicht einseitig überbewertet und sicherlich nicht als alleinige Ursachen hingestellt werden. Dennoch aber sind belastende psycho-soziale Faktoren, wie sie aus unserer immer schnellebigeren und vordergründigeren Zeit zwangsläufig und in vermehrtem Mass hervorgehen, von erheblicher Bedeutung für das Überhandnehmen der sogenannten Zivilisationskrankheiten.

---

435 Vgl. auch Teil III, Kap. 4.2
436 Grünn (Heilkraft) 114, 119f, 146ff; Achterberg (Gedanken) 7f, 213f. Vgl. hierzu auch den Fall einer Frau, der man eröffnete, dass bei ihr Brustkrebs diagnostiziert worden sei und die in der Folge innert weniger Stunden starb. Zit. in Achterberg (Gedanken) 106f
437 Achterberg (Gedanken) 171
438 Grünn (Heilkraft) 149
439 Achterberg (Gedanken) 242, 245f

Zudem darf nicht vergessen werden, dass auch die anderen hierfür verantwortlichen und bereits besprochenen Einflüsse – wie einseitige Ernährung, der Konsum von Suchtmitteln, Bewegungsarmut, Umweltschadstoffe etc. – zivilisationsbedingt sind, d.h. Kehrseiten unseres modernen Lebens in materiellem Überfluss darstellen.

Um das Augenmerk wieder auf den Gesamtzusammenhang der vorliegenden Studie, nämlich die Ursachen der Aufwandsteigerung im Gesundheitswesen, zu richten, so muss jedenfalls das Fazit gezogen werden, dass dabei der modernen zivilisatorischen Lebensweise mit ihren verschiedenen Ausprägungen und Grundzügen eine höchst zentrale Bedeutung zukommt. Zusehends gesundheitsbelastende Lebensumstände bedingen einen immer grösseren medizinischen Aufwand, um uns darin noch einigermassen funktionsfähig zu erhalten.

Ferner gilt es festzuhalten, dass das Industriesystem, welches in seiner gesellschaftlichen Überbewertung und unaufhaltsamen Übersteigerung die krankmachenden Einflüsse überhaupt erst hervorbringt, gerade darob neue Nahrung bzw. Wachstums- und Profitmöglichkeiten findet. «Es gibt heute kein soziales Gemeininteresse», schreibt Jänicke hierzu, «an dem (in den kapitalistischen Ländern) soviel verdient wird, wie das der Bekämpfung der Krankheitsfolgen des Industriesystems.»[440] Auf erstaunlich offene, jedoch immanent zynische Weise brachte dies die Schweizer Chemieindustrie in einem inzwischen allerdings zurückgezogenen Werbefilm gleich selbst zum Ausdruck:

«Dem Tempo, mit dem wir unsere Umwelt verändern, können unsere natürlichen Anpassungsmechanismen nicht mehr folgen. Dieses immer weitere Auseinanderklaffen zwischen Umweltbedingungen und biologischer Eignung ist Ursache für 80 Prozent aller Krankheiten in diesem Teil der Welt. ... Uns bleibt nur die Flucht nach vorne, zu den Grundlagen unseres biologischen Seins. Unsere sinnlos gewordenen Instinkte und Affekte können wir heute nur noch als Krankheit betrachten. Der wiederangepasste Mensch, Alptraum oder Wunschtraum, ist auf jeden Fall eine biologische Notwendigkeit. ... Viele leben mit einem Medikament recht gut und fast beschwerdefrei. Wir erreichen eine Art Anpassung, indem wir durch zum Teil jahrzehntelange Medikation die Symptome unseres Verfalls niedrig halten. Der Herzkranke ist eingestellt auf eine bestimmte Tagesdosis seines Medikaments. Der Zuckerkranke lebt mit der Insulinspritze, Neurotiker und Depressive leben mit Psychopharmaka. Blutdruck, Verdauung, Schlaf und Stimmung werden künstlich reguliert.»[441]

---

440 Jänicke (Industriesystem) 71
441 Zit. in Larcher (Notwendigkeit) 1

7. Aufwandträchtiger Sozialstaat

Eine krankheitsträchtige Gesellschaft, in welcher die Menschen fast nur noch medizinisch am Funktionieren und bei Laune gehalten werden können, bedeutet jedoch nicht nur lukrative Verdienstmöglichkeiten für die Pharmaindustrie oder die Lieferanten medizintechnologischer Apparaturen und Instrumente. Sie bedingt auch Instanzen, welche die erforderlichen Mittel hierfür aufbringen können. Nebst den Patienten selbst und ihren Krankenversicherungen kommt dabei der öffentlichen Hand – dem *Sozialstaat* – eine gewichtige Rolle zu. Wie Netzwerk 18 zeigt, wird er jedoch nicht nur mit den Folgelasten einer krankmachenden Zivilisation und eines kostspieligen Medizinsystems konfrontiert, sondern er leistet seinerseits – bewusst oder unbewusst – beiden Bereichen nach Kräften Vorschub. So ist es zunächst der Staat, der in der Schweiz mit ihrem stark öffentlich-rechtlich geprägten Gesundheitswesen einen Grossteil der Spitäler, Kliniken und Heime trägt und in beträchtlichem Ausmass finanziert, sowohl was die Baukosten als auch was den Unterhalt und den Betrieb anbelangt. Inklusive Subventionen an die Krankenkassen und Krankenversicherung in der Grössenordnung von 1,9 Milliarden Franken wandte die öffentliche Hand im Jahr 1991 8,4 Milliarden Franken für das Gesundheitswesen auf, d.h. sie finanzierte es zu 28,3 Prozent.[442]

7.1 Richtungsweisende Gesundheitspolitik?

Da das Gesundheitswesen in der Schweiz kantonal strukturiert ist, entfiel dabei die Hauptlast auf die Kantone. Sie trugen 1991 einen Anteil an den gesamten Gesundheitsausgaben von 18,1 Prozent, im Vergleich zu 3,2 Prozent der Gemeinden und 6,9 Prozent, die der Bund übernahm. Auch im Vergleich zu den jeweiligen Gesamtausgaben entfiel auf die Kantone der grösste Anteil: Sie verwendeten 1991 11,7 Prozent ihrer Ausgaben auf das Gesundheitswesen, primär zur Finanzierung von Investitionen und Defiziten im Spitalbereich. Ebenfalls primär für die Finanzierung von Krankenanstalten sowie auch der spitalexternen Krankenpflege tätigten demgegenüber die Gemeinden Ausgaben für das Gesundheitswesen im Umfang von 2,9 Prozent ihres Gesamtbudgets. Demgegenüber wandte der Bund 5,8% seiner Gesamtrechnung für Ausgaben im Gesundheitswesen auf, wobei hier der überwiegende Teil auf Subventionen an die Krankenkassen entfiel. Insgesamt wurden 1991 die Betriebe für kurz- und langfristige stationäre Behandlungen zu 31,6 Prozent von der öffentlichen Hand finanziert.[443]

---

442 Bundesamt für Sozialversicherung (Kosten 1985–1991) 40

443 Vgl. Bundesamt für Statistik (Kosten 1985–1991) 13, 41f, 50; (Jahrbuch 1994) 385

Hintergründe der Problemsituation im Gesundheitswesen 135

Netzwerk 18

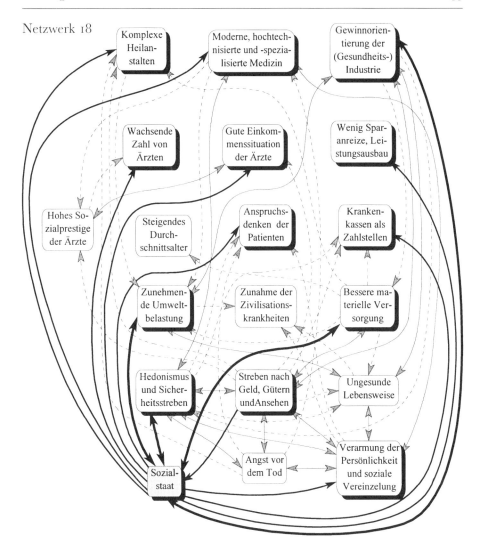

Wie sich aus den gezeigten Beziehungen in Netzwerk 18 ergibt, fördert und trägt der Sozialstaat allerdings nicht nur rein finanziell die Mehrzahl der Spitäler und Heime in der Schweiz, sondern er setzt auch entscheidende Impulse zur Forcierung einer modernen, hochtechnisierten und -spezialisierten Medizin und ist in diesem Sinn für die steigende Komplexität insbesondere der Spitäler, aber auch der medizinischen Behandlung ganz allgemein wesentlich mitverantwortlich. Im Jahr 1990 betrugen die Gesamtausgaben der öffentlichen Hand für Ausbildung und Forschung im Gesundheitswesen 886,1 Millionen Franken.[444]

Der Hauptanteil von 54,2 Prozent entfiel dabei auf die medizinischen Fakultäten, weitere 11 Prozent auf den Nationalfonds zur Förderung der wissenschaftlichen Forschung. Der Grossteil dieser auf die Universitäten konzentrierten Ausbildungs- und Forschungsmittel favorisiert allerdings konventionelle, sogenannt schulmedizinische Methoden und Verfahren nach wie vor fast ausschliesslich. Zudem werden damit im Zusammenhang erst in wenigen Kantonen komplementärmedizinische Heil-Methoden, welche von Nicht-Ärzten praktiziert werden, explizit zugelassen.[445] Und auch was Heilmittel anbelangt, so beschränkt sich die Zulassungspraxis – besonders bei der Kassenzulässigkeit – bislang weitestgehend auf synthetisierte allopathische Medikamente.[446]

Allein mit seiner heute verherrschenden Registrierungspraxis und den restriktiven Vorschriften der Berufsausübung ebnet der Staat somit einer kostenträchtigen (Hoch-)Schulmedizin entscheidend den Weg. Dies trifft um so mehr zu, weil die entsprechenden staatlichen Regelungen sowohl den Ärzten als auch den Heilmittelherstellern, weit mehr als bei anderen Produkten und Berufen allenfalls der Fall, eine gesetzlich geschützte Vorrangstellung einräumen. Diese können sie in der Folge in hohe Einkommen resp. Gewinne ummünzen.[447] Im Fall der Ärzte kommt noch hinzu, dass sich der Staat trotz einer immer ausgeprägteren Ärzteschwemme bislang schwertat, einen Numerus clausus für das einkommenssichere Medizinstudium zu erlassen, was in der Folge die besagten Kreisläufe zusätzlich anheizte.[448]

Wesentlich zur Förderung einer hochtechnisierten und -spezialisierten Medizin durch den Sozialstaat trägt ferner die kantonale Gliederung des schweizerischen Gesundheitswesens bei. Sie führt dazu, dass fast jeder noch so kleine Kanton über sein eigenes, gebührend ausgestattetes Kantonsspital oder möglicherweise sogar über mehrere davon verfügt.[449] In der Tendenz werden diese in der Folge entsprechend ihrer Bedeutung und auch aus Prestigegründen früher oder später mit den neuesten medizintechnologischen Möglichkeiten ausgerüstet, und zwar um so mehr, als Kredite für Aus- oder gar Neubauten von Spitälern beim Stimmbürger allgemein auf grosses Verständnis stossen.[450]

Von den Zentrumsspitälern wiederum diffundieren neue Technologien dann allmählich auch in die Regionalspitäler. Hierzu ist allerdings anzumerken, dass der jeweilige kantonale Leistungsauftrag immerhin zur Folge hat, dass Regio-

---

444 Bundesamt für Statistik (Kosten 1985–1991) 27

445 Möri (Alternativmedizin) 2ff, 6f. Vgl. auch Teil IV, Kap. 4.2

446 Allerdings soll hier das neue Krankenversicherungsgesetz, das 1996 in Kraft treten wird, gewisse Korrekturen bringen.

447 Dieser Zusammenhang zwischen staatlicher Zulassungsbeschränkung und hohem Einkommen zeigt sich im übrigen auch im Fall der Zahnärzte, denn ihre Leistungen werden in der Schweiz nur sehr bedingt von den Krankenversicherungen abgedeckt, und sie können somit weit weniger als andere Ärzte die indirekte Beziehung zwischen Anbieter und Nachfrager zu ihren Gunsten nutzen. Trotzdem erfreuen sie sich allge-

nalspitäler im allgemeinen nur Aufgaben im Rahmen der Grundversorgung übernehmen dürfen. Andererseits kann eine kantonale Spitalplanung aber auch dazu führen, dass sich beispielsweise ein kleines Gemeindespital veranlasst sieht, sich ähnlich einer Privatklinik und ungeachtet allfälliger kantonaler Überkapazitäten vermehrt auf ein lukratives privat- oder mindestens halbprivatversichertes Patientenspektrum auszurichten, womit dann der allgemeinen Kostensteigerung weiter Vorschub geleistet wird.[451]

7.2 Kostspielige Entscheidungsstrukturen

Aufwandsteigernde Wirkungen der staatlichen Lenkung des stationären Sektors – der wie gezeigt den Grossteil der Gesundheitsausgaben auf sich vereint und zudem über die höchsten Wachstumsraten verfügt[452] – ergeben sich jedoch weit mehr noch durch die eher schwerfälligen Entscheidungsstrukturen und -mechanismen, wie sie einem demokratischen Rechtsstaat eigen sind.

Gemeint ist dabei vorerst das bisweilen schwierige und durch Neuwahlen immer wieder veränderte und zum Teil auch den Stimmbürger mit einbeziehende Zusammenspiel zwischen Exekutive und Legislative, bei welchem einmal getroffene Entscheide wieder umgestossen oder zumindest erheblich verzögert werden können. Ähnliche Wirkungen kann auch der Umstand zeitigen, dass in aller Regel ganz verschiedene Exekutivbehörden – hinter denen oft unterschiedliche Partei- und Parteien-Interessen stehen – entscheidenden Einfluss auf die Bedingungen der stationären Versorgung in einem Kanton zu nehmen vermögen, so nebst dem Gesundheitsdepartement zum Beispiel auch das Finanz- oder das Baudepartement.

Im besonderen aber wird die Aufwandentwicklung im stationären Bereich durch den jährlichen Budgetprozess entscheidend mitgeprägt. Hierzu ist vorerst anzumerken, dass die Regierung damit wie auch mit dem Instrument der Personalplafonierung an sich über eine griffige Möglichkeit verfügt, einer ausufernden Leistungs- und Kostenentwicklung gewichtige Riegel zu schieben. Je mehr sie allerdings entsprechende Zeichen setzt und je mehr sie dabei das nötige Fingerspitzengefühl vermissen lässt, desto mehr wird es in den betroffenen Institutionen auch zu Härtefällen kommen.

Sie werden vor allem jene treffen, welche spitalintern über die schlechteren Möglichkeiten und Fähigkeiten verfügen, ihre Interessen einzubringen. Die Folge kann dann Unverständnis und Unmut bei vielen Mitarbeitern sein, was sich wiederum negativ auf die Arbeitsmotivation und auf das Betriebsklima auswirkt. Unter Umständen werden dadurch nicht zuletzt die Mitarbeiter der

---

mein einer günstigen Einkommenssituation.

448 Vgl. Hauser/Sommer (Kostendämpfung) 229

449 Vgl. zur diesbezüglichen Situation in den beiden Halbkantonen Baselstadt und Baselland auch Remo Gysin, zit. in Heumann (Blinddarm) 13

450 Vgl. auch Teil I, Kap. 4

451 Das war beispielsweise beim Gemeindespital Teufen (AR) der Fall. Ob das neue KVG den Kantonen diesbezüglich die Durchsetzung der Spitalplanung erleichtern oder seinerseits zum Beispiel komplementärmedizinisch ausgerichtete Betriebe benachteiligen wird, wird sich weisen müssen.

452 Vgl. Teil I, Kap. 4

Spitalverwaltung und -leitung in die Rolle des ‹Buhmanns› gedrängt und sehen ihre Entscheidungsspielräume dann auch von ‹unten› her allenfalls empfindlich eingeengt.

Auch kann eine restriktive Finanz- und Personalpolitik seitens des Kantons die mit fast jedem Budgetprozess einhergehenden Bestrebungen zur Besitzstandswahrung noch verstärken. Sie bestehen darin, einerseits die eigenen Bedürfnisse möglichst hoch zu veranschlagen und keinesfalls zu relativieren, und andererseits einmal gesprochene Beträge bis zum Ende der Budgetperiode auch tatsächlich auszuschöpfen, um nicht Gefahr zu laufen, dass sie künftig gekürzt werden. Unnötig aufwandträchtige Strukturen und Prozesse, wie sie im öffentlichen Bereich aufgrund fehlenden Konkurrenzdrucks ohnehin tendenziell häufiger als im privaten Sektor anzutreffen sind, bleiben in der Folge weitgehend erhalten.

Hinzu kommt schliesslich auch die Tatsache, dass Budgetüberschreitungen für die Verantwortlichen im allgemeinen nach wie vor wenig einschneidende Konsequenzen zeitigen – um so mehr, als der Staat in den meisten Kantonen noch stets eine weitgehend unbeschränkte Deckung der Spitaldefizite gewährleistet. Ja mehr noch, gerade bei einer sich abzeichnenden Überschreitung des Budgets auf der Ausgabenseite werden die Spitalverantwortlichen nachgerade gezwungen, auch auf der Einnahmenseite die Sollwerte zu übertreffen, indem sie möglichst viele Leistungen in Form von Einzelleistungen oder pauschalen Pflegetagen an externe Finanzierungsträger, primär an die Krankenkassen und an die Privatversicherungen, weiterverrechnen. Überhaupt werden ihnen Budgetüberschreitungen auf der Einnahmenseite in der Regel von Politikerseite das Lob eintragen, gut gewirtschaftet zu haben.

Wenn aber umgekehrt ein Spitalverwalter darauf hinwirken würde, die Aufenthaltsdauer allgemeinversicherter Patienten deutlich zu verkürzen und bei halbprivat- und privatversicherten Patienten auch die Zahl der Diagnosen, Eingriffe und Therapien auf das unablässige Minimum zu beschränken, so liefe er Gefahr, sich sowohl mit den Ärzten im Spital anzulegen als auch von seinen politischen Vorgesetzten gemassregelt zu werden. Die Einnahmen würden dadurch nämlich weit stärker als die wesentlich durch Fixkosten bestimmten Ausgaben sinken und das Defizit klar vergrössern.[453]

Zudem würde der betreffende Verwalter sein Spital bzw. einzelne Kliniken dem grossen Risiko aussetzen, von den politischen Behörden aufgrund gesunkener Belegungsraten einen Betten- und möglicherweise gar einen Personalabbau diktiert zu bekommen. Umgekehrt bedeutet dies natürlich auch, dass

---

453 Umgekehrt gilt das im gleichen Sinn auch für einen Chefarzt als Verantwortlichem eines Teilbereichs eines Spitals. Vgl. Berbuer (Ethik) 48; ferner Biermann (Gesundheitsfalle) 59

heute angesichts der vielerorts vorhandenen Überkapazitäten im Bettenangebot die jeweiligen Spitäler und Kliniken versucht sind, ihre Belegungsraten (künstlich) hoch zu halten. Dabei ist ihnen, wie bereits angesprochen,[454] auch der Umstand behilflich, dass Ein- und Austrittstag als volle Pflegetage ge- und verrechnet werden können.

Des weiteren kommt ihnen zustatten, dass hauptsächlich die mit begünstigten (Chef-)Ärzte selbst es sind, welche darüber bestimmen, was medizinisch notwendig und geboten ist. Wie allein ein Vergleich einzelner Spitäler und ähnlich gelagerter Versorgungsregionen zeigt, kann diesbezüglich die jeweilige Meinung bzw. die gelebte Praxis sehr weit auseinandergehen – auch, was öffentliche Krankenhäuser anbelangt.[455] Ferner kommt insbesondere bei öffentlichen Spitälern im Hinblick auf nicht resp. nur schwer begründbare ‹Pfründe› hinzu, dass die effektiven Kosten vieler Leistungen nur beschränkt erfasst werden. Sogar in grösseren Krankenhäusern existiert nämlich oft (noch) kein ausgebautes Finanz- und Rechnungswesen, welches sämtliche anfallenden Kosten detailliert erfasst und zurechnet.[456] Zudem fliessen die vom Kanton oder der Gemeinde getragenen Investitionskosten meist nur sehr bedingt in die Kostenrechnung ein.

Eine weitere, noch gewichtigere Verzerrung der effektiven Kosten mit entsprechenden Fehlanreizen für das Gesamtsystem ergibt sich schliesslich für den stationären Sektor insgesamt, weil die öffentliche Hand den stationären im Gegensatz zum ambulanten Sektor in beträchtlichem Ausmass subventioniert. Wie in Teil I bereits angesprochen, lohnt es sich in der Folge für die Versicherungsträger zumindest im Fall von allgemeinversicherten Patienten, wenn sich diese stationär und nicht ambulant behandeln lassen, und zwar obwohl dadurch für das Gesamtsystem in aller Regel höhere Kosten entstehen.

7.3 Der Sozialstaat als willkommens Opfer des Systems
Allein, es entspräche einer höchst einseitigen Perspektive, sozusagen den Sozialstaat an sich als den Sündenbock für die heutige Problemsituation im Gesundheitswesen hinzustellen. Trotz zahlreicher Fehlanreize und zweifelsohne gegebener und noch wenig ausgeschöpfter Verbesserungsmöglichkeiten kommt ein vorwiegend vom Gemeinwesen getragenes Gesundheitswesen immer noch weit billiger zu stehen als ein zu grossen Teilen privat organisiertes nach dem Muster vor allem der USA.[457]

Vor allem aber gilt es auch klar zu sehen, dass der Sozialstaat ja seinerseits lediglich Ausfluss eines Systems ist, das nachgerade zwingend nach ihm ruft –

---

454 Teil I, Kap. 4
455 Vgl. hierzu auch Hauser/Sommer (Kostendämpfung) 224 und dort zitierte Literatur

456 Immerhin wird auch diesbezüglich das neue KVG allmählich Abhilfe bringen, indem es die Spitäler zur Führung einer detaillierten Kostenrechnung verpflichtet.
457 Vgl. z.B. Hauser/Sommer (Kostendämpfung)

und im übrigen auch entscheidend von ihm profitiert. Einerseits führt nämlich ein marktwirtschaftliches System, bei welchem jede private und juristische Person zum angeblichen Nutzen der Allgemeinheit Geld und Güter in beliebiger Höhe anhäufen darf, zwangsläufig zu Menschen, die zu kurz kommen und auf der Strecke bleiben. Zu Zeiten des Manchesterliberalismus liess man sie einfach verhungern, mittlerweile werden zumindest jene im eigenen Hoheitsgebiet der reichen Industrieländer mit beträchtlichem staatlichem Aufwand einigermassen über Wasser gehalten.

Doch nicht nur, was die ungleiche Verteilung des Erwirtschafteten, sondern auch, was die damit zusammenhängenden Schäden zum Beispiel an Natur oder Gesundheit anbelangt, hat das moderne Industriesystem mit seiner über alle Massen gesteigerten und grossenteils zum reinen Selbstzweck gewordenen Produktion zwangsläufig stets grössere Lasten zur Folge. Als externe, prinzipiell kaum einem Verursacher zurechenbare Kosten können sie nach wie vor weitestgehend auf die Allgemeinheit abgewälzt werden. Die öffentlichen Aufwendungen und dabei nicht zuletzt jene für den Gesundheitsbereich werden in der Folge immer grösser und der Finanzierungsbedarf stets drückender.[458]

Um diesen Bedarf zu decken und auch aufgrund der vorherrschenden, vom linearen Wachstumsdenken geprägten Wertestruktur der meisten Politiker werden diese das Heil in der Flucht nach vorn, d.h. in einer weiteren Förderung der Produktion suchen. Das sichert ihnen zwar, so hoffen sie, kurzfristig die erforderlichen Steuereinnahmen, verschärft jedoch die Probleme und damit den mittel- und längerfristigen Finanzbedarf absehbarerweise zusätzlich. Und auch die u.a. im Gesundheitswesen eingesetzten Mittel haben letztlich den gleichen paradoxen Effekt. Sie fördern nämlich mit dem ‹Gesundheitsmarkt› eines der wenigen verbliebenen Wachstumspotentiale der Wirtschaft und sorgen darüber hinaus dafür, dass deren Arbeitskräfte aller Reparaturbedürftigkeit zum Trotz weiterhin einigermassen einsatzfähig und auch als Konsumenten von oft direkt gesundheitsschädigenden Produkten erhalten bleiben.

Je mehr Aufgaben ihm zwangsläufig zukommen, desto mehr entwickelt der Sozialstaat schliesslich eine ausufernde und ihrerseits verselbständigte Eigendynamik und Bürokratie, die dann der Wirtschaft ungeachtet des ursächlichen Eigenverschuldens wiederum dazu dient, zumindest dort, wo es ihr nützt, weniger Staat und mehr Freiheit zu fordern. Und ähnlich lernt auch der gemeine Bürger vermehrt, im Wirrwarr der gesetzlichen Bestimmungen die eigenen Vorteile herauszuschlagen und den eigenen Hedonismus und das eigene Anspruchsdenken möglichst auf Kosten der Allgemeinheit zu pflegen.

---

458 Vgl. Jänicke (Industriesystem); Kapp
 (Kosten)

Gerade das in der Krankenversicherung unvermindert stark gewichtete Solidaritätsprinzip, so positiv es an sich unter Gesichtspunkten der Förderung des Gemeinschaftsgedankens zu werten ist, ist umgekehrt der Eigenverantwortung des einzelnen für seine Gesundheit zusätzlich abträglich. Weil nämlich vor allem im Alter sowohl individuell als auch kollektiv bei weitem nicht die tatsächlich verursachten Krankheitskosten getragen werden müssen,[459] entfallen gewichtige Anreize, sich zeitig auf eine möglichst gesunde Lebensführung auszurichten.

Und auch im Fall einer bereits geschädigten Gesundheit sind für den Betroffenen wenig versicherungsbedingte Anreize gesetzt, sich auf ein anderes persönliches Verhalten zu besinnen und nicht nur zulasten der Allgemeinheit an den Symptomen ‹herumzudoktern› bzw. ‹herumdoktern› zu lassen. Mit anderen Worten, die Bestimmungen und Grundregeln des Sozialstaats fördern ihrerseits das Anspruchsdenken der Patienten, wie diese überhaupt durch die Existenz auch anderer sozialstaatlicher Einrichtungen bereits daran gewöhnt sind, sich möglicherweise unbesehen echter Bedürfnisse an der Allgemeinheit gütlich zu tun.

Besonders krasse Formen haben diesbezüglich beispielsweise die Verhältnisse in der Bundesrepublik Deutschland angenommen, wo immer weniger Menschen Skrupel bekunden, das öffentliche Gesundheitswesen nicht nur in rein medizinischer, sondern auch in wirtschaftlicher Hinsicht als Selbstbedienungsladen zu nutzen. Mit anderen Worten, ein Hausarzt zum Beispiel sieht sich – und dies sicher nicht nur in Deutschland – immer stärker mit dem Phänomen konfrontiert, dass er nicht konsultiert wird, um Gesundheitsstörungen zu diagnostizieren und zu behandeln, sondern um Atteste, Zeugnisse oder Krankschreibungen auszustellen oder Gratisferien in Form von Kuraufenthalten zu verschreiben:

«Fast jeder zweite Patient», schreibt der Allgemeinpraktiker Edgar Berbuer diesbezüglich, «sucht heute nicht mehr den Arzt auf, um sich dessen Wissen und Können zur Erhaltung seiner Gesundheit nutzbar zu machen, sondern aus wirtschaftlichen Motiven. Die Arbeitsunfähigkeitsbescheinigung ist eine Möglichkeit, sich einer unangenehmen Situation am Arbeitsplatz zu entziehen. Einen zusätzlichen Urlaub auf Kosten anderer kann man sich durch eine Kur sichern, und der Kurzurlaub über Weihnachten ist für die Familie nur möglich, wenn die Grossmutter für diese Zeit ins Krankenhaus eingewiesen wird. Die Notwendigkeit eines Arbeitsplatzwechsels im eigenen Betrieb kann man ärztlich begründen, um ihr den nötigen Nachdruck zu verschaffen. Die akute Erkran-

---

459 Das neue Krankenversicherungsgesetz mit seiner altersunabhängigen Einheitsprämie in der Grundversicherung ebnet diesbezüglich auch noch die letzten Reste einer Verursacherkomponente ein.

kung muss als Unfall deklariert werden, um aus der bestehenden Unfallversicherung möglichst viel Tagegeld herauszuholen![460] Jeden Tag treten Patienten mit deutlichen Forderungen an ihren Arzt heran, zum Teil drohen sie frech und machen Erpressungsversuche. Selbst die Forderung eines falschen Attestes wird moralisch nur noch als Kavaliersdelikt gewertet.»[461]

Die hohe Schule dieses Schmarotzertums besteht dann offensichtlich darin, einmal als solche anerkannte ‹Wehwehchen› gebührend zu pflegen und zu hätscheln und sich vor allem regelmässig Kuraufenthalte verschreiben zu lassen, um so die Ernsthaftigkeit des Leidens zu dokumentieren und sich eine angemessene Dauerbehandlung und möglichst eine Frührente auf Kosten anderer zu sichern.

Umgekehrt bezahlen all jene, die sich in der Inanspruchnahme von Leistungen des Gesundheitssystems Zurückhaltung auferlegen, bisweilen gleich in doppelter Hinsicht: einerseits rein finanziell über die regelmässig zu entrichtenden Prämien und andererseits dadurch, dass sie Gefahr laufen, im Fall eines ernsthaften chronischen Leidens vorerst einmal als Simulanten abgestempelt zu werden, und zwar gerade deswegen, weil sie zuvor nie einen Kuraufenthalt oder ähnliches beansprucht hatten![462] Und schliesslich bleiben aufgrund des überbordenden Anspruchsverhaltens mancher Wohlstandsbürger für die tatsächlich Bedürftigen oftmals nur mehr Leistungen, die kaum das Nötigste zu decken vermögen.

8. Schwarzpeterspiel als ‹Problemlösungsstrategie›

In diesem gesellschaftlichen Klima von «jeder ist sich selbst der Nächste» – wie es in den Grundfesten unseres ökonomischen Systems seit Adam Smith klar angelegt war und sich von daher allmählich in alle anderen gesellschaftlichen Bereiche ausgebreitet hat – ist es nicht verwunderlich, dass echte Problemlösungen gerade im Gesundheitswesen nur noch sehr schwer oder gar nicht mehr möglich sind. Auch die knappe Annahme des neuen Krankenversicherungsgesetzes an der Urnenabstimmung vom 4. Dezember 1994 darf darüber nicht hinwegtäuschen.[463]

Der grassierende Hedonismus, das Streben nach immer noch mehr Wohlstand, die Anspruchsmentalität und die bei vielen Menschen vereinseitigte und auf das Eigennutzdenken verengte Persönlichkeitsstruktur[464] führen – wie Netzwerk 19 deutlich macht – nachgerade selbstverständlich zu einem *Beharren auf*

---

460 Oder aber Beschäftigungsflauten im Betrieb werden dadurch überbrückt, dass sich Mitarbeiter krankschreiben oder gar auf IV-Rente setzen lassen. Vgl. Müller (Angst) 13; Ackermann (Arbeitslosigkeit) 23

461 Berbuer (Ethik) 145f; vgl. auch Caprez/Haas (Krankenkassen) 18

462 Vgl. hierzu den konkreten Fall eines Maurers mit starkem Gelenkverschleiss, in Berbuer (Ethik) 166f

463 Vgl. auch Sommer (Malaise) 8

464 Vgl. auch Capra (Wendezeit) 427f

Hintergründe der Problemsituation im Gesundheitswesen

Netzwerk 19

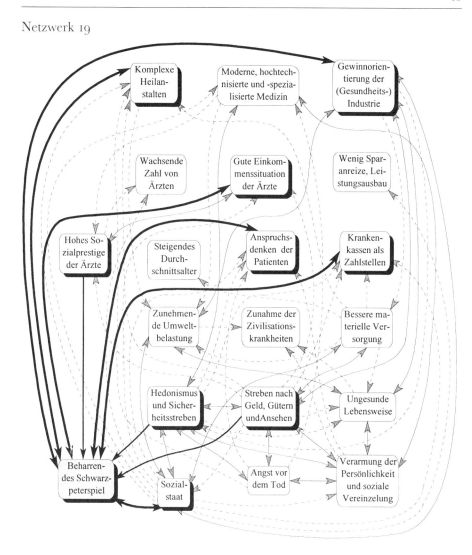

einmal erreichten Positionen und zu einem eigentlichen *Schwarzpeter-Spiel*, bei welchem jeder Beteiligte versucht, die Schuld an der Misere im Gesundheitswesen und die damit verbundenen, exzessiv zunehmenden Lasten andern in die Schuhe zu schieben. Und je besser dies nach wie vor gelingt, desto ungehinderter kann sich das Kostenkarussell ungeachtet aller warnenden Unschuldsbeteuerungen der vielen Anspruchsträger und offenen und verdeckten Interessenvertreter weiter drehen.[465]

8.1 Diskrete Gesundheitsindustrie

Was dabei die einzelnen Hauptgruppen der Beteiligten anbelangt, so versteht es die Gesundheitsindustrie, sich im allgemeinen geschickt im Hintergrund zu halten, und sie gerät denn auch in aller Regel weniger ins Schussfeld der Kritik. Dies fällt ihr um so leichter, weil sie sich auf die Position verlegen kann, in einer internationalen Konkurrenzsituation zu stehen, einen Garant für Arbeitsplätze und Fortschritt darzustellen und lediglich das zu liefern, was vom Markt nachgefragt werde. Dass dabei die Marktverhältnisse im Gesundheitswesen sehr spezielle und lukrative sind und dass es lediglich geeigneter Werbeanstrengungen bedarf, um sich die letztlich nachfragebestimmenden Ärzte im ambulanten und im stationären Sektor zu Helfershelfern zu machen, darüber wird selbstredend nichts gesagt.

Allenfalls sind es die Medikamentenhersteller, welche dennoch ab und zu Kritik einstecken müssen, und zwar insbesondere an ihrer Preispolitik.[466] Wie bereits in Teil I angesprochen, verweisen sie dann allerdings auf die in den vergangenen Jahren nur unterdurchschnittlich gestiegenen Arzneimittelpreise (ohne sich allerdings über die Mengenzunahme und die nach wie vor hohen Gewinnspannen zu äussern), auf die in der Schweiz allgemein höheren Lebenshaltungskosten oder auf die gewaltigen Forschungsaufwendungen, die bei der Entwicklung eines neuen Medikaments anfallen.

Ob letztere jedoch überhaupt nötig und sinnvoll sind, diese Frage wird kaum je gestellt. Insbesondere wird stillschweigend unterstellt, der bestehende, auf synthetisierte, allopathische Wirkstoffe ausgerichtete Forschungsansatz sei auch zur Therapie der heute vorherrschenden chronischen Erkrankungen geeignet.[467] Und es wird verschwiegen, dass selbst dann, wenn auf solcher Basis dennoch wirksame Medikamente gefunden werden, diese oft rein symptomorientiert sind und – abgesehen von den Nebenwirkungen – gerade im Bereich der Zivilisationskrankheiten letztlich vielfach nur dazu dienen, einen erkanntermassen gesundheitsschädigenden Lebensstil weiter pflegen zu können bzw. seitens der Politik noch halbherziger gegen Umweltschadstoffe und ihre Emittenten vorgehen zu müssen.[468]

Hoffnung zu wecken auf zukünftige Heilungsmöglichkeiten chronischer Krankheiten und damit lukrative Geschäftsfelder zu rechtfertigen, zu bewahren und neu aufzubauen, diese Strategie wird seitens der Pharmaindustrie aber

---

465 Vgl. auch Biermann (Gesundheitsfalle) 44
466 Vgl. z.B. Seiler (Einigung) 13; Geisser (Medikamente) III/1; o.V. (Schweiz) Wirtschaft; o.V. (Medikamentenpreise) Wirtschaft

467 Vgl. hierzu auch Teil III, Kap. 4
468 Vgl. diesbezüglich auch die Kosten/Nutzen-Studie der Basler Pharma Information betreffend Bronchodilatatoren. Abt (Atemwegserkrankungen); ferner Larcher (Notwendigkeit)

Hintergründe der Problemsituation im Gesundheitswesen

Abb. 18: Zeitungsinserat des Arbeitskreises Gesundheit und Forschung gegen die Abschaffung von Tierversuchen[469]

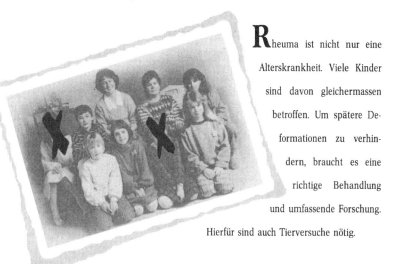

469 Erschienen z.B. in: St.Galler Tagblatt,
28. September 1991, Bund I, S. 14.
Ähnliches Inserat, aber bezogen auf
Asthma, z.B. in: St.Galler Tagblatt,
18. November 1991, Bund I, S. 10

auch dahingehend genutzt, die noch ungenügende Akzeptanz der Gentechnologie in der Bevölkerung zu fördern, oder aber gegen das Verbot von Tierversuchen vorzugehen, wie es in der Schweiz 1991 im Rahmen einer Volksabstimmung drohte. Bei den entsprechenden grossaufgemachten Inseraten scheuten sich die Auftraggeber in der Folge nicht, auf Kinder zurückzugreifen, und auch in der Wahl der Botschaft waren sie, wie Abbildung 18 zeigt, wenig zimperlich. Trotzdem hatten sie damit Erfolg – das Verbot wurde abgelehnt.

8.2 Protestierende Ärzteschaft

In einer etwas anderen, vergleichsweise exponierteren und damit unangenehmeren Situation befinden sich beim besagten Schwarzpeter-Spiel die Ärzte, sowohl die freipraktizierenden als auch jene im stationären Bereich. Dies wird nur schon daran deutlich, dass sie bzw. ihre Interessen-Organisationen sich lautstark dagegen wehren, angesichts der Misere im Gesundheitswesen in die Rolle des Haupt-Sündenbocks gedrängt zu werden. So titelte die Schweizerische Ärzteinformation «Ärzteschaft wehrt sich gegen unredliches Schwarzpeter-Spiel» und führte aus, die Ärzte hätten es satt, «bei jeder passenden und unpassenden Gelegenheit – zu Unrecht – als Kostentreiber verschrieen zu werden».[470]

In der Folge bemühen sich auch ihre Vertreter, ganz ähnlich wie jene der Pharmaindustrie, darauf hinzuweisen, die Preisentwicklung für ärztliche Leistungen habe in jüngster Zeit noch unter jener der Konsumentenpreise gelegen. Sie verschweigen jedoch ebenfalls wohlweislich, dass sich die effektiven Kosten bzw. die Ärzteeinkommen aus Preis *und* Menge zusammensetzen und dass gerade die Mengensteigerung der ambulant erbrachten Leistungen in den vergangenen Jahren dramatische Ausmasse angenommen hat.

Wie oben bereits gezeigt,[471] ist es denn auch primär die Möglichkeit der Mengenausweitung, welche den Ärzten ungeachtet der stets höheren Ärztedichte und der neuerdings etwas gedämpften Entwicklung im Bereich der Taxpunkt-Entschädigung eine unvermindert gute Position sichert. Der rasche medizintechnologische Fortschritt und die zunehmende Spezialisierung verbunden mit der kulanten gegenseitigen Überweisungspraxis zwischen Kollegen und der Möglichkeit, Dauerpatienten in einem lohnenden Rhythmus aufzubieten, gewährleisten diesbezüglich ein nahezu unbegrenztes Betätigungsfeld.[472]

Dabei haben die Ärzte zudem den unendlichen Vorteil, dass sie über die weitgehend uneingeschränkte Definitionsmacht dessen verfügen, was eine Krankheit ist und wie sie am besten zu diagnostizieren und zu behandeln

---

470 Zit. in Israel (Kostenexplosion) 8
471 Teil I, Kap. 5
472 Vgl. Berbuer (Ethik) 64

ist.[473] Gerade weil die Akzeptanz neuer medizintechnologischer Möglichkeiten wie auch der Sozialstatus des Arztes in breiten Bevölkerungsschichten nach wie vor unvermindert hoch sind, werden sich die meisten Patienten in der Folge dem ärztlichen Urteil auch dann treu ergeben zeigen, wenn dieses einen Diagnoseaufwand und einen Behandlungsstil beinhaltet, die eigentlich unnötig aufwendig und für sie selber mit etlichen Unannehmlichkeiten oder gar Gefahren verbunden sind.

Was andererseits übergeordnete Kontrollinstanzen anbelangt, so befinden sich die Ärzte in der glücklichen Lage, sich nach wie vor gleichsam hinter dem Arztgeheimnis verstecken zu können, indem sie zum Beispiel den Krankenkassen nur bedingt überhaupt die gestellte Diagnose bekanntgeben müssen. Originalton der Foederatio Medicorum Helveticorum (FMH) zu den Grundsätzen eines liberalen Arztrechts: «Der Arzt entscheidet frei und ohne Einmischung der Krankenkasse über Therapie und Heilmittel ... Aufgabe der Krankenkasse ist es, die angeordneten Leistungen zu bezahlen, nicht, sich in die Behandlung einzumischen.»[474]

In diesem Zusammenhang schien ferner Methode dahinter zu stecken, dass bislang sowohl der ambulante als auch der stationäre Bereich nur sehr zurückhaltend Hand boten zur seit langem dringend notwendigen Verbesserung des medizinstatistischen Grundlagenmaterials. Erst das neue Krankenversicherungsgesetz wird nun alle an der Gesundheitsversorgung Beteiligten und Verdienenden vermehrt zwingen, Daten für statistische Auswertungen zur Verfügung zu stellen. Weil sie aber vorderhand noch zu grossen Teilen fehlen, unvollständig oder gar falsch sind, lassen sich bislang nur bedingt verlässliche Aussagen machen zu einer allfälligen Über- oder Unterversorgung der Bevölkerung oder zur spezifischen Wirksamkeit schulmedizinischer Verfahren.

Wenn dies dennoch versucht wurde – zum Beispiel seitens der Krankenkassen, von Journalisten oder anderen unliebsamen Kritikern an möglichen Missständen –, dann war u.a. die Ärzteschaft schnell zur Stelle, die entsprechenden Statistiken als ungeeignet und gezogene Schlüsse als unbegründet und verfehlt zu kritisieren.[475] Und für den Fall, dass die Widerlegung von Fakten trotzdem Schwierigkeiten bereitete, liess sich das Problem gleichsam auf eine höhere Ebene heben und argumentieren, die Qualität der ärztlichen Diagnose und Behandlung und deren Erfolg müssten immer bezogen auf den Einzelfall betrachtet und könnten prinzipiell gar nicht quantifiziert werden.[476] Was zähle, sei einzig und allein das Wohl des Patienten, und der Arzt sei demnach veranlasst, nach bestem Wissen und Gewissen alles zu unternehmen, was ihm

---

473 Illich (Enteignung) 84; Beck (Risikogesellschaft) 338
474 Zit. in Sommer (Malaise) 86
475 Vgl. Sommer (Malaise) 158
476 Vgl. Eichhorn, zit. in Hofer (Organisation) 95

(dem Patienten) dienlich ist. Und wenn das Leistungsvolumen dennoch vereinzelt ausufere, so sei dies eben in erster Linie auf die wachsende Anspruchsmentalität der Patientenschaft zurückzuführen.

Half auch diese Argumentation nicht mehr weiter, wurde als ultima ratio schliesslich zur offenen Drohung gegriffen. So wurde in der Schweizerischen Ärztezeitung unter dem Titel «Bis hierher und nicht weiter!» der aargauische Ärztepräsident Dr. G. Probst wie folgt zitiert: «Wenn die freie Ärzteschaft unseres Landes vom Gesetzgeber geringgeschätzt und gar frustriert würde, könnte eine Rechnung präsentiert werden, die vernichtend aussähe. Als Mass dafür sei erwähnt, dass zwei bis vier Tage zusätzliche Arbeitsunfähigkeit pro Jahr die Wirtschaft unseres Landes rund 1 Milliarde Franken kostet. Die schreibende Hand des Arztes kann bei Vertrauensbruch im System, in dem er zu arbeiten hat, teure Folgen haben. Schlechte Gewohnheiten, wie Gefälligkeitszeugnisse es nun einmal sind, bleiben in einem System ohne andere Bewegungsmöglichkeiten als Ausdruck von Trotz verankert. Mit anderen Worten: Unzufriedene Ärzte und unzufriedene Patienten leisten sich mehr Gefälligkeitszeugnisse. Dieser Trend führt unter den Taggeldversicherungen trotz mehr Umsatz zu Missbehagen und Kollaps. Helfen Sie – die Politiker – mit politischem Spürsinn mit, den Schweizer Arzt von morgen nicht zum sozialen Fehlverhalten herauszufordern!»[477]

8.3 Seilziehen zwischen Politik und Krankenkassen

Auf geeignete Weise angesprochen sind damit, als weitere Hauptbeteiligte, die Verantwortlichen in der Politik, zumal auch bei ihnen das Stichwort Gefälligkeit seinen traditionellen Stellenwert hat. In aller Regel werden sie nämlich geneigt sein, ihre Entscheide – wenn überhaupt – so zu treffen, dass sie damit niemanden allzu sehr verärgern, um nicht Gefahr zu laufen, sich selber das Wahl-Wasser abzugraben. Und wer dennoch versucht, Gesundheitsreformen in die Wege zu leiten, die mehr als nur Kosmetik darstellen, läuft hohe Gefahr, ins Kreuzfeuer der Kritik der Betroffenen zu geraten und bald nicht mehr im Amt zu sein.[478] Zudem ist in einer Demokratie nötigenfalls das Parlament vorhanden, in welchem die geeigneten Interessenvertreter pflichtbewusst dafür besorgt sein werden, die politische Ausgewogenheit einer allfälligen Gesetzes- oder gar Verfassungsänderung zu garantieren.

In der Schweiz mit ihrem kantonal strukturierten Gesundheitswesen fiel es dabei den Politikern besonders leicht, sich um einschneidende Massnahmen zu drücken bzw. den Schwarzpeter an andere weiterzureichen. Man beschränkte

---

[477] Zit. in Sommer (Malaise) 86

[478] Beispiele hierfür sind der deutsche Gesundheitsminister Norbert Blüm oder die Gesundheitsdirektoren der Kantone Baselstadt und Waadt. Vgl. Biermann (Gesundheitsfalle) 58, 122ff; Meier (Gesundheitsreform) 5; Heumann (Blinddarm) 13

sich im wesentlichen darauf, weitere Expertisen in Auftrag zu geben und neue Expertenkommissionen zu gründen, die jedoch zur Hauptsache mit den alten und immer gleichen Interessenvertretern besetzt und von diesen dominiert blieben.[479] Hier wurden tatsächlich grundlegende Reformvorschläge wie beispielsweise das in Teil IV vorgeschlagene Prämiensplitting zwar angehört, den Kommissionsmitgliedern in diesem Fall aber zum vornherein untersagt, darüber auch nur zu diskutieren.[480]

Zudem schien und scheint die aus den kantonalen Sanitäts- und Gesundheitsdirektoren zusammengesetzte Sanitätsdirektorenkonferenz (SDK), welche eigentlich eine politische Führungsrolle übernehmen müsste, hierzu kaum willens und in der Lage. «Sie begnügt sich», so Professor Jürg Sommer in seinem Buch ‹Das Malaise im Gesundheitswesen›, «an ihren Tagungen an pittoresken Orten mit der Diskussion von Details und leistet keine konzeptionelle Arbeit.»[481] Erstaunlich ist in diesem Zusammenhang auch, wie spät erst sich die Kantone in der Beratung des neuen Krankenversicherungsgesetzes zu Wort meldeten und den ihnen zugedachten Subventionsanteil als zu hoch bekämpften.[482] Trotzdem erreichten sie in der Folge eine Reduktion bzw. eine entsprechend flexible Regelung.

Überhaupt fanden und finden die Politiker lange schon Mittel und Wege, die immer weiter ausufernden Kosten des weitgehend führungslosen Gesundheitswesens möglichst vom eigenen Verantwortungsbereich abzuwälzen. Der Bund beispielsweise fror bereits Mitte der siebziger Jahre die Subventionen an die Krankenkassen vor allem auf Kosten der Prämienzahler ein und beliess sie während langer Jahre inflationsbereinigt auf dem gleichen Stand. Erst als eine Verfassungsinitiative der Krankenkassen drohte, entschloss er sich zu etwas erhöhten Subventionen primär zugunsten der wirtschaftlich Schwächeren. Er verpflichtete dabei aber auch gleich die Kantone zur vermehrten Mitfinanzierung und erschloss sich über die Mehrwertsteuer eine neue Finanzierungsquelle.[483]

Doch nicht nur auf Bundesebene, sondern auch bei den Kantonen und Gemeinden wurde und wird – wie bereits angedeutet – versucht, die Problemlösung weitestgehend in der Lastenumverteilung zu finden. Die Kantone haben hierzu vor allem das Mittel der Taxerhöhungen an ihren Spitälern und Kliniken in der Hand. Damit sind auch sie in der Lage, die Krankenkassen stärker zu belasten.[484] Jene sehen sich zudem vor das Problem gestellt, dass seitens der kantonalen Behörden mit Unterstützung des Stimmbürgers die medizintechnologische Hochrüstung der Spitäler meist nach wie vor grosszügig

479 Sommer (Malaise) 158
480 Gemäss persönlicher Information von Dr. G.R. Brem, dem Urheber dieses Modells
481 Sommer (Malaise) 165
482 Thalmann (Prämienverbilligung) 9
483 Vgl. Bundesamt für Sozialversicherung (Krankenversicherung) 11, 15. Dabei dienten die 500 Millionen zur Verbilligung der Krankenkassenprämien gleich noch als willkommener Lockvogel, um das Volk endlich zum Übergang von der WUST zur Mehrwertsteuer zu bewegen.
484 Vgl. Sommer (Malaise) 14

gehandhabt wird. Auch diesbezüglich werden sie dann wieder mit den vollendeten Tatsachen weiterer Kostensteigerungen konfrontiert.[485]

Demgegenüber sind die Gemeinden mit einem bisher gemeindeeigenen Krankenhaus vielfach nicht mehr in der Lage, dieses zu finanzieren. Obwohl es in der Vergangenheit zu einigermassen kostengünstigen Tagessätzen die Grundversorgung der lokalen Bevölkerung wahrgenommen hat, werden sie es in der Folge entweder schliessen oder zum Beispiel in ein Pflegeheim umwandeln. Oder aber sie werden versuchen, es an den Kanton abzutreten, womit dann in der Tendenz wiederum eine Erhöhung des medizintechnologischen Standards verbunden ist.[486]

Auch hier waren und sind die Krankenkassen dann vorerst einmal gezwungen, die dann höheren Betriebskosten mit zu bezahlen, ohne selber gross Einfluss nehmen zu können. In der Folge versuchten sie, den Kostendruck mittels der besagten Volksinitiative zu mindern, für die sie in kurzer Zeit eine Rekordzahl von Unterschriften zusammenbrachten. Aber auch diese Initiative der Krankenkassen zielte nach altbekanntem Muster kaum auf eine Kostendämpfung, als vielmehr auf eine blosse Lastenumverteilung ab. Insbesondere wollte sie den Bund wieder viel stärker in seine Subventionierungspflicht nehmen und nebenbei noch die missliebige Konkurrenz der Privatversicherungen ausschalten. Sie wurde dann aber an der Urne verworfen.[487]

Weil jedoch die alljährlichen Prämienaufschläge nichtsdestoweniger ein unerträgliches Mass annahmen und jüngere Versicherte zusehends zu Krankenkassen mit einem günstigen Altersspektrum und damit tieferen Prämien hinüberwechselten, wurden seitens der Politik im Notrecht Bestimmungen erlassen, welche die zulässigen Prämienerhöhungen der Kassen nach oben begrenzten und einen Fonds zum Ausgleich der altersbedingten Risiken einführten.[488] Dem brodelnden Kochtopf der überlaufenden Kosten wurde damit – mit einem Bild gesprochen – gleichsam ein Deckel aufgesetzt und festgeschraubt. Die Temperatur unter dem Kessel jedoch wurde nicht wesentlich reduziert.

Immerhin aber veranlassten diese Massnahmen die Kassen, etwas aus ihrer Rolle der blossen Prämienverwalter herauszutreten, in der gesundheitspolitischen Diskussion vermehrt eigene Akzente zu setzen und wenigstens den ihnen gegebenen unternehmerischen Spielraum besser auszuschöpfen. Allerdings zeichnet sich nun eine Entwicklung ab, bei welcher sich die ohnehin schon grossen unter ihnen zu Megakassen zusammenschliessen. Zum einen bringen sie in der Folge zwar auch echte Innovationen hervor, zum anderen setzen sie

---

485 Ein Beispiel stellt der absehbare Ausbau der prestigeträchtigen Herzchirurgie am Kantonsspital St.Gallen dar, oder auch jene zwei Magnetresonanzanlagen zu je netto 1,3 Millionen Franken, welche in Bern das Tiefenau- und das Zieglerspital aus den 5,8 Millionen Franken zu beschaffen gedenken, welche ihnen aufgrund der Budgetunterschreitung vom Vorjahr zur freien Verfügung stehen. Messerli (Steuerzahler) 1, Blickpunkt; Fritschi (High-Tech) 81

486 Als Beispiel hierfür kann im Kanton St.Gallen im besonderen das Spital Flawil dienen, das nach der Übernahme durch den Kanton grosszügig renoviert und ausgebaut wurde.

487 Vgl. Sommer (Malaise) 99ff

jedoch ihre neue Marktmacht dazu ein, ihrerseits lediglich Kosten von sich und ihren Versicherten abzuwälzen. Zudem haben die Dämpfungsmassnahmen bei den Prämien dazu geführt, dass nun die Krankenkassen generell ihre Kontrolle der Gesundheitsleistungen bei den Anbietern verstärken, was auf beiden Seiten zu einem hohen zusätzlichen administrativen Aufwand führt, der nicht immer nur sinnvoll ist.

8.4 Bleibender Reformbedarf

Das neue Krankenversicherungsgesetz, das 1996 in Kraft treten und die Prämienkonkurrenz unter den Kassen massiv erhöhen wird, wird diesen Entwicklungen absehbarerweise weiter Vorschub leisten. Immerhin gelang es aber mit den neuen Bestimmungen, doch einen gewissen Schritt in Richtung substanzieller Reformen zu machen. Jeder Beteiligte und Finanzierungsträger im Gesundheitswesen wird nämlich künftig vermehrt gehalten sein, seine eigene Verantwortung wahrzunehmen. Und die Versorgungskapazitäten und -leistungen werden absehbarerweise etwas mehr am Kriterium der Vernunft und des Masshaltens ausgerichtet werden.[489]

Weil aber das neue Krankenversicherungsgesetz bloss einen guteidgenössischen, im Rahmen der Vernehmlassung und der parlamentarischen Beratung zusätzlich verwässerten Kompromiss darstellt, wird es nicht genügen, den andauernden Kostensteigerungen im Gesundheitswesen tatsächlich Einhalt zu gebieten. Dies gilt auch, weil die Patientinnen und Patienten trotz höherer Kostenbeteiligung noch nicht substantiell veranlasst werden, ihr Gesundheitsverhalten anders auszurichten. Sie werden vielmehr auch unter den neuen gesetzlichen Bestimmungen dabei bleiben, die bezahlten Prämien durch die Inanspruchnahme von möglichst vielen medizinischen und nichtmedizinischen Leistungen auf Kosten der Solidargemeinschaft wieder einigermassen zurückzuergattern.

Hält man sich abschliessend noch einmal die an der derzeitigen Problem-Eskalation im Gesundheitswesen beteiligten Interessengruppen und ihr Verhalten vor Augen, so lässt sich das Fazit ziehen, dass unter dem steigenden Kostendruck mittlerweile wohl alle die Notwendigkeit grundsätzlicher Veränderungen eingesehen haben. Bei der Ausarbeitung zusätzlicher Massnahmen, die zweifelsohne auch nach Annahme des neuen Krankenversicherungsgesetzes notwendig sein werden, dürften sich jedoch all diejenigen weiterhin dagegen wehren und Reformen möglichst frühzeitig zu Fall bringen, die dadurch ihre eigenen Vorteile und Pfründe gefährdet sehen. Sehr zustatten kommt ihnen

---

488 Gegen letzteren liefen selbstredend die Billigkassen Sturm und erreichten damit immerhin, dass er im neuen Krankenversicherungsgesetz lediglich für eine Frist von 10 Jahren vorgesehen ist.

489 Vgl. Teil IV, Kap. 5

dabei die Fragmentierung des Gesundheitswesens, bei welcher nach wie vor an keiner Stelle die Finanzierungsverantwortung gebündelt anfällt und welche Hauser und Sommer sehr treffend wie folgt umschrieben haben:

«Die Kantone als wichtigste Spitalträger haben vor allem die ungedeckten Spitaldefizite vor Augen. Krankenkassen beschränken sich auf die ihnen nach Abzug von Subventionen und Selbstbehalten verbliebenen Nettoausgaben, die sie über Prämien von ihren Mitgliedern beziehen müssen. Der Bund und die Kantone, soweit sie Subventionen an die Krankenkassen gewähren, bemühen sich, den Subventionsanstieg zu bremsen. Niemand ist für die Gesamtkosten der medizinischen Versorgung einer gegebenen Bevölkerung verantwortlich, und unter diesen Voraussetzungen ist Kostendämpfung oft mehr eine Kostenverlagerung auf andere Träger als eine echte Begrenzung des Ausgabenwachstums.» [490]

Was Wunder, dass das Gesundheitswesen eine unaufhaltsame Eigendynamik entwickelt und von einem Aktivismus geprägt ist, der alles in allem immer fragwürdiger wird. Biermann hat hierfür ein pointiertes Bild gefunden: «Der medizinisch-industrielle Komplex ist wie eine Firma, in dem es nur Lieferanten, aber keinen Boss gibt. Alle sind um fortwährende Verbesserungen bemüht und liefern, was das Zeug hält, aber niemand sorgt dafür, dass die Griffe zum Gehäuse und die Rollen zum Gestell passen oder die Deckel aus Weissblech gepresst werden, obwohl der Lieferant sie am liebsten aus Platin machen würde.» [491]

9. Überleitung zu Teil III

Die Analyse in Teil II hat gezeigt, wie sehr die heutigen Probleme im Gesundheitswesen zu einem grossen Teil Ausfluss unserer zivilisatorischen Lebensweise und der ihr zugrunde liegenden Werte sind. In einer Gesellschaft, in welcher jeder primär den eigenen Nutzen und Vorteil vor Augen hat, werden der Lebenssinn und der hauptsächliche Lebensinhalt sehr bald einmal in einer vordergründigen, immer weiteren Steigerung des individuellen Reichtums und des kollektiven Wohlstands gesehen. Das darüber hinausgehende Gesamtwohl hingegen wird mehr und mehr aus den Augen verloren.

Auch wird vergessen, dass – wie Abbildung 19 zeigt – ein übersteigerter, nur in Geldwerten gemessener Wohlstand zunehmend negative Folgewirkungen auf Kosten der eigentlich ungleich wichtigeren Lebensqualität zeitigt. Sie führen

---

490 Hauser/Sommer (Kostendämpfung) 227f
491 Biermann (Gesundheitsfalle) 43

Abb. 19: Die auseinanderdriftende Entwicklung zwischen Bruttosozialprodukt und Lebensqualität [492]

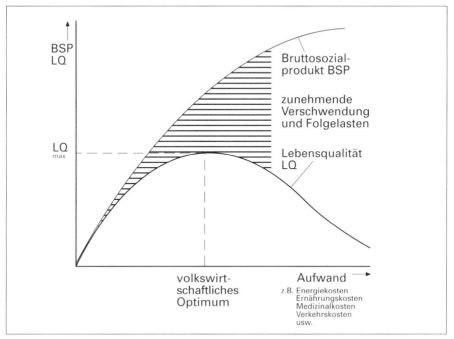

in der Folge weit weniger dazu, das weitere Anwachsen des Bruttosozialprodukts in Frage zu stellen, sondern sie bewirken im Gegenteil, dass allenthalben versucht wird, dieses Wachstum möglichst zu erhalten oder gar zusätzlich zu steigern, in der illusorischen Erwartung, damit überhaupt erst die Mittel in die Hände zu bekommen, um mit den unerwünschten Folgelasten einigermassen zu Rande zu kommen.

Die Auswirkungen sind insbesondere für das Gesundheitswesen gravierend, und zwar um so mehr, als der einzelne Wohlstandsbürger damit seinerseits in den Teufelskreis gerät, sein Lebensglück in immer noch mehr Annehmlich- und Bequemlichkeiten und in noch mehr Sicherheit zu suchen. Mit hoher Wahrscheinlichkeit gelangt er damit jedoch nur in eine persönlich stets unangenehmere, unbequemere und unsicherere Lebenssituation, die ihn dann erst recht die Flucht nach vorn antreten lässt und die sich schliesslich auch sehr negativ auf seinen physischen und psychischen Gesundheitszustand niederschlägt. Und

---

[492] Fornallaz (Wirtschaft) 21

Netzwerk 20

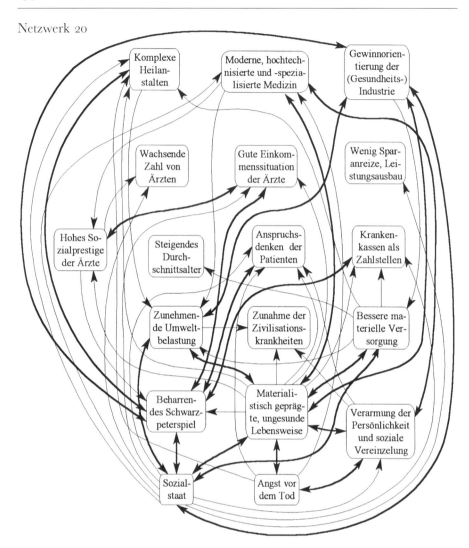

ähnlich sind auch die Führungsverantwortlichen im Gesundheitswesen kaum mehr in der Lage und willens, die tieferen Ursachen der Probleme zu durchschauen, geschweige denn tatsächlich anzugehen.

Um das erarbeitete Wirkungsgefüge wiederum etwas zu vereinfachen – und es dann in Teil III durch weitere Faktoren zu vervollständigen –, wurden in

Netzwerk 20 die Faktoren ‹Streben nach Geld, Gütern und Ansehen›, ‹Hedonismus und Sicherheitsstreben› sowie ‹ungesunde Lebensweise› zum Einflussfaktor *materialistisch geprägte, ungesunde Lebensweise* zusammengefasst. Die in Teil II gezeigten Einflussfaktoren umfassen damit gleichsam die Folgen und sich aufschaukelnden Wechselwirkungen eines sogenannt lebenspraktischen Materialismus im Hinblick auf die Problem-Eskalation im Gesundheitswesen. Sie sollen nun in Teil III durch Faktoren ergänzt und erweitert werden, die unter das mit dem lebenspraktischen Materialismus engstens verbundene Stichwort des wissenschaftlichen Materialismus gestellt werden können. Aus Gründen der Übersichtlichkeit werden dabei die bereits aufgezeigten Beziehungen vorerst wiederum weggelassen und nur die zuvor eingeführten Faktoren aufgelistet.

Teil III:
Wissenschaftlicher Materialismus und Pflegeproblematik

Seit Beginn der Neuzeit bilden der wissenschaftliche und der oben besprochene lebenspraktische Materialismus gleichsam ein eineiiges Zwillingspaar, das inzwischen Hand in Hand herangewachsen ist und sich nachgerade zur Perfektion entwickelt hat. Dabei kommt dem wissenschaftlichen Materialismus sozusagen der Status des Erstgeborenen zu, dessen Selbstverständnis und Herrschaftsanspruch erstmals von Francis Bacon (1561–1626), seines Zeichens u.a. Generalstaatsanwalt von König James I., überaus klar und deutlich charakterisiert wurde. In seinem im Jahr 1620 erschienenen ‹Organon der Wissenschaften› schrieb er, der gewöhnlichste Ehrgeiz bestehe darin, im eigenen Land politisch zur Macht zu kommen. Vielversprechender sei, die Macht des Vaterlandes unter anderen Nationen mehren zu wollen. Über allem jedoch stehe das Bestreben, Macht über die Natur zu gewinnen. Zu diesem Zweck müsse sie «auf die Folter gespannt werden, bis sie ihre Geheimnisse preisgebe». Es gelte, «die unstete Natur unter Druck zu setzen», «sie mit Hunden zu hetzen» und sie sich «gefügig und zur Sklavin zu machen».[493]

Wenn auch die Begriffe in der Zwischenzeit etwas gewählter tönen, an der von Bacon gesetzten Logik im wissenschaftlichen Umgang mit der (weiblichen) Natur änderte sich bis jetzt wenig. Bis auf den heutigen Tag haben die meisten Naturwissenschaften im Grunde nur noch dem Namen nach mit Natur in einem umfassenden, spirituell-ökologisch verstandenen Sinn zu tun. In ihrem verabsolutierten und vordergründig äusserst erfolgreichen Streben nach Exaktheit und Messbarkeit bedeutet Natur den Wissenschaftlern, die sich mit ihr bzw. ihren Bestandteilen befassen, in aller Regel bloss noch Sache bzw. Objekt.

Wie Fritjof Capra formuliert, gelten «biologische Phänomene, die nicht auf reduktionistische Weise erklärt werden können, ... als wissenschaftlicher Erforschung unwürdig».[494] Pflanzliches und tierisches Leben stellt für sie oft genug eine reine und beliebig verfügbare Experimentiergrösse dar, die in Form der Gentechnologie mittlerweile eine ganz neue, fast grenzenlose Spielvariante erhalten hat. Diese vereinseitigte Entwicklung gedieh mittlerweile gar soweit, auch den Menschen wieder als Teil der Natur zu sehen, aber eben nur in dem Sinne, den wissenschaftlichen Herrschaftsanspruch auch auf ihn bzw. seinen Körper auszudehnen.[495]

---

493 Meyer-Abich (Technik) Horizonte; Capra (Denken) 248, mit Bezug auf Carolyn Merchant; Achterberg (Gedanken) 96f

494 Capra (Wendezeit) 109

495 Vgl. hierzu auch Studer (Jenseits) 29ff und dort zitierte Literatur

1. Verabsolutierung des Vordergründigen

Wie noch zu verdeutlichen sein wird, ist der wissenschaftliche Materialismus somit durch die *Konzentration auf materielle und materiell erklärbare Phänomene und Prozesse* charakterisiert, und er bediente sich bei der Verwirklichung seines neuzeitlichen Siegeszuges analog zum lebenspraktischen Materialismus sehr weitgehend der *Technik und ihrer hohen Bewertung*. Diese nicht zuletzt für das Verständnis der Gesamtproblematik Gesundheitswesen bedeutsamen Einflussfaktoren sollen denn auch im folgenden in ihren Wirkungen auf das bereits bestehende Netzwerk kurz dargelegt und anschliessend mit Hinblick auf die medizinische Wissenschaft und Technik vertieft werden.

1.1 Die Welt als beliebig veränderbares Material

Für uns moderne Menschen mag es seltsam klingen, dass Technik bis vor kurzem keineswegs derart hoch gewertet wurde, wie das heute der Fall und selbstverständlich ist. Bei den alten Griechen beispielsweise waren technische Vorrichtungen mit dem Makel der Blasphemie, der Gotteslästerung, behaftet. Sie wurden in nur sehr beschränktem Ausmass zur Nutzung der Naturkräfte herangezogen. Und bis über das Mittelalter hinaus blieb es verpönt, etwas Neues zu erfinden und damit die natürliche Ordnung durcheinanderzubringen.[496]

Als sich dann schliesslich mit Beginn der Industriellen Revolution die Technik doch allmählich ihre Bahn zu brechen begann, begegneten die Menschen dieser Entwicklung mit grossem Misstrauen und Unbehagen, und zwar nicht nur jene aus den dadurch massiv betroffenen unteren Gesellschaftsschichten. Goethe beispielsweise lässt die Unternehmerin Frau Susanne in seinen ‹Wilhelm Meisters Wanderjahre› sagen: «Das überhand nehmende Maschinenwesen quält und ängstigt mich, es wälzt sich heran wie ein Gewitter, langsam, langsam; aber es hat seine Richtung genommen, es wird kommen und treffen.»[497]

Trotz der gewaltigen Umbrüche im Sozialgefüge, welche die Technik in der Folge tatsächlich mit sich brachte, lernten die Menschen der Neuzeit jedoch allmählich, mit ihr zu leben. Ihre Vorteile wurden mit der Zeit stärker wahrgenommen als ihre Kehrseiten. Und in unserer modernen Welt ist die Technikbegeisterung inzwischen derart weit gediehen, dass uns – wie sich Putnam ausdrückte – technischer Erfolg selbst dann noch imponiert, wenn er unser Leben bedroht.[498]

---

496 Vgl. Studer (Jenseits) 81ff
497 Goethe (Wanderjahre) 394
498 Putnam (Vernunft) 235

Wissenschaftlicher Materialismus und Pflegeproblematik

Netzwerk 21

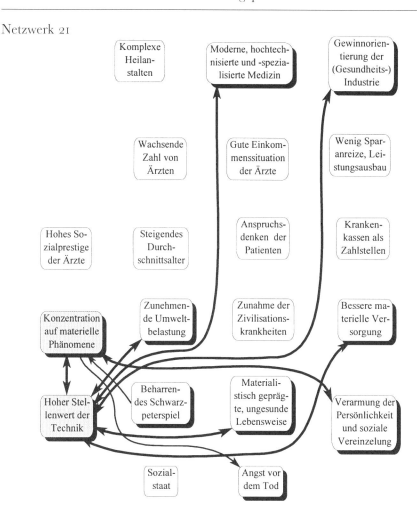

Entsprechend den Grundanforderungen des wissenschaftlichen Materialismus geht Technik für uns einher mit Exaktheit und Eindeutigkeit und einer daraus resultierenden, zumindest vordergründigen Verlässlichkeit und Vertrauenswürdigkeit.[499] Folgerichtig kam technischen Errungenschaften bei der unendlichen Steigerung der industriellen Produktion der zentrale Stellenwert zu. Ja mehr noch, das heutige Mass an Wohlstand wäre ohne die Technik und ihre umfassende Anwendung schlicht undenkbar.

---

499 Vgl. Hübner (Kritik) 364; Pietschmann (Ende) 181

Wie auch aus Netzwerk 21 deutlich wird, geht die heute verbreitete Technikgläubigkeit sogar noch weiter. Die zunehmenden Schäden an unserer natürlichen Mitwelt zum Beispiel, wie sie mit dem heutigen Ausmass an eingesetzter Technologie zwangsläufig ebenfalls einhergehen, meinen viele nur durch noch mehr Technik wieder einigermassen beheben oder zumindest ‹in den Griff kriegen› zu können.[500] Absehbarerweise treten dabei die erhofften Wirkungen allerdings nur sehr bedingt ein. Oder aber sie schaffen Raum und Zeit, Produktion und Konsum wieder ungehinderter und ohne schlechtes Gewissen noch mehr steigern zu können – mit all den daraus resultierenden und oben besprochenen Folgen auch auf unsere körperliche und geistig-seelische Gesundheit.

Weil die moderne, hochtechnisierte und -spezialisierte Medizin eine ihrer spezifischen und vielbewunderten Ausprägungen darstellt, haben die Technik und die Technikbegeisterung aber auch sehr direkte Auswirkungen auf das Gesundheitswesen. Und umgekehrt trägt die Medizin ihrerseits dazu bei, die Wertung der Technik weiter zu überhöhen.[501] Zudem wären grosse, komplexe Heilanstalten ohne das heutige Ausmass an Technik nicht denkbar. Einerseits gilt dies bezüglich der medizintechnischen Ausstattung, die direkt dem Patienten zugute oder zumindest an ihm zur Anwendung kommt. Und andererseits wären derartig vielschichtige Gebilde wie ein modernes Spital ohne die Hilfsmittel der Technik schlicht nicht mehr administrier- und führbar.

Der hohe Stellenwert der Technik geht aber auch Hand in Hand mit der Tatsache, dass eine materialistisch geprägte Erkenntnisgewinnung auf materielle und materiell erklärbare Phänomene und Prozesse konzentriert ist. Nur hier ergeben sich nämlich – zumindest bei herkömmlichem Hinsehen – die u.a. mit Hilfe der Technik messbaren und allenfalls mit den bekannten fünf Sinnen erfahrbaren sogenannt objektiven und objektivierbaren Grössen. Diese Methode der wissenschaftlichen Realitätssicht wurde seinerzeit von Galileo Galilei (1564–1642) ins Leben gerufen. Sie führte nachgerade zwangläufig dazu, dass der Materie sowohl als Betrachtungsobjekt als auch als Erklärungsgrösse ein zentraler und immer ausschliesslicherer Stellenwert zukam.

Und umgekehrt wurden solch vage Phänomene wie Geist und Seele mehr und mehr als reine Erfindungen und Rationalisierungen oder bestenfalls als Ausfluss der ‹handfesten› Materie abgetan. Auch war man im Rahmen der materialistisch geprägten Natur- und allmählich auch Geisteswissenschaft bald einmal der Meinung, die Welt und die ihr zugrunde liegenden Gesetzmässigkeiten auf einfache, rationale und logisch nachvollziehbare Weise erklären zu können. Ihr zuvor noch empfundener Zauber ging verloren, und sowohl in der Wissenschaft

---

500 Gemäss Umfrageergebnissen des deutschen Allensbach-Instituts ist dieser Glaube insbesondere bei jenen Menschen noch stets sehr ausgeprägt, die sich in ihrer politischen Orientierung bürgerlichen Parteien und vor allem der CDU/CSU zugewandt fühlen. Noelle-Neumann/Köcher (Jahrbuch) 900

501 Vgl. Illich (Enteignung)

als auch bei der praktischen Nutzung zum Beispiel durch wirtschaftliche Prozesse begegnete der moderne Mensch der Natur nunmehr ohne ‹falsche› Ehrfurcht.

Deutlich kommt die entsprechende, auch heute noch vorherrschende bzw. erst ansatzweise relativierte Grundhaltung bei Ludwig Büchner (1824–1899) zum Ausdruck. Er schrieb zur Zeit der Hochblüte des wissenschaftlichen Materialismus im vergangenen Jahrhundert: «Stück für Stück hat die Aufklärung suchende Wissenschaft dem uralten Kinderglauben der Völker seine Positionen abgewonnen, hat den Donner und Blitz und die Verfinsterung der Gestirne den Händen der Götter entwunden und die gewaltigen Kräfte ehemaliger Titanen unter den befehlenden Finger des Menschen geschmiedet. Was unerklärlich, was wunderbar, was durch eine übernatürliche Macht bedingt schien, wie bald und leicht stellte es die Leuchte der Forschung als die Wirkung bisher unbekannter oder unvollkommen gewürdigter Naturkräfte dar, wie schnell zerrann unter den Händen der Wissenschaft die Macht der Geister und Götter! Der Aberglaube musste unter den Culturnationen fallen und das Wissen an seine Stelle treten. Mit dem vollkommensten Rechte und der grössten wissenschaftlichen Bestimmtheit können wir heute sagen: Es gibt nichts Wunderbares; Alles, was geschieht, was geschehen ist und was geschehen wird, geschieht und geschah und wird geschehen auf eine natürliche Weise, die nur bedingt ist durch das gesetzmässige Zusammenwirken oder Begegnen der von Ewigkeit her vorhandenen Stoffe und der mit ihnen verbundenen Naturkräfte. Keine Revolution der Erde und des Himmels, mochte sie noch so gewaltig sein, konnte auf eine andere Weise zu Stande kommen, keine gewaltige, aus dem Äther herabgreifende Hand hob die Berge und versetzte die Meere, schuf Thiere und Menschen nach persönlichem Einfall oder Behagen, sondern es geschah durch dieselben Kräfte, die noch heute Berge und Meere versetzen und Lebendiges hervorbringen, und alles dies geschah als der Ausdruck strengster Nothwendigkeit.»[502]

1.2 Verlust der Transzendenz

Zufall und Notwendigkeit als die zentralen Erklärungsfaktoren der heutigen materialistischen Welt und ihrer Entstehung, sie verleiteten bald einmal auch dazu, beliebige Zustände und Gegebenheiten als Produkte der ‹Evolution› zu rechtfertigen oder ihnen zumindest ihre allfällige Anrüchigkeit zu nehmen. Überhaupt traten jetzt mehr und mehr reine Zweckmässigkeitsüberlegungen an die Stelle von Ethik und Moral. Und deren gegebenenfalls noch vorhandenen religiösen Reste wurden ihrerseits rationalisiert und relativiert und verloren so allmählich fast jegliche Verbindlichkeit.[503]

---

502 Zit. in Pietschmann (Ende) 63
503 Vgl. auch Studer (Jenseits) 66ff und
    dort zitierte Literatur

Nicht zuletzt in den Wissenschaften war es nunmehr ein leichtes, sich auf die bequeme Ausrede der Wertfreiheit und auf einen beliebigen Relativismus zu berufen und sich gestützt darauf unbekümmert auf jene Forschungsgebiete zu verlegen, die ein bequemes Optimum an Geld und Würden versprachen, ansonsten aber für die zentralen Frage- und Problemstellungen unserer aus den Fugen geratenen Welt meist mehr schädlich als nützlich und bestenfalls völlig irrelevant waren und sind. [504]

Der daraus resultierende Aktivismus – und hier kommt auch bei den Wissenschaftlern der Faktor ‹beharrendes Schwarzpeterspiel› ins Spiel – hat mittlerweile eine ungemeine Eigendynamik entwickelt. Sie macht ihn weitgehend immun gegen unbequeme Forschungsergebnisse von wissenschaftlichen und populärwissenschaftlichen Aussenseitern, welche sonst das materialistisch geprägte Wissenschaftsverständnis in all seinen Anwendungsbereichen und Fachdisziplinen wohl längst weit stärker ins Wanken gebracht hätten, als dies inzwischen immerhin doch der Fall ist.

Vorderhand noch hält die Bastion des wissenschaftlichen Materialismus also stand, auch indem sie neuartige Forschungsergebnisse zum Beispiel aus der Physik ebenfalls materialistisch zu deuten sucht und vielleicht sogar Geist als eigenständigen Begriff wieder zulässt, aber ihn selbstredend der Materie unterordnet. Die Gretchenfrage, mit der sich derartige neomaterialistische Anschauungen gegebenenfalls entlarven lassen, besteht darin, den jeweiligen Verfechter zu fragen, was gemäss seinen Theorien nach dem Tod eines Lebewesens geschehe, ob es denkbar sei, dass dann dessen Bewusstsein auch ohne physischen Körper vollbewusst weiterexistiere.

Wie oben bereits gezeigt, [505] wird allerdings nicht nur die Antwort eines Wissenschaftlers, sondern auch jene eines Normalsterblichen in unserer Zeit und Kultur sehr oft zu einem Nein hin tendieren. Dies nicht zuletzt deshalb, weil der wissenschaftliche Materialismus längst auch unser Alltagsdenken und -leben entscheidend prägt. In einer materialistischen Überzeugung, gemäss welcher der Tod das Leben ein für allemal unwiederbringlich auslöscht, erhält jedoch die zwingende Aussicht auf das eigene Ableben in der Regel einen sehr bedrohlichen Charakter und wird so gut als möglich verdrängt. Dies gilt um so mehr, als mit dem Tod bzw. mit dem Warten auf ihn die mühsam erbauten ‹materiellen Luftschlösser› jäh in sich zusammenbrechen.

Wie bereits Adam Smith, der Vater der Nationalökonomie, festgestellt und absurderweise positiv gewertet hat, [506] hält diese immer mögliche Einsicht allerdings die meisten Wohlstandsbürger nicht davon ab, Zeit ihres Lebens den-

---

504 Vgl. Schumacher (Rat) 79
505 Teil II, Kap. 4.4

506 Vgl. Smith (Theorie) 311ff; ferner zu den Hintergründen dieser Wertung Studer (Jenseits) 231ff

Wissenschaftlicher Materialismus und Pflegeproblematik

noch nach der Anhäufung von Geld und Gütern zu streben. Und wiederum gilt hier die gängige Weltsicht als Lehrmeisterin, indem sie eine über das Materielle hinausweisende Sinn- und Seinsebene nicht mehr kennt oder kennen will.

In der Folge wird beispielsweise in Form der utilitaristischen Ethik mehr oder weniger unverhohlen die unendliche Akkumulation physischer Freuden und Güter als höchstes Ziel und hauptsächlicher Lebensinhalt propagiert.[507] Wohlvertraut klingen demzufolge die Lehren der Charvakas, einer Schule von materialistischen Denkern, die bereits um 500 v.Chr. im alten Indien eine immerhin nur kurze Popularität zu erlangen vermochten:

«Schlürfe Fett und mache Schulden,
Lebe froh die kurze Frist,
Wo das Leben
Dir gegeben,
Musst du erst den Tod erdulden,
Wiederkommen nimmer ist ...»[508]

Je besser wir nunmehr derartige Ratschläge heute erst recht in die Tat umsetzen, desto weniger glauben wir uns auf Fragestellungen und mögliche Antworten angewiesen, welche eine nichtmaterielle, metaphysische oder gar religiöse Dimension betreffen. Wie auch aus dem obigen Büchner-Zitat ersichtlich, wurde Gott längst für tot erklärt, und das Leben religiöser Überzeugungen wird allenfalls im Privatleben geduldet bzw. ist den oft fragwürdigen Dogmen kirchlicher Lehren anheimgestellt.

Dass wir seinerzeit mit einem inzwischen verabsolutierten Messbarkeits- und Objektivitäts-Postulat unsere Sicht der Welt auf eine ganz bestimmte, nicht mehr nach oben, sondern nur noch nach unten gerichteten Perspektive verengt haben, sehen und empfinden die meisten längst nicht mehr. Für uns ist die damit verbundene, auf die Materie konzentrierte Optik resp. ‹Frosch-Perspektive› lange schon derart allgemeingültig geworden, dass viele nicht nur stolz verkünden, eine transzendente, spirituelle oder gar göttliche Seins-Ebene lasse sich nicht beweisen, sondern daraus auch gleich noch ableiten, es gebe demzufolge keine Transzendenz, keine Spiritualität und keinen Gott.[509]

Wie Walter Heitler zu Recht feststellt und wie mittlerweile auch aus der modernen Hirnforschung ableitbar ist,[510] umfasst der Mensch jedoch einen rationalen und einen transzendenten Pol, und er «ist nicht heil, wenn eine der

---

507 Vgl. Studer (Jenseits) 70
508 Zit. in Störig (Philosophie I) 44
509 Vgl. hierzu vor allem auch Schumacher (Rat)
510 Vgl. Dethlefsen/Dahlke (Krankheit) 42ff; Achterberg (Gedanken) 171ff

beiden Seiten verkümmert ist. Er ist heute in der Tat tief verwundet.»[511] Und wenn ich oben dem Faktor ‹Verarmung der Persönlichkeit und soziale Vereinzelung› grossen Einfluss auf die Probleme im Gesundheitswesen beigemessen habe, so muss er nicht zuletzt auch im Zusammenhang und in Wechselwirkung gesehen werden mit dem heutigen, wesentlich auf den wissenschaftlichen Materialismus zurückzuführenden Verlust der Transzendenz.

In der Folge ist der moderne Mensch orientierungslos geworden, denn er hat seine ‹religio›, seine Rückbindung an den Ursprung und Urgrund seines Seins, verloren.[512] Er strebt fast nur noch nach grösstmöglicher Bequemlichkeit in grösstmöglichem Luxus und nicht mehr, wie früher oder in anderen Kulturen noch der Fall, möglichst nach innerer Vervollkommnung oder gar nach Erleuchtung. Vielmehr sind solche Begriffe vielen Zeitgenossen fremd geworden oder werden als blosse romantische Schwärmerei eines längst überkommenen und überwundenen religiösen Aberglaubens abgetan.[513]

Gemäss E.F. Schumacher versperren wir uns mit derart einfachen, quasi den geringsten Verstandesaufwand erfordernden Denkmustern gleichzeitig die Möglichkeit, Auswege aus den immer drängenderen Problemen zu finden, wie sie gerade durch unsere materialistische, für tiefgründige Wahrheiten und Zusammenhänge gleichsam erblindete Optik hervorgerufen werden: «Da in den Ergebnissen der Wissenschaft wegen ihrer methodischen Missachtung höherer Seinsstufen niemals nur ein Anschein vom Bestehen solch höherer Stufen zu finden ist, haben wir einen Zirkel vor uns: statt als Führer, der den Intellekt zu einem Verständnis der höheren Stufen leitet, wird der Glaube als Gegner und Widerpart des Intellekts angesehen und darum abgelehnt. So sind alle Wege zu einer Gesundung versperrt. Und da die höheren Kräfte des Menschen nicht mehr zum Erlangen eines von Weisheit getragenen Wissens eingesetzt werden, verkümmern sie völlig, was dazu führt, dass alle Schwierigkeiten, denen sich die Gesellschaft oder einzelne gegenübersehen, unüberwindlich werden. Auch wenn die Anstrengungen immer hektischer werden, häufen sich die ungelösten und allem Anschein nach unlösbaren Schwierigkeiten. Trotz wachsenden Wohlstands vermindern sich die menschlichen Qualitäten.»[514]

1.3 Spezialisierte Weltfremdheit

Doch damit nicht genug, indem die *Förderung des Spezialistentums* als weiterer Faktor ins Netzwerk hineinkommt, verstärken sich diese Wechselwirkungen zusätzlich. Denn gerade die Spezialisierung trägt wesentlich dazu bei, das moderni-

---

[511] Heitler (Natur) 17
[512] Dethlefsen/Dahlke (Krankheit) 343
[513] Vgl. Dethlefsen/Dahlke (Krankheit) 47; Studer (Jenseits) 66ff
[514] Schumacher (Rat) 81

Wissenschaftlicher Materialismus und Pflegeproblematik

Netzwerk 22

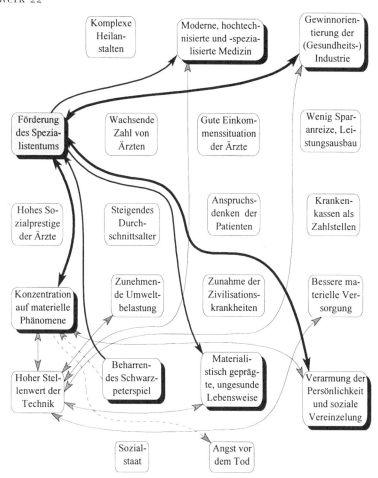

stische Verhängnis des Gefangenseins in der eigenen Fortschrittsgläubigkeit und ihren vermeintlichen Erfolgen zu vergrössern.

Der Chinese und ungefähre Zeitgenosse von Laotse, Dschuangdse, hat bereits vor zweieinhalb Jahrtausenden folgendes Bild gebraucht: «Mit einem Brunnenfrosch kann man nicht über das Meer reden, er ist beschränkt auf sein Loch; mit einem Sommervogel kann man nicht über das Eis reden, er ist begrenzt durch seine Zeit; mit einem Fachmann kann man nicht vom Leben reden, er ist gebunden durch seine Lehre.»⁵¹⁵ Nichtsdestoweniger wird unsere Zeit fast nur noch von Fachleuten geprägt, die allerdings auch fast nur noch aneinander vorbeireden und die jedenfalls immer mehr von immer weniger wissen, geschweige denn verstehen – auch sich selber und einander nicht mehr. Sie haben, um mit Arnold Gehlen zu sprechen, einen Zustand ‹reich informierter Weltfremdheit› herbeigeführt.

Allein in den USA verschlingen heute mehr als 600 000 Wissenschaftler alljährlich ein Forschungsbudget von über 50 Milliarden Dollar. Weltweit werden pro Jahr mehr als sechs Millionen wissenschaftlicher Arbeiten aller Art verfasst, mit steigender Tendenz.⁵¹⁶ Wie sich Hans Ulrich ausdrückt, ist die Produktion von Wissen und seine Umsetzung in Können und Handeln «zu einem riesigen Apparat geworden, der sich menschlicher Kontrolle zu entziehen droht, eine stets weiter wachsende Maschine, die neben Sinnvollem zunehmend und unterschiedslos auch Sinnloses, neben Gutem auch Schlechtes zu produzieren scheint».⁵¹⁷ Die gefährliche Schere zwischen den wissenschaftlich-technokratischen Möglichkeiten der Weltveränderung und der Fähigkeit zu ihrer Steuerung und Kontrolle öffnet sich in der Folge stets weiter.

Weil es den einzelnen Fachleuten nicht mehr möglich ist, grössere Bereiche zu überblicken, oder aber auch, weil sie nur so den Eindruck zu erwecken vermögen, (Erkenntnis-)Fortschritte zu erzielen, und sich damit ihre Pfründe absichern können, konzentriert sich der Grossteil der wissenschaftlichen Wahrheitssucher auf ein möglichst beschränktes Teilgebiet, auf welchem sich möglichst handfeste empirische Forschungsergebnisse dingfest machen lassen. Dies gilt für die Grundlagen- und erst recht für die anwendungsorientierten Wissenschaften. Wie vor allem Frederic Vester eindringlich hervorgehoben hat, hat dies zur Folge, dass die an sich fachübergreifenden realen Probleme zerschnitten und bruchstückhaft isoliert und demnach, wenn überhaupt, ebensolchen, oft völlig ungeeigneten Lösungen zugeführt werden.⁵¹⁸

Eine weitere Folge dieser Wissensspezialisierung ist zudem die Expertokratie. Dabei schieben die Führungsverantwortlichen in Gesellschaft, Wirtschaft und Politik ihre Verantwortung vielfach auf sogenannte kompetente Experten ab, die jedoch mit ihrem Denken ihrem kleinen Bereich verhaftet und mit ihrem Fühlen möglicherweise dem Auftraggeber verpflichtet bleiben und deren Gutachten sich in der Folge oft genug fast beliebig widersprechen. Sehr zustatten kommt ihnen dabei auch, dass in unserer Gesellschaft der Spezialist selbstredend immer noch weit mehr gilt als der Generalist.⁵¹⁹ Diesem kann schnell einmal Oberflächlichkeit und Inkompetenz vorgeworfen werden, und er sieht sich

---

515 Zit. in Pietschmann (Ende) 162
516 Vester (Neuland) 479f
517 Ulrich (Management) 345

518 Vgl. Vester (System)
519 Vgl. Berbuer (Ethik) 42

sehr oft auch vor das schier unlösbare Problem gestellt, komplexe Gedankengänge und vernetzte Prämissen in eine oft nur noch von Schlagworten bestimmte Debatte einzubringen.

Aber auch über Wissenschaft, Wirtschaft, Politik und den darin sogenannt verantwortlich Tätigen hinaus führt das heutige Ausmass an Spezialisierung immer mehr in die Irre. Wie oben bereits angesprochen, sind viele Menschen kaum mehr fähig, sich in der heutigen Informations- und Reizüberflutung zurechtzufinden. Sie flüchten sich in der Folge in seichte (Boulevard-)Kost und in grob vereinfachte, starre Meinungsmuster – nicht zuletzt auch mit allen möglichen mittel- und langfristigen Folgen für ihre körperliche und geistig-seelische Gesundheit. Ferner macht sich die zunehmende Spezialisierung im Verein mit der Technisierung ebenso im Berufsleben bemerkbar: Bereits Ende der siebziger Jahre führte der amerikanische Dictionary of Occupational Titles über 20 000 spezialisierte Berufe auf.[520]

Es ist aufschlussreich, diesbezüglich den Südseehäuptling Tuiavii zu zitieren, der anfangs dieses Jahrhunderts Europa besuchte und dessen Eindrücke im höchst lesenswerten, von Erich Scheurmann verfassten Buch ‹Der Papalagi›, d.h. der Weisse, wiedergegeben sind. Zur modernen Arbeitsteilung sagt Tuiavii unter anderem: «Es ist schön, einmal am Bache Wasser zu schöpfen, auch mehrere Male am Tage; aber wer da von Sonnenaufgang bis zur Nacht schöpfen muss und jeden Tag wieder und alle Stunden, soweit seine Kraft nur reicht, und immer wieder schöpfen muss – der wird schliesslich den Schöpfer in Zorn von sich schleudern in Empörung über die Fessel an seinem Leibe. Denn nichts fällt jedem Menschen so schwer, als immer genau das gleiche zu tun.

Es gibt aber Papalagi, die schöpfen nicht etwa Tag um Tag an gleicher Quelle – dies möchte ihnen noch eine hohe Freude sein –, nein, die nur ihre Hand heben oder senken oder gegen einen Stab stossen, und dies in einem schmutzigen Raume, ohne Licht und ohne Sonne, die nichts tun, bei dem eine Kraftmühe ist oder irgendeine Freude ... Es gibt in Europa wohl mehr Menschen, als Palmen auf unseren Inseln sind, deren Gesicht aschgrau ist, weil sie keine Freude an ihrer Arbeit kennen, weil ihr Beruf ihnen alle Lust verzehrt, weil aus ihrer Arbeit keine Frucht, nicht einmal ein Blatt wird, sich daran zu freuen.

Und darum lebt ein glühender Hass in den Menschen der Berufe. Sie alle haben in ihrem Herzen ein Etwas wie ein Tier, das eine Fessel festhält, das sich aufbäumt und das doch nicht los kann. Und alle messen ihre Berufe aneinander voll Neid und Missgunst, man spricht von höheren und niederen Be-

---

520 Vgl. Rifkin (Entropie) 109

rufen, obgleich doch alle Berufe nur ein Halbtun sind. Denn der Mensch ist nicht nur Hand oder nur Fuss oder nur Kopf; er ist alles vereint. Wenn alle Glieder und Sinne zusammentun, nur dann kann sich ein Menschenherz gesund freuen, nie aber, wenn nur ein Teil des Menschen Leben hat und alle anderen tot sein sollen. Dies bringt den Menschen in Wirrnis, Verzweiflung oder Krankheit.»[521]

Wie Netzwerk 22 zeigt, verstärkt demzufolge der Faktor ‹Förderung des Spezialistentums› in seinen vielen Ausprägungen den Faktor ‹materialistisch geprägte, ungesunde Lebensweise›. Bereits mit Beginn des stark fächergegliederten und entsprechend leistungsorientierten Schulunterrichts fördert er zudem die ‹Verarmung der Persönlichkeit und die soziale Vereinzelung› erheblich. Auch wird er durch sie wiederum verstärkt, indem das abgekapselte Ego sich ausgerechnet durch die noch bewusstere Betonung von Grenzen und Unterschieden deutlicher zu spüren sucht.[522]

Umgekehrt ist die zunehmende Spezialisierung natürlich der ‹Gewinn- und Umsatzoptimierung der (Gesundheits-)Industrie› von grossem Nutzen und wird dadurch zusätzlich verstärkt. Dies gilt selbst dann, wenn einzelne den Anforderungen und Folgen der letztlich konkurrenzbedingten Spezialisierung nicht mehr gewachsen sind. Der Wirtschaftssektor kann nämlich nach wie vor einen erheblichen Teil dieser Folgekosten auf die Allgemeinheit abwälzen, von Gesundheitsausgaben über Rentenzahlungen bis hin zu Arbeitslosengeldern und Umschulungsmassnahmen.

Nachgerade selbstverständlich ist des weiteren, dass schliesslich die Medizin ebenfalls in einem engen Zusammenhang mit der allenthalben immer stärker um sich greifenden Spezialisierung steht. Manche der Charakteristika eines zunehmenden Spezialistentums sind denn auch mit Hinblick auf die vermehrte Spezialisierung in der Medizin im speziellen bereits angesprochen worden. Und zusätzliche gilt es nunmehr im folgenden zu verdeutlichen.

2. Psychiatrie im Abseits

2.1 Trennung von Psychiatrie und somatischer Medizin

In der gesundheitspolitischen Diskussion gerne übergangen wird die Tatsache, dass die Behandlung psychischer Krankheiten einerseits und physischer resp. sogenannt somatischer Krankheiten andererseits in unserem modernen Gesundheitswesen weitgehend getrennt erfolgt und dass gerade aus dieser Spe-

---

521 Tuiavii (Papalagi) 67f
522 Dethlefsen/Dahlke (Krankheit) 343; ferner Studer (Jenseits) 410
523 Dubos, zit. in Capra (Wendezeit) 367

524 Vgl. die entsprechende Formulierung auf dem Klappentext von Uexküll/Wesiak (Theorie); ferner auch Grünn (Heilkraft) 96
525 Dethlefsen/Dahlke (Krankheit)

Wissenschaftlicher Materialismus und Pflegeproblematik 169

Netzwerk 23

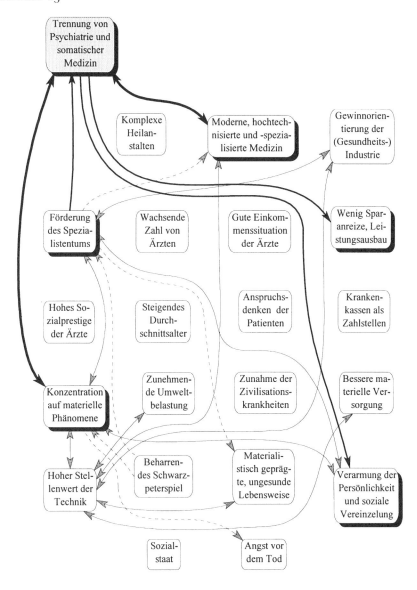

zialisierung, aus der *Trennung von Psychiatrie und somatischer Medizin*, erhebliche Kostenfolgen resultieren. Leicht wird nämlich vergessen, dass fast jede Krankheit eine körperliche und eine geistig-seelische Komponente aufweist[523] und dass es demzufolge eigentlich grundsätzlich höchst fragwürdig ist, nur die eine von beiden zu behandeln und damit gleichsam – und etwas überspitzt formuliert – eine ‹Medizin für Körper ohne Seelen› und eine ‹Medizin für Seelen ohne Körper› zu pflegen.[524]

Dies gilt um so mehr, wenn man u.a. mit Dethlefsen/Dahlke[525] die Überlegung anstellt, dass Krankheit immer Ausdruck eines tieferliegenden Problems ist. Sofern dieses Problem lange genug ungelöst bleibt, wird es sich entweder körperlich oder psychisch manifestieren und jeder nur einseitig symptomorientierten Behandlung widerstehen, indem es sich immer wieder neue Auswege in neue Krankheitsbilder sucht. Höchst interessant ist in diesem Zusammenhang beispielsweise die Tatsache, dass sich bei den Insassen psychiatrischer Kliniken Krebserkrankungen und -todesfälle erheblich seltener finden als im Durchschnitt der Bevölkerung.[526]

Die heute noch übliche und auch in der Behandlung von Krankheiten noch kaum überwundene strikte Trennung zwischen Körper und Geist lässt sich auf den Franzosen René Descartes (1596–1650) zurückführen und wird denn auch als kartesianische Teilung bezeichnet. Im Lichte obiger Ausführungen wenig erstaunlich ist vorerst, dass auch für Descartes das oberste Ziel wissenschaftlicher Tätigkeit darin bestand, «uns zu Herren und Besitzern der Natur zu machen», und dass er den Zweck der Naturwissenschaften in der «Austreibung der Geister aus der Natur» sah – mit Hilfe von Logik, Vernunft und Mathematik.[527]

Um diesen hehren Ansprüchen gerecht werden zu können, postulierte er eine klare Trennung der Welt der Materie und der Welt des Geistes. Beide Welten können seines Erachtens in ihrer Existenz nicht bezweifelt werden, sie basieren jedoch auf völlig unterschiedlichen Prinzipien: Für die Körperwelt ist es die Eigenschaft des Ausgedehntseins im Raum. Die Welt des Geistes, des Denkens hingegen ist gerade nicht an den Raum gebunden und deshalb in klarem Gegensatz stehend zur Körperwelt, mit welcher sie gemäss Descartes nichts gemein hat.[528] Obwohl diese Prämissen nicht zuletzt aufgrund der neueren Erkenntnisse der Physik oder auch der Biochemie mittlerweile lange schon fragwürdig geworden bzw. nicht mehr haltbar sind, prägen sie in vielen Disziplinen und nicht zuletzt auch in der Medizin das vorherrschende Wissenschaftsverständnis nach wie vor nachhaltig.[529]

---

526 Vgl. Simonton, zit. in Capra (Denken) 210f; Achterberg (Gedanken) 109. Achterberg führt dies allerdings auch darauf zurück, dass Krebs für einen Geisteskranken oder -behinderten weit weniger bedrohlich ist und er demzufolge weniger an der Angst davor erkrankt.

527 Zit. in Capra (Wendezeit) 59 und Pietschmann (Ende) 25

528 Vgl. auch Studer (Jenseits) 49f und dort zitierte Literatur; ferner Grünn (Heilkraft) 10f

529 Grünn (Heilkraft) 12

«Geistig/körperlich, Körper/Geist sind falsche Dichotomien, charakteristisch für unsere Kultur», gibt Jeanne Achterberg diesbezüglich zu bedenken. «Schizophrene leiden an abnormen biochemischen Veränderungen – ist also die Schizophrenie eine physische oder eine psychische Krankheit? Die psychologischen Korrelate bei Krebs, Diabetes und Herzleiden sind vorhersagbar. In welche Kategorie fallen diese Krankheiten also? Die Zweiteilung wirkt sich noch schädlicher aus, weil die Behandlung wie eine Gratwanderung verläuft, die verschiedene Bereiche oder Systeme streift.»[530] Zwar beginnt sich nun allmählich die Psychosomatik zu etablieren, welche gleichsam einen Brückenschlag zwischen Medizin einerseits und Psychiatrie, Psychologie und Soziologie andererseits versucht. Noch kommt ihr jedoch ein Randdasein zu, nicht nur, weil sie seit jeher unterschiedliche Strömungen umfasst, sondern vor allem auch, weil die somatische Medizin nach wie vor an einem strengen Objektivitäts- und Messbarkeitsdogma festhält und ihr somit mit grosser Skepsis begegnet.[531]

Zudem hat das Wort ‹psychosomatisch› vielfach einen eher geringschätzigen Beigeschmack und dient Ärzten nicht selten als diffuser Sammelbegriff für all jene Erkrankungen, deren Ursprung und Entwicklung sie im traditionellen biomedizinischen Rahmen nicht erklären können. Allzuleicht finden gesundheitliche Störungen dann sozusagen nur noch ‹im Kopf› der Patienten statt oder erhalten – auch in ihrem sozialen Umfeld – gar den Anstrich, lediglich eingebildet zu sein.[532]

2.2 Dingfest gemachter Geist

Wenig förderlich für die Entwicklung und Verbreitung einer psychosomatischen oder besser: einer psychophysiologischen, d.h. Geist, Seele und Körper miteinbeziehenden Heilkunde ist allerdings auch der Umstand, dass die eher geisteswissenschaftliche Seite der Medizin, d.h. die Psychologie und Psychiatrie, ihrerseits ein sehr heterogenes Bild bietet und in verschiedenste Schulen und Strömungen zerfällt. Zudem bezieht sie zwar den Körper des Menschen traditionellerweise mit ein, jedoch in einer eher einseitigen, stark symptomorientierten Weise. Und schliesslich vermag sie im Grunde wenig Verlässliches über den spirituell-geistigen Pol des Menschen und dessen inneres Potential auszusagen.

Kaum verwunderlich ist der oben bereits angesprochene Umstand, dass die von Descartes vorgenommene Trennung von Geist und Materie bald einmal dazu führte, nur noch der mess- und objektivierbaren Materie eine eigene Exi-

---

530 Achterberg (Gedanken) 201; vgl. auch Capra (Wendezeit) 413
531 Vgl. Grünn (Heilkraft) 12f, 95f. Bezeichnend ist diesbezüglich auch folgende, persönlich erlebte Episode. Anlässlich eines Seminars mit den Chef- und Leitenden Ärzten eines grösseren Spitals stellte der Verwalter vorerst in gewandter Manier jeden der Teilnehmer mit Namen und Funktion vor. Einzig beim Psychosomatiker hatte er einen völligen Blackout, indem er diese Bezeichnung auch mit bestem Willen nicht mehr zu memorieren vermochte.
532 Capra (Wendezeit) 369; Achterberg (Gedanken) 202

stenz zuzuerkennen und Begriffe wie Geist und Seele allenfalls als Ausfluss derselben zu dulden.[533] Entsprechend konzentrierte sich auch das medizinische Studium der Geisteskrankheiten im 19. Jahrhundert darauf, ‹organische› Ursachen für alle seelischen Störungen zu finden – wie Infektionen, Ernährungsmängel oder Gehirnschäden. Als man damit teilweise erfolgreich war, verstärkte sich diese Entwicklung vorübergehend noch. Sie führte mithin dazu, dass man seitens vieler Psychiater den wesentlichen Unterschied zwischen einer physischen und einer psychischen Erkrankung eigentlich nur noch darin sah bzw. sieht, dass letztere das Gehirn anstelle irgendeines anderen Körperteils befällt.[534]

Entscheidende neue Impulse erhielt die organistische, auf letztlich rein materielle Prozesse konzentrierte Sichtweise geistiger Erkrankungen zudem in unserem Jahrhundert: einerseits durch die Entdeckung einer Vielzahl von psychoaktiven Medikamenten wie Tranquilizern, Antidepressiva oder Neuroleptika und andererseits aufgrund der Ergebnisse der Hirnforschung.

Folgerichtig stellt Bewusstsein für die meisten der heutigen Neurologen lediglich eine Eigenschaft komplexer materieller Strukturen dar, «die auf einer gewissen Ebene der biologischen Entwicklung in Erscheinung treten», und es ist für sie nach wie vor sehr populär, «die verschiedenen Funktionen des Geistes mit ganz bestimmten Teilen des Gehirns zu assoziieren».[535] Kernfragen, wie zum Beispiel «Wer ist es, der mein Bewusstsein beobachtet, wenn ich es beobachte?» wird ausgewichen.

Die Psychiater andererseits stürzten sich zwar mit grosser Begeisterung auf die neuen psychoaktiven Substanzen und vermochten damit auch die herkömmliche Anwendung von äusserem Zwang teilweise zu ersetzen und für die Patienten die Aufenthaltsdauer in psychiatrischen Kliniken vielfach zu verkürzen. Dem Wesen und Verständnis geistiger Erkrankungen jedoch kam die Psychiatrie mit zunehmender Verbreitung der medikamentösen Behandlung nicht näher, im Gegenteil. Eher widerwillig mussten die Psychiater anerkennen, dass sie mit dieser Therapiemethode allein nicht nur zahlreiche und teilweise massivste Nebenwirkungen in Kauf nahmen, sondern letztlich auch bei den Symptomen und ihrer blossen Unterdrückung steckenblieben. Abgesehen von einer vorübergehenden Ruhigstellung vermochten sie damit ihren Patienten nicht wirklich zu helfen.[536]

Zudem verleiten die für alle Beteiligten an sich sehr bequemen medikamentösen Möglichkeiten zur Behandlung psychischer Störungen natürlich dazu, sie prioritär und auch auf Dauer einzusetzen – u.a. mittels Depotspritzen, die sicherstellen, dass der Patient auch tatsächlich in den ‹Genuss› der verord-

---

533 Vgl. Studer (Jenseits) 50ff und dort zitierte Literatur
534 Capra (Wendezeit) 139, 154f
535 Capra (Denken) 147; (Wendezeit) 181
536 Capra (Denken) 103f; (Wendezeit) 141, 424

neten Psychopharmaka kommt und sie nicht etwa heimlich wegwirft.[537] Selber machte ich diesbezüglich eine bleibende Erfahrung anlässlich eines Krankenbesuchs in einer psychiatrischen Klinik: Als die Glocke zum Mittagessen ertönte, öffneten sich den ganzen langen Gang entlang die Zimmertüren, und wie aus dunklen Löchern erschienen allenthalben Gestalten mit völlig ausdruckslosen Gesichtern. Schemen gleich schlurften sie dem Esssaal zu, sich zu einem wahrhaft gespenstisch anmutenden, wortlosen Strom von abgestumpften Wesen vereinend, die nur noch rein äusserlich Menschen zu gleichen schienen.

Bereits um die Jahrhundertwende allerdings wurden auch die Grenzen einer nur organzentrierten Sichtweise geistig-seelischer Erkrankungen erkennbar, und es bildeten sich mit der Psychoanalyse und dem Behaviourismus im wesentlichen zwei neue, bis auf den heutigen Tag bedeutsame und bestimmende Strömungen der Psychiatrie heraus. Beide Schulen gründeten jedoch ebenfalls auf einem materiezentrierten, rationalistischen Weltbild, und die mechanistische Anschauung des menschlichen Bewusstseins wurde vom Behaviourismus gleichsam auf die Spitze getrieben.[538]

Ausgehend von Tierexperimenten gelangte der insbesondere in den USA und in der ehemaligen Sowjetunion sehr einflussreiche Behaviourismus zum Schluss, dass auch menschliches Verhalten lediglich auf Konditionierung durch äussere Reize beruhe und durch positive und negative Verstärker, durch Belohnung und Bestrafung, fast beliebig veränderbar sei. Für John Broadus Watson (1878–1958), den eigentlichen Begründer des Behaviourismus, stellte Denken nichts als ein stummes, durch muskuläre Reaktionen auf neuronale Reize erlerntes Sprechen dar. Folgerichtig gab es für ihn auch keinen autonomen, aus sich selbst heraus existierenden Geist.[539] Und noch radikaler bezeichnete B.F. Skinner, der Hauptvertreter des Behaviourismus, Begriffe wie ‹Geist› oder ‹Ideen› als nicht existierende Wesenheiten, «erfunden ausschliesslich zu dem Zweck, als Grundlage für Pseudoerklärungen zu dienen». «Da geistigen und seelischen Vorgängen angeblich die Dimensionen der Naturwissenschaften fehlen», fügte er hinzu, «haben wir noch einen zusätzlichen Grund, sie abzulehnen.»[540]

Zwar distanzieren sich heutige Verhaltenspsychologen in der Regel von einem reinen Behaviourismus, welcher die Existenz einer Seele schlichtweg ablehnt und Denken und Erfahrung lediglich als Drüsensekretion und Muskelbewegungen verstanden haben will, basierend auf physikalischen und chemischen Gesetzmässigkeiten. Sie versuchen jedoch, ‹metaphysische› Begriffe und darauf gestützte Erklärungen des menschlichen Bewusstseins so zu umgehen,

---

537 Vgl. Rosenhan (Gesund) 130, 132; Rufer (Irrsinn)
538 Vgl. Stalmann (Handbuch) 29; Capra (Wendezeit) 185
539 Stalmann (Handbuch) 26
540 Skinner, zit. in Koestler (Irrläufer) 196; vgl. auch Capra (Wendezeit) 190

dass sie bei ihrer praktischen Tätigkeit möglichst ohne sie auszukommen trachten: «Das Leib-Seele-Problem, das Watson für sich dadurch löste, dass er die Existenz einer Seele kurzerhand abstritt, ist für diese Disziplin auch heute relativ unbedeutend, da es sich um eine Frage handelt, die wenig praktischen Bezug zur täglichen Arbeit eines Verhaltenspsychologen hat.»[541]

Ganz anders als der Behaviourismus lenkte der Begründer der Psychoanalyse, Sigmund Freud (1856–1939), das Augenmerk der Psychologie auf das Unbewusste als Wurzel des Seelischen. So neuartig, gewagt und bahnbrechend seine Theorien auch waren[542] und so sehr sie im Grunde das Geistig-Seelische in den Mittelpunkt einer jetzt vermehrt geisteswissenschaftlichen Betrachtung rückten, gingen doch auch sie von einer mechanistischen Sichtweise des Menschen und seiner Psyche aus. Letztere stellte für Freud lediglich ein durch Triebe, innere Objekte und Strukturen bestimmter, objektiv erforschbarer mentaler Apparat dar. Entsprechend riet er seinen Schülern, bei psychoanalytischen Sitzungen «kühl wie ein Chirurg zu sein».[543] Bezeichnenderweise war zudem auch er der Überzeugung, dass «alle unsere vorläufigen Vorstellungen in der Psychologie eines Tages auf einem organischen Unterbau beruhen werden».[544] Und ebenfalls folgerichtig setzte er Religion, trotz des grossen Interesses, das er für sie bekundete, kurzerhand mit Ritual gleich und betrachtete sie als eine «Zwangsneurose der Menschheit», in welcher sich ungelöste Konflikte aus dem frühkindlichen Stadium der psychosexuellen Entwicklung widerspiegeln.[545] Obwohl sich auch in der weiteren Entwicklung der Psychoanalyse viele der einstigen Ansichten ihres Begründers inzwischen als nicht mehr haltbar herausgestellt haben, sind sie – ähnlich wie jene Watsons und Skinners für den Behaviourismus bzw. die Verhaltenstherapie – in verschiedenerlei Hinsicht für die psychoanalytische Schule bzw. deren unterschiedliche Strömungen prägend geblieben.[546]

Allerdings erfuhren die Ideen und Methoden Freuds vor allem durch seinen Schüler Carl Gustav Jung (1875–1961) eine wesentliche Weiterentwicklung und Öffnung, auch dahingehend, dass C.G. Jung im Gegensatz zu Freud – und nicht zuletzt aufgrund entsprechender eigener Erfahrungen – der religiösen Dimension des Menschen durchaus eine eigenständige und zentrale Bedeutung zumass.[547] Und insbesondere Abraham Maslow (1908 1970) unternahm es, eindringlich davor zu warnen, beim Studium der menschlichen Psyche lediglich vom Krankhaften auszugehen und dadurch zwangsläufig ein höchst verzerrtes Bild von ihr zu erhalten. Er forderte, wir müssten Freuds kranke Hälfte der Psychologie dringend mit der gesunden Hälfte ergänzen.[548]

---

541 Forster, in Stalmann (Handbuch) 126
542 Vgl. Grof, zit. in Capra (Denken) 114
543 Capra (Denken) 124; (Wendezeit) 195
544 Freud, zit. in Capra (Wendezeit) 192
545 Capra (Wendezeit) 202
546 Vgl. Capra (Wendezeit) 412
547 Vgl. Capra (Denken) 135f; (Wendezeit) 404ff
548 Capra (Wendezeit) 409f

Erich Fromm (1900–1980) schliesslich wies auf die zentrale Bedeutung der Liebe und der Liebesfähigkeit für die harmonische Entwicklung eines Menschen hin.[549] Zudem stellte er den Begriff der psychischen Normalität insofern massiv in Frage, als er gerade das typische und erfolgversprechende Normalverhalten des modernen Wettbewerbs- und Konsummenschen als zutiefst krankhaft bezeichnete: Nach Fromm strebt die grosse Masse der Bevölkerung in den Industrieländern nach immer neuen Vergnügungen und der Befriedigung immer neuer Gelüste, die lediglich einen Nervenkitzel verschiedenen Grades und verschiedener Dauer hervorrufen. Sie erfüllen den betreffenden Menschen jedoch nicht mit echter, dauerhafter Freude, sondern hinterlassen in ihm im Gegenteil – nach Überschreitung des Höhepunktes – ein Gefühl der Traurigkeit. Diese sucht er in der Folge erst recht mit immer wieder neuen und ausgefalleneren Vergnügungen zu übertünchen. Die Erregung des Augenblicks wird so zwar stets aufs neue ausgekostet, das Gefäss jedoch wächst nicht, die inneren Kräfte des betreffenden Menschen, seine Fähigkeit, sich und seine Mitwelt zu lieben, sein Leben nach höheren Zielen und Idealen zu gestalten, nehmen nicht zu, sondern nur noch weiter ab.[550]

2.3 Verkannte Potentiale des Bewusstseins

So wichtig und zentral sie an sich wären, in der heutigen Psychiatrie beginnen derartige Überlegungen erst allmählich und vereinzelt Platz zu greifen. Erst ganz am Rande wagt sie es, die vereinseitigten Grundlagen unserer heutigen Lebens- und Wirtschaftsweise vernehmbar in Zweifel zu ziehen; natürlich auch, weil sie bis anhin die wahren Entwicklungsmöglichkeiten des Menschen ob der Begrenztheit ihrer verwissenschaftlichten, materialistischen Sichtweise kaum in Betracht gezogen hat.

Erstaunlicherweise war es mit E.F. Schumacher ein allerdings eher unkonventionell argumentierender Ökonom, der in seinem Buch ‹Rat für die Ratlosen› eindrücklich auf diese Zusammenhänge hinwies und bezogen auf die heutige Psychologie und Psychiatrie schrieb: «Die traditionelle Psychologie, die die Menschen als ‹Pilger› und ‹Wanderer› auf dieser Erde sah, die den Gipfel des Berges der ‹Erlösung›, ‹Erleuchtung› oder ‹Befreiung› erreichen konnten, beschäftigte sich nicht in erster Linie mit Kranken, die ‹normal› gemacht werden mussten, sondern mit normalen Menschen, die übernormal werden konnten und dazu bestimmt waren.»[551]

Unter fast völliger Vernachlässigung und Geringschätzung der Lehren und Traditionen einer im Grunde bereits jahrtausendealten Psychologie haben die

---

549 Fromm (Kunst)
550 Fromm (Sein) 114f; vgl. auch Grof, zit. in Capra (Denken) 131f
551 Schumacher (Rat) 94f

heutige wissenschaftliche Psychologie und Psychiatrie deren Inhalte fast völlig aus den Augen verloren und vermögen nur schon mit den entsprechenden Begriffen kaum mehr etwas anzufangen. In den meisten westlichen Schulen der Psychologie herrscht weiterhin die Tendenz vor, «jede Form von Religion oder Spiritualität als auf primitivem Aberglauben beruhend zu betrachten, als pathologische Verirrung oder als vom Familiensystem und der Kultur eingebleute kollektive Selbsttäuschung über die Wirklichkeit».[552]

Erst in jüngster Zeit beginnt sich nun insbesondere mit der transpersonalen Psychologie ein Zweig der Wissenschaft von Geist, Seele und Spiritualität zu etablieren, welcher zu diesen eigentlich sehr alten Begriffen zurückfindet und ihnen tatsächlich wieder gerecht zu werden versucht. Sie geht vor allem aus von sogenannten Spitzenerfahrungen des Menschen, die auch mystische oder spirituelle Erfahrungen genannt werden können und eine in Worten kaum beschreibbare Seins- und Weltwahrnehmung ermöglichen. In ihr werden beispielsweise Vorstellungen von dreidimensionalem Raum und linearer Zeit hinfällig, und es zeigen sich auch deutliche Parallelen zu den Erkenntnissen der neueren Physik.[553]

In diesen u.a. mit LSD, mit holotropem Atmen, aber auch mit Meditation herbeigeführten oder sogar spontan auftretenden aussergewöhnlichen Bewusstseinszuständen wird die Grundfrage der konventionellen abendländischen Wissenschaft, in welchem Augenblick Bewusstsein entsteht und wann sich Materie ihrer selbst bewusst wird, völlig auf den Kopf gestellt. Sie lautet nun: Wie erzeugt Bewusstsein die Illusion der Materie? Wie sich Stanislav Grof ausdrückt, wird Bewusstsein «in diesem Bereich als etwas Ursprüngliches betrachtet, das man nicht auf der Grundlage von irgend etwas anderem erklären kann. Es ist einfach da und letzten Endes die einzige Wirklichkeit, etwas, das in Ihnen und mir und in allem um uns herum manifest ist.»[554]

Interessanterweise zeugen Erlebnisberichte von sogenannten Scheintoten, also von Menschen, die klinisch tot waren, aber wieder ins hiesige Leben zurückkehrten, von ähnlichen, schier unbeschreiblichen Ganzheitserfahrungen; und sie legen zudem den Schluss nahe, dass Bewusstsein auch ohne bzw. ausserhalb des physischen Körpers möglich ist und dann sogar eine ganz andere, viel umfassendere Qualität annimmt.[555] Des weiteren zeigen die Forschungsergebnisse der transpersonalen und humanistischen Psychologie – wie auch jene der Parapsychologie –, dass aussergewöhnliche, paranormale Erfahrungen auf der Grundlage veränderter Bewusstseinszustände viel häufiger auftreten, als gemeinhin angenommen, und dass sie auch nicht krankhaft

---

552 Capra (Wendezeit) 412
553 Vgl. Capra (Denken) 112ff

554 Grof, zit. in Capra (Denken) 117; vgl. auch Capra (Denken) 147
555 Osis/Haraldsson (Tod); Moody (Leben); Sabom (Erinnerung); Jankovich (tot); Kübler-Ross (Tod)

sein müssen, sondern weit eher auf das wahre Potential des Menschen hinweisen.[556]

Die konventionelle Psychologie und Psychiatrie jedoch stufen derartige Erlebniszustände oft unbesehen als psychotische Symptome ein und diagnostizieren viele Menschen nicht auf der Grundlage ihres Verhaltens, sondern weit eher auf der Grundlage des Inhalts ihrer Erfahrungen als psychisch krank und – mangels geeigneter Kategorienmuster – möglicherweise gar als schizophren.[557] Ohne wirkliches Verständnis der zugrunde liegenden Phänomene sind sie nicht fähig zu erkennen, dass sich gemäss dem Psychiater Ronald D. Laing Mystiker und Schizophrene im selben Ozean finden, dass jedoch die Mystiker schwimmen, während die Schizophrenen ertrinken.[558] Zum Teil völlig unnötiger- und unsinnigerweise werden in der Folge als schizophren Diagnostizierte, die mithin die Hälfte der Psychiatriebetten in den USA belegen, mit Psychotherapeutika oder gar Elektroschocks behandelt.[559]

Bezeichnenderweise wurden auch bei den berühmt gewordenen Rosenhan-Experimenten die psychiatrischen Scheinpatienten in elf von zwölf Fällen als schizophren diagnostiziert.[560] Acht psychisch gesunde Versuchspersonen hatten sich dabei unter dem alleinigen Vorwand, Stimmen zu hören, in verschiedenen amerikanischen Kliniken gemeldet. Nach der ohne Ausnahme tatsächlich erfolgten stationären Aufnahme verhielten sie sich jedoch völlig normal und gaben auch an, jetzt frei von Beschwerden zu sein. Sie wurden allerdings lediglich von Mitpatienten als gar nicht krank erkannt, während ihr eigentliches Normalverhalten seitens des Personals entweder überhaupt nicht zur Kenntnis genommen oder aber als Bestandteil ihrer angeblichen Krankheit umgedeutet wurde. Die durchschnittliche, für manche der Versuchspersonen erschreckend erniedrigende Aufenthaltszeit betrug in der Folge 19 Tage – bei einer Spannbreite von sieben bis 52 Tagen. Während dieser Zeit erhielten die Scheinpatienten insgesamt fast 2100 Tabletten ganz unterschiedlicher psychoaktiver Präparate (!), wovon allerdings nur zwei geschluckt und der Rest zum Beispiel über die Toilette entsorgt wurde. Anschliessend wurden zwar bis auf einen alle Scheinpatienten wieder entlassen, jedoch nicht als in Tat und Wahrheit gesund, sondern – mit nur einer Ausnahme – jeweils versehen mit der Diagnose ‹Schizophrenie in Remission›. Mit anderen Worten, keiner der behandelnden Ärzte und auch nicht das Pflegepersonal erkannte einen der Scheinpatienten als solchen. Vielmehr wäre den Patienten aufgrund der gestellten Diagnose auch für die Zeit nach der Entlassung das dauerhaft belastende Stigma ‹psychisch krank› resp. sogar ‹schizophren› angehängt worden.[561]

---

556 Vgl. Capra (Wendezeit) 202, 424f
557 Grof, zit. in Capra (Denken) 131f, 324; Capra (Denken) 327; (Wendezeit) 18, 424
558 Laing, zit. in Capra (Denken) 141
559 Capra (Wendezeit) 424; Grof, zit. in Capra (Denken) 324; Rufer (Irrsinn)

560 In einem Fall lautete die Diagnose auf eine manisch-depressive Psychose.
561 Vgl. Rosenhan (Gesund) 111ff

3. Perfektionierte ‹Reparaturmedizin›

Wenn nun allerdings allein schon die heutige Psychologie und Psychiatrie – nicht zuletzt ob ihrer materialistisch geprägten Vergangenheit – dem wahren Wesen des Menschen und seinen Gesundheitsproblemen nur bedingt gerecht zu werden vermögen, so gilt dies noch weit mehr für die somatische Heilkunde bzw. die Körpermedizin. Wie sich der Allgemeinpraktiker Edgar Berbuer ausdrückt, wäre hier nämlich der ‹ideale› Patient «der geteilte, wie eine Maschine gebaute Patient, dessen Gebärmutter zum Gynäkologen, die Knochen zum Orthopäden, Niere, Blase und Prostata zum Urologen, Leber und Blut zum Internisten und die Haut zum Hautarzt getragen werden können».[562] Der neu einzuführende und mit den bisherigen Faktoren zu vernetzende Begriff lautet denn auch *reparaturorientierte Körperteilmedizin* resp. auf Reparatur der Einzelkomponenten des physischen Körpers ausgerichtete Schulmedizin.

Die bis heute fortbestehende kartesianische Teilung von Körper und Geist führte zwangsläufig dazu, dass sich die somatische Medizin dem Körper als dem handgreiflichen Teil der beiden annahm, den Geist jedoch ausklammerte bzw. ihn grosszügig oder gar herablassend der Psychologie und Psychiatrie überliess.[563] Sie behielt damit gleichsam das wissenschaftlichere Ende für sich, denn mit einer rein körperzentrierten Medizin liess sich wissenschaftlichen Objektivitätsansprüchen selbstverständlich weit besser gerecht werden – und zwar um so mehr, als die kartesianische Sicht der Körperwelt bis heute ebenfalls prägend blieb. Descartes erachtete den menschlichen Körper seinerzeit als Maschine, die vollständig aus der Anordnung und dem Funktionieren ihrer Teile erklärt werden könne, und entsprechend verglich er eine gesunde Person mit einer gut gemachten Uhr in perfektem mechanischem Zustand und einen Kranken mit einer Uhr, deren Teile nicht ordentlich funktionieren.[564]

3.1 Illusionäre Jagd auf körperliche Symptome
Zwar sind die physiologischen Kenntnisse nicht zuletzt aufgrund einer stark körper- und materiezentrierten medizinischen Forschung und Praxis in der Zwischenzeit merklich gewachsen, noch immer und erst recht jedoch wird der Mensch in der Tendenz als mittlerweile immerhin sehr komplizierte Maschine gesehen. Folgerichtig wird Leben nicht selten und auch von namhaften Leuten als noch nicht ganz verstandene Chemie und Physik gewertet und Denken und Bewusstsein als noch nicht ganz nachahmbare Computerleistung.[565]

---

562 Berbuer (Ethik) 68
563 Vgl. Capra (Wendezeit) 154f
564 Capra (Wendezeit) 151
565 Vgl. Studer (Jenseits) 58ff und dort zitierte Literatur

Wissenschaftlicher Materialismus und Pflegeproblematik

Netzwerk 24

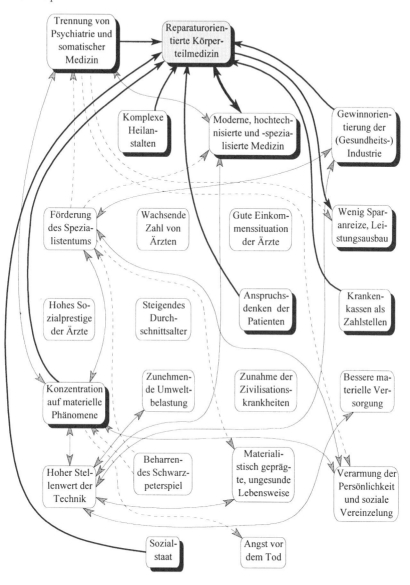

Und ebenfalls durchaus folgerichtig beschränkt sich die heutige westliche Schulmedizin sehr weitgehend darauf, defekte Teile des Körpers zu reparieren, auszuwechseln oder wenigstens zu entfernen. Des weiteren ist sie bestrebt, mit Hilfe von aussen zugeführter, synthetisierter chemischer Substanzen – sprich Medikamenten – entweder gefährliche oder zumindest lästige Erreger und weitere Gesundheitsschädlinge ausser Gefecht zu setzen oder aber gestörte physiologische Prozesse wieder einigermassen auszugleichen.[566]

Ja mehr noch, auch in jene materiellen Abläufe, die mit der Vererbung zusammenhängen, glaubt die fortschrittliche Medizin bzw. deren Forschung mittlerweile eingreifen zu müssen, um die Menschheit endlich von all jenen und immer wieder neuen Krankheiten zu befreien, unter denen sie sämtlichen bisherigen Bemühungen und Aufwendungen zum Trotz nach wie vor leidet.

Zwar geschieht dies vielfach noch auf eigentlich eher unwissenschaftliche, stark an Versuch und Irrtum orientierte und gerade deshalb bezüglich möglicher unbeabsichtigter Folgewirkungen nicht ganz ungefährliche Weise. Doch immerhin erhofft man sich offenbar, aus der Gentechnologie schon bald genügend Gewinn ziehen zu können, damit er – und sei er auch nur rein geschäftlicher Natur – solche Risiken und sonstige moralisch-ethische Bedenken rechtfertigt.[567]

So weit, so hoffnungsträchtig. Die Frage stellt sich nur, ob viele der grandiosen Erfolge, welche die somatische Medizin mittlerweile in der Tat vorzuweisen hat, nur scheinbarer Natur sind und ob sie den stets höheren Preis tatsächlich wert sind, den wir alle für sie entrichten müssen. Denn, wie weiter oben bereits mehrfach angedeutet und im folgenden näher auszuführen, sind die Gefahren, die eine rein körperzentrierte Sichtweise der Krankheit mit sich bringt, wahrlich vielfältig und laufen im Grundsatz darauf hinaus, Krankheit und erst recht den Menschen, der davon betroffen ist, nicht mehr ganzheitlich, sondern nur noch funktional zu sehen und zu behandeln.[568]

Bei einer überwiegend körperzentrierten Sicht einer Erkrankung, wie sie in der Schulmedizin nach wie vor üblich ist, liegt vorerst einmal klar auf der Hand, dass es leicht zu einer Verwechslung der Symptome oder des Mechanismus der Krankheit mit der Krankheit selber kommen kann. Mit anderen Worten und um einen Vergleich heranzuziehen, es werden gleichsam die einzelnen Buchstaben eines Textes genauestens analysiert und allenfalls auf nächsthöherer Ebene sogar einzelne Wörter auf Rechtschreibefehler hin untersucht, das Wichtigste jedoch, der Inhalt und die Bedeutung des Textes, das, was er zum Ausdruck bringen will, geht ob der Analyse der Details aus den Augen verloren.

---

566 Vgl. auch Grünn (Heilkraft) 11f
567 Vgl. hierzu auch Beck (Gegengifte) 31ff
568 Vgl. Hofer (Organisation) 46

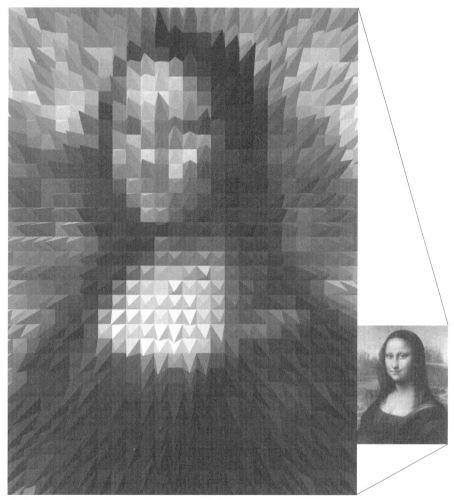

Abb. 20: Mona Lisa als Computerbild

Oder anders veranschaulicht, von einer auf messbare Organschäden konzentrierten Körpermedizin werden im obenstehenden Computerbild von Mona Lisa gleichsam die einzelnen Quadrate, Dreiecke und Pyramiden akribisch genau auf ihre Helligkeitsgrade und Grösse hin untersucht. Dass sie gesamthaft ein Bild ergeben, das ungleich wichtiger ist als die einzelnen geometrischen Bestandteile, wird jedoch nicht mehr gesehen, auch weil die nötige Unschärfe und

Distanz abhanden gekommen sind, um das Gesamtbild überhaupt erkennen zu können. Eine kurze, keinesfalls an den Haaren herbeigezogene Fallschilderung aus der Praxis soll dies verdeutlichen:

«Ein 26jähriger Patient litt unter hartnäckigen Kopfschmerzen. Dazu kamen Schwindel, Müdigkeit und Schwächezustände. Ferner litt er auch unter Darmkrämpfen, Blähungen und Herzstechen. In einer renommierten Universitätsklinik wurde der Mann ‹gründlich› abgeklärt mit Blutuntersuchungen, Röntgen der Halswirbelsäule und der Lungen. Ein Computer-Tomogramm des Schädels, zwei Ultraschall-Untersuchungen der Bauchorgane, ein Elektrokardiogramm in Ruhe und bei Belastung führten auch nicht weiter. Schliesslich wurden ein Elektro-Encephalogramm, eine Dickdarmspiegelung und eine Lumbalpunktion gemacht – auch ohne jedes positive Resultat. Parallel zu diesen Untersuchungen erhielt der Patient verschiedene Migräne-Mittel, Tranquilizer und Mittel gegen Blähungen und Bauchkrämpfe. Alles ohne Erfolg. Ein eingehendes Gespräch mit dem neuen psychosomatisch versierten Arzt ergab dann ohne Mühe eine Überforderungs- und Überlastungs-Problematik am Arbeitsplatz. Nach einem Wechsel dieses Arbeitsplatzes wurde der Patient innerhalb weniger Wochen völlig beschwerdefrei. Dies ohne weitere Therapie und ohne Medikamente.»[569]

Bereits Ende der siebziger Jahre wurde gemäss einer Infas-Studie ein Grossteil der Patienten beim Eintritt ins Spital mehrmals – 64 Prozent sogar dreimal und öfter – untersucht. In erster Linie (71 Prozent) wurden dabei allerdings körperliche Symptome berücksichtigt, während familiäre, berufliche und psychische Probleme nur in 21 Prozent der Fälle in die Anamnese miteinbezogen wurden.[570] Und auch bei ambulant tätigen (Fach-)Ärzten wird oft weit eher das naturwissenschaftliche Objekt Krankheit mit seinen dingfest zu machenden Einzelsymptomen gesehen, viel weniger jedoch das Subjekt Patient, d.h. der Mensch, der hinter der Krankheit steht, der an ihr leidet und für den seine Beschwerden eine Bedeutung haben.[571]

Wie bereits angesprochen, betrifft jede Krankheit immer den Menschen als Ganzes, niemals nur seinen Körper. Dieser vermag – was u.a. beim Betrachten einer Leiche offenbar wird – allein aus sich selber heraus nichts.[572] Vielmehr stehen Geist, Seele und Körper des Menschen in einer engen Wechselwirkung zueinander und befinden sich zudem je in einem intensiven Austausch mit der ihnen eigenen Umwelt.[573] Wie eigentlich schon seit jeher bekannt und in anderen Kulturen auch bis heute berücksichtigt, zeigt sich Krankheit dann, wenn diese Wechselwirkungen gestört sind. Und falls die Störungen

---

[569] Urs Pilgrim, zit. in Bovet (Medizin) 5
[570] Zit. in Hofer (Organisation) 152
[571] Vgl. diesbezüglich eine eindrückliche Fallschilderung in Berbuer (Ethik) 66ff.
[572] Dethlefsen/Dahlke (Krankheit) 17
[573] Vgl. auch Teil II, Kap. 6

genügend lange andauern, wird sie sich letztlich auch auf der körperlichen Ebene in immer ernsthafteren Symptomen manifestieren.[574]

Indem sich nun jedoch die westliche Medizin zur Hauptsache auf die einzelnen Organe der Körperebene und die dort messbaren Anomalien konzentriert, die anderen Ebenen und Beziehungsbereiche jedoch weitgehend ausser acht lässt, untersucht sie sehr oft nur den eigentlichen Schatten der Krankheit: Und noch seltsamer werden ihre Bemühungen natürlich dann, wenn sie den Schatten sogar zu therapieren sucht. Er wird sich in solchen Fällen natürlich höchst hartnäckig zeigen und – vielleicht auf einer etwas anderen Ebene oder in einem anderen, noch nicht (weg)operierten Organ – weiterbestehen. Dieses Phänomen ist auch in der Medizin bekannt und wird als Symptomverschiebung bezeichnet, aber (noch) zu wenig verstanden.[575]

Symptome sind lediglich Bereiche, in denen sich der Schatten zeigt, und nichtsdestoweniger jagt die Schulmedizin dem illusionären Ziel nach, irgendwann einmal alle Symptome am Auftreten hindern zu können, «ohne dieses Konzept nach Möglichkeit und Sinnhaftigkeit zu hinterfragen».[576] Vielmehr vermeidet sie es sorgfältig, die Symptome zu deuten, und verbannt sie damit in die Bedeutungslosigkeit. Sie beschränkt sich in der Folge darauf, eigentlich unbedeutend gewordene Warnlämpchen am Aufflackern zu hindern bzw. sie so rasch als möglich zu löschen, anstatt zusammen mit dem Patienten die Warnung ernst zu nehmen und die ihr zugrunde liegenden Ursachen zu verändern.[577]

Während allerdings ein Automechaniker, der nach dem Herausdrehen des Warnlämpchens am Armaturenbrett das Problem als gelöst bezeichnen würde, beim Kunden wohl kaum grosses Verständnis für sein Vorgehen fände, werden die analogen Bemühungen vieler Ärzte seitens ihrer Patienten meist hoch geschätzt. Letztere sind nämlich, wie oben bereits mehrfach angesprochen, sehr oft ebenfalls wenig bereit und willens, hinter die Symptome ihrer Krankheiten und Beschwerden zu sehen.

Vielmehr legen sie meist grossen Wert darauf, dass eine körperliche Ursache für ihre Leiden gefunden wird und möglichst keine psychischen, sozialen oder beruflichen Hintergründe ernsthaft zur Sprache kommen. Zudem wollen sie ganz in diesem Sinne einen möglichst bequemen medikamentösen Problemlöser verschrieben bekommen: ein ‹Mittel› gegen Verstopfung, Kopfschmerzen, Magengeschwüre etc. Nötigenfalls sind sie sogar bald einmal damit einverstanden, ein Gesundheits-Problem operativ aus der Welt zu schaffen.[578] Es ist demzufolge für die Schulmedizin in der Regel ein leichtes, sich zusammen mit dem Patienten gleichsam gegen das Symptom zu verbünden.[579]

---

574 Vgl. Dethlefsen/Dahlke (Krankheit) 120ff; ferner auch Saraydarian (Healing)

575 Vgl. Dethlefsen/Dahlke (Krankheit) 117; Simonton, zit. in Capra (Denken) 213

576 Dethlefsen/Dahlke (Krankheit) 22

577 Vgl. zum einleuchtenden und treffenden Vergleich zwischen Symptom und Warnlämpchen, Dethlefsen/Dahlke (Krankheit) 20ff

578 Vgl. z.B. Bruker (Krankheiten) 214, Grünn (Heilkraft) 33

579 Dethlefsen/Dahlke (Krankheit) 370

Und sehr oft können sich die Resultate dieser ‹einvernehmlichen Schattentherapie› sogar sehen lassen. Der Patient ist in etlichen Fällen zumindest vorübergehend wieder einigermassen beschwerdefrei, und auch in der medizinischen Einzelfallstatistik lassen sich entsprechende Erfolge verbuchen. Nur nimmt eben die Gesamtzahl der Erkrankungen allen neuen medizinischen Techniken und Errungenschaften zum Trotz nicht nur überalterungsbedingt weiter zu, und die Kosten der Körperreparatur-Medizin steigen allmählich ins Unermessliche. Und auch der einzelne Patient wird, falls er aus seiner Krankheit oder auch aus seinem Unfall nichts gelernt und die eigentlichen Ursachen nicht verändert hat, bald schon einen Rückfall oder neue, lediglich etwas anders geartete und gelagerte Gesundheitsbeschwerden zeigen.

Interessant und aufschlussreich ist in diesem Zusammenhang ein Vergleich mit der Heilkunst schamanischer Kulturen. Sie ist u.a. durch eine Hierarchie unter den Heilern gekennzeichnet, wobei an unterster Stelle jene stehen, «deren einzige Begabung die physische Behandlung und die Verschreibung von Heilmitteln ist; dann gibt es die Diagnoseexperten, und schliesslich, ganz oben, rangieren die Schamanen, die mit Hilfe der Imagination die Verbindung zum Übernatürlichen herstellen».[580] Deren Aufgabe besteht vor allem darin, den Patienten mittels Ritualen, Symbolen, Visionen und Träumen wieder in Einklang mit sich selber, mit seiner soziokulturellen Umwelt und mit dem Kosmos zu bringen und ihm dabei auch einen persönlichen Lernprozess zu ermöglichen.[581]

Für Ernie Benedikt, einen Stammesführer der Mohawk, sind die Medizinen des weissen Mannes rein mechanistisch. Der Kranke wird zwar repariert, aber er ist hinterher kein besserer Mensch als vorher. Der indianische Weg hingegen «macht es ihm möglich, ein besserer Mensch zu werden, wenn er eine Krankheit überstanden hat und mit einer wirklichen Medizin behandelt worden ist».[582] Dass Krankheit so gesehen bereits Heilung ist und bedeutet oder zumindest sein und bedeuten könnte, diese Vorstellung ist der westlichen Medizin weitestgehend abhanden gekommen. Eine Erkrankung stellt für sie meist nur noch eine Bedrohung und ein zu bekämpfendes Übel dar, wird jedoch kaum noch als Lehrmeisterin und als Möglichkeit zu persönlichem Wachstum, auch über den physischen Tod hinaus, gesehen.

3.2 Kampf der Krankheit und ihren Erregern

Natürlich hängt dies auch damit zusammen, dass wir in unserer hektischen Leistungsgesellschaft gar nicht mehr die Zeit haben bzw. nicht zu haben glauben, eine Krankheit als Chance und als Weg zu erleben und zu durchleben.

---

580 Achterberg (Gedanken) 24
581 Vgl. auch Lock, zit. in Capra (Denken) 183f; Grünn (Heilkraft) 209f

582 Benedikt, zit. in Achterberg (Gedanken) 201; vgl. auch Grünn (Heilkraft) 209

Auch in Fällen, in denen keine akute (Lebens-)Bedrohung besteht, kommen in der Folge sogleich die raschen und bequemen Erfolg versprechenden Methoden der modernen Akutmedizin zum Tragen. Ja, sie werden sogar – wie im Fall der mittlerweile standardisierten Impfungen gegen Kinderkrankheiten oder auch der mehr und mehr verbreiteten Impfung gegen Grippeerkrankungen – dazu eingesetzt, Krankheiten möglichst bereits am Auftreten zu hindern.

Die Zielsetzung, Infektionskrankheiten zu verhindern, geht dabei oft sogar soweit, sie mittels Impfungen ganz ausrotten zu wollen. Bei Kinderkrankheiten läuft dies konsequenterweise darauf hinaus, die Bevölkerung einem tatsächlichen oder zumindest moralischen Impfzwang auszusetzen und mit den entsprechenden Impfungen bereits in den ersten Lebensmonaten, -wochen oder sogar -tagen (Tuberkulose) zu beginnen. Die Erfahrungen mit dieser Strategie sind allerdings eher ernüchternd: Im afrikanischen Gambia, wo die WHO die Masern für ausgerottet erklärt hatte, trat die Krankheit wenige Jahre später mit jetzt ungleich schwereren Krankheitsverläufen wieder auf. Und in den USA, wo seit langem eine Impfpflicht besteht, kommt es immer wieder zu epidemieartigen Ausbrüchen zum Beispiel von Masern, von denen jeweils rund zur Hälfte auch (erwachsene) Personen betroffen sind, welche sachgemäss geimpft worden waren. Zudem zogen sich mittlerweile viele Impfstoffhersteller aus dem amerikanischen Markt zurück. Sie waren nicht mehr bereit, die finanziellen Risiken zu tragen, die sich aufgrund der dortigen Produktehaftpflicht im Fall von Impfschäden ergeben.[583]

So viel und so früh als möglich, dieser Grundsatz ist dem biomedizinischen Infektions-Abwehrdenken dessenungeachtet gleichsam eingeimpft. Seit der Entdeckung des Mikroskops ist das medizinische Interesse primär auf den Krankheitserreger gerichtet und kaum mehr auf den Gesamtorganismus, auf den er trifft. Als Folge werden die Kausalzusammenhänge einer Krankheit von der westlichen Medizin fast nur noch auf der körperlichen Ebene gesehen, kaum jedoch im Zusammenspiel zwischen Körper, Seele und Geist, geschweige denn in ihren tieferen, lebensbedingten Bedeutungszusammenhängen.

Der Umstand, dass ein Kind nach durchgemachter Kinderkrankheit in der Regel einen erheblichen Entwicklungsschritt vollzieht und im Gegensatz zur Impfung über einen wirklichen, lebenslangen Immunitätsschutz verfügt, fällt in diesem Modell nicht mehr ins Gewicht. Auch ist ihm die Vorstellung fremd, dass ein Unterschied bestehen könnte zwischen einer natürlichen, auf die jeweilige Lebensphase abgestimmten Herausbildung der Immunität durch An-

---

583 O.V. (Verzicht) 52; Knieriemen (Impfen) 16; Arbeitsgruppe für differenzierte MMR-Impfungen (mitentscheiden) 11

steckung und einer künstlichen Infektion gleich mit mehreren Erregern schon in einem sehr frühen Lebensalter. Entsprechend wird den zahlreichen Hinweisen seitens der offiziellen Medizin kaum nachgegangen, die über offensichtliche Impfschäden hinaus auf mögliche ‹diffuse› Spätfolgen von Impfungen hindeuten, wie Allergien, Jugenddiabetes, Arthritis oder auch Persönlichkeitsveränderungen.[584]

Es gibt zwar Krankheiten, bei denen die Risiken eines schweren Krankheitsverlaufs jene einer Impfung überwiegen können. Dennoch wird gerne verschwiegen oder übersehen, dass viele der grossen Infektionskrankheiten wie Kinderlähmung, Pest, Cholera, Typhus, Fleckfieber oder Diphtherie jeweils bereits zurückgingen oder in einer geographischen Region sogar ganz verschwanden, bevor überhaupt Impfstoffe zur Verfügung standen und zum Einsatz gelangten. Angesichts der jeweiligen statistischen Kurvenverläufe stellt sich bei manchen Infektionskrankheiten sogar die Frage, ob der Rückgang durch die Einführung von Impfungen vielleicht im Gegenteil verzögert wurde.[585]

Aber auch andere Gegebenheiten sollten eigentlich davor abhalten, wie die heutige Medizin nur einseitig den Erreger zu sehen und zu bekämpfen: Wie oben bereits angesprochen, ist zum Beispiel das Ansteckungsrisiko im Fall einer Grippeepidemie unterschiedlich hoch und ganz wesentlich mitbedingt durch die persönliche Immunlage und die sie beeinflussenden Faktoren wie Stress, Ernährung etc. Und selbst im Fall mancher gefährlicher Krankheiten wie beispielsweise AIDS wird gerne vergessen, dass sich eigentlich nur ein kleiner Prozentsatz jener, die mit dem möglichen Erreger HIV in Kontakt kommen, überhaupt ansteckt,[586] oder dass etwa im Fall von Tuberkulose die Erreger durch eine intakte Körperabwehr oft rasch unschädlich gemacht werden.

Zudem wird leicht übersehen, dass sich beispielsweise viele Erreger von Erkältungskrankheiten das ganze Jahr über im Rachenraum nachweisen lassen, ohne dort den geringsten Schaden anzurichten, und dass wir überhaupt ‹inmitten› von Millionen feindlicher, aber auch harmloser und nützlicher Mikroorganismen leben. Offenbar braucht der Körper sogar in gewissem Mass die Herausforderung durch äussere Erreger, um sein Abwehrsystem intakt zu halten. Arbeiter in Elektronikfirmen, die unter absolut sterilen Bedingungen Mikrochips herstellen, zeigen jedenfalls eine stark erhöhte Anfälligkeit für Infektionskrankheiten.[587]

Wie Achterberg schreibt, stellen «die sogenannten äusseren Ursachen für schwerere Krankheiten – Viren, Bakterien und andere unsichtbare Erreger in der Umgebung – nur dann eine Bedrohung für die Gesundheit dar, wenn die

---

584 Vgl. Knieriemen (Impfen) 10f; Delarue (Impfungen); Coulter (Vaccination)

585 Vgl. zur Linden (Kindheit) 494; Knieriemen (Impfen) 6ff; Buchwald (Impfungen) 82ff; Buchwald, in Delarue (Irrtum) 143ff

586 Vor allem der renommierte Immunologe Peter H. Duesberg geht sogar soweit zu postulieren, dem AIDS-Virus komme lediglich eine marginale Bedeutung zu. Vgl. auch Kap. 4.1

587 Grünn (Heilkraft) 21, 57, 86f, 106, 162; Pollmer et al. (Prost) 108f; vgl. auch Teil II, Kap. 6.2

natürlichen Abwehrkräfte des Menschen in irgendeiner Weise geschwächt sind».[588] Diese Schwächung wiederum steht zum Beispiel in einem Kontext mit der heutigen zivilisatorischen Fehlernährung oder den verschiedenen Varianten des Suchtmittelkonsums. Zudem hängt sie ganz zentral mit der seelisch-psychischen Verfassung eines Menschen zusammen. Letzteres haben epidemiologische Studien im übrigen bereits in den 60er Jahren klar und deutlich gezeigt. Und neuerdings werden derartige, an sich auf der Hand liegende Erkenntnisse auch durch die Forschungsergebnisse der oben bereits angesprochenen, mit dem komplexen Zusammenspiel von Psyche und Körper befassten Psycho-Neuro-Immunologie bestätigt.[589]

Demnach werden die im Körper ablaufenden Prozesse nicht nur durch Nervenimpulse gesteuert, sondern ebenso durch chemische Botenstoffe, durch Neurotransmitter, Hormone, Thymosine, Lymphokinine etc. Bei den meisten handelt es sich chemisch um sogenannte Peptide, d.h. um verhältnismässig kurze Aminosäureketten. Bereits sind mehrere hundert Peptide bekannt, und das Erstaunliche ist, dass sie gemäss neuesten Erkenntnissen der Molekularbiologie fast im gesamten Körper hergestellt werden, also nicht nur vom Gehirn oder vom Immunsystem, sondern auch vom Magen, vom Darm, von den Nieren und sogar vom Herzen. Auch sind im ganzen Körper mit unterschiedlicher und sich zum Teil verändernder Dichte Rezeptoren vorhanden, an welche die passenden Peptide andocken und ihre Information weitergeben können.[590]

Die Konsequenzen dieser Erkenntnisse sind zumindest in wissenschaftlicher Hinsicht wahrlich revolutionär: Jeder Gedanke und jedes Gefühl, die aufgrund äusserer Eindrücke und Empfindungen bzw. aufgrund von Erinnerungen und inneren Einstellungen entstehen, lösen im Körper verschiedenste chemische Reaktionen und physiologische Prozesse aus. Jeder Gedanke und jedes Gefühl teilt sich über eine Kaskade chemischer Botenstoffe dem ganzen Körper mit.

Wie wir alle selber schon erlebt haben, werden wir zum Beispiel im Fall einer starken freudigen Empfindung und Erfahrung bis hinab in die Zehenspitzen von einem intensiven Glücksgefühl durchströmt; und umgekehrt findet auch ein angstvoller Gedanke nicht nur im Kopf statt, sondern die Angst zieht in der Folge ebenfalls durch den gesamten Organismus – absehbarerweise wohl bis hinein in jede Zelle.

Zum einen heisst dies, dass wir mit unserer Aussenwelt auch über die Zeitdimension hinweg und sowohl auf körperlicher wie auf geistig-seelischen Ebenen intensivst verbunden sind, ja, dass es eine Aussenwelt strenggenommen gar nicht gibt oder dass sie sich zumindest nicht klar abgrenzen lässt. Und auch

---

588 Achterberg (Gedanken) 28; vgl. auch Dethlefsen/Dahlke (Krankheit) 133
589 Vgl. Grünn (Heilkraft) 20f, 92f, 97f, 116f; Teil II, Kap. 6.2 und 6.3
590 Vgl. Grünn (Heilkraft) 196ff

unsere ‹Innenwelt› zeichnet sich durch eine nicht überschaubare Vielzahl von Vernetzungen aus, wiederum sowohl auf materieller als auch auf immaterieller Ebene.

Eine andere wichtige Folgerung lautet, dass wir zumindest im molekularen Bereich tatsächlich sind, was wir denken. Der Körper ist die Projektion des Bewusstseins. Was die vedische Literatur bereits vor fünf Jahrtausenden intuitiv erfasst hat, wird heute ausgerechnet durch die westliche Wissenschaft, welche bislang stets von der Dominanz und alleinigen Realität der Materie ausging, bestätigt.[591]

Zwar wissen wir nicht, wie Bewusstsein, Gedanken und Gefühle in chemische Botenstoffe und physiologische Reaktionen umgesetzt werden, wir wissen lediglich, dass es geschieht. In höchstem Masse faszinierend ist diesbezüglich auch das seltene psychiatrische Phänomen der ‹multiplen Persönlichkeit›, bei welcher die betroffenen Patienten ihre Identität immer wieder wechseln und dabei nicht mehr wissen, wer sie vorher waren oder wer sie ‹wirklich› sind. Mit der Veränderung der Persönlichkeit kann sich dabei auch der Gesundheitszustand schlagartig ändern:

«Die eine Persönlichkeit ist farbenblind, die andere nicht, die eine hat Bluthochdruck, die andere ist völlig gesund. Dies geht so weit, dass selbst eine insulinpflichtige Zuckerkrankheit je nach Persönlichkeit auftritt und wieder verschwindet oder eine schwere allergische Reaktion unter den Augen der ungläubigen Beobachter innerhalb von Minuten völlig ablassen kann. Wie der Körper das macht, weiss bisher noch kein Mensch. Unsere psychologischen Programme haben vielleicht mehr Einfluss auf unsere Gesundheit, als wir uns das heute vorstellen können.»[592] Jedenfalls leuchtet ein und wird auch aus psychosozialen Studien ersichtlich,[593] dass unsere Gedanken und Gefühle körperliche Vorgänge nicht nur kurzfristig, sondern – insbesondere wenn sie wiederholt und intensiv auftreten – auch mittel- und längerfristig beeinflussen. Es ist für unseren Gesundheitszustand keineswegs belanglos, ob sie vorwiegend positiv, aufbauend und harmonisch oder ob sie hauptsächlich negativ, destruktiv und unausgeglichen sind. Und mehr noch, wenn wir aufgrund unseres Denkens und Fühlens dem Körper erlauben, gesund und in Harmonie zu sein, so wirkt sich dies – mens sana in corpore sano – auch auf unser Bewusstsein zusätzlich positiv aus.

Auch hier stehen dabei die Peptide gleichsam an der Schwelle zwischen Bewusstsein und Materie, diesmal jedoch dahingehend, dass zum Beispiel ein gesundes Herz dadurch, dass es sich ‹zufrieden› fühlt, auch selber entsprechende

---

[591] Vgl. Grünn (Heilkraft) 206

[592] Grünn (Heilkraft) 31, mit Bezug auf Bennett Braun

[593] Vgl. Teil II, Kap. 6.2 und 6.3

Botenstoffe aussendet, durch welche dieses Zufriedenheitsempfinden in der Folge wiederum vom Gehirn aufgenommen wird.[594] Grünn kommentiert diese vorerst seltsam anmutenden Wechselwirkungen wie folgt:

«Ein Körper, der denkt, und ein Gehirn, dessen Aktivität den Körper unmittelbar beeinflusst, dieses kunstvolle Netzwerk hat mit dem Organismus, den die Medizin heute behandelt, wenig zu tun. Für den Körper ist Ganzheitlichkeit nicht nur ein Schlagwort. ... Über die Peptide und ihre Rezeptoren können sich die Organe und Körpersysteme gegenseitig beeinflussen, können sich hemmen oder aktivieren, ohne dass dazu die Vermittlung über das Nervensystem notwendig ist. Doch alles, was die Peptide im Körper treiben, bekommt auch das Gehirn mit. Die Bluthirnschranke, durch die den grösseren Molekülen der Zugang zum Hirnkreislauf verwehrt wird, stellt für sie kein Hindernis dar. Peptide, die beispielsweise im Darm entstehen, gelangen ohne weiteres ins Gehirn und beeinflussen so unsere Gefühle. Warum gerade unsere Gefühle? Das limbische System, der Teil unseres Gehirns, der für unseren Gefühlszustand zuständig ist, hat massenhaft Peptidrezeptoren. ... Unsere Gefühle spiegeln also nicht nur unsere Erfahrungen wider, sondern auch die biochemischen Prozesse, die im Körper ablaufen.»[595]

Auch aus dem Blickwinkel der Molekularbiologie erscheint es demzufolge höchst fragwürdig, wenn die somatische Medizin ihr Augenmerk lediglich auf den physischen Körper oder gar nur auf einzelne isolierte Organe richtet. Zwar trifft es zu, dass Krankheiten aufgrund einer umfassenderen Betrachtungsweise einen sehr komplexen oder gar diffusen Charakter erhalten – zumal sie jetzt auch noch soziale und psychisch-seelische Faktoren mit beinhalten. Dies darf jedoch nicht als Alibi dazu dienen, wie die Schulmedizin weiterhin den bequemen Weg zu gehen, sich nur auf ‹harte›, auf der Körperebene greifbare Fakten zu konzentrieren und diese mit dem Skalpell oder durch Zugabe von Chemie wieder ins Lot zu bringen.[596]

Zudem wäre dringend geboten – um den oben begonnenen Gedankengang wieder aufzunehmen –, endlich aus den Fussstapfen von Louis Pasteur zu treten und nicht mehr nur den Erreger, sondern wenigstens gleichgewichtig auch das Milieu, auf das er trifft, in Betracht zu ziehen. Die moderne Medizin käme dann wohl auch davon ab, eine ihrer Hauptwaffen, die Antibiotika, selbst dort massiv einzusetzen, wo dies an sich gar nicht nötig wäre oder wo sie sogar, wie zur Bekämpfung von Viren, prinzipiell unwirksam sind.[597] Zumindest in nicht bedrohlichen Fällen wäre dann vielen Patienten die Möglichkeit wiedergegeben, selber mit einem auf der physischen Ebene manifest gewordenen Konflikt

---

594 Grünn (Heilkraft) 197, 200, 205
595 Grünn (Heilkraft) 198
596 Vgl. auch Simonton, zit. in Capra (Denken) 214
597 Vgl. Grünn (Heilkraft) 33

fertigzuwerden und daraus die erforderlichen Lehren im Hinblick zum Beispiel auf ihre familiäre oder berufliche Situation zu ziehen.

Vorderhand noch wird allerdings auch das körpereigene Abwehrsystem gerade durch die Verabreichung von Antibiotika – was bezeichnenderweise ‹gegen das Leben gerichtet› bedeutet – zu oft leichtfertig übergangen. Anstatt das Immunsystem des Patienten möglichst zu unterstützen und zu fördern, wird es nicht selten ohne zwingenden Grund gleichsam durch eine chemische Krücke ersetzt und dies – wie unten zu zeigen sein wird – zudem unter Inkaufnahme von zum Teil erheblichen Nebenwirkungen.[598] Gleiches gilt jedoch nicht nur für Antibiotika, sondern im Grundsatz auch für sonstige allopathische Medikamente, die allein durch die Vorsilbe Anti- oft genug verraten, dass sie nur gegen eine bestimmte Krankheit bzw. deren Symptome gerichtet sind – Antiphlogistika, Antipyretika, Antirheumatika, Antiartheriosklerotika, etc.[599]

Die moderne Forschung zeigt zwar immer eindrücklicher, dass das körpereigene Abwehr- und Selbstheilsystem sozusagen einer inneren Apotheke mit einer unendlichen Vielfalt an hochwirksamen Substanzen gleichkommt.[600] Dennoch wird kaum versucht, Mittel und Wege zu finden, den ‹inneren Apotheker› in seiner Ganzheit zu verstehen, ihm seine Arbeitsbedingungen möglichst zu erleichtern und ihn zu unterstützen. Vielmehr konzentrieren sich die wissenschaftlichen und wirtschaftlichen Bemühungen darauf, die gefundenen Substanzen zu synthetisieren, d.h. künstlich herzustellen, um sie dann möglichst rasch in marktfähige und von aussen zu verabreichende Produkte mit wiederum meist beträchtlichen Nebenwirkungen zu verwandeln.[601]

Soweit sie sich nicht grundlegend wandelt, ist eine körper- resp. organzentrierte Medizin so gesehen auch gar nicht mehr in der Lage, dem eigentlich selbstverständlichen Grundsatz nachzuleben, die Therapie so sanft als möglich zu gestalten. Denn mit ihrem vereinseitigten, auf rasche Beseitigung physischer Symptome konzentrierten Ansatz ist sie nur sehr bedingt fähig, all die anderen, ungleich wichtigeren Voraussetzungen und Dimensionen für eine tatsächliche Heilung überhaupt zu erkennen und anzuerkennen. Viele der heutigen Ärzte sind denn auch kaum noch Therapeuten im ursprünglichen Wortsinn von ‹Beistehern›, sondern weit eher geübte und gewiefte Verordner und Operateure am menschlichen Körper oder an technischen Apparaturen.[602]

3.3 Déformation professionelle

Aufschlussreich ist in diesem Zusammenhang auch, Medizinstudenten am Anfang und gegen Ende ihres Studiums miteinander zu vergleichen. Ein erstes

---

598 Dethlefsen/Dahlke (Krankheit) 143f
599 Vgl. Scheiner (Irrsinn) 50
600 Grünn (Heilkraft) 202

601 Vgl. beispielsweise zum letztendlich gescheiterten Versuch, Endorphine, d.h. höchst wirksame körpereigene Schmerzmittel, zu synthetisieren oder zu extrahieren und zu präparieren, Achterberg (Gedanken) 193
602 Vgl. Capra (Wendezeit) 348

Abb. 21: Durch das Studium veränderte Werthaltungen zum Thema Religion bei schweizerischen Medizinstudenten[603]

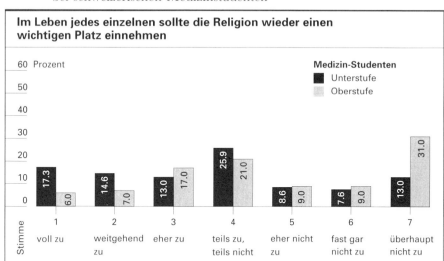

interessantes Faktum gibt diesbezüglich Abbildung 21 wieder. Sie stammt aus einer empirischen, 1983/84 durchgeführten Untersuchung über Werthaltungen von schweizerischen Studenten, bei welcher den insgesamt 1693 Befragten verschiedene Statements zur Bewertung vorgelegt wurden. Von acht befragten Studienrichtungen ergab sich bei der Aussage «Im Leben jedes einzelnen sollte die Religion wieder einen wichtigen Platz einnehmen» lediglich bei den Medizinstudenten ein Unterschied zwischen Unter- und Oberstufe, und zwar ein ausserordentlich deutlicher und bemerkenswerter. Die Medizinstudenten, welche am Anfang ihres Studiums standen, stimmten nämlich dem besagten Statement noch verhältnismässig klar zu, diejenigen höherer Semester lehnten es jedoch sehr massiv ab. Die Folgerung liegt auf der Hand, dass die hochschulwissenschaftlichen Kenntnisse, die den Medizinstudenten im Verlaufe ihres Studiums vermittelt wurden, Hauptursache für diesen drastischen Umschwung in den Werthaltungen sein müssen.

Nach absolviertem Studium wird die Welt offenbar von einem Grossteil der angehenden Ärzte ‹objektiv-rational› verstanden und nicht mehr ‹subjektiv-irrational› im Sinn von transzendent-religiös. Was jetzt noch zählt, ist hartes, mühsam erlerntes Faktenwissen über die einzelnen Organe und Organsysteme

---

603 Ulrich et al. (Studenten) 178

und ihre möglichen Dysfunktionen. Gefragt sind naturwissenschaftlich fundierte und allmählich verinnerlichte Kenntnisse, welche möglichst ohne diffus-schwammige, nicht fassbare Spekulationen über mögliche weitere, übergeordnete oder gar religiöse Zusammenhänge auskommen. Entsprechend ausgelegt und wirksam sind selbstredend auch die rigorosen Selektionskriterien resp. Prüfungsanforderungen. Sie machen das Medizinstudium zu einem unerbittlichen Ausscheidungsrennen, das klar jene bevorzugt, welche den gestrengen Anforderungen einer naturwissenschaftlichen Medizin am besten gerecht werden.[604]

Unterstützt und im Hinblick auf den damit einhergehenden Verlust an Menschlichkeit zusätzlich akzentuiert wird dieser Befund auch durch die folgenden Feststellungen des Medizinstudenten Wolfgang Rühle: «Als ich nach dem letzten Examen in die Runde der Mitprüflinge sah, drängte sich mir ein beklemmendes Gefühl auf. Waren das wirklich die gleichen, mit denen ich das Studium damals begonnen hatte? Keine Freude auf die ärztliche Arbeit, für die man ja nun sechs Jahre gestrampelt hatte. Keine Spur des Idealismus von damals, eher distanzierte Karriereplanung und kalkulierte Gefühlswelten. Was war da passiert?»[605]

Wie Marianne Hofer feststellt, findet im Verlauf des Medizinstudiums eine starke berufliche Sozialisation statt, indem die zukünftigen Ärzte während den vorklinischen und klinischen Semestern nicht nur Konzepte, Fakten und Techniken in bezug auf die Medizin erlernen, sondern auch durchaus ambivalente ‹berufsspezifische Einstellungsmuster›, die zu einer Anpassung an die Werte und Normen des ärztlichen Berufs führen: «In verschiedenen Studien konnte festgestellt werden, dass die zu Beginn recht hohen ethischen Standards der Medizinstudenten durch Formen des ‹Zynismus› abgelöst wurden. Auch ändern sich mit längerer Ausbildungsdauer die Einstellungen gegenüber den Patienten und werden immer ungünstiger, wobei vor allem alte und chronisch kranke Patienten davon betroffen sind.»[606]

Dafür verantwortlich ist nicht nur die stark naturwissenschaftlich-technische Ausrichtung des Medizinstudiums, sondern auch das damit zusammenhängende Fall-Denken, wie es bereits während, aber insbesondere auch nach dem Studium im Rahmen der Weiterausbildung an den Spitälern häufig anzutreffen ist.[607] Aufgrund der dortigen Spezialisierung und Hierarchisierung, verbunden mit Zeitmangel, ist die Gefahr besonders ausgeprägt, dass nicht mehr der Patient mit seiner Krankheit gesehen und beurteilt wird, sondern weit eher die Krankheit, die ein Patient hat.

---

604 Vgl. diesbezüglich auch kritische Betrachtungen zum Medizinstudium an der Universität Zürich, wo im übrigen die oben zitierten Werthaltungsdaten der Medizinstudenten erhoben wurden, in Kempter (Frechheit) 77, 79; ferner ein Zitat des Nobelpreisträgers Richard Feynmann, in welchem sich dieser naturwissenschaftlich herablassend über die Erkenntnisse und Lehren des holländischen Philosophen Spinoza mokiert, zit. in Pietschmann (Ende) 195f
605 Rühle, zit. in Berbuer (Ethik) 40
606 Hofer (Organisation) 97, mit Bezug auf Siegrist
607 Hofer (Organisation) 98

Wissenschaftlicher Materialismus und Pflegeproblematik

Wie auch empirisch gezeigt werden konnte, wird folglich im Rahmen der Arztvisite sehr oft mehr über den Patienten gesprochen als mit ihm. Und insoweit tatsächlich ein Gespräch mit ihm erfolgt, bewegt es sich oft gleichsam auf einer schiefen Ebene, indem die Anliegen und Fragen des Patienten nicht wirklich ernst genommen werden. Besonders ausgeprägt gilt dies für schwerkranke Patienten, bei denen der Spitalarzt oft ausweicht, indem er zum Beispiel das Gespräch vom eigentlichen Thema bzw. der gestellten Frage ablenkt. Die Art und Weise, wie Ärzte mit ihren Patienten im Gespräch umgehen, geht dabei in etlichen Fällen sogar soweit, dass sich diese dadurch verletzt fühlen.[608]

Interessant ist ferner, dass die Patienten offensichtlich ein allgemein grosses Interesse an medizinischer Information und Aufklärung bekunden, dass ihnen aber umgekehrt viele Ärzte die Diagnose nur eingeschränkt mitteilen und erst recht kaum Aussagen zur Prognose des Krankheitsverlaufs machen wollen. Auch begegnen viele Patienten den Ärzten nach wie vor mit derartigem Respekt, dass sie gar nicht wagen, ihre tatsächlichen Sorgen und Nöte vorzubringen. Oder aber sie bekunden Mühe, die bisweilen sehr fachtechnisch gehaltenen Auskünfte des Arztes wirklich zu verstehen. Besonders ausgeprägt gilt dies für ältere Menschen und für solche mit niedrigerem sozialem Status.[609]

Diese Feststellungen gelten in der Tendenz zwar sicherlich nicht nur für den stationären, sondern auch für den ambulanten Sektor. Bestimmt spielen jedoch dort und vor allem im allgemeinmedizinischen Bereich der persönliche Kontakt zwischen Arzt und Patient und die psychologische Seite der Patientenbetreuung eine gewichtigere Rolle. Nach Aussage des Allgemeinpraktikers Edgar Berbuer ist es sogar so, dass ein Arzt, der bisher als Spitalarzt tätig war und nun eine eigene Praxis eröffnet, mit einer ganz neuen Welt konfrontiert wird. Vor allem strömt jetzt eine Fülle ungewohnter Informationen auf ihn ein:

«Familie, soziales Umfeld, berufliche Tätigkeit, Lebensweise, Engagement in Vereinen und Politik usw. ergeben ganz neue Gesamteindrücke. Viele Sorgen und Nöte werden an ihn herangetragen, von denen er weder im Studium noch in seiner klinischen Tätigkeit je etwas mitbekommen hat. Symptome und Beschwerden tauchen auf, die sich in kein definiertes Krankheitsbild der Schulmedizin einordnen lassen. Zwangsläufig kommt auch der Kontakt mit Patienten, die Erfahrungen mit Aussenseiter-Methoden gemacht haben und freimütig darüber berichten, wenn sie genügend Vertrauen zu ihrem Arzt haben. Manche im Krankenhaus erlernte Therapie erscheint unvollständig oder insgesamt fragwürdig. Schnell fühlt man sich an einen Spruch von Voltaire erinnert: ‹Ärzte geben Medikamente, von denen sie wenig wissen, in Menschenleiber, von denen

---

608 Vgl. Hofer (Organisation) 157ff, 166; Capra (Wendezeit) 172; ferner auch Beispiele in Kempter (Frechheit) 77, 79

609 Vgl. Hofer (Organisation) 158, 170f

sie noch weniger wissen, um Krankheiten zu kurieren, von denen sie überhaupt nichts wissen!›»[610]

Zwar lernen manche Ärzte mit diesen vorerst eher ‹diffusen› Herausforderungen allmählich umzugehen und holen die ‹weichen›, nicht immer streng wissenschaftlich fassbaren Aspekte ihrer Tätigkeit im wahrsten Sinn in der Praxis nach. Bei anderen jedoch bleibt das beschriebene, nicht zuletzt ausbildungsbedingte Gefälle zu den Patienten und ihren Anliegen bestehen. Zudem zeitigt die übertriebene Konzentration der westlichen (Hoch-)Schulmedizin auf objektiv nachweisbare somatische Symptome und deren rasche medikamentöse oder apparativ-technische Beseitigung auch patientenseitig ihre Auswirkungen und kann mindestens in doppelter Hinsicht ebenfalls zu einem gestörten Arzt-Patienten-Verhältnis führen:

Wie bereits mehrfach angesprochen, treten einerseits insbesondere schulmedizinisch vereinnahmte Patienten mit der Erwartung einer schnellen Problemlösung an den Arzt heran und schrecken in etlichen Fällen auch nicht davor zurück, mehr oder weniger unverblümte Forderungen zu stellen, und zwar solche medizinischer wie auch nichtmedizinischer Natur. Besonders gravierend wirken sich diesbezüglich offenbar Fernsehsendungen aus, in denen neue (spitzen-)medizinische Problemstellungen und Errungenschaften vorgestellt werden und durch welche in der Bevölkerung der bisweilen naive Glaube an die schier unbegrenzten Möglichkeiten der modernen Medizintechnik zusätzlich geschürt wird.

Berbuer schreibt hierzu: «Mit Schrecken erwarten meine Kollegen und ich immer ‹den Tag danach›. Die Präsentation eines neuen Krankheitsbildes, einer neuen Therapie oder eines neuen Medikamentes führt mit Sicherheit am folgenden Tag einige zusätzliche Patienten in die Sprechstunde, die entweder mit der fertigen Diagnose erscheinen oder aber genau die dort besprochenen Symptome an sich beobachtet haben. Einige treten mit der knallharten Forderung an den Arzt heran, nun eben dieses neue besprochene Medikament verordnet zu bekommen. Die mühsame Aufklärung, ihr Krankheitsbild sei nicht mit dem gezeigten identisch und auch das angepriesene Medikament für sie nicht das richtige, wird oft mit Enttäuschung quittiert, durchaus aber auch mit aufkeimendem Zweifel an den Kenntnissen und Fähigkeiten des eigenen Hausarztes, der ja nun schliesslich kein Professor ist und schon gar nicht im ‹Gesundheitsmagazin› auftritt!»[611]

Vermehrt in Frage gestellt wird der normale Arzt aber nicht nur von den medizingläubigen, sondern auch von den medizinkritischen Patienten. Als

---

610 Berbuer (Ethik) 52f
611 Berbuer (Ethik) 85, vgl. auch 87f

medizinische Laien wagen sie es, seine traditionelle Kompetenz in Zweifel zu ziehen, konfrontieren ihn mit völlig anders gearteten und aus seiner Sicht oft eher unverständlichen Heilmethoden und treten dabei möglicherweise auch mit einer ganz anderen Art von Halbwissen an ihn heran. Jedenfalls können sie ihm seine Tätigkeit zusätzlich schwermachen – um so mehr, als er sich selber in komplementärmedizinischen Bereichen wenig auskennt oder entsprechenden Methoden vielleicht sogar a priori mit Ablehnung begegnet.

Je mehr jedoch das Vertrauensverhältnis zwischen Arzt und Patient aufgrund mangelnder ärztlicher Gesprächskultur sowie übertriebener Reaktionen und Gegenreaktionen auf eine verabsolutierte somatische Medizin gestört wird, desto mehr verstärkt sich die ohnehin schon vorhandene und oben beschriebene Tendenz zur defensiven Absicherungsmedizin. Zumindest dort, wo einzelne Ärzte nicht bewusst einen Wandel und eine Öffnung hin zu neuen Wissens- und Erfahrungsbereichen vollziehen, spielen jetzt aufwendige Diagnosen im Sinne der akribischen Suche nach dingfest zu machenden körperlichen Symptomen erst recht eine zentrale Rolle. Und analog und um so ausgeprägter werden auch die verordneten Therapien entsprechend vereinseitigt ausfallen und vielfach nur noch am Rande etwas mit tatsächlicher Heilung zu tun haben.

3.4 Geringgeschätzter Placeboeffekt

Je länger jedoch ein Arzt bloss auf eine technisierte Körpermedizin vertraut und reiner Schulmediziner ist und bleibt, desto mehr läuft er zudem Gefahr, seine Intuition, sein Empfinden und sein Verständnis für ‹weiche› Faktoren des Krankheitsgeschehens zu verlieren. Desto abhängiger wird er bei seiner Arbeit aber auch von apparativer, auf Einzelsymptome ausgerichteter Diagnostik und ebensolchen Therapiemöglichkeiten. Für ihn zählen dann in erster Linie objektiv-wissenschaftlich fassbare Daten und weit weniger seine eigenen subjektiven Gefühle oder gar jene der Patienten, wiewohl gerade letztere, sofern überhaupt geäussert, für das wahre Verständnis der Krankheit und ihrer Therapie oft ungleich wichtiger wären.

Aufschlussreich ist in diesem Zusammenhang auch, wie wenig der sogenannte Placeboeffekt von der offiziellen Medizin bislang verstanden wird. Zwar ist er längst hinlänglich bekannt, und gerade in der Medikamentenforschung wird ihm grosse Beachtung geschenkt – allerdings wiederum nicht dahingehend, ihn tatsächlich zu verstehen und für den Heilungsprozess nutzbar zu machen, sondern lediglich, um ihn beim Wirkungsnachweis von Medikamenten mittels Doppelblindstudien möglichst gut ‹herauszukontrollieren›.[612]

---

[612] Vgl. Achterberg (Gedanken) 118

«Bei der Erprobung eines neuen Asthmamedikaments stellte sich zum Beispiel heraus, dass es bei 60 Prozent der Asthmapatienten zu einer Besserung führte, wobei es sich um 20 Prozent ‹wirksamer› erwies als das Placebo. Die Arzneimittelforscher sind zufrieden. Dabei wird jedoch eine erstaunliche Tatsache übersehen: Das Placebo – also eine pharmakologisch unwirksame Substanz – hatte bei immerhin 40 Prozent der Patienten eine Besserung der Atembeschwerden bewirkt!»[613]

Noch eindrücklicher ist die Tatsache, dass in einer wissenschaftlichen Studie Patienten mit starken Wundschmerzen zu 75 Prozent auf Morphium ansprachen, dass aber bei immerhin 33 Prozent ein Placebo ebensogut wirkte. Oder bei Patienten mit blutenden Magengeschwüren ergab eine Untersuchung, dass mehr als 70 Prozent mit einer ausserordentlich guten Rückbildung des Geschwürs reagierten, nachdem ihnen der Arzt Injektionen mit destilliertem Wasser verabreicht, ihnen jedoch gesagt hatte, es handle sich um ein neues Mittel, das sie mit Sicherheit heilen werde. Umgekehrt verlor in einer Studie mit Krebskranken in jener Gruppe, die ohne ihr Wissen anstelle des Chemotherapeutikums ein blosses Placebo erhalten hatte, jeder vierte Patient ebenfalls seine Haare![614]

Zwar sind derart drastische Versuche aus ethischen Gründen heute nicht mehr zulässig, sie zeigen jedoch, dass es sich beim Placeboeffekt um weit mehr als um blosse Einbildung handelt. Genau als das wird er jedoch von vielen Ärzten nach wie vor verstanden. Sie haben damit eine bequeme Möglichkeit zur Hand, um einerseits Schmerzen und Beschwerden von Patienten, für die sie keine organische Ursache finden können, als lediglich eingebildet abzutun. Und andererseits sind sie bei allfälligen Heilerfolgen nicht-schulmedizinischer Methoden jeweils schnell mit dem Urteil zur Stelle, diese seien bloss placebobedingt und demzufolge einer ernsthaften Betrachtung unwürdig.

Übersehen wird dabei nicht zuletzt, dass gerade schulmedizinische Behandlungen eine nicht zu unterschätzende Placebo-Komponente enthalten. Je stärker, unangenehmer und schmerzhafter nämlich der Eingriff in den Körper ist, desto mehr werden zumindest jene, die nach wie vor von der generellen und unbedingten Zweckmässigkeit schulmedizinischer Behandlungen überzeugt sind, darauf reagieren. So wirken bittere Pillen besser als solche, die nach nichts schmecken, und viele Patienten reagieren besser auf ein Heilmittel, wenn es ihnen nicht als Tablette, sondern als schmerzhafte Spritze verabreicht wird. Gemäss Grünn sind 30 bis 60 Prozent und gemäss Achterberg sogar 30 bis 70 Prozent der Wirkung aller Medikamente und aller therapeutischen Massnah-

---

613 Grünn (Heilkraft) 37
614 Grünn (Heilkraft) 35, 37f; Capra
(Wendezeit) 369

men auf den Placebo-Effekt zurückzuführen, und «sogar die Heilung von verletztem Gewebe wurde durch die Verabreichung von Scheinmedikamenten vorangetrieben».[615]

Besonders starke und damit placebo-wirksame Eingriffe stellen natürlich auch Operationen dar, indem der Patient hier im wahrsten Sinne mit einer einschneidenden und aufwendig vorzubereitenden Therapie seiner Krankheit konfrontiert wird. Nicht von ungefähr stellen gerade die Orte, wo schliesslich die entsprechenden Handlungen erfolgen, nämlich die Operationssäle, «die heiligsten aller Heiligtümer» dar. Wie Jerome Frank aus der Sicht eines extraterrestrischen Wesens genüsslich beschreibt, werden hier «die dramatischsten und schwierigsten Heilungsrituale vollführt. Sogar den Priestern ist dort der Eintritt nur erlaubt, wenn sie sich bestimmten Reinigungsprozeduren ... unterziehen und besondere Kostüme anlegen. Die Mysterien dieser Räume werden so streng gehütet, dass die Patienten erst bewusstlos gemacht werden, ehe sie Einlass finden.»[616]

Doch Spass beiseite, ein Arzt trug mir zu, dass am Spital, an welchem er tätig sei, bei Patienten mit chronischen, nicht genauer diagnostizierbaren Gelenkschmerzen bisweilen lediglich ein Schnitt beim entsprechenden Gelenk, beispielsweise am Ellbogen, gemacht und wieder vernäht werde. In etlichen Fällen seien die Schmerzen danach verschwunden. Und noch eindrücklicher zeigte sich die starke Placebowirkung einer Operation im Fall von Patienten, die aufgrund einer Verengung der Herzkranzgefässe unter Schmerzen litten. Um sie davon zu befreien, wurde in den fünfziger Jahren damit begonnen, eine Arterie im Brustraum, die sogenannte Mammaria interna, operativ umzuleiten, in der Absicht, so dem Herzen mehr Blut zuzuführen. Die Erfolge waren vielversprechend und die Chirurgen begeistert. Bei 70 Prozent der Patienten resultierten weniger Schmerzen und eine Verbesserung der Herzfunktion. Bis zum Jahr 1968 wurden in der Folge allein in den USA mehr als 10 000 derartiger Operationen durchgeführt.

«Einige Wissenschaftler hegten jedoch Zweifel an den physiologischen Grundlagen dieser Heilerfolge. Es kam zu einer Kontrollstudie, bei der die Patienten ohne ihr Wissen nach dem Zufallsprinzip in zwei Gruppen aufgeteilt wurden. Die Patienten beider Gruppen wurden operiert – Anästhesie, Einschnitt neben dem Brustbein usw. Aber bei einer Gruppe wurde die entsprechende Arterie nicht angerührt. Die Patienten dieser Gruppe erhielten also reine Placebo-Operationen – ein Verfahren, das heute aus ethischen Gründen verboten ist. Damals stellte sich heraus, dass sich beide Gruppen in ihrer Er-

---

615 Grünn (Heilkraft) 34, 37; Achterberg
 (Gedanken) 116
616 Frank, zit. in Grünn (Heilkraft) 43

folgsquote nicht unterschieden. Beide zeigten einen deutlichen Rückgang der Schmerzen und eine Besserung der Herzfunktion.»[617]

Auch dieses Beispiel verdeutlicht, dass die Placebo-Wirkung höchst real und ganz und gar nicht eingebildet ist. Sie wird zwar durch positive oder negative Erwartungen ausgelöst, entwickelt dann jedoch sowohl auf der geistig-seelischen als auch auf der körperlichen Ebene eine eigene Dynamik. Sie lässt Prozesse ablaufen, welche die positiven wie auch negativen Wirkungen von verabreichten Medikamenten oder von operativen und anderen Eingriffen in den Organismus überlagern, sie entweder zusätzlich verstärken oder abschwächen. Ein richtiges Verständnis des Placebo-Effekts verlangt also vorerst, immer beide Wirkungen – die ‹konventionelle› und die ‹unkonventionelle› – zu sehen und ihnen möglichst gut Rechnung zu tragen.

Dabei ist auch wichtig, sich stets vor Augen zu halten, dass der Placeboeffekt nicht nur auf seiten des Patienten, sondern auch beim Arzt wirksam ist, und zwar ebenfalls in eine positive oder in eine negative Richtung. Das heisst, je mehr der Arzt selber von der Zweckmässigkeit einer Heilmethode überzeugt ist, desto wirksamer ist die Therapie beim Patienten und umgekehrt.

Grünn veranschaulicht dies wiederum mit einem eindrücklichen Beispiel, bei dem ein Arzt ein neues Asthma-Medikament bestellte, das in der Folge beim behandelten Patienten äusserst positive Resultate zeitigte. Um jedoch eine Placebowirkung auszuschliessen, setzte der Arzt die Behandlung mit einem identisch aussehenden Scheinmedikament fort. Der Zustand des Patienten verschlechterte sich in der Folge wieder rapide, und der Arzt war somit vollends von der Wirksamkeit des neuen Medikaments überzeugt. Da teilte ihm allerdings die Herstellerfirma mit, sie habe ihm irrtümlich ein reines Placebo geschickt. Der Patient war also zweimal mit einem Placebo behandelt worden, nur hatte der Arzt beim ersten Mal in der Überzeugung behandelt, ein echtes und wirksames Medikament zu verschreiben, und somit war die erwartete Wirkung tatsächlich eingetreten.[618]

Zentral in bezug auf den Placeboeffekt ist demzufolge auch die Wechselwirkung Arzt-Patient. Er kann nur in einem guten Patienten-Arzt-Verhältnis in besonders positivem Sinn zum Tragen kommen. Dies setzt jedoch seitens des Arztes eine gute Intuition, Einfühlungsvermögen und hohe Kommunikationsbereitschaft und -fähigkeit voraus. Wie oben angesprochen, werden aber gerade derartige Eigenschaften bereits während des naturwissenschaftlich orientierten Medizinstudiums wenig gefördert und lassen auch bei Ärzten in der Praxis nicht selten zu wünschen übrig.

---

617 Grünn (Heilkraft) 41f
618 Grünn (Heilkraft) 45

Je unerbittlicher zudem die Schulmedizin auf ihrem engen, somatischen Krankheitsverständnis beharrt, desto grösser wird die Kluft zur wachsenden Zahl jener Patienten, die von ihrem Arzt umfassendere Kenntnisse und Hilfe erwarten. Auch dies ist – abgesehen davon, dass alternative Heilmethoden möglicherweise zu Unrecht in ein Randdasein abgedrängt werden – dem gegenseitigen Vertrauen und damit günstigen Heilungsvoraussetzungen wenig förderlich und verlangt nach einem deutlichen Wandel und einer Öffnung der herkömmlichen Medizin.

Allerdings kann es selbstverständlich nicht darum gehen, Krankheiten sozusagen nur noch mittels der Placebowirkung, mittels Scheinmedikamenten und einer positiven Erwartungshaltung auf seiten des Patienten und des Arztes heilen zu wollen. Ersteres ist allein schon aus ethischen Gründen vielfach fragwürdig. Zudem kann sich die Behandlung mit einem Placebo sogar als gefährlich herausstellen, indem nämlich möglicherweise akute Beschwerden für den Moment verschwinden, nicht aber die dahinterliegende, ernsthafte körperliche Ursache wie zum Beispiel eine blutende Milz. Und zudem lässt die Wirkung eines Placebos, sofern es regelmässig verabreicht wird, mit der Zeit nach.[619]

Worum es vielmehr geht, ist, ausgehend vom Placeboeffekt, zu erkennen und anzuerkennen, wie stark die Selbstheilkräfte des Körpers tatsächlich sind, und sie dann in einem zweiten Schritt möglichst gut sowohl präventiv als auch für den Heilungsprozess nutzbar zu machen. Dies setzt zudem voraus, seitens der Medizin das Augenmerk vermehrt vom Studium der Krankheit auch auf dasjenige der Gesundheit zu verlagern. Es wäre vermehrt die Frage zu stellen und möglichst zu beantworten, warum gewisse Menschen kaum je krank werden und weit schneller als andere genesen.[620] Ähnlich wie die Psychiatrie geht auch die somatische Medizin vorderhand noch vielzusehr vom Studium des Krankhaften aus. Sie muss demzufolge fast zwangsläufig dem illusorischen Bemühen anheimfallen, nur noch das Krankhafte bekämpfen zu wollen und nicht auch die Bedingungen zu verbessern, damit eine Krankheit im Einzelfall möglichst gar nicht auftreten muss oder zumindest möglichst rasch keine Grundlage mehr finden kann.

Bezeichnend ist in diesem Zusammenhang auch, wie die etablierte Medizin bislang mit dem Phänomen der spontanen Remissionen umgeht, d.h. mit Fällen, in denen sich entgegen allen vernünftigen Erwartungen und ohne schulmedizinisch angemessene Behandlung eine meist aussergewöhnlich rasche Heilung ergibt. Spontane Remissionen dienen Medizinern in der Regel nicht als willkommener Anlass, ihr Krankheitsverständnis und ihre Heilmethoden zu

---

619 Grünn (Heilkraft) 36, 40
620 Vgl. Grünn (Heilkraft) 27

überprüfen, sondern sind ihnen eher ein Dorn im Auge. Obwohl Spontanheilungen neuerdings vermehrt Beachtung finden, besteht folglich eine beträchtliche Scheu, darüber in der medizinischen Fachliteratur zu berichten, selbst wenn es sich um gut dokumentierte Fälle handelt.[621]

«Dafür gibt es mehrere Gründe. Zum ersten gehen die Heilungen nicht auf das Konto der Ärzte, die den Patienten meist schon aufgegeben hatten. Zum zweiten stellen Spontanheilungen das schulmedizinische Wissen in Frage, und viele Mediziner fürchten, dass sie von den konservativen Kollegen für unwissenschaftlich gehalten werden, wenn sie sich mit ‹Wunderheilungen› beschäftigen. Wie erklärt man etwas, das es nach dem eigenen Medizinverständnis eigentlich gar nicht geben darf? Die meisten Mediziner zweifeln lieber an der anfangs gestellten Diagnose und lassen die Sache auf sich beruhen. Dabei stellen seriös dokumentierte Spontanheilungen geradezu eine wissenschaftliche Herausforderung dar.»[622]

Soweit sie dennoch bereits wissenschaftlich untersucht wurden, stellte sich das Phänomen der spontanen Remissionen hinsichtlich möglicher Ursachen als sehr vielschichtig heraus. Lediglich ein Faktor war allen Fällen gemeinsam: die feste Überzeugung, geheilt zu werden.[623] Wiederum kam also dem inneren Heiler eine ganz zentrale Bedeutung zu, und wiederum kann dies in der Konsequenz nur heissen, die Selbstheilkräfte – mit oder ohne (schul)medizinische Behandlung – möglichst gut zu aktivieren. Nicht vergessen werden sollte dabei auch, dass «schätzungsweise 75 Prozent aller Krankheiten, die einen Patienten zum Arzt führen, selbstlimitierend sind, das heisst, sie bessern sich letztlich auch ohne Behandlung».[624]

Gerade in solchen Fällen oder auch in jenen rund 10 Prozent aller Konsultationen, bei denen Schulmedizin zum vornherein weiss, dass sie mit ihren Methoden einigermassen machtlos ist, sollte sich der betreffende Arzt wohl vermehrt darauf konzentrieren, die Selbstheilkraft des Körpers zu aktivieren. Dabei ist jedoch zu vermeiden, den Placeboeffekt so einzusetzen, dass mit der Behandlung zwar die erwünschte positive Erwartungshaltung ausgelöst, der Organismus jedoch unnötigerweise zusätzlich belastet wird, indem zum Beispiel im Fall eines Virusinfekts Antibiotika verschrieben oder bei chronischen Beschwerden eigentliche Placebo-Operationen durchgeführt werden.

Vielmehr wäre anzustreben, dem Patienten möglichst sanfte Anstösse zur Aktivierung und Unterstützung seiner Selbstheilkräfte zu geben, und vor allem im Fall einer selbstlimitierenden Krankheit auch genügend Zeit für eine tatsächliche Heilung einzuräumen. Zudem brauchen diese Anstösse nicht unbedingt

---

621 Grünn (Heilkraft) 17, 27; Achterberg (Gedanken) 231ff
622 Grünn (Heilkraft) 27f
623 Grünn (Heilkraft) 28, mit Bezug auf Alyse und Elmer Green
624 Grünn (Heilkraft) 100

medikamentöser oder gar operativer Natur zu sein. Sie können besonders auch darauf beruhen, das Gespräch mit dem Patienten so zu führen, dass er wohl über seine Krankheit aufgeklärt wird, dass ihm aber gleichzeitig Mut gemacht wird, seine Chance zu nutzen, sie zu überwinden. Oder sie können darin bestehen, in einem Spital mit einer angenehmeren, freundlicheren Raumgestaltung, mit einer weniger starren Regelung des Tagesablaufs oder mit unterstützenden, primär die Psyche stärkenden paramedizinischen Therapien positive Voraussetzungen für den Heilungs- oder auch für den Sterbeprozess zu schaffen.[625]

3.5 Unverstandene und verschwiegene Alternativen

Günstigere Bedingungen für die Aktivierung der Selbstheilkräfte könnten aber vor allem auch dann entstehen, wenn es der Schulmedizin gelänge, über ihren Schatten zu springen und auch nicht-schulmedizinische Verfahren ernst zu nehmen – und zwar in der Tendenz selbst dann, wenn die möglichen Wirkungsweisen komplementär- oder erfahrungsmedizinischer Heilmethoden nach herkömmlichen wissenschaftlichen Kriterien nicht immer in allen Teilen nachvollziehbar und in ihren Ursache-Wirkungs-Ketten lückenlos ‹beweisbar› sind. Wie im folgenden kurz zu zeigen sein wird, basieren sie nämlich sehr oft auf ganz anderen Voraussetzungen und Paradigmen als jene, die der herkömmlichen Wissenschaft und der Schulmedizin zugrunde liegen.

Wenn somit durch Komplementär- oder Erfahrungsmedizin ausgelöste und ermöglichte Heilungsprozesse zum Beispiel den wissenschaftlichen Kriterien der Messbarkeit, der Wiederholbarkeit und der Intersubjektivität nur bedingt genügen, dann rechtfertigt dies für sich allein noch nicht, sie unbesehen ins Reich blosser Scharlatanerie zu verbannen. Auch wäre es wie gesagt verfehlt, die Heilerfolge der Erfahrungsmedizin kurzerhand als reine Placebowirkung abzutun. Zwar fällt der Placeboeffekt möglicherweise bei komplementärmedizinischen Behandlungen noch stärker ins Gewicht als bei schulmedizinischen, jedoch vor allem dahingehend, dass er hier bewusster positiv nutzbar gemacht und auch weniger durch negative, den Organismus belastende Wirkungen der eigentlichen Behandlung abgeschwächt oder gar zunichte gemacht wird.

Wenig erstaunlich ist vorerst, dass vor allem jene komplementärmedizinischen Methoden mittlerweile zögerlich Eingang in die Schulmedizin finden, die einerseits mit Technik gepaart sind und andererseits auf direkt messbaren und damit zumindest ansatzweise wissenschaftlich fassbaren Grundlagen beruhen. Beim Biofeedback beispielsweise werden körperliche Reaktionen wie Veränderungen der Körpertemperatur, der Pulsfrequenz, des Blutdrucks

---

625 Vgl. Achterberg (Gedanken) 119; Grünn (Heilkraft) 131f; Porchet-Munro (Tumor) 101ff; Lesle (Heilung) 11; Hofer (Organisation) 263ff; Schabel (Pflegen) Leben

oder des Hautwiderstandes mittels optischer und/oder akustischer Rückkoppelungen erfahrbar gemacht. Aufgrund der Rückmeldungen, welche die Patienten zum Beispiel in Form eines Geschicklichkeitsspiels via Bildschirm erhalten, lernen sie sehr schnell, körperliche Vorgänge zu kontrollieren, von denen man früher annahm, sie seien ausschliesslich über das vegetative Nervensystem gesteuert und nicht bewusst beeinflussbar. Mit der Fähigkeit, vegetative Funktionen zu regulieren – sie wurde im übrigen von indischen Yogis längst schon zur Meisterschaft entwickelt –, geht zudem eine tiefe Entspannung einher. Beides kommt in der Folge dem Gesundheitszustand des Patienten sehr zustatten und vermag vor allem chronische Beschwerden in vielen Fällen ohne Medikamente oder gar operative Eingriffe zu heilen oder zumindest entscheidend zu lindern.[626]

Nebst dem Biofeedback, bei welchem die Kontrolle der Körperfunktionen im Zentrum steht, gibt es mittlerweile Entspannungs- und Visualisierungsmethoden zuhauf, vom autogenen Training und Autosuggestion über Selbsthypnose, Silva Mind Control oder Runen bis hin zu Huna oder verschiedenen Formen des Yoga. Sie kommen grossenteils auch ohne technische Hilfsmittel aus, bewirken unterschiedlich tiefe Entspannungszustände und haben zudem verschieden starke Wirkungen auf Körper, Seele und Geist. Entsprechend sind sie leichter oder schwieriger erlernbar. Zum Teil können sie autodidaktisch, d.h. im Selbststudium, angeeignet werden. Soweit sie allerdings auch tiefere Schichten der Persönlichkeit berühren, sollten zumindest Anfänger sie nur unter kundiger Anleitung und Führung praktizieren.[627]

Entspannungs- und Visualisierungstechniken haben in der Ganzheitsmedizin ebenso wie in der Heilkunde anderer Kulturen eine lange Tradition und werden auch von Aussenseitern der westlichen Medizin selbst bei schweren Erkrankungen wie zum Beispiel Krebs seit einiger Zeit mit beträchtlichem Erfolg eingesetzt. Einer der Vorreiter diesbezüglich ist der amerikanische Radiologe Carl Simonton, welcher seine Patienten in entspanntem Zustand u.a. visualisieren liess, wie die Krebszellen von den Immunzellen überwältigt, unschädlich gemacht und aus dem Körper geschafft werden.

Er untersuchte insgesamt 159 ‹terminale›, d.h. hoffnungslose Krebspatienten mit einer statistischen Lebenserwartung von unter einem Jahr. Zusätzlich zur konventionellen medizinischen Behandlung nahmen sie an Simontons Programm teil, mit dem Ergebnis, dass zwei Jahre nach der Diagnosestellung 63 Prozent noch immer am Leben waren, während auch die Verstorbenen im Durchschnitt immerhin 20 Monate und somit deutlich länger als statistisch

---

626 Vgl. Achterberg (Gedanken) 136ff; Grünn (Heilkraft) 186; Karlins/Andrews (Biofeedback)

627 Vgl. auch Achterberg (Gedanken) 121

prognostiziert überlebten. Die insgesamt besten Überlebenschancen hatten sehr motivierte und willensstarke Patienten.[628]

Nach Simonton wirken Visualisierungen also auch auf das Immunsystem, eine Hypothese, die mittlerweile zum Beispiel durch Experimente an der Universität Michigan bestätigt wurde. Dabei hatten bereits wenige und vergleichsweise kurze Visualisierungssitzungen einen sehr massiven Einfluss auf die Zahl der weissen Blutkörperchen und insbesondere auf die sogenannten Neutrophilen, deren Tätigkeit der ‹Abfallbeseitigung› im Körper sich die Versuchspersonen gezielt vorzustellen hatten. Ferner fand Achterberg im Rahmen ihrer Studien, dass sich bei Patienten mit Krebs im Endstadium die Überlebenswahrscheinlichkeit anhand der Art der visualisierten Bilder sehr genau voraussagen lässt. Innere Bilder sind demnach nicht nur ein Spiegel der Seele, sondern auch des Körpers, und sie können nicht nur therapeutisch, sondern auch diagnostisch eingesetzt werden.[629]

In der Tat werden heute die bereits vor Hunderten von Jahren gemachten Aussagen des berühmten Renaissance-Arztes und Heilers Philippus Aureolus Theophrastus Bombastus von Hohenheim, genannt Paracelsus (1493–1541), auch wissenschaftlich bestätigt: «Der Mensch besitzt eine sichtbare und eine unsichtbare Werkstatt. Die sichtbare, das ist sein Körper, die unsichtbare, das ist seine Imagination (Geist) ... Die Imagination ist die Sonne in der Seele des Menschen ... Der Geist ist der Meister, die Imagination sein Werkzeug und der Körper das formbare Material ... Die Macht der Imagination ist ein bedeutender Faktor in der Medizin. Sie kann Krankheiten verursachen ... und heilen. Krankheiten des Körpers können mit Hilfe von Arzneien geheilt werden oder dank der Macht des Geistes, der durch die Seele wirkt.»[630]

Eine andere Aussenseitermethode, die nebst Biofeedback und weiteren Entspannungs- und Visualisierungstechniken allmählich Eingang in die westliche Medizin findet, ist die Akupunktur. Sie hat den akzeptanzfördernden Vorteil, dass sich die Akupunkturpunkte, die in der chinesischen Medizin bereits seit Jahrtausenden bekannt sind, durch einen messbar unterschiedlichen elektrischen Widerstand und eine veränderte Wärmeempfindlichkeit auszeichnen. Allerdings liegt der chinesischen Akupunktur auch die Überzeugung zugrunde, dass die Akupunkturpunkte auf Energiebahnen, den sogenannten Meridianen, liegen, welche die Punkte mit einzelnen Organen verbinden. Durch diese Meridiane fliesst das Ch'i, ein immaterielles Energiemuster, und wenn dieser Fluss gestört ist, dann entsteht Krankheit im Sinne eines Ungleichgewichts. Die Akupunktur ist in der Folge bestrebt, durch gezielte Akti-

---

628 Grünn (Heilkraft) 276f; vgl. auch Simonton, zit. in Capra (Denken) 211ff
629 Achterberg (Gedanken) 256ff; 274ff; Grünn (Heilkraft) 277ff

630 Paracelsus, zit. in Achterberg (Gedanken) 99f. Vgl. auch die detaillierte Anleitung und die vielen Übungen zur Selbstheilung durch Imagination und Meditation in Saraydarian (Healing)

vierung der Akupunkturpunkte diesen Energiefluss wiederherzustellen resp. auszugleichen.[631]

Im Gegensatz zu den Akupunkturpunkten lassen sich jedoch die Meridiane, das Ch'i oder auch die Chakren, d.h. entlang der Körperlängsachse verteilte, ebenfalls immaterielle Energiezentren, nicht messtechnisch nachweisen. Sie existieren demzufolge für die Schulmedizin nicht. Allerdings müsste immerhin zu denken geben, dass die Akupunkturpunkte von den Chinesen intuitiv richtig lokalisiert wurden. Des weiteren ist es vielfach so, dass Menschen mit einer sogenannt paranormalen – im konventionell psychiatrischen Sinn eigentlich krankhaften (!) – Begabung von sich sagen, sie könnten beispielsweise die Chakren als eine Art Energiespiralen wahrnehmen. Diesen kommen dabei spezifische Farben zu, und sie scheinen als energetische Verbindung sowohl zur Umwelt als auch zum höheren Selbst zu dienen.

Derartige persönliche Wahrnehmungen in einer Welt der wissenschaftlichen Vernunft glaubhaft machen zu müssen, käme allerdings dem vergeblichen Bemühen gleich, in einem Land von Blinden die Existenz des Regenbogens beweisen zu wollen, schreibt das Medium Dorice Hannan.[632] Doch auch wenn konventionell Denkende und Wahrnehmende gleichsam den Wind nicht sehen können, so können sie doch anhand des Raschelns der Blätter am Baum auf ihn schliessen. Ähnlich lässt sich aus vielen, auch persönlich erfahrbaren Tatsachen ableiten, dass es sich zum Beispiel bei den Meridianen und der durch sie fliessenden immateriellen Energie wohl nicht lediglich um ein Hirngespinst handeln, sondern dass ihnen eine dringend ernstzunehmende Realität zukommt.

Vorerst ist es so, dass in der Tat Beziehungen zwischen Körperstellen existieren, die gemäss Theorie auf demselben Hauptmeridian liegen. Wenn beispielsweise schulmedizinisch überprüfbar ein bestimmtes Organ beeinträchtigt oder geschädigt ist, so zeigen sich Beschwerden oder Muskelverspannungen auch an anderen Körperstellen, die auf dem entsprechenden Meridian liegen. Oder umgekehrt lässt sich aufgrund von Beschwerden etwa an den Extremitäten auf spezifische Organschwächen schliessen, welche sich zumindest in einem akut gewordenen Stadium wiederum auch schulmedizinisch nachprüfen lassen. Zudem sind dann die zugehörigen Akupressurpunkte zum Beispiel an den Fusssohlen vermehrt schmerzempfindlich, wie leicht im Rahmen einer Reflexzonenmassage auch persönlich erfahren und überprüft werden kann. Ebenfalls persönlich erlebbar – beispielsweise durch ein plötzliches starkes Schwindelgefühl – ist die Wirkung, wenn bestimmte Körperstellen entlang eines Meridians massiert oder durch Auflage von spezifischen Farben angeregt werden.[633]

---

631 Vgl. Lock, zit. in Capra (Denken) 174; Krippner/Rubin (Lichtbilder) 98ff, 144ff, 156ff

632 Hannan (Darum) 7

633 Vgl. Heidemann (Meridiantherapie 1+2)

Des weiteren lässt sich empirisch überprüfen, dass Narben, die auf einem der zwölf Hauptmeridiane liegen, den Energiefluss blockieren und Störfelder verursachen können. Daraus können mit der Zeit chronische Schmerzzustände oder sogar physiologische Veränderungen auch in jenen Organen entstehen, welche mit dem betroffenen Meridian zusammenhängen. Durch richtige und regelmässig zu wiederholende Massage beidseits der Narbe und wiederum durch Auflage von spezifischen Farben an den richtigen Stellen lässt sich der Energiefluss wieder aktivieren. Jedenfalls lösen sich tastbare Verspannungen des Bindegewebes auf den zugehörigen Rückenzonen bereits innert kurzer Zeit, und auch körperliche, möglicherweise langjährige und ohne Erfolg behandelte Beschwerden bis hin zu unerträglich starken Schmerzen verschwinden zum Teil fast augenblicklich.[634]

Die Schulmedizin allerdings will von derartigen Dingen vorderhand wenig wissen. Sie betrachtet die einzelnen Bestandteile des Körpers und darin auftretende Beschwerden nach wie vor isoliert und repariert jeweils direkt dort, wo Schäden festgestellt werden können. Dass sie dabei möglicherweise am völlig falschen Ort eingreift oder sogar, sofern sie mit dem Skalpell vorgeht, weitere Störungen vorprogrammiert, indem sie zum Beispiel neue Narben setzt, diese Vorstellung ist ihr noch weitgehend fremd. In naturwissenschaftlicher Manier klammert sie sich nach wie vor an die Überzeugung, in Betracht zu ziehen seien nur materielle, messtechnisch dingfest zu machende und den Gesetzen der herkömmlichen Chemie und Physik entsprechende Phänomene. Bei sämtlichen darüber hinausgehenden Vorstellungen jedoch handle es sich um reine, nicht weiter zu beachtende, weil unwissenschaftliche Spekulationen.

Aufschlussreich ist diesbezüglich auch eine Episode, bei der ich persönlich zugegen war. Anlässlich einer Weiterbildung des obersten Kaders eines grösseren Spitals beschrieb der Leiter Pflegedienst einem Chefarzt während des Mittagessens das Phänomen des Feuerlaufens, bei welchem die Teilnehmer nach meditativer Vorbereitung barfuss über glühende, 700 bis 800 °C heisse Kohle gehen, ohne sich Verbrennungen zuzuziehen. Dies könne gar nicht sein, lautete die umgehende Antwort, denn es widerspreche den Naturgesetzen und sei somit völlig und ganz und gar unmöglich. Jemand müsse ihm, dem Pflegedienstleiter, da einen schönen Bären aufgebunden haben. Und damit war das Thema bereits beendet.

Ungeachtet dieses chefärztlichen Urteils ist das Feuerlaufen allerdings inzwischen fast zu einer Art Volkssport geworden. Immer mehr Menschen machen dadurch selber eine Grenzerfahrung ganz besonderer Art, bei welcher sie

---

634 Vgl. hierzu und hinsichtlich einiger fast unglaublich anmutender Fallschilderungen Heidemann (Meridiantherapie 2) 51ff, 63ff. Derartige, auch als Sekundenphänomen bezeichnete Wirkungen können im übrigen auch bei einer neuraltherapeutischen Behandlung auftreten.

erkennen, dass ihr wahres Potential viel grösser ist, als gemeinhin angenommen, und sogar den bekannten Naturgesetzen zu trotzen vermag.[635] Nicht ganz dem traditionellen medizinischen Weltbild entsprach der menschliche Körper im übrigen auch im Fall des Holländers Arnold Henskes. Er trat in den vierziger Jahren unter dem Künstlernamen Mirin Dajo in Variété-Theatern auf und liess sich dabei jeweils den Oberkörper mit einem Degen oder auch mit Hohlröhren, durch die in der Folge Wasser geleitet wurde, durchstechen (vgl. Abbildung 22). Dieses Phänomen wurde damals u.a. auch am Bruderholzspital Basel und am Universitätsspital Zürich studiert, geriet anschliessend jedoch möglichst bald wieder in Vergessenheit.

Mechanische Eingriffe in den Körper, ohne dass dieser wirklich verletzt wird oder Schmerz empfindet, brauchen allerdings nicht nur der ‹Volksbelustigung› zu dienen, sondern werden auch zu Heilzwecken eingesetzt. Der brasilianische Gynäkologe und Trancechirurg Dr. med. Edson Queiroz beispielsweise demonstrierte dies 1986 an den Basler Psi-Tagen, indem er u.a. einem Patienten mit dem Skalpell ein baumnussgrosses Lipom, eine Fettgeschwulst, am Unterarm herausschnitt, ohne dass dieser irgendeinen Schmerz empfand. Zuvor war keine Anästhesie gemacht worden, Queiroz verunreinigte vor der Operation demonstrativ das Skalpell und drückte schliesslich die Geschwulst mit blossem Finger aus der Wunde. Herkömmliche medizinische Vorstellungen von Anästhesie und Sepsis werden bei derartigen Operationen völlig hinfällig, und zudem verheilen die Wunden, obwohl nur mit einem Heftpflaster zugeklebt, in der Regel aussergewöhnlich schnell und ohne grosse Narben zu hinterlassen.[636]

Derartig ungehörige Dinge sprengen ganz klar den traditionellen medizinischen Rahmen und werden deshalb möglichst gut totgeschwiegen. Doch auch um weniger dramatische Heilverfahren macht die Schulmedizin vorderhand noch einen grossen Bogen, denn die Voraussetzungen, auf denen sie beruhen, widersprechen ebenfalls schulmedizinischen und herkömmlichen naturwissenschaftlichen Vorstellungen.

Obwohl sie bereits eine bald zweihundertjährige Tradition aufweist und erhebliche Verbreitung gefunden hat, gilt dies beispielsweise auch für die Homöopathie in ihren verschiedenen Formen und Ausprägungen. Mit dem Argument, es würden dabei derart stark verdünnte Substanzen verwendet, dass statistisch gesehen gar kein Molekül der eigentlichen Wirksubstanz mehr enthalten sein könne, glauben konventionelle Mediziner deren prinzipielle Unwirksamkeit jeweils bereits bewiesen zu haben.

---

635 Vgl. Grünn (Heilkraft) 280f
636 Vgl. auch Tourinho (Queiroz)

Wissenschaftlicher Materialismus und Pflegeproblematik 207

Abb. 22: Mirin Dajo: Durchstechungen mit fünf Hohlspiessen, durch die nach Abschrauben der Spitzen Wasser geleitet wurde («Corso», Zürich)[637]

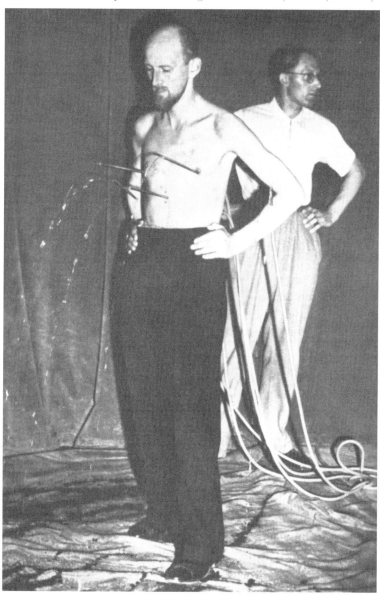

[637] Dajo (Leben) 33

Dieser Schluss beinhaltet jedoch genau den fundamentalen Denkfehler der materialistischen Wissenschaft, von Belang sein könne nur die materielle Ebene, in diesem Fall jene der chemischen Moleküle. Die Homöopathie jedoch basiert auf einem gänzlich anderen Paradigma. Anders als die Allopathie, die mit meist massiven Mitteln und Eingriffen gegen eine Krankheit vorgeht, fasst sie eine Erkrankung als einen hin zur Heilung zu unterstützenden Prozess auf und ist bestrebt, Ähnliches mit Ähnlichem zu heilen. Das heisst, seit den entsprechenden Entdeckungen und Selbstversuchen ihres Begründers Samuel Hahnemann (1755–1843) basiert sie auf Wirksubstanzen, die beim Gesunden ähnliche Symptome hervorrufen, wie sie der Kranke aufweist.

Allerdings – und hier liegt der weitere fundamentale Unterschied zu konventionellen Heilmitteln – versucht sie dabei bewusst, die materielle Wirkungsebene möglichst auszuschalten. Mit anderen Worten, sie setzt nicht die Ursubstanz im materiellen Sinn zu Heilzwecken ein, sondern vielmehr deren ‹Schwingungs- bzw. Informationsmuster›, das durch x-fache Verdünnung der materiellen Wirksubstanz einem ‹neutralen› Träger, zum Beispiel Wasser, Alkohol oder Milchzucker, aufgeprägt wird. Je stärker verdünnt, d.h. ‹potenziert› dabei ein homöopathisches Heilmittel ist, desto tiefgründiger wirksam ist es nach der Erfahrung der Homöopathen. Es enthält dann in der Tat keine der materiellen Bestandteile der Wirksubstanz mehr, sondern nur noch deren Schwingungsmuster. Dieses überträgt sich in der Folge auf den Organismus des Patienten und regt die Heilung an.[638]

Im Grundsatz ist demzufolge ein homöopathisches Heilmittel um so wirksamer, je höher seine Potenz, d.h. seine Verdünnung ist. Gerade Hochpotenzen können denn auch beim Patienten erhebliche körperliche oder auch psychische Reaktionen hervorrufen und sollten deshalb nur von geschulten Fachleuten verordnet werden. Richtig angewandt, haben jedoch homöopathische Heilmittel den unschätzbaren Vorteil, dass sie, abgesehen von einer möglichen Erstverschlimmerung, d.h. einer anfänglichen Verstärkung der Symptome, nur sehr selten Nebenwirkungen zeigen. Denn ganz anders als konventionelle, allopathische Medikamente zielen sie wie gesagt darauf ab, dem Organismus ein Energie- resp. Informationsmuster zu vermitteln, aufgrund dessen dieser sein eigenes, nicht zu unterschätzendes Selbstheilpotential verstärkt in Gang setzt.[639]

Ein weiterer, ebenfalls bezeichnender Unterschied zwischen konventionellen und natürlichen Heilmitteln besteht ferner darin, dass im Rahmen der traditionellen Pharmakologie von einzelnen isolierten Wirksubstanzen ausgegangen und versucht wird, sie in chemisch reiner Form zu synthetisieren und anschlies-

---

638 Vgl. Ringger (Heilen) 51, 53

639 Vgl. hierzu und zu Wirkungsstudien homöopathischer Heilmittel auch Righetti (Homöopathie)

send dem Patienten zu verabreichen. Die Phytotherapie, die Pflanzenheilkunde, jedoch ist demgegenüber bestrebt, erstens möglichst auf natürlich entstandenen, also nicht künstlich chemisch hergestellten Substanzen zu basieren, und sie zweitens möglichst in ihrer natürlichen Zusammensetzung zu verwenden. Sie tut dies in der naheliegenden Annahme, dass eine in der Natur gebildete Wirksubstanz nicht von ungefähr in andere pflanzliche Substanzen eingebettet ist, die sie in ihrem Zusammenwirken für den Patienten weit verträglicher machen als die ‹chemische Keule› eines isolierten, synthetisierten Wirkstoffs.[640]

Viele natürliche Heilverfahren – auch solche, bei denen Heilsubstanzen verwendet werden – gehen zudem davon aus, dass sie nicht nur auf den materiellen Organismus einwirken und diesen zu heilen versuchen, sondern auch auf den immateriellen ‹Körper›, der übergeordnete Steuerungs- und Kontrollfunktionen für den materiellen Körper ausübt und in welchem sich Krankheiten jeweils zuerst zeigen. Derartige Vorstellungen allerdings erscheinen aus der Sicht der traditionellen Wissenschaft vollends hanebüchen.

Wie oben bereits angesprochen, beschreiben jedoch klinisch Tote nicht selten, sie seien mit einem immateriellen Körper aus dem physischen Körper ausgetreten und hätten diesen und die Vorgänge um ihn herum beobachtet. Sie verfügen dabei über ein viel umfassenderes Bewusstsein und Wahrnehmungspotential, indem sie zum Beispiel auch Gedanken von Ärzten oder Krankenschwestern lesen können oder indem Personen, die zeitlebens blind waren, ihre Umgebung ebenfalls visuell wahrzunehmen und im nachhinein genau zu beschreiben vermögen. Derartige Austrittserlebnisse können im übrigen von manchen Menschen in Form von Astralreisen auch willkürlich hervorgerufen werden, und während gewisser Schlafphasen macht möglicherweise sogar jedermann unbewusst ähnliche Erfahrungen.[641]

Dass wir mit grösster Wahrscheinlichkeit mehr sind als unser physischer Körper, darauf deutet des weiteren das Phänomen des Phantomschmerzes hin, bei welchem beispielsweise ein amputiertes Bein resp. eine Stelle dort, wo es sich einst befunden hat, nach wie vor ‹schmerzen› kann.[642] Ferner sagen Menschen mit paranormaler, höherentwickelter Wahrnehmungsfähigkeit von sich, sie könnten um den physischen Körper des Menschen herum ein Energiefeld, die sogenannte Aura, wahrnehmen und aus deren Farben und Ausdehnung auf die körperliche und psychische Verfassung sowie auf die spirituelle Qualität der betreffenden Person schliessen.

Manchen von ihnen ist es sogar möglich – auch auf Photographien –, den baldigen Tod eines Menschen zu erkennen, indem dieses Energiefeld einige

---

640 Prof. v. Bunge hielt diesbezüglich bereits 1926 fest: «Es muss ausdrücklich betont werden, dass die Pflanze in der Gesamtheit ihrer Stoffe etwas anderes ist und auch ganz anders wirkt als ein chemisches Produkt, das wir erst nach der Zerstörung der natürlichen Zusammenhänge in der Pflanze künstlich aus ihr gewonnen haben.» Zit. in Orth (Todesursache) 4

641 Osis/Haraldsson (Tod); Moody (Leben); Sabom (Erinnerung); Jankovich (tot); (Struktur); Kübler-Ross (Tod)

642 Achterberg (Gedanken) 182; Dethlefsen/Dahlke (Krankheit) 118

Wochen vor dem Tod offenbar schwächer zu werden beginnt. Interessant ist, dass dies auch für Menschen gilt, die unverhofft tödlich verunfallen, was wiederum darauf schliessen lässt, dass es sich selbst bei Unfällen nicht einfach nur um zufällige Schicksalsschläge handelt.[643]

Man muss allerdings nicht medial begabt sein, um das Energiefeld eines Menschen oder sonstigen Lebewesens erkennen zu können. Zumindest, was die körpernächste Ausstrahlung anbelangt, kann diese auch mit Hilfe der sogenannten Kirlianphotographie sichtbar gemacht werden. Dabei werden in einem Hochfrequenzfeld photographische Aufnahmen beispielsweise der Hände gemacht, welche dann über die physischen Finger hinaus ausstrahlende Energiefelder zeigen. Je nach Befinden und Bewusstseinszustand der Versuchsperson sind diese unterschiedlich stark. Auch lässt sich anhand von Lücken und schwächeren Ausstrahlungen im photographierten Strahlenkranz gezielt auf organische Schwächen und Beschwerden schliessen. Ferner kann sich an den Akupunkturpunkten eine stärkere Ausstrahlung zeigen.[644]

Interessant ist zudem im Hinblick auf ein weiteres, seitens der Schulmedizin ungewohntes und besonders heftig als blosse Placebowirkung abqualifiziertes Heilverfahren, dass die ausgesandte und mittels Kirlianphotographie messbare Strahlung in dem Moment meist erheblich stärker wird, in welchem ein Mensch geistig heilt, und dass sich auch beim Patienten Veränderungen der Korona zeigen. Geistheilen kann also sehr wohl etwas mit ‹Energieübertragung› von Mensch zu Mensch oder auch von Mensch zu Tier oder Mensch zu Pflanze zu tun haben. Auch ist sie, wenn Phänomene wie Telepathie oder Hellsehen als verwandte Erscheinungen mit in Betracht gezogen werden,[645] nicht zwingend örtlich gebunden.

Zudem kann die erhöhte Sensitivität, über die ein Geistheiler oder eine Geistheilerin verfügt, auch diagnostisch genutzt werden, indem gesundheitliche Störungen über den betreffenden Körperregionen zum Beispiel als veränderte Empfindung in den Handflächen gespürt werden. Umgekehrt fühlen meist auch die Patienten die Ausstrahlung des Heilers als lokales Wärmegefühl oder Kribbeln, welches sich bis zu einem Schmerzgefühl steigern und ebenfalls mit einer Erstverschlimmerung der Symptome einhergehen kann.[646]

Besonders von Belang und auch für das traditionelle Wissenschaftsverständnis von grosser Bedeutung ist zudem, dass sich ein Mensch mit übertriebener Skepsis sozusagen selber den Zugang zu solchen Fähigkeiten und den damit einhergehenden Phänomenen verbaut. Gerade für den gestrengen Wissenschaftler ergibt sich dann der Eindruck, derartige Dinge seien bei anderen, nicht wis-

---

643 Vgl. Ann (Color); Hannan (Darum)
644 Vgl. Krippner/Rubin (Lichtbilder)
645 Vgl. hierzu beispielsweise die hochinteressanten wissenschaftlichen Untersuchungen von Russell Targ und Keith Harary, veröffentlicht im Buch ‹The Mind Race›. Targ/Harary (Race)

646 Vgl. Krippner/Rubin (Lichtbilder) 72f, 86ff, 129, 208ff; Edwards (Geistheilung); vgl. auch Capra (Wendezeit) 380f; Achterberg (Gedanken) 129f

senschaftlich gebildeten Personen lediglich auf deren Leichtgläubigkeit zurückzuführen und bloss eingebildet. Jedenfalls sind sie für ihn, da sie nicht immer und in jedem Fall auftreten, nicht mehr intersubjektiv und damit so oder so unwissenschaftlich.

Weit angebrachter und zweckmässiger wäre allerdings der umgekehrte Schluss, nämlich, dass uns die heutige Wissenschaft mit ihrer materialistischen Weltsicht und ihrer entsprechend engen, auf eine verabsolutierte Objektivität ausgerichteten Methodik blind macht für all das, was für unser Leben wirklich von Bedeutung und der näheren Betrachtung wert wäre.[647] Anstatt die beschriebenen, bei genügender individueller Übung und geistig-seelischer Öffnung resp. ‹Entkrampfung› von jedermann subjektiv erfahrbaren Phänomene zum Anlass zu nehmen, unser heutiges Weltbild und die derzeit noch geltenden Wissenschaftskriterien zu hinterfragen, werden sie von der offiziellen Wissenschaft und Medizin nach wie vor negiert oder mindestens totgeschwiegen.

Ein sogenanntes positives affektives Feld, das dadurch entsteht, dass die beteiligten Personen durch eine unterstützende, bejahende Grundhaltung zum besseren Gelingen eines nach heutigem Verständnis aussergewöhnlichen Phänomens, beispielsweise einer metaphysischen Heilung, beitragen, ist nicht einfach nur eine Erfindung oder eine billige ‹Masche› zur Förderung von Naivität und Leichtgläubigkeit. Vielmehr kann etwa anhand des Muskeltests gezeigt werden, dass eine Versuchsperson, der von den übrigen Anwesenden gedanklich Vertrauen und Liebe entgegengebracht wird, einen weit höheren Muskeltonus zeigt als dann, wenn sie sich in einem negativen Gedankenfeld befindet.[648]

Dass Gedanken nicht nur in unserem Kopf existieren, sondern mit unserer Umwelt wechselwirkende ‹Energien› sind, führen im übrigen auch die Gedankenphotographien des Amerikaners Ted Serios vor Augen, dem es unter wissenschaftlicher Kontrolle gelang, vorgestellte Bilder auf Polaroidfilm zu projizieren. Gleiche Schlüsse legen zudem zahllose weitere Psychokinese-Experimente der Parapsychologie nahe, bei welchen von entsprechend begabten Menschen durch blosse ‹Gedankenkraft› Gegenstände bewegt oder verändert werden. Besonders ausgeprägt sind diesbezügliche Fähigkeiten im übrigen bei Kindern, wohl nicht zuletzt, weil sie von der zeitgenössischen Verabsolutierung des Intellekts vorderhand noch verschont geblieben sind.[649]

Ein übermässig rationaler Mensch mag demgegenüber wohl als intelligent gelten, er schüttet jedoch intuitive und sonstige, über die Normalität hinausgehende Fähigkeiten zu und läuft Gefahr, seine gesamte Persönlichkeit und Wahr-

---

647 Vgl. auch Pietschmann (Ende); ferner O'Regan, in Krippner/Rubin (Lichtbilder) 195ff

648 Vgl. auch Diamond (Körper) 101ff

649 Vgl. Eisenbud (Gedanken-Fotografie); Berendt (Jenseits); Bender (Sinn) 99ff

nehmungsfähigkeit zu verengen. Wenn er glaubt, die Welt und das in ihr vorhandene Leben seien nur eine aus Zufall und Notwendigkeit entstandene Ansammlung von Materie, dann wird er auch nur noch das wahrnehmen, was ihm seine fünf auf die Materie gerichteten konventionellen Sinne vermitteln. Der sechste und weitere Sinne jedoch kommen ihm weitestgehend abhanden.

In einer dergestalt verwissenschaftlichten Welt wird dann auch leicht vergessen, dass die Konzentration auf die Erforschung materieller Vorgänge und Gesetzmässigkeiten einst einer Konvention entsprach und dass die Behauptung, unsere Welt bestünde nur aus Materie, noch weit weniger beweisbar ist als das gerade aufgrund neuer Forschungsergebnisse immer naheliegendere und offensichtlichere Gegenteil.[650]

Der einzelne Mensch, der dies nicht erkennen will, ist genauso nicht mehr in der Lage, sein wahres Potential auszuschöpfen, wie die Wissenschaft oder die Medizin im besonderen. Sie schaffen sich eine unnötig begrenzte Realität und ein ebensolches Realitätsverständnis. Im Fall der Medizin wirkt sich dies um so verhängnisvoller aus, weil dieses verengte Verständnis gesetzlich und auch seitens nichtstaatlicher Interessengruppen bis hin zu den Krankenversicherern massivst abgesichert ist und verhindert, dass viele Menschen geeignetere Hilfe bekommen könnten, als sie ihnen die Schulmedizin zu bieten vermag.

Obwohl nämlich der Begriff ‹Heilen› rechtlich streng den Schulmedizinern vorbehalten ist, haben gerade sie oft keinen wirklichen Zugang mehr dazu. Wie Capra schreibt, wird das Phänomen des Heilens «solange ausserhalb des Gesichtskreises der medizinischen Wissenschaft bleiben, wie die Forscher sich mit einem Rahmen behelfen, der es ihnen nicht gestattet, sich intensiv mit dem Zusammenwirken von Körper, Geist und Umwelt zu befassen».[651]

Umgekehrt heisst dies aber selbstverständlich nicht, dass nicht schulmedizinische Heilmethoden und Medikamente vor allem in akuten Krisensituationen von unschätzbarem Wert sind und dass sie auch bei chronischen Leiden bisweilen angebrachter sein können als unkonventionelle Methoden. Urs Pilgrim beschreibt diesbezüglich folgenden Fall: «Ein 72jähriger Gärtner litt unter zunehmenden Bewegungsstörungen in Händen und Füssen mit ausgeprägter Gehbehinderung. Der Patient war auf fremde Hilfe angewiesen. Als ‹Naturapostel› versuchte der Mann, sein Bett vor Erdstrahlen abzuschirmen. Akupressur und Magnetopathie wurden ergänzt durch verschiedene pflanzliche und homöopathische Mittel. Der Reflexzonen-Masseur fand ‹schwache Nieren›, der Iris-Diagnostiker tippte auf Multiple Sklerose. Ein Psychologe ver-

---

650 Vgl. auch Capra (Reigen)
651 Capra (Wendezeit) 153

mutete konversionsneurotische Gangstörungen und empfahl eine intensive Psychotherapie. Schliesslich überwand der Mann seine Abneigung gegen die Schulmedizin und liess sich vom Hausarzt untersuchen. Eine einfache Blutuntersuchung ergab eine perniziöse Anämie infolge Vitamin-B12-Mangels. Einige Injektionen mit diesem Vitamin heilten den Mann vollständig. Hier wurden ebenfalls Fehlüberlegungen angestellt: Überbewertung der Intuition, Vernachlässigung einer sauberen Diagnose, Verzicht auf einfache medizinische Grundlagenkenntnisse.» [652]

Wie dieser Fall klar zeigt, dürfen auch komplementäre Heilverfahren – so sehr sie heute noch zu Unrecht ein Randdasein führen – keinesfalls überbewertet und verabsolutiert und vor allem auch nicht der Beliebigkeit anheimgestellt werden. Letzteres wird jedoch nur dann der Fall sein, wenn sie seitens der etablierten Medizin ernstgenommen und auch nicht als unerwünschte Konkurrenz, sondern als wertvolle und wichtige Ergänzung der konventionellen Medizin verstanden werden. [653]

Wohl treiben auf dem Gebiet unkonventioneller Heilmethoden auch Scharlatane ihr Unwesen – dies aber vor allem deshalb, weil diese Methoden und die oft gänzlich anderen Paradigmen, die ihnen zugrunde liegen, seitens der offiziellen Medizin noch verdrängt werden. Jedenfalls dürfen allfällige vereinzelte Ungereimtheiten auf alternativmedizinischem Gebiet der ärztlichen Zunft nicht mehr länger als willkommene Möglichkeit dazu dienen, von den Missständen und Unzulänglichkeiten in ihrem eigenen Bereich abzulenken. [654]

4. Grenzen und Kehrseiten der Schulmedizin

Hält man sich vor Augen, von welch begrenztem Realitätsverständnis die konventionelle Medizin heute ausgeht und wie sehr sie in der Folge ihre Anstrengungen zur Hauptsache auf die Beseitigung und Linderung körperlicher Symptome ausrichtet, so ergibt sich zwangsläufig der Schluss, dass sie einem Grossteil der heute vorherrschenden Krankheiten nicht wirklich gerecht zu werden vermag, ja sogar mit ihren vergeblichen Bemühungen bisweilen mehr Unheil anrichtet als Nutzen stiftet. Entsprechend lautet der im folgenden zu besprechende Einflussfaktor: mit viel Aufwand, aber oft mit wenig Wirkung betriebene, *problematische Behandlung von chronisch und mehrfach Erkrankten*.

Von den weltweit bekannten rund 30 000 Krankheiten sind erst etwa 10 000 heilbar oder ohnehin selbstlimitierend. In den reichen Ländern der Welt sind

---

652 Pilgrim, zit. in Bovet (Medizin) 5f
653 Vgl. auch Teil IV, Kap. 4

654 Vgl. hierzu auch Illich (Enteignung) 80f

Netzwerk 25

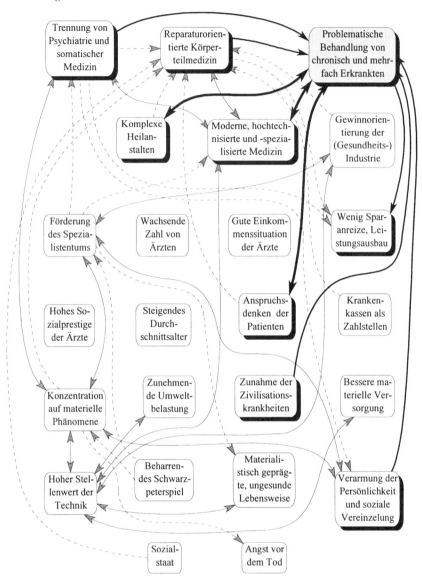

es vor allem die oben [655] bereits angesprochenen, weitverbreiteten Zivilisationskrankheiten, die trotz aller Bemühungen und Aufwendungen der medizinischen Forschung und Praxis nach wie vor überwiegend als unheilbar gelten.[656] «Wir haben es weiterhin mit derselben Liste schwerer Krankheiten zu tun, die es in unserem Lande schon im Jahre 1950 gab. Obwohl wir in der Zwischenzeit erstaunlich viel Informationen über einige von ihnen gesammelt haben, reicht diese Informationsmenge immer noch nicht aus, um diesen Krankheiten entweder vorbeugen oder sie einfach heilen zu können.»[657]

4.1 AIDS: Stolperstein des biomedizinischen Paradigmas
Mittlerweile ist sogar als weitere bedrohliche und scheinbar unheilbare Krankheit – bzw. als Krankheitssyndrom – AIDS neu hinzugekommen. Und bezeichnenderweise wird dagegen wie gegen alle anderen Krankheiten nach dem offiziell bewährten, aber in Tat und Wahrheit längst fragwürdigen materialistischen Schema vorgegangen. Anders als bei Krebs wurde hier tatsächlich ein Virus gefunden, und sogleich galten die Ursachen als geklärt, und fast sämtliche Anstrengungen der Forschung und die damit verbundenen enormen Geldbeträge wurden nur noch darauf konzentriert, Mittel und Wege zu finden, das HI-Virus unschädlich zu machen. Einmal mehr war nur noch der Erreger von Belang, dem Milieu, d.h. dem Nährboden der Erkrankung, wurde hingegen kaum mehr Beachtung geschenkt.

Vielmehr wurden Forscher – wie vor allem der einst angesehene und sogar für den Nobelpreis vorgesehene Virologe Peter Duesberg –, welche es wagten, Zweifel an den herkömmlichen AIDS-Thesen anzubringen und auch andere mögliche Krankheitsursachen ins Spiel zu bringen, zuerst totgeschwiegen und dann massivst angefeindet. Von allem Anfang an war die sich mittlerweile immer stärker aufdrängende Frage nicht erwünscht, ob nicht auch ein durch zivilisatorische Einflüsse wie Fehlernährung, Drogen- und übermässigen Medikamentenkonsum geschädigtes Immunsystem im Verein mit einer aus dem Gleichgewicht geratenen Psyche ursächliche Bedeutung haben könnte und ob nicht vor allem hier wirksame Gegenmassnahmen einsetzen sollten und müssten.[658]

Nicht opportun waren und sind derartige Fragestellungen aber nicht nur, weil sie dem nach wie vor vorherrschenden Naturwissenschafts- und Medizinverständnis zu wenig entsprechen, sondern weil dadurch auch massive finanzielle Interessen tangiert würden. Geld verdienen lässt sich nämlich nicht dadurch, dass das süsse Wohlstandsleben und damit die Grundlagen unserer Wirt-

---

655 Vgl. Teil I, Kap. 6.2
656 Vgl. Undritz (Gesundheitswesen) 80
657 Lewis Thomas, zit. in Capra (Wendezeit) 146

658 Vgl. Müller (Wahrheit) 21ff; Lüdke (AIDS) 6ff; Hässig (Umdenken) 171ff; Kremer (Seuchenmedizin) 12ff; Neubert (Seuchenmedizin) 34ff; Scheider (Gefahren) 36ff

schafts- und Gesellschaftsordnung in Zweifel gezogen werden – derartige Bestrebungen wären höchstens im unerwünschten Sinn gewinnversprechend. Finanziell lukrativ sind vielmehr neue Medikamente und Impfstoffe, und – solange sich diese allen periodischen Hoffnungsmeldungen zum Trotz nicht finden lassen – sind es öffentliche Forschungsgelder in Milliardenhöhe. AIDS kam diesbezüglich wie gerufen, konnte doch so der für die gescheiterte Krebs-Virussuche aufgebaute Forschungsapparat mit Zehntausenden von Planstellen am Leben erhalten werden.[659]

Als ebenfalls höchst einträglich erwies sich – u.a. für die beiden streitbaren Entdecker des HI-Virus Montagnier und Gallo – der fälschlicherweise so genannte AIDS-Test. Mit ihm wird nämlich nicht AIDS, sondern lediglich eine gesunde Abwehrreaktion des Körpers in Form von Antikörpern gegen HIV festgestellt. Mit dem im Schnellverfahren zugelassenen AIDS-Mittel AZT (Azidothymidin) andererseits werden allein in den USA Jahresumsätze von 700 Mio. Dollar erzielt! Bezeichnenderweise handelt es sich auch hierbei um ein Relikt aus der Krebsforschung, das dank AIDS auf wundersame Weise doch noch die erhofften Gewinne abwarf.

Weil viel zu nebenwirkungsreich, wurde dieses massive Zellgift seinerzeit in der Krebstherapie nicht zugelassen. Auch AIDS-Patienten vermag es zwar erklärtermassen nicht zu heilen. Es bot jedoch Aussicht auf Lebensverlängerung und wurde damit zum medikamentösen Hoffnungsträger der offiziellen AIDS-Therapie und bald einmal in grossem Stil eingesetzt – selbst bei HIV-Positiven zur angeblichen Prävention. Seine massiv zellschädigenden und damit längerfristig auch immunschwächenden Wirkungen entfaltet AZT allerdings auch bei (potentiellen) AIDS-Patienten. Und mittlerweile mehren sich die Stimmen, die davor warnen, dass gerade AZT mit seinen beträchtlichen Nebenwirkungen weit eher als das HI-Virus geeignet ist, die Krankheitsbilder hervorzubringen, die heute unter AIDS subsumiert werden. Vorderhand noch werden jedoch die Opfer nicht dem Zellgift AZT zugerechnet, sondern dem HI-Virus und dienen mit als willkommener Beweis dafür, dass sich AIDS weiter ausbreitet und tödlich endet.[660]

Aufschlussreich und für einen nur aus konventionellen öffentlichen Quellen orientierten Zeitgenossen erstaunlich sind des weiteren folgende Informationen: Weder bei HIV-Positiven noch bei AIDS-Patienten liess sich bislang eine biochemische Aktivität des HI-Virus nachweisen. Nur biochemisch aktive Viren können jedoch schädigende Viren sein. Möglicherweise kommt dem HI-Virus somit lediglich die Rolle eines ‹Trittbrettfahrers› resp. einer allfälligen Begleit-

---

659 Lüdke (AIDS) 7; Schneider (Gefahren) 37; Müller (Wahrheit) 25; Schneider (Kritik) 60

660 Lüdke (AIDS) 8; Kremer (Seuchenmedizin) 17; Hässig (Umdenken) 173; Hässig (Azidothymidin) 28off; Neubert (Kunstprodukt) 37; Schneider (Kritik) 67

erscheinung der AIDS-Erkrankung zu. Dies gilt um so mehr, als HIV nur wenig ansteckend ist [661] und HIV-RNS nur in höchstens einer pro 10 000 jener T4-Helferzellen reproduziert wird, die es angeblich zerstören soll. In den zwei Tagen, die HIV braucht, um eine Zelle zu infizieren, werden zudem fünf Prozent aller T-Zellen regeneriert. «HIV müsste also erstens grundsätzlich in der Lage sein, Zellen zu töten, was es nicht ist, und zweitens mindestens 200 000mal so aktiv bzw. so zahlreich sein, wie es ist, um wenigstens diese eine ihm unterstellte hypothetische Funktion erfüllen zu können bezüglich der T-Zellen.» [662]

Doch damit nicht genug: HIV lässt sich zumindest mit den heutigen Methoden bei vielen AIDS-Kranken gar nicht feststellen. Oder aber sie werden nur dann als AIDS-krank bezeichnet, wenn bei ihnen gleichzeitig Antikörper gegen HIV nachgewiesen wurden. Gehören sie jedoch denselben Risikogruppen an und sterben an derselben Krankheit wie HIV-Positive – ohne dass bei ihnen jedoch HIV-Antikörper nachgewiesen werden konnten , so gelten sie schlicht nicht als AIDS-krank. «Lungenentzündung mit diesen Antikörpern heisst ‹AIDS›, ohne heisst sie Lungenentzündung, wie vorher auch.» [663]

Hierbei muss der Laie des weiteren wissen, dass AIDS nicht eine eigentliche Krankheit bzw. ein klar definiertes Krankheitsbild ist, sondern, wie die Bezeichnung sagt, ein ‹erworbenes Immunschwäche-Syndrom› (Acquired Immune Deficiency Syndrome), das mit einem starken Rückgang der für die Immunabwehr wichtigen T-Helferzellen einhergeht. Als Folge dieser Immunschwäche können sich verschiedene konventionelle und altbekannte Krankheiten im Körper verbreiten und den Tod des Patienten verursachen. Mittlerweile werden mehr als 25 derartige Krankheiten dem AIDS-Syndrom zugerechnet, zumindest dann, wenn gleichzeitig Antikörper gegen HIV festgestellt wurden. [664]

Wie sehr AIDS eine Art Ersatzdiagnose für bereits früher vorhandene Krankheiten darstellt, wies im übrigen der New Yorker Biochemiker William Holub auch statistisch nach. «Die Zahl der Fälle von Tuberkulose, Hepatitis, Enzephalitis, Bronchitis, Meningitis, Gonorrhö, Syphilis und anderer Krankheiten ging Anfang der 80er Jahre zurück, ebenfalls die diesbezüglichen Todesfälle, und zwar beides umgekehrt proportional zum Anstieg der Zahlen bei der neu eingeführten Diagnose ‹AIDS› – also nur ein diagnostischer Austausch.» [665] Ferner zeigte vor allem Duesberg auf, dass die Wahrscheinlichkeit für HIV-Positive, tatsächlich an AIDS zu erkranken, je nach Land und Risikogruppe

---

661 «Selbst die kühnsten orthodoxen AIDS-Forscher sind sich einig, dass bei ungeschütztem (!) Geschlechtsverkehr die Infektionswahrscheinlichkeit mit HIV höchstens 1 zu 500 beträgt.» Schneider (Kritik) 66

662 Schneider (Kritik) 64; vgl. auch Duesberg (HIV) 49; (Wahrheit II) 80, 82

663 Schneider (Kritik) 63; vgl. auch Duesberg (Wahrheit II) 84

664 Lüdke (AIDS) 7

665 Schneider (Kritik) 58. Dabei wird Syphilis zwar nicht dem AIDS-Syndrom zugerechnet, eine Vielzahl von AIDS-Fällen konnte jedoch als Fehldiagnose für Syphilis nachgewiesen werden.

höchst unterschiedlich ist und dass sich je nach Risikogruppe auch ganz unterschiedliche Krankheiten des AIDS-Syndroms gehäuft entwickeln.⁶⁶⁶

Auch diese Tatsachen deuten darauf hin, dass es weit eher als das wahrscheinlich harmlose HI-Virus spezifische, zusammenwirkende Risikofaktoren sind, welche das Immunsystem schwächen und für die Auslösung von AIDS verantwortlich sind. Bei Homosexuellen beispielsweise sind es u.a. häufige Infektionen mit Geschlechtskrankheiten und anschliessende Antibiotikabehandlungen, der Gebrauch der Freizeitdroge Poppers und der psychische Druck, unter dem sie durch die Ausgrenzung aus der Gesellschaft stehen. Bei Drogensüchtigen wird das Immunsystem durch den Konsum von Opiaten, Kokain oder auch Methadon und ebenfalls durch die Infektbehandlung mit Antibiotika sowie durch die Ausgrenzung aus der Gesellschaft geschwächt. Bei Blutern korrelieren AIDS-Erkrankungen gemäss Duesberg mit der Häufigkeit von Transfusionen und legen den Schluss nahe, dass es hier insbesondere die dabei übertragenen Fremdeiweisse sind, die auf Dauer zu AIDS-Erkrankungen führen. Zudem dürfte die immunsuppressive Wirkung der blutstillenden Gerinnungspräparate eine Rolle spielen.⁶⁶⁷

Als zusätzliche Risikofaktoren auch für die allgemeine Bevölkerung kommen Fehlernährung und Stress in Betracht. Und im Fall der Afrikaner sind es des weiteren Mangelernährung und häufige parasitäre Infektionen. Gerade hier ist im übrigen interessant und mit der AIDS-Virus-Hypothese nicht erklärbar, dass Afrikaner zwar besonders häufig HIV-infiziert sind, aber im Vergleich zu den amerikanischen und europäischen Risikogruppen ein rund 100fach(!) geringeres AIDS-Erkrankungsrisiko aufweisen. Zudem deuten mittlerweile Studien darauf hin, dass «die Häufigkeit von Tuberkulose, Durchfall, Fieber und anderen afrikanischen AIDS-Indikatorenkrankheiten die gleiche ist bei Afrikanern mit und ohne HIV».⁶⁶⁸

Wie zweifelhaft ein ursächlicher Zusammenhang zwischen einer HIV-Infektion und einer AIDS-Erkrankung in Tat und Wahrheit ist, geht schliesslich auch aus dem Umstand hervor, dass sich die orthodoxe Virustheorie gezwungen sah, die Inkubationszeit, das heisst den Zeitraum zwischen Ansteckung mit dem HI-Virus und dem Ausbruch von AIDS, laufend zu verlängern. Sie beträgt mittlerweile 12 Jahre im Durchschnitt(!) und lässt sich zudem schwerlich mit dem angeblich aggressiven Charakter vereinbaren, der dem HI-Virus zugeschrieben wird.⁶⁶⁹

Nichtsdestoweniger geht die traditionelle AIDS-Theorie unbeirrt davon aus, dass HIV früher oder später zwingend zu einer der AIDS-Erkrankungen führen

---

666 Vgl. Duesberg (Wahrheit II, III)
667 Vgl. Duesberg (Wahrheit III), wo er zudem anführt, dass gegen das HI-Virus als AIDS-Verursacher auch die Tatsache spricht, dass die Ehefrauen von HIV-positiven Blutern selber nur zu einem sehr geringen Prozentsatz an AIDS erkranken.

668 Duesberg (Wahrheit III) 30
669 Schneider (Kritik) 64; Duesberg (Wahrheit II) 79

und tödlich enden muss. Gerade hier liegt schliesslich ein weiteres Problem einer unnötigerweise selbsterfüllenden Prophezeiung: Indem heute auch seitens vieler Ärzte ein HIV-positiver Befund noch gleichsam mit einem unabwendbaren ‹Todesurteil› gleichgesetzt wird, wird wiederum der behauptete selbstzerstörerische Prozess überhaupt erst richtig in Gang gebracht.

Dadurch, dass den Betroffenen – wie sich der Berner Immunologie-Professor Alfred Hässig ausdrückt – in «grober Verletzung der elementaren Prinzipien ärztlicher Ethik» jegliche Hoffnung genommen wird, setzen sie ihr unter Umständen bereits angeschlagenes Immunsystem zusätzlich selber ausser Kraft. «Jedenfalls besteht kein Zweifel, dass durch solches ärztliches Fehlverhalten eine unbekannte, aber beachtliche Zahl von Patienten in ihrer Widerstandskraft gegenüber AIDS geschwächt worden ist und dass ausserdem recht viele HIV-Träger ihre vermeintlich ausweglose psychische Situation durch Suizid beendet haben.» [670]

Einst als Rettung des angeschlagenen biomedizinischen Paradigmas gewertet, droht die ‹HIV-AIDS›-Theorie heute zum grossen Debakel desselben und zur ungewollten Blossstellung der ihm zugrunde liegenden Prinzipien zu werden. Und jedenfalls wiederholt sich hier in besonders akzentuierter Form, was auf dem Gebiet der Krebsforschung und -bekämpfung bereits vorexerziert wurde, mit grossenteils ebenfalls ernüchternden Ergebnissen.

4.2 Leidensgeschichten der Krebsmedizin

Auch im Fall von Krebs fällt die Bilanz der Therapiemöglichkeiten und -erfolge der orthodoxen Schulmedizin im Grunde recht dürftig aus. Wie bereits angesprochen,[671] konnte die altersbereinigte Krebssterblichkeit trotz gewaltiger und enorm kostspieliger Forschungsanstrengungen insgesamt nicht gesenkt werden. Zudem täuschen die auch hier periodisch über die Medien verbreiteten Erfolgsmeldungen darüber hinweg, dass schon vor Jahrzehnten 30 bis 40 Prozent der Krebspatienten ihre Krankheit überwanden.[672]

Abgesehen von einigen wenigen und zum Teil seltenen Krebsformen, bei denen die konventionelle Medizin Erfolge vorweisen kann, wird auch bei Krebserkrankungen durch die medizinische Intervention oft mehr an zusätzlichem Leid und Leiden verursacht. Eine wichtige Ursache hierfür liegt in der oben[673] bereits angesprochenen Verbesserung der diagnostischen Möglichkeiten. Sie führt dazu, dass Tumore zwar früher und genauer diagnostiziert, dann aber längst nicht in jedem Fall erfolgreich behandelt werden können – sieht man einmal vom vordergründigen Effekt ab, dass nunmehr die statistische Lebens-

---

670 Hässig (Umdenken) 174; vgl. auch Helmrich (Hamer) 38
671 Vgl. Teil I, Kap. 3.2
672 Sommer (Malaise) 32; Grünn (Heilkraft) 145; Simonton, zit. in Capra (Denken) 213
673 Vgl. wiederum Teil I, Kap. 3.2

erwartung steigt, weil jetzt zwischen Diagnose und Tod eine längere Zeitspanne liegt ... [674]

Für den Patienten beginnt mit der besseren Diagnosestellung der Leidensweg früher, um so mehr, als auch dem Krebs der Mythos von etwas Unüberwindbarem anhaftet. Auch hier wird mit der Diagnose oft ein Todesurteil ausgesprochen, das dann im Sinne einer selbsterfüllenden Prophezeiung verhängnisvolle Wirkungen entfalten kann. Besonders eindrücklich zeigte sich dies in einem von Achterberg berichteten Fall einer Patientin, die unter den Augen der fassungslosen Ärzte und Angehörigen innerhalb von Stunden starb, nachdem die Probeexzision des Brustgewebes den Verdacht auf Krebs bestätigt hatte.[675] Die tödliche Zwangsläufigkeit, mit der Krebs in der Gesellschaft assoziiert ist, wird im übrigen auch daran deutlich, dass Patienten und Angehörige oft höchst verärgert reagieren, wenn ihnen Krebszellen als eigentlich schwache, träge und ungeordnete Zellen beschrieben werden.[676]

Dabei ist man gerade in der konventionellen Krebstherapie bestrebt, sich den Umstand zu Nutzen zu machen, dass es sich bei Krebszellen um schwache Zellen handelt. Mittels Chemotherapie und Bestrahlung wird versucht, sie gezielt zu zerstören. Auch wenn die Zielgenauigkeit mittlerweile verbessert werden konnte, werden dabei allerdings auch gesunde Zellen in Mitleidenschaft gezogen, und der gesamte Organismus wird ausgerechnet in einer Zeit, in der er eigentlich der Unterstützung bedürfte, einer grossen zusätzlichen Belastung ausgesetzt. Bereits derart geschwächt, dass es mit den Krebszellen nicht mehr aus eigener Kraft fertig wurde, wird das Immunsystem durch schulmedizinische Krebs-Therapien zusätzlich belastet.[677]

Die Gefahr ist dann gross, dass auch hier nicht selten zusätzlicher Schaden angerichtet und der endgültige Zusammenbruch letztlich sogar beschleunigt und unwiderruflich wird.[678] Vor allem gilt dies dann, wenn die Therapie nicht im Sinne einer tatsächlich erfolgversprechenden Notmassnahme eingesetzt und durch eine gezielte Stimulierung und Stützung des Immunsystems, vor allem auch über die geeignete Ansprache der Psyche, begleitet wird. Letzteres ist, wie gezeigt, in der Schulmedizin noch wenig üblich, und anstatt als unabdingbare und erfolgversprechende Notmassnahme kommen schulmedizinische Krebstherapien vielfach schon sehr früh, viel zu massiv und auch in Situationen mit geringer Erfolgswahrscheinlichkeit zur Anwendung.

Hinsichtlich der Chemotherapie kam der jahrelang mit Krebsstudien befasste deutsche Mathematiker Ulrich Abel in einer Literaturstudie[679] jedenfalls zu einem verheerenden Ergebnis: Statistisch nachweisbar sei die Wirksamkeit

---

674 Vgl. Arnold (Medizin) 93; sowie Kap. 4.6
675 Achterberg (Gedanken) 107
676 Simonton, zit. in Capra (Denken) 191, 212
677 Vgl. auch Capra (Wendezeit) 396; Knieriemen (Krebsvorsorge) 12f

678 Einige zytostatische Medikamente können sogar «genau das auslösen, was sie eigentlich bekämpfen sollen: das Auftreten bösartiger Krebskrankheiten». Heyll (Risikofaktor) 79
679 Abel (Chemotherapie)

nur bei insgesamt relativ seltenen (und zum Teil atypischen) Krebsarten wie Lymphkrebs, Morbus Hodgkin, Leukämien, Sarkomen und Hodenkrebs. Allenfalls seien Chemotherapeutika zur Unterstützung kurativer Operationen sinnvoll. «Wissenschaftlich desolat» ist die Situation gemäss Abel jedoch bezüglich der Chemotherapie sogenannt fortgeschrittener epithelialer Malignome, d.h. von Organkrebsen mit Metastasenbildungen oder Rezidiven, also erneuten Geschwulstbildungen nach vorangegangenem medizinisch/chirurgischem Eingriff. Tumore dieser Art verursachen immerhin mindestens 80 Prozent der jährlich registrierten Krebstodesfälle.[680]

Weder hinsichtlich Lebensverlängerung noch hinsichtlich palliativer, d.h. (schmerz-)lindernder Wirkung sei hier im wesentlichen ein signifikanter Effekt nachweisbar. Wohl könne es durch den Einsatz chemischer Zellgifte zu einer Rückbildung oder gar einem völligen Verschwinden des Tumors kommen, dies müsse jedoch nichts Gutes bedeuten, weil die Geschwulst anschliessend oft nur um so schneller zurückkehre. Es sei sogar überraschend häufig so, dass jene Patienten länger überleben, bei denen der Tumor unter der medikamentösen Behandlung keinerlei Wirkung zeigt. Die geringe Wirksamkeit der medikamentösen Anti-Tumor-Therapie jedoch ist nach Abel «in dieser Schärfe weder der Öffentlichkeit noch der Mehrzahl der behandelnden Ärzte bewusst».[681]

Vielmehr wird fast jeder Patient mit einer fortgeschrittenen Krebserkrankung im Verlauf seiner Krankheit mit zytostatischen Medikamenten behandelt, und der weltweite Verkauf derselben nimmt jährlich um rund 20 Prozent zu.[682] Nach Abel ist der Glaube an die Wirksamkeit der Chemotherapie in manchen Medizinergehirnen offenbar «dogmengleich festgeschrieben». Entsprechend werde mit einer nebenwirkungsreichen, aggressiven medikamentösen Therapie in möglicherweise übermässig hoher Dosierung vielfach schon in frühen Stadien der Krankheit begonnen, in denen der Patient zudem noch nicht an nennenswerten Schmerzen leide. Dies geschehe oft auch zu klinischen Studienzwecken, wobei dann allein aus methodischen Gründen eine «individuelle, auf die Beschwerden des jeweiligen Patienten zugeschnittene Behandlung» kaum mehr möglich sei.[683]

Wenig erstaunlich ist diesbezüglich auch, dass heute schätzungsweise 90 Prozent der Krebs-Forschungskapazitäten durch Chemotherapiestudien gebunden sind, während für die Erforschung alternativer Behandlungsmethoden wie zum Beispiel Immuntherapien nur wenig Mittel vorhanden sind. Von Belang sind diesbezüglich einmal mehr auch die Interessen der Pharmaindustrie. Ihre bundesdeutschen Umsätze mit Anti-Tumor-Medikamenten belaufen sich

---

680 Abel, zit. in o.V. (Waffe) 174f; Heyll (Risikofaktor) 81
681 Abel, zit. in o.V. (Waffe) 175
682 Heyll (Risikofaktor) 83
683 Abel, zit. in o.V. (Waffe) 174, 175f

auf jährlich eine halbe Milliarde Mark, und sie entschädigt gemäss Abel manche Krebsforscher für jede dokumentierte Behandlung eines Patienten mit bis zu 1000 Mark.[684]

Finanzielle Interessen sind demzufolge ebenso bei den Ärzten gegeben, und zwar – wie auch der deutsche Onkologieprofessor Dieter Kurt Hossfeld bestätigt – um so mehr, als es aufgrund der wachsenden Ärztedichte zunehmend zu einem Kampf um Patienten kommt, der sich ärztlicherseits nicht zuletzt durch die meist langandauernden Chemotherapien etwas entschärfen lässt. Jedenfalls ist es gemäss Hossfeld unverständlich und grotesk, dass sich die deutsche Bundesärztekammer – offenbar mit Rücksicht auf die wirtschaftliche Situation der Ärzteschaft – noch nicht bereitgefunden hat, Richtlinien zu erlassen, welche die Berechtigung zur Verschreibung von Chemotherapeutika von einer genügenden Qualifikation des betreffenden Arztes abhängig machen.[685]

Entsprechend werden nach dem Urteil von Hossfeld Zytostatika zum Schaden der Patienten oft viel zu früh und in zu hoher Dosierung verschrieben, selbst von (freipraktizierenden) Ärzten, die hierzu eigentlich in keiner Weise qualifiziert wären. Einst vehementer Verfechter der Chemotherapie, ist auch er zudem der Meinung, dass die Möglichkeiten der Chemotherapie in der Vergangenheit überschätzt wurden. «Wir haben gelernt, dass auch mit der Chemotherapie das Leben vieler Patienten nicht zu verlängern ist und dass diese Therapieform sehr oft nur palliativ verwendet werden kann, also um Schmerzen zu verhindern und die Lebensqualität der Kranken zu verbessern.»[686]

Zudem sei die Konzeption klinischer Studien jahrelang falsch gewesen, indem man nur Tumorrückbildungs- und Überlebensraten vor Augen gehabt, das Leid und Wohlbefinden der behandelten Patienten jedoch weitgehend übersehen habe. Es sei vielfach kaum in Betracht gezogen worden, dass der lindernde Effekt in keinem Verhältnis zu den Nebenwirkungen stand, die man den Patienten zufügte. Oft habe man mit der Therapie nicht nur die Lebensqualität verringert, sondern womöglich sogar die Lebensdauer verkürzt. Er distanziere sich heute von seiner Aussage, es sei unethisch, einen Patienten mit einem Karzinom nicht zu behandeln. Vielmehr ist die Frage zu stellen, ob es ethisch vertretbar ist, Patienten einer Therapie auszusetzen, die bei einem Grossteil absehbarerweise nicht zu einer Besserung, sondern weit eher zu zusätzlichem Leiden führen wird.[687]

Allerdings sind derartige Einsichten in die Grenzen der Chemotherapie nach Aussage von Hossfeld unter Ärzten noch wenig verbreitet. Und Studien, welche die Lebensqualität und Überlebensrate schulmedizinisch therapierter Krebs-

684 Abel, in o.V. (Waffe) 176
685 Hossfeld, in o.V. (Schwarzweiss) 205
686 Hossfeld, in o.V. (Schwarzweiss) 203
687 Vgl. Hossfeld, in o.V. (Schwarzweiss) 203ff

patienten mit solchen nicht oder additivmedizinisch behandelter vergleichen würden, sind vorderhand kaum möglich. Denn mit Ausnahme terminaler, als hoffnungslos eingestufter Fälle widerspricht es nach wie vor der heutigen ärztlichen Ethik und Interessenlage, von einer konventionellen Behandlung Krebskranker Abstand zu nehmen.[688]

Entsprechend kommt Abel nach Überprüfung aller publizierten Studien über die Wirksamkeit von zytostatischen Behandlungen bei fortgeschrittenen Karzinomen und der Auswertung von 150 Zeitschriften zum Schluss: «Wir haben gesehen, dass für die meisten fortgeschrittenen Krebse keine Evidenz für eine lebensverlängernde Wirkung der Chemotherapie existiert: Oder, um es schärfer auszudrücken, die Onkologie hat es bisher versäumt, eine einwandfreie wissenschaftliche Grundlegung für die zytostatische Therapie in der heute vorherrschenden Form zu schaffen. Ja, es scheint inzwischen fast unmöglich geworden zu sein, diese fehlende Grundlegung und Prüfung nachzuholen, denn internistische Onkologen werden aus ethischen Gründen Vergleiche mit unbehandelten oder verzögert behandelten Patienten kaum noch planen, oder aber die Planungen werden auf die Ablehnung der Ethikkommissionen stossen. ... Auf diese Weise erhält die These von der Wirksamkeit der Chemotherapie den Charakter eines Dogmas, ein Fall, der in der Medizin vielleicht nicht einzigartig dasteht, der mit dem Anspruch auf Wissenschaftlichkeit aber schwerlich vereinbar ist.»[689]

Doch damit nicht genug: In noch viel bedenklicherem Licht erscheint die Dogmatik der schulmedizinischen Krebstherapie dann, wenn man sie mit den Erkenntnissen des Arztes Dr. med. Ryke Gerd Hamer konfrontiert. Er brachte den tragischen Tod seines Sohnes Dirk im Jahr 1978 und den Hodenkrebs, den er selber wenig später entwickelte, in einen Zusammenhang. In der Folge begann er, Krebspatientinnen und -patienten danach zu befragen, ob ihnen kurz vor ihrer Erkrankung ein gänzlich unvorhergesehener, schwerer seelischer Schock oder Konflikt widerfahren sei.

Inzwischen zeigen mehr als 12 000 dokumentierte Fälle, dass ein Zusammenhang nicht nur ausnahmslos gegeben ist, sondern dass die jeweilige, subjektiv empfundene Art des seelischen Schocks bzw. des ‹biologischen Konflikts› zu Tumoren in genau zuordbaren Organen führt. Ja, mehr noch, der Schock bzw. Konflikt zeigt sich auf dem Computertomogramm des Gehirns in Form heller, konzentrischer Ringe, den ‹Hamerschen Herden›. Als elektromagnetisches Phänomen treten sie während der Konfliktphase parallel zur Entwicklung des Tumors auf, und zwar wiederum entsprechend dem seelischen Konflikt

---

688 Vgl. Simonton, in Capra (Denken) 209, 214; Abel, in o.V. (Waffe) 176

689 Abel, zit. in Heyll (Risikofaktor) 85

und entsprechend der Art und Lage des Tumors an ganz spezifischen Stellen des Gehirns.[690]

Bei Herden im Stamm- oder Kleinhirn wächst der zugehörige Tumor während der Konfliktphase. Hier führen die starken elektromagnetischen Entladungen in einer spezifischen Gehirnregion also zu ungeordnetem Zellwachstum im jeweiligen Organ. Bei elektromagnetischen Entladungen, die sich im Grosshirn oder Grosshirnmarklager zeigen, entstehen demgegenüber in den zugehörigen Organen Löcher, d.h. Nekrosen, Ulcera und Defekte. In beiden Fällen entlädt sich nach Hamers Erkenntnissen das cerebrale Gewitter in der Konfliktphase gleichsam in das Gewebe und führt dort entweder zu hemmungsloser Zellteilung oder zu Zelluntergang.[691]

Wird nun aber der seelische bzw. biologische Konflikt durch den Patienten verarbeitet, kommt im einen Fall das Wachstum des Tumors zum Stillstand, im anderen Fall wird das beispielsweise im Knochengewebe entstandene Loch durch sich rasch teilende Zellen wieder aufgefüllt. Gemäss Hamer handelt es sich bei diesen Zellwucherungen um einen Heilprozess ähnlich einer Defektverschlussheilung, wobei die Zellvermehrung nach Abschluss der Defektreparatur spontan wieder aufhört. Viele chaotisch aussehende Zellbilder sind ihm zufolge Ausdruck eines reparativen Prozesses, der entweder abgeschlossen oder noch am Laufen ist.[692] Dabei manifestiert sich die Reparaturphase, die im Anschluss an die Konfliktlösung erfolgt, auf der CT-Aufnahme des Gehirns durch dunkle, ein wenig verschwommene runde Flecken dort, wo zuvor die hellen konzentrischen Ringe sichtbar waren.

Diese Flecken deuten auf eine Gefässerschlaffung hin, zu der es im Anschluss an die Konfliktlösung sowohl im betreffenden Hirnareal als auch im Bereich des Tumorgeschehens kommen kann. An den jeweiligen Stellen bilden sich Ödeme bzw. Wasseransammlungen. Durch den Druck, den sie auf das umliegende Gewebe ausüben, kann es unter Umständen zu schweren und schmerzhaften Komplikationen kommen. An sich und sofern sie nur einen begrenzten Umfang aufweisen, sind sie jedoch harmlos und für den Patienten ungefährlich. Nach Resorption der darin enthaltenen Flüssigkeit verschwinden sie wieder. Bei Ödemen im Gehirn durchwuchern in der Folge Gliazellen das Ödemgebiet, verleihen ihm die ursprüngliche Stabilität und wiedergewährleisten die einwandfreie Funktion der Nervenmembranen. Auf dem Computertomogramm sind diese Gliazellwucherungen als helle Flecken erkennbar.[693]

Soweit sich die Erkenntnisse Hamers als richtig erweisen und nicht mehr länger verschwiegen werden können, sind sie geeignet, eine eigentliche Revo-

---

690 Helmrich (Hamer) 31f
691 Helmrich (Hamer) 32, 35f
692 Helmrich (Hamer) 33
693 Helmrich (Hamer) 33ff

lution in der Krebsmedizin herbeizuführen und ihr heute noch gültiges schulmedizinisches Diagnose- und Therapieverständnis gänzlich in Frage zu stellen und über den Haufen zu werfen. Denn in ihrer Konzentration auf das rein organische Krebsgeschehen hat sie es bisher fast vollends versäumt, Zusammenhänge zwischen geistig-seelischen Belastungen und der Entstehung und Entwicklung von Tumoren herzustellen. [694] Sie konnte deshalb auch die Möglichkeit nicht erkennen, geschweige denn nutzen, das Krebsgeschehen dadurch unter Kontrolle zu bringen, dass sie den Patienten geholfen hätte, ihre durchlittenen Schocks und Konflikte zu verarbeiten. Indem sie gegen die Zellwucherungen mit massivsten und nebenwirkungsreichsten Mitteln auf der bloss organischen Ebene vorging und -geht, bewirkt sie vielmehr das genaue Gegenteil: Wenn sie gemäss Hamer beispielsweise zu Diagnose- oder Therapiezwecken in jene Tumore im wahrsten Sinne hineinschneidet und -sticht, die eigentlich als Heilungsprozess verstanden werden müssten, löst sie nun in der Tat eine Zellwucherung aus, die jetzt nicht mehr selbstlimitierend ist:

Beim Hineinschneiden in die Lösungsphase «werden die dort ohnehin schon auf vollen Touren laufenden Reparatur- und Synthesevorgänge erst richtig gesteigert, um nicht zu sagen potenziert, was für den Patienten zur Folge haben kann, dass ein begrenzter, relativ kontrollierter Heilungstumor durch beispielsweise eine Probebiopsie erst richtig explodiert und ausufert». [695] Ähnlich verheerende Folgen hat es, wenn Gliazellenwucherungen im Gehirn, die eigentlich einen abgeschlossenen Heilprozess darstellen, als Hirntumor fehldiagnostiziert und operativ, medikamentös oder mittels Bestrahlung ‹behandelt› werden. [696]

Und auch hinsichtlich Ödemen resp. Wasseransammlungen im Gewebe, die im Zusammenhang mit dem Krebsgeschehen auftreten, sind die Behandlungsmassnahmen der Schulmedizin oft alles andere denn sinnvoll: Auch Ödeme wären eigentlich als Heilprozesse zu interpretieren, werden jedoch ebenfalls als (Hirn-)Tumore fehlgedeutet und unsinnigerweise operativ entfernt resp. bestrahlt und chemotherapiert. Der Arzt Christian Helmrich schreibt hierzu, es bleibe ein unerklärliches Kuriosum, dass ‹Hirntumore› in der Vorstellung der Medizin überhaupt existierten. Denn jeder Medizinstudent habe bereits vor dem Physikum im Fach Anatomie gelernt, was ja auch nachweislich stimme, dass Gehirnnervenzellen beim Menschen sich nach der Geburt nicht mehr teilen und vermehren können. «Es gibt keine Hirntumore, sondern nur gliöse Wucherungen und Auftreibungen der Nervenscheiden.» [697]

Zwar ist es richtig, dass Ödeme bzw. Wasseransammlungen im Gehirn neurologische Ausfälle und Störungen bis hin zu Lähmungen und epileptischen

---

694 Vgl. auch Teil II, Kap. 6.3
695 Helmrich (Hamer) 36
696 Helmrich (Hamer) 35

697 Helmrich (Hamer) 35. Davon ausgenommen sind Tumore der Hirnhäute. Hamer (Krebs) 391

Anfällen verursachen können. Auch gehen sie gerade dort, wo die Ausdehnungsmöglichkeiten anatomisch beschränkt sind, mit unter Umständen sehr starken Schmerzen einher. Erhält jedoch der Patient in der Folge Morphine, so wird sein ohnehin geschwächter Organismus im Verein mit der Diagnose ‹unheilbarer Krebs› einer immensen, oft tödlichen Zusatzbelastung ausgesetzt, und auch die Schmerzen werden oft noch verstärkt. Weit zweckmässiger wäre gemäss Hamers Erkenntnissen, durch Kühlung eine erste Entlastung anzustreben und allenfalls diuretisch wirksame Substanzen wie zum Beispiel Coffein oder nötigenfalls Glucocorticoide (Cortison) zu geben. [698]

Vor allem aber wäre der Patient in der Lösungsphase zu beruhigen und davor zu bewahren, neue Konflikte zu erleiden, auf die mit Sicherheit weitere Lösungsphasen folgen. Die Medizin macht jedoch auch hier genau das Gegenteil. Allein die Diagnose Krebs, aber auch die belastenden und verstümmelnden medizinischen Eingriffe, stürzen den Patienten nachgerade zwangsläufig in zusätzliche Konflikte, in deren Folge sich dann gemäss Hamer neue Tumore zeigen. Sie werden dann als Metastasen gedeutet und lösen beim Patienten gleich den nächsten seelischen Schock aus. Metastasen existieren jedoch nach Hamer nur in der Vorstellung der Mediziner. Nach seinen Erkenntnissen handelt es sich dabei in Tat und Wahrheit um neue Tumore als Folge neuer biologischer Konflikte. [699] Kein Gewebe könne Tumore produzieren ohne Impuls aus dem Gehirn:

«Sofern bei den Patienten bereits als so bezeichnete Zellabsiedlungen von Tumorgewebe, also ‹Tochtergeschwülste› festgestellt worden waren, erwiesen sich diese nach eingehender Konfliktanalyse als Gefolge weiterer Konflikte mit ihren entsprechenden Zweit-, Dritt- oder sogar Vierttumoren. Entweder waren diese als Reaktion auf die Erkrankung, in den meisten Fällen jedoch durch die Offenbarung der furchtbaren Diagnose ‹Krebs› durch den Arzt – unfreiwillig, aber doch – herbeigeführt worden, oder aber durch schwere Beeinträchtigungen, wie sie typischerweise immer mit der damit verbundenen Therapie erfolgen, also quälende diagnostische oder operative Eingriffe, körperliche Entstellungen und im weiteren die Angst, von einer als unheilbar eingestuften Krankheit befallen zu sein, mit allen sich daraus ergebenden Folgen und Aussichten im täglichen Leben und im menschlichen Umfeld.

Auch hier war die Übereinstimmung präzise, zeitlich und bezüglich der Lokalisation: wurde z.B. einer Patientin die Brust abgenommen, erlitt sie z.B. entweder einen Selbstwerteinbruchkonflikt, der sich auf die entstellte Körperpartie richtete, so dass sie erst nicht-diagnostizierbare Nekrosen in den dort be-

---

[698] Helmrich (Hamer) 37
[699] Vgl. Hamer (Krebs) 61ff

findlichen z.B. Achsellymphknoten, und dann, als diese nach Überwindung des Schocks zu reparieren begannen, Anschwellen derselben bekam. Oder sie fühlte sich in ihrem Wert als Frau gesunken und entwertet und entwickelte beispielsweise Knochenosteolysen im Beckenskelett. Oder sie empfand sich aufgrund der Krankheit hinsichtlich ihrer Widerstandskraft und ihrer Leistungsfähigkeit in Frage gestellt und bekam Osteolysen in den Beinknochen. Wurde ihr dann aber erklärt, dass sie bereits ‹Metastasen› hätte, z.B. in den Rippen unter der Operationsnarbe, was ja unter dem Aspekt dieser Betrachtungen nur allzu verständlich erschiene, dann wurde sie, nachdem inzwischen die Bedeutung dessen, was ‹Metastasen› heisst, zum allgemeinen Wissensgut bzw. Unwissensgut gerechnet werden kann, unmittelbar und gesichert durch eine gewissenhafte ärztliche ‹Aufklärung›, mit ihrem ihr drohenden Tode konfrontiert und entwickelte dann auch folgerichtig ihre Alveolarcarziome in Form von bald darauf nachweisbaren Lungenrundherden im Röntgenbild, ausgelöst durch den Todesangstkonflikt.» [700]

Will sie ihrem Anspruch tatsächlich gerecht werden, den Patientinnen und Patienten zu helfen und sie vielleicht sogar in Richtung Heilung zu unterstützen, wird die Schulmedizin nicht umhinkommen, derartige Zusammenhänge in ihr Weltbild und in ihr Therapieverständnis zumindest mit einzubeziehen. Sie müsste beginnen, das biomedizinische Modell zu transzendieren, auf das sie bislang einseitig fixiert war, und erkennen und in Rechnung stellen, dass es sich gerade bei Krebs um ein Musterbeispiel einer multifaktoriellen, auch die Psyche und das Immunsystem mitumfassenden Erkrankung des gesamten Organismus handelt, bei der es demzufolge auch fehl am Platz ist, nur das reine Tumorgeschehen vor Augen zu haben. [701] Eine um das Wohlergehen ihrer Patientinnen und Patienten besorgte Medizin wird ihnen künftig helfen, ihren Krebs verstehen zu lernen, und darüber hinaus Krebs als gesellschaftliches Phänomen begreifen. Hierzu wird sie auch Ursachen im gesellschaftlichen und wirtschaftlichen Bereich, wie sie in Teil II beschrieben wurden, mit in Betracht ziehen und mithelfen müssen, sie zu verändern. Auf vielleicht etwas gewagt anmutende Weise machen dies Dethlefsen und Dahlke deutlich, wenn sie Krebs als Krankheit stark im Kontext unserer Wohlstands- und Wettbewerbsgesellschaft deuten:

«Zwar sieht der Mensch die Rücksichtslosigkeit und auch die Kurzsichtigkeit der Krebszellen, sieht er aber auch, dass er sich selbst genauso verhält, dass wir Menschen nach dem gleichen Krebskonzept unser Überleben zu sichern versuchen?

---

700 Helmrich (Hamer) 32f
701 Vgl. auch Kap. 4.6

Hier liegt der Schlüssel zur Krebserkrankung. Es ist kein Zufall, dass unsere Zeit so stark unter Krebs leidet, so versessen ihn bekämpft und dabei so erfolglos ist. (Untersuchungen des amerikanischen Krebsforschers Hardin B. Jones haben ergeben, dass die Lebenserwartung unbehandelter Krebspatienten grösser zu sein scheint als die behandelter Patienten!) Die Krebskrankheit ist Ausdruck unserer Zeit und unseres kollektiven Weltbildes. Wir erleben in uns als Krebs nur das, was wir selbst ebenfalls leben. Unser Zeitalter ist gekennzeichnet durch die rücksichtslose Expansion und Verwirklichung der eigenen Interessen. Im politischen, wirtschaftlichen, ‹religiösen› und privaten Leben versuchen die Menschen, ihre eigenen Ziele und Interessen ohne Rücksicht auf ‹morphologische› Grenzen auszubreiten, versuchen, überall Stützpunkte ihrer Interessen zu gründen (Metastasen) und nur ihre eigenen Vorstellungen und Ziele gelten zu lassen, wobei man alle anderen in den Dienst des eigenen Vorteils stellt (Schmarotzerprinzip).

Wir alle argumentieren wie eine Krebszelle. Unser Wachstum gedeiht so schnell, dass auch wir mit der Versorgung kaum noch nachkommen. Unsere Kommunikationssysteme sind weltweit ausgebaut, doch die Kommunikation mit unserem Nachbarn und Partner will uns immer noch nicht gelingen. Der Mensch hat Freizeit, ohne etwas damit anfangen zu können. Wir produzieren und vernichten Nahrungsmittel, um damit die Preise zu manipulieren. Wir können bequem die ganze Welt bereisen, aber kennen uns selbst nicht. Die Philosophie unserer Zeit kennt kein anderes Ziel als Wachstum und Fortschritt. Man arbeitet, experimentiert, forscht – warum? Um des Fortschritts willen! Die Menschheit ist auf einem Trip ohne Ziel. Sie muss sich deshalb immer neue Ziele setzen, um nicht zu verzweifeln. Die Blindheit und Kurzsichtigkeit der Menschen unserer Zeit steht der Krebszelle um nichts nach. Um die wirtschaftliche Expansion voranzutreiben, benutzte man jahrzehntelang die Umwelt als Nährboden und Wirt, um heute ‹mit Erstaunen› festzustellen, dass der Tod des Wirts auch den eigenen Tod beinhaltet. Die Menschen betrachten die ganze Welt als ihren Nährboden: Pflanzen, Tiere, Rohstoffe. Alles ist einzig und allein dafür da, dass wir uns grenzenlos über die Erde ausbreiten können.

Woher nehmen Menschen, die sich so verhalten, den Mut und die Unverfrorenheit, sich über den Krebs zu beschweren? Er ist doch lediglich unser Spiegel – er zeigt uns unser Verhalten, unsere Argumente und das Ende dieses Weges.

Der braucht nicht besiegt zu werden – er muss nur verstanden werden, damit auch wir uns verstehen lernen. Dass die Menschen doch immer ihre

Spiegel zertrümmern wollen, wenn ihnen ihr Gesicht nicht gefällt! Die Menschen haben Krebs, weil sie Krebs sind. Der Krebs ist unsere grosse Chance, in ihm unsere eigenen Denkfehler und Irrtümer zu entdecken.»[702]

4.3 Scheinerfolge bei Gefässkrankheiten

Nicht viel anders präsentiert sich das Bild bei jenen chronischen Erkrankungen, die mit dem Blutkreislauf zu tun haben, zumindest wenn man auch hier hinter die Kulissen der angeblichen Erfolge der modernen Medizin leuchtet: Gefässkrankheiten hängen ebenfalls wesentlich mit unserer zivilisatorischen Lebensweise zusammen und vereinen nebst Krebs am meisten Todesfälle auf sich. Und auch bei ihnen konzentriert sich die biophysikalisch ausgerichtete Schulmedizin in erster Linie auf die Symptome und ihre Beseitigung. Zwangsläufig sind die Ergebnisse in der Folge sehr zwiespältig, werden jedoch in der Öffentlichkeit nicht und selbst im medizinischen Establishment kaum als solche wahrgenommen.

Dass sich jene Herzoperation, bei welcher bei Angina-pectoris-Patienten durch Umleitung einer Arterie versucht wurde, dem Herzen mehr Blut zuzuleiten, im nachhinein als reiner Placebo herausstellte, darauf wurde in Kapitel 3.4 bereits hingewiesen. Einst zu Tausenden durchgeführt, wurde dieses Operationsverfahren daraufhin eingestellt.

Anders ist die Situation bei Bypass-Operationen, bei denen verengte Herzkranzgefässe durch ein zuvor dem Bein entnommenes Venenstück überbrückt werden. Hier dokumentierten grosse und langjährige, aber ebenfalls erst im nachhinein durchgeführte Therapiestudien zwar einen gewissen Nutzen. Abgesehen vom möglichen Placeboeffekt, der auch hier erwartungsgemäss gegeben ist,[703] stand und steht dieser Nutzen jedoch insgesamt in keinerlei Verhältnis zu den Risiken, Nebenwirkungen und Kosten dieser Operation.

Verglichen wurden jeweils Herzpatienten, die operativ, und solche, die ausschliesslich medikamentös behandelt wurden. Mit Ausnahme von Patienten mit fortgeschrittenen Gefässveränderungen oder schlechter Pumpfunktion des Herzens, bei denen sich das chirurgische Verfahren zumindest in den ersten Jahren nach der Operation als überlegen erwies, konnte dabei grundsätzlich kein Unterschied in der Überlebensrate zwischen Operierten und nur medikamentös Behandelten gefunden werden! Und auch was die Verbesserung der Krankheitssymptome anbelangt, waren die Unterschiede ernüchternd klein. Bei den operierten Personen konnte nur eine etwas grössere Schmerzreduktion und eine bessere Belastbarkeit festgestellt werden. Diese positiven Effekte waren jedoch

---

702 Dethlefsen/Dahlke (Krankheit) 340ff;
vgl. auch Capra (Wendezeit) 395

703 Er lässt sich jedoch aus ethischen Gründen nicht mehr nachweisen, denn hierzu müssten an einer Kontrollgruppe ebenfalls blosse Scheinoperationen durchgeführt werden, was sich heute verbietet.

nur kurz- und mittelfristiger Natur und nach zehn Jahren jedenfalls nicht mehr nachweisbar. [704]

Um so bedenklicher waren und sind diese Ergebnisse, wenn man sich die Risiken, Nebenwirkungen und Kosten von Bypass-Operationen vor Augen hält: Während oder in den ersten Tagen nach der Operation starben je nach Therapiestudie zwischen 1,4 und 5,8 Prozent der Patienten. Ohne den Eingriff hätten sie alle noch eine mehr oder weniger lange Zeit gelebt. Bei 6,4 resp. 9,9 Prozent der Patienten ergaben sich zudem Hinweise, dass es während der Operation infolge der Manipulation an den Herzkranzgefässen zu einem Infarkt gekommen war. Des weiteren sind Bypass-Operationen bei mehr als 16 Prozent der Patienten mit vorübergehenden und bei 6 Prozent mit bleibenden Störungen der Denkfähigkeit verbunden. Ferner klagt ungefähr die Hälfte der Operierten über stärkere rheumatische Schmerzen im Brustkorb-Bereich, die teilweise länger anhalten können.

Auch ist in Rechnung zu stellen, dass sich jene Herzkranzgefässe, die durch den Bypass überbrückt werden, rund zehnmal schneller als Vergleichsgefässe weiter verengen und dass es schliesslich auch in den Bypassgefässen selbst vergleichsweise häufig zu einem Verschluss kommt, mit einer geschätzten Rate von 5 Prozent pro Jahr. Nach fünf Jahren haben sich rund die Hälfte der umgeleiteten Arterien wieder geschlossen, und nach zehn Jahren bereits zwei Drittel. Dies hängt nicht zuletzt damit zusammen, dass mit einer Bypass-Operation nicht die Ursachen, sondern lediglich die Symptome der Arteriosklerose behandelt werden. [705]

Nichtsdestoweniger werden Bypass-Operationen in steigender Zahl durchgeführt. In den Vereinigten Staaten beispielsweise nahm die Anzahl derartiger Eingriffe zwischen 1971 und 1981 von 24000 auf 160000 zu, dann 1985 auf 200000 und 1990 auf ungefähr 300000. Bei Kosten von 15000 Dollar pro Operation ergaben sich daraus Gesamtkosten von 4,5 Milliarden Dollar. Rechnet man noch die Kosten der vorbereitenden Diagnose, einschliesslich der Herzkatheteruntersuchungen, sowie jene der Nachbetreuung hinzu, so resultiert eine Summe von mehr als 7 Milliarden Dollar, die in den USA pro Jahr für die Bypasschirurgie aufgewendet wird! Ähnlich ‹stürmisch› und kostspielig war die Entwicklung auch in anderen Industrieländern. In der Bundesrepublik werden pro Jahr rund 40000 und in der Schweiz, wo diesbezüglich keine Gesamtdaten existieren (!), schätzungsweise 5500 Bypass-Operationen durchgeführt – ebenfalls mit stark steigender Tendenz. [706] Angesichts dieser Fakten kommt der deutsche Arzt Uwe Heyll zum Schluss:

704 Heyll (Risikofaktor) 48f
705 Heyll (Risikofaktor) 49f; Ornish, zit. in Dienstfrey (Heart) 41
706 Heyll (Risikofaktor) 47; Ornish, zit. in Dienstfrey (Heart) 41; Müller (Versorgungskapazitäten) 220

«Die krasse Diskrepanz zwischen dem enormen finanziellen, personellen und technischen Aufwand und dem marginalen Nutzen von Bypassoperationen hätte eigentlich, wenn die Ärzte die Ergebnisse ihrer eigenen Untersuchungen ernstgenommen hätten, zu einem weitgehenden Stopp der Koronarchirurgie führen müssen. Lediglich bei wenigen, besonders definierten Fällen lässt sich der Eingriff weiterhin rechtfertigen. Der Boom der Bypasschirurgie blieb jedoch völlig unbeeinflusst von den Ergebnissen der Therapiestudien. Mediziner und Politiker propagieren das Operationsverfahren unverändert als unbedingt notwendig und segensreich. Wie ist dies zu erklären?» [707]

Die Antwort liegt nahe, dass sich die in Kapitel 1 aufgezeigten Interessen der verschiedenen Anspruchsträger auch bei Bypass-Operationen in geradezu idealer Weise treffen: Der Patient hat die Erwartung, es werde tatsächlich etwas für seine Gesundheit getan, die Ärzte und Spitäler können damit ihr Renommee und Auskommen verbessern, die Gesundheitsindustrie schafft und erhält sich ein wichtiges Marktsegment, die Krankenkassen vergrössern ihren Umsatz und damit den Spielraum für Verwaltungskosten, und die Politiker steigern ihre Popularität. Zudem gehören ausgerechnet sie vielfach zur Gruppe der über 50jährigen Männer, die besonders häufig von einer koronaren Herzkrankheit betroffen sind, und betreiben durch die Unterstützung der Herzchirurgie bewusst oder unbewusst vermeintliche Vorsorge für ihre eigene Gesundheit. [708]

Entsprechend wird in einem Artikel der Zeitschrift ‹Social Science and Medicine› ausgeführt: «Die Entwicklung und die unveränderte Anwendung der Bypasschirurgie zeigt, dass die medizinische und chirurgische Praxis in den USA mehr durch soziologische, politische und ökonomische Kräfte geformt wird als durch unbeeinflusste, wertfreie ‹wissenschaftliche Daten› oder die Sorge für die Gesundheit und das Wohlergehen der amerikanischen Bevölkerung.» [709]

Auch hier schafft sich in der Folge das Angebot durch seine alleinige Existenz die weitere Nachfrage. In Kanada beispielsweise lag die Häufigkeit von Bypass-Operationen nach dem Bau des hochmodernen ‹Ottawa Heart Institute› in den umliegenden Regionen um 20 Prozent höher als in anderen Gegenden Kanadas. Und in Deutschland wird die Entwicklung ähnlich sein. Nicht zuletzt auf Drängen der ‹Herzspezialisten› sollen nämlich die neuen Bundesländer nunmehr ebenfalls mit Herzzentren bestückt werden, und dies, obwohl es im Fall der Herzkranzgefässerkrankungen keine ausgeprägten Unterschiede in der Gesundheit und Lebenserwartung zwischen beiden Teilen Deutschlands gibt. [710]

---

707 Heyll (Risikofaktor) 51
708 Vgl. Heyll (Risikofaktor) 51f
709 Zit. in Heyll (Risikofaktor) 51
710 Heyll (Risikofaktor) 52ff

Schliesslich ist auch in Rechnung zu stellen, dass Bypass-Operationen die bereits bestehenden Einrichtungen derart auslasten, dass in der Folge für andere Gruppen von Herzpatienten in der Tat zu wenig Kapazitäten zur Verfügung stehen. Heyll schreibt hierzu: «Die Konzentration der Kräfte auf ein weitgehend unwirksames Verfahren bedeutet, dass Patienten mit angeborenen Herzfehlern oder Herzklappenfehlern, für die eine Operation häufig eine überaus effektive und lebensrettende Therapiemassnahme darstellt, nicht ausreichend betreut werden können und unter den Engpässen leiden müssen.»[711]

Etwas weniger aufwendig und riskant als Bypass-Operationen sind sogenannte Koronar-Angioplastien resp. Ballondilatationen. Dabei wird ein Katheter zum verengten Herzkranzgefäss geführt, an dessen Spitze dann ein Ballon unter Druck mit Flüssigkeit gefüllt und so die Gefässverengung ausgeweitet wird. Nachdem dieses Verfahren kurzfristige Therapieerfolge zeigte, wird es mittlerweile ebenfalls immer häufiger angewandt. Allein in den USA verschlingen Angioplastien bereits eine Summe von vier bis fünf Milliarden Dollar pro Jahr.[712]

Dabei konnte auch hier noch nicht nachgewiesen werden, dass sich damit die Lebenserwartung der Patienten erhöhen lässt, resp. es liegen bis heute noch keine Daten von langfristigen Therapiestudien vor. «Aber selbst wenn die Ballondilatation in den Untersuchungen genauso schlecht abschneidet wie die Bypassoperation», so schreibt der Internist Uwe Heyll, «ist damit zu rechnen, dass sie weiter verwendet wird.»[713]

Dass die Gegenüberstellung von Aufwand und Nutzen ebenfalls nicht allzu positiv ausfallen könnte, dafür gibt es folgende Hinweise: Es bestehen auch bei diesem Eingriff nicht zu vernachlässigende Risiken: Im gedehnten Teil wird die Gefässwand in Mitleidenschaft gezogen und kann einreissen. Zudem können sich in der verletzten Region Blutgerinnsel bilden, die erneute Verengungen oder komplette Verschlüsse auslösen können. «Bei den ersten 1500 Patienten, die zwischen 1977 und 1981 im PTCA-Register des amerikanischen ‹National Heart Lung and Blood Institute› erfasst wurden, kam es in nahezu 10 Prozent zu schweren Komplikationen wie akuten Gefässverschlüssen, Infarkten oder Notoperationen: 1,1 Prozent der Patienten verstarben infolge der Behandlung. Bei 25 bis 35 Prozent der Patienten kommt es innerhalb eines Zeitraums von 6 Monaten nach dem Eingriff zu erneuten Beschwerden. Die hohe Rate an Rückfällen bedingt, dass die Ballondilatation in der Regel mehrfach vorgenommen werden muss.»[714] Bei rund einem Drittel der Patienten, die mit einer Ballondilatation behandelt wurden, muss der Eingriff innerhalb von sechs Mo-

---

711 Heyll (Risikofaktor) 57f
712 Ornish, zit. in Dienstfrey (Heart) 41
713 Heyll (Risikofaktor) 56

714 Heyll (Risikofaktor) 55; vgl. auch Ornish, zit. in Dienstfrey (Heart) 41

naten wiederholt werden, wodurch sich die Wahrscheinlichkeit für das Auftreten weiterer Komplikationen erhöht.

Dies fällt um so mehr ins Gewicht, als es sich beim Eingriff, weil ohne Narkose durchgeführt, für die meisten Patienten um ein beängstigendes und traumatisierendes Erlebnis handelt. Die Abhängigkeit von der Technologie und der Kompetenz des Arztes wird als Hilflosigkeit erlebt, und das Vertrauen in die eigene Gesundheit erschüttert. Weil die Patienten zudem um das Rückfallrisiko wissen, achten manche von ihnen nunmehr fast neurotisch auf jede Störung der Befindlichkeit. «Jeder Brustschmerz wird angstvoll registriert und führt zu neuen Klinikeinweisungen, erneuten Katheteruntersuchungen und weiteren Ballondilatationen. Auf diese Weise leben die Patienten in ständiger Abhängigkeit von medizinischer Betreuung, entwickeln hypochondrische Tendenzen und verlieren ihr Selbstbewusstsein. Bei Verlaufsbeobachtungen nach Ballondilatation der Herzkranzgefässe konnte festgestellt werden, dass viele Patienten auch dann ihre gewohnte Arbeit nicht wieder aufnehmen, wenn sie körperlich dazu bereits in der Lage sind.»[715]

Welch traumatisierende und den Patienten belastende Wirkungen die moderne Spitzenmedizin haben kann, machte des weiteren eine andere Studie an Herzpatienten deutlich. Innerhalb der ersten 48 Stunden nach einem Herzinfarkt besteht eine besonders grosse Gefahr von schweren Herzrhythmusstörungen. Wie der Amerikaner Bernhard Lown anfangs der sechziger Jahre entdeckte, können sie durch elektrische Stromentladungen erfolgreich behandelt werden. Voraussetzung ist allerdings eine lückenlose Überwachung der Patienten. Basierend auf diesen Erkenntnissen wurden, vorerst in den USA, mit enormem technischem und finanziellem Aufwand Intensivüberwachungsstationen eingerichtet.

Obwohl sie in der Folge allenthalben rasch Verbreitung fanden, wurde in Grossbritannien gegen den grossen Widerstand der Befürworter derartiger Überwachungsstationen eine Therapiestudie durchgeführt, bei welcher die eine Hälfte der Patienten in Überwachungsstationen, die andere Hälfte dagegen zu Hause behandelt wurde. Dabei zeigte sich bei den zu Hause behandelten Patienten keine erhöhte Sterblichkeit! Offenbar löste die Einlieferung auf eine Intensivstation – die dortigen technischen Apparaturen, Unruhe, Hektik und die Anwesenheit anderer Schwerkranker und eventuell Sterbender – bei den Infarktpatienten eine zusätzliche Stressreaktion aus. Sie hat eine vermehrte Ausschüttung von Hormonen der Nebenniere zur Folge, die eine Verschlechterung der Herzleistung bewirken und Rhythmusstörungen auslösen können.[716]

---

715 Heyll (Risikofaktor) 56
716 Heyll (Risikofaktor) 61

Eigentlich hätten diese Ergebnisse bedeutet, «dass die Einrichtung von Überwachungsstationen überflüssig ist. Zumindest hätte es weiterer, sorgfältiger Analysen bedurft, um zu einem abschliessenden Urteil zu kommen. Das ökonomische Interesse der Produzenten medizintechnischer Anlagen, der Glaube der Ärzte an die Richtigkeit ihrer Überzeugungen und die Hoffnung der Bevölkerung auf effektivere Behandlungsmöglichkeiten verhinderten aber, dass die beschriebene Studie einen nachhaltigen Einfluss auf die weitere Entwicklung haben konnte.»[717]

Heute ist die Einweisung von Infarktpatienten auf teure Intensivstationen zur Selbstverständlichkeit geworden, und keine Ethikkommission würde mehr eine Therapiestudie genehmigen, bei der Infarktpatienten nicht im Krankenhaus behandelt werden! Gegen diesen Widersinn das Argument vorzubringen, in den vergangenen Jahren sei die Infarktsterblichkeit von Krankenhauspatienten zurückgegangen, reicht dabei nicht aus. Die Patientenkollektive sind heute anders zusammengesetzt als früher, und insbesondere werden heute weitaus mehr kleine Infarkte erkannt, die eine viel bessere Überlebensprognose haben. «Die Geschichte der Überwachungsstationen verdeutlicht sehr gut, was passiert, wenn neue, technisch aufwendige medizinische Massnahmen nicht vor ihrer breiten Verwendung sorgfältig hinsichtlich ihres Nutzens überprüft werden. Es weiss hinterher niemand mehr, ob sich die teuren Geräte überhaupt lohnen und ob die Belastung und Verunsicherung des Patienten notwendig ist.»[718]

Doch damit nicht genug. Das oft krasse Missverhältnis von Aufwand und Ertrag bei der schulmedizinischen Behandlung von chronischen Krankheiten zeigt sich auch bei der medikamentösen Therapie von Herzinfarkten. Wiederum liegt dabei ein Wirkungszusammenhang zugrunde, der für sich allein betrachtet durchaus plausibel erscheint, aber im Gesamtzusammenhang der Erkrankung trotzdem nicht die gewünschten Resultate zeitigt. Und auch hier hatten die Ergebnisse der Therapiestudien nicht zur Folge, dass die Therapie zurückhaltender eingesetzt wurde.

Seit längerem ist bekannt, dass es Substanzen gibt, die den Hauptbestandteil von Blutgerinnseln, das Fibrin, auflösen können. Rund 20 kontrollierte Therapiestudien mit insgesamt über 6000 Patienten ergaben jedoch zumeist enttäuschende Ergebnisse. Dennoch wurde die Therapie vor einigen Jahren basierend auf neuen Erkenntnissen wieder aufgegriffen und die Wirksamkeit mit erneuten Therapiestudien zu belegen gesucht. Vor allem die grosse italienische GISSI-Studie mit mehr als 11 000 Patienten ergab nun tatsächlich einen positiven Effekt. Gross wurde in den Ärztezeitschriften von einem fast zwanzig-

---

717 Heyll (Risikofaktor) 60
718 Heyll (Risikofaktor) 62

prozentigen Rückgang der Sterblichkeit bei medikamentös therapierten Infarktpatienten berichtet und das sensationell anmutende Ergebnis teilweise enthusiastisch aufgenommen.

Davon, dass ihm in Tat und Wahrheit ein blosser Rechentrick zugrunde lag, wurde natürlich nichts verlautbart. Die Anzahl Todesfälle betrug nämlich in der Behandlungsgruppe 10,7 Prozent, in der Placebogruppe 13 Prozent. «Das ist zwar ein Unterschied von 18 Relativprozenten. Absolut, das heisst bezogen auf die Gesamtzahl der in der Studie behandelten Patienten, beträgt die Reduktion der Todesfälle aber nur 2,3 Prozent. Weiterhin muss berücksichtigt werden, dass nur ein Drittel aller Infarktpatienten in die Studie aufgenommen werden konnte. Die grosse Mehrheit schied aus, weil sie nicht rechtzeitig zur Klinik kam oder andere schwere Erkrankungen aufwies, die eine Lysetherapie verhinderten. Dies bedeutet, dass die Reduktion der Todesfälle bezogen auf die Gesamtzahl aller Infarktpatienten weniger als 1 Prozent beträgt. Anders ausgedrückt, von hundert Patienten mit einem akuten Herzinfarkt kann, nach den Ergebnissen der GISSI-Studie, einer durch eine Fibrinolysebehandlung gerettet werden.

Um dieses Ergebnis zu erreichen, muss allerdings eine Reihe von Nebenwirkungen in Kauf genommen werden. Die am meisten gefürchtete Komplikation ist das Auftreten von Blutungen. In der GISSI-Studie wurden bei etwa 3 Prozent aller Patienten Blutungen beobachtet, wovon etwa jede zehnte schwere Symptome verursachte, beispielsweise durch eine Blutung in das Gehirn mit Ausbildung eines Schlaganfalls. Eine andere mögliche Nebenwirkung ist das Auftreten einer allergischen Reaktion, die einen Kreislaufschock verursachen kann.»[719] Von diesen Nebenwirkungen sind natürlich alle behandelten Patienten betroffen. Mit anderen Worten, um von hundert Behandelten zwei zu retten, müssen bei allen insgesamt erhebliche Nebenwirkungen in Kauf genommen werden.

Die entsprechende Bilanz verschlechtert sich noch zusätzlich, wenn man in Rechnung stellt, dass bei den medikamentös behandelten Infarktpatienten während der ersten drei Wochen die Gefahr eines erneuten Infarkts doppelt so hoch war wie bei der Vergleichsgruppe. «Bei der weiteren Verlaufskontrolle trat innerhalb von sechs Monaten bei 3,3 Prozent der fibrinolytisch behandelten und bei 2,5 Prozent der herkömmlich behandelten Patienten ein erneuter Infarkt auf. Die erhöhte Rate an wiederholten Infarktereignissen lässt es als höchst fraglich erscheinen, ob das bessere Ergebnis der fibrinolytisch behandelten Patienten auch eine Besserung des langfristigen Krankheitsverlaufs bedeutet.»[720]

---

719 Heyll (Risikofaktor) 65
720 Heyll (Risikofaktor) 66

Ungeachtet dieser ernüchternden Ergebnisse der schulmedizinischen Therapie bei Herzinfarkten wird der Bevölkerung in grossen Aufklärungskampagnen beizubringen versucht, «dass eine Rettung bei einem Herzinfarkt möglich sei, wenn man nur rechtzeitig ein Krankenhaus aufsuche, um sich dort in die Behandlung der Ärzte zu begeben».[721] Im Anschluss an eine derartige Aufklärungsveranstaltung der ‹Deutschen Herzstiftung› im Jahr 1991 stand beispielsweise in der ‹Sonntagszeitung› gross zu lesen, nach den «neuesten Daten» könne die Häufigkeit der Todesfälle durch Herzinfarkte «um ein Viertel bis um die Hälfte» gesenkt werden, «wenn Infarktpatienten rascher zur Klinik gelangen, um dort eine lebensrettende Behandlung zu erhalten».[722]

Noch bedenklicher wird die Sache dann, wenn die schulmedizinische Logik und Methodik in der Folge nicht nur im akuten Notfall, sondern sogar präventiv zur Anwendung kommen. Wiederum im Zusammenhang mit Herzkrankheiten stellte sich beispielsweise unter vielen anderen ein hoher Cholesteringehalt im Blut als Risikofaktor für koronare Herzerkrankungen heraus, allerdings nur bei Männern unter 60 Jahren. Das heisst, für diese Personen besteht ein statistischer Zusammenhang zwischen einem erhöhten Cholesterinwert und dem Risiko für Verengungen der Herzkranzgefässe.

Wie nicht anders zu erwarten, fragte die konventionelle Medizin wenig danach, durch was diese veränderten Cholesterinwerte bewirkt werden und wie diese eigentlichen Ursachen angegangen werden könnten. Vielmehr wurde nach Medikamenten gesucht, um die erhöhten Blutfettwerte zu senken, und dann der Bevölkerung weisgemacht, erstens den Cholesteringehalt bestimmen zu lassen und zweitens bei abweichenden Werten umgehend und möglicherweise lebenslänglich Medikamente zu sich zu nehmen. Auch die Lebensmittelindustrie profitierte von der bald einmal einsetzenden Cholesterinhysterie, suchte nach Fettersatzstoffen und produzierte und propagierte cholesterinarme Nahrungsmittel.[723]

Für die vielen Anbieter kommen dabei dem ‹Cholesterinmarkt› höchst lukrative Dimensionen zu. In der Bundesrepublik Deutschland beispielsweise haben rund die Hälfte der 20- bis 29jährigen erhöhte Cholesterinwerte, und dieser Anteil steigt kontinuierlich bis zu 80 bis 90 Prozent bei den über 60jährigen. Mit anderen Worten, die Mehrheit der erwachsenen deutschen Bevölkerung weist ‹kritisch› erhöhte Cholesterinwerte auf und ist, obwohl sonst gesund, im Verständnis der konventionellen Medizin präventiv therapiebedürftig.[724] Entsprechend hat sich die Verordnungshäufigkeit cholesterinsenkender Arzneimittel in Deutschland zwischen 1980 und 1990 verdoppelt, und die

---

721 Heyll (Risikofaktor) 68
722 Zit. in Heyll (Risikofaktor) 69
723 Vgl. auch Teil II, Kap. 3.1
724 Heyll (Risikofaktor) 159

Kosten hierfür haben sich verfünffacht! «1990 wurden annähernd 7 Millionen Packungen fettsenkender Medikamente im Wert von 860 Millionen Mark verkauft.» Dabei entfielen 75 Prozent der Therapie «auf Patienten über 60 Jahre, die von dieser Massnahme überhaupt nicht profitieren».[725] Und auch bei den übrigen stehen Aufwand und Ertrag einmal mehr in einem fragwürdigen Verhältnis:

Zwar stand am Anfang der präventiven (!) medikamentösen Therapie wiederum die sensationelle Schlagzeile, damit könne die Zahl der koronaren Todesfälle um rund einen Viertel gesenkt werden. Auch diese Aussage, die vor allem gestützt auf die ‹LCR-Studie› und die ‹Helsinki-Heart-Study› gemacht wurde, beruhte allerdings auf der sogenannten betrügerischen statistischen Basis. Das heisst, genau gleich wie bei der medikamentösen Therapie von Infarktpatienten war sie rechnerisch aufgebauscht. Ehrlich genommen und in absoluten Zahlen ausgedrückt betrug der Rückgang der Sterblichkeit nur 0,4 bzw. 0,3 Prozent![726]

Zudem ging zwar die Koronarsterblichkeit um diese minimen Prozentsätze zurück. Wie Abbildung 23 zeigt, wurde sie aber ausgeglichen und teilweise sogar übertroffen durch eine Zunahme von Todesfällen aus anderen Ursachen. In

Abb. 23: Ergebnisse kontrollierter Studien zur Cholesterinsenkung bei an sich gesunden männlichen Personen [727]

Studien-bezeichnung	Koronare Todesfälle		Krebs-todesfälle		Todesfälle durch Unfälle, Gewalt oder Suizid		Gesamtzahl aller Todesfälle	
	Therapie-gruppe	Kontroll-gruppe	Therapie-gruppe	Kontroll-gruppe	Therapie-gruppe	Kontroll-gruppe	Therapie-gruppe	Kontroll-gruppe
LA Veterans Administration	41	50	31	17	4	0	174	177
Minnesota coronary survey	39	34	16	12	21	14	158	153
World Health	36	34	42	25	18	15	128	87
Colestipol-Upjohn	9	22	2	2	2	0	17	27
LRC	30	38	16	15	11	4	68	71
Helsinki heart	14	19	11	11	10	4	45	42
Gesamtanzahl	169	197	118	82	68	37	590	557
Prozent	1,36	1,59	0,95	0,66	0,53	0,30	4,74	4,50

725 Heyll (Risikofaktor) 168. In der Schweiz beläuft sich demgegenüber das Geschäft mit Lipidsenkern ‹bloss› auf 60 Millionen Franken pro Jahr. Amacher (Bauch) 27

726 Vgl. Heyll (Risikofaktor) 160f; vgl. auch Wettstein (Angst) 18

727 Aus: Heyll (Risikofaktor) 162, gestützt auf Morgan et al.

den Therapiegruppen zeigte sich sowohl eine erhöhte Krebssterblichkeit als auch eine klar erhöhte Sterblichkeit durch Gewalteinwirkung. Letzteres steht möglicherweise damit in Zusammenhang, dass die Cholesterinsenkung Auswirkungen auf die Funktion des Zentralnervensystems hat und zu Verhaltensveränderungen führen kann. Daraus wiederum könnten vermehrte Gewalttaten und Selbstmorde resultieren. In einer Untersuchung konnte jedenfalls gezeigt werden, «dass ältere Männer mit niedrigen Cholesterinwerten häufiger eine depressive Symptomatik aufweisen als Vergleichspersonen mit hohem Cholesterin».[728] Gleichzeitig wird daraus deutlich, dass Cholesterin nicht einfach ein schädliches Gift, sondern ein wichtiger Bestandteil für die Funktion vieler Zellen und Organe ist.[729]

Wenn der Cholesteringehalt im Blut dennoch unbesehen ‹zurechtmedikamentiert› wird, so hat dies darüber hinaus erwiesenermassen Nebenwirkungen. Folgende Symptome treten je nach Medikament bei zwischen 5 und 9 Prozent der Behandelten auf: Kopfschmerzen, Störungen der Magen- und Darmtätigkeit mit krampfartigen Schmerzen, Durchfall und Hautausschläge. Seltener kommt es zu Muskelschmerzen, Lähmungen, Haarausfall, Blutbildveränderungen und Erhöhung der Leberwerte. All diese Nebenwirkungen werden bei sämtlichen Behandelten in Kauf genommen, um bei einem sehr geringen Prozentsatz eine niedrigere Koronarsterblichkeit auf Kosten einer höheren Sterblichkeit aus anderen Ursachen zu erzielen! Ja, es wird mittlerweile sogar gefordert, die Cholesterinwerte auch bei Säuglingen zu messen und Kinder aus ‹Risikofamilien› im dritten bis vierten Lebensjahr zu untersuchen.[730]

Deutsch und deutlich kommentiert der Internist Uwe Heyll diese Entwicklungen wie folgt: «Die gesundheitlichen Schäden, die durch die von Ärzten und Pharmaindustrie geschürte Cholesterinhysterie bisher angerichtet wurden, können nur geschätzt werden. Neben den direkten Nebenwirkungen der medikamentösen und diätetischen Behandlung muss die Verunsicherung und Angst des Betroffenen bedacht werden. Der hohe Cholesterinwert wird als Bedrohung empfunden, als Zeitbombe, die im Organismus tickt und irgendwann Krankheit und Tod auslösen wird. Auf diese Weise werden aus gesunden Menschen ängstliche und verunsicherte Patienten.»[731]

Dieses Fazit fällt noch vernichtender aus, wenn man sich bewusst wird, dass zum einen der individuelle Cholesterinspiegel stark schwankt und dass zum andern selbst bei einer hervorragenden Laborgenauigkeit mit Fehlerquoten von mindestens 10 Prozent zu rechnen ist. In einer Studie wurden denn auch «bei einer Nachmessung bei den meisten Studienteilnehmern Unterschiede von über

---

728 Heyll (Risikofaktor) 163
729 Vgl. Pollmer et al. (Prost) 73ff, 86f. Das wahre Gesundheitsproblem dürften demgegenüber Oxycholesterin und trans-Fettsäuren darstellen, wie sie insbesondere bei der industriellen Nahrungsmittel-Verarbeitung entstehen.

Vgl. Pollmer et al. (Prost) 84f, 93ff sowie Teil II, Kap. 3.1
730 Vgl. Heyll (Risikofaktor) 168f; Pollmer et al. (Prost) 72, 89
731 Heyll (Risikofaktor) 169; vgl. auch Pollmer et al. (Prost) 96

20 Prozent ermittelt; jeder zehnte wurde fälschlicherweise in eine Hochrisikogruppe eingeteilt, obwohl er einer Niedrigrisikogruppe angehörte, und umgekehrt».[732] Was die natürlichen Schwankungen des Cholesterinwerts betrifft, so sind diese sogar grösser als die Veränderungen, die mit einer medikamentösen Behandlung erreicht werden können!

Doch damit immer noch nicht genug. Einen ähnlich fragwürdigen Nutzen kann eine weitere medizinische Vorsorgemassnahme gegen Gefässkrankheiten haben. Seit längerem ist bekannt, dass auch der Blutdruck in einem Zusammenhang mit dem Risiko von Gefässerkrankungen steht. Insbesondere bei Personen mit stark erhöhten Blutdruckwerten (diastolischer Druckwert 115 mmHg und mehr) hat sich in der Folge eine medikamentöse Therapie im Rahmen von Therapiestudien als zweckmässig herausgestellt. Auch bei mittelschwerem Bluthochdruck (105 bis 114 mmHg) ist sie angezeigt. Nicht erwiesen ist jedoch der Nutzen bei der weitaus grösseren Zahl all jener Menschen mit einer milden Hypertonie (90 bis 104 mmHg), die nicht bereits unter Erkrankungen der Kreislauforgane oder beispielsweise unter einer Zuckerkrankheit leiden.[733]

Bei diesen an sich gesunden Hypertonikern, die in der Bevölkerungsgruppe zwischen 30 und 70 Jahren 23 Prozent der Männer und 12 Prozent der Frauen ausmachen, war keine Therapiestudie in der Lage, einen Nutzen einer präventiven medikamentösen Therapie nachzuweisen. Heyll schreibt hierzu: «Insgesamt zeigen die Ergebnisse der bisher durchgeführten Studien, dass es keine Anhaltspunkte dafür gibt, dass Personen mit milder Hypertonie von einer medikamentösen Behandlung profitieren könnten. Dennoch wird von den meisten Ärzten und Experten unverändert die Behandlung aller Hypertoniker gefordert, also auch derjenigen, die nur eine milde Hypertonie aufweisen. Die medikamentöse Behandlung des milden Bluthochdrucks ist eine Übertherapie, die für die meisten Betroffenen eher schädlich als nützlich sein dürfte. Untersuchungen von Personen mit milder Hypertonie haben mittlerweile gezeigt, dass 40 Prozent nach drei bis vier Jahren auch ohne Therapie wieder normale Blutdruckwerte aufweisen, bei 20 bis 50 Prozent ergibt sich keine Veränderung, und nur in 10 bis 12 Prozent entwickelt sich eine mittelschwere bis schwere Hypertonie mit nachfolgenden Organschäden.»[734]

Umgekehrt treten bei einer präventiven Behandlung mit Diuretika oder Betablockern in 10 Prozent der Fälle beträchtliche unerwünschte Nebenwirkungen auf: Schwindel, Kopfschmerzen, Wadenkrämpfe, Hautausschläge, Mundtrockenheit, Übelkeit, Erbrechen, Bauchkrämpfe, Auslösung von Gichtanfällen, Herzklopfen, Thrombosen, Verschlechterung einer Zuckerkrankheit,

---

732 Wettstein (Angst) 18
733 Vgl. Heyll (Risikofaktor) 146ff
734 Heyll (Risikofaktor) 151

Schwitzen, Halluzinationen, Depressionen, Herzrhythmusstörungen, Verstärkung von Durchblutungsstörungen und Potenzstörungen gehören zu den häufigsten Beschwerden, die bei einer rein präventiv gedachten und im Fall von milder Hypertonie nicht wirksamen Therapie auftreten können! [735]

Zusätzlich müssen des weiteren die psychologischen Wirkungen in Rechnung gestellt werden, wenn bei jemandem ein nur leicht erhöhter Blutdruck festgestellt und als therapiebedürftig bezeichnet wird. Bei einer amerikanischen Untersuchung zeigten sich bei 71 als Hypertonikern fehldiagnostizierten Personen im Vergleich zur Kontrollgruppe erhebliche Auswirkungen. Sie klagten häufiger über depressive Symptome, schätzten ihre Gesundheit deutlich schlechter ein und berichteten, dass sich das Wohlbefinden in den letzten Jahren erheblich verschlechtert habe. In einer anderen Studie nahm nach der Diagnose einer Hypertonie die Anzahl der Fehltage bei der Arbeit um 80 Prozent zu. [736]

Um so bedenklicher stimmen diese Ergebnisse, wenn man sich vor Augen hält, dass mindestens ein Drittel aller bisher als Hypertoniker diagnostizierten Menschen absolut normale Blutdruckwerte aufweist! Dies ist darauf zurückzuführen, dass bei vielen Personen zum Beispiel durch die Anwesenheit des Arztes der Blutdruck bei der Messung automatisch ansteigt. Oder bei vorgängiger körperlicher Anstrengung ist er ebenfalls erhöht. Zudem ist bei Menschen mit grossem Armumfang oder bei älteren Menschen mit einer Gefässverhärtung im Bereich der Oberarme zur korrekten Messung eine breitere Manschette bzw. ein höherer Manschettendruck erforderlich. Ein erschreckend hoher Prozentsatz der Ärzte ist jedoch vermutlich nicht in der Lage, den Blutdruck korrekt zu messen:

Bei einer Untersuchung in München verwendeten 86 Prozent der Ärzte «keine breitere Manschette bei grossem Armumfang, 30 Prozent konnten nicht angeben, welche Phase der Korotkoff-Geräusche für die Bestimmung des diastolischen Blutdrucks massgeblich ist, und 86 Prozent kannten nicht die Druckablassgeschwindigkeit, die zu einer korrekten Messung eingehalten werden muss». [737] Wenn in der Folge an sich gesunde Menschen als Hypertoniker diagnostiziert und medikamentös behandelt werden, so beinhaltet dies die zusätzliche Gefahr, dass dadurch der Blutdruck unter den normalen Wert absinkt. Bei einem diastolischen Wert unter 85 mmHg jedoch steigt das Risiko eines Herzinfarkts ebenfalls an. In einem derartigen Fall wäre dann das Infarktrisiko durch die Behandlung nicht gesenkt, sondern sogar erhöht worden. [738]

---

735 Heyll (Risikofaktor) 152
736 Heyll (Risikofaktor) 153f
737 Heyll (Risikofaktor) 155f
738 Heyll (Risikofaktor) 152f

Zu guter Letzt soll der oft fragwürdige Nutzen schulmedizinischer Therapien von Gefässkrankheiten an einem Beispiel gezeigt werden, in welchem sogar eine Operation als präventive Massnahme propagiert wird. Pro Jahr erleiden allein in Deutschland 150 000 Personen einen Schlaganfall, der zum Tod oder zu schweren, in der Regel bleibenden Behinderungen führen kann. Die Tatsache, dass Durchblutungsstörungen des Gehirns häufig von arteriosklerotisch bedingten Wandveränderungen der Halsschlagader verursacht werden, führte zu der Überlegung, durch die chirurgische Entfernung dieser Gefässverengungen das spätere Auftreten von Schlaganfällen verhindern zu können.[739]

Im Spitzenjahr 1984 wurden in den USA in der Folge mehr als 100 000 derartiger, keineswegs harmloser Eingriffe mit Gesamtkosten von mehr als 1,2 Milliarden Dollar vorgenommen. Bis jetzt zeigten Therapiestudien jedoch einen gewissen Nutzen nur bei Personen mit einer hochgradigen Verengung der Halsschlagader, bei denen gleichzeitig bereits vorübergehende oder bleibende neurologische Störungen vorhanden sind. Bei Patienten jedoch mit einer asymptomatischen Verengung der Halsschlagader ist die Operation nicht zu rechtfertigen. Sie haben «ein relativ geringes Risiko, im weiteren Leben einen Schlaganfall zu erleiden. Bei langfristigen Verlaufsbeobachtungen liegt die jährliche Rate von Schlaganfällen zwischen 0,5 und 1,5 Prozent. Die meisten Todesfälle dieser Patienten sind nicht Folge eines Schlaganfalls, sondern von Herzinfarkten. Dies ist ein Hinweis auf die Tatsache, dass die Arteriosklerose eine Systemerkrankung ist, bei welcher lokale Massnahmen nur eine begrenzte Wirksamkeit haben.»[740]

Im Gegenteil verhält es sich bei einer Operation an der Halsschlagader so, dass die Wirksamkeit im unerwünschten Sinn, d.h. hinsichtlich des Risikos und der Nebenwirkungen, derart hoch ist, dass sie sogar den Nutzen bei den insgesamt wenigen hochgradigen und gleichzeitig mit Symptomen verbundenen Fällen aufwiegt: So ist ausgerechnet der Schlaganfall, der durch die Operation eigentlich verhindert werden soll, die häufigste Komplikation. Zudem sterben 1 bis 3 Prozent der Patienten infolge der Operation. Schlaganfälle und Todesfälle zusammengerechnet, beträgt die Komplikationsrate zwischen 5 und 10 Prozent und kann in kleineren Krankenhäusern sogar noch höher liegen.

Auch hier ist das Fazit von Heyll eindeutig: «Die Karotisendarteriektomie ist, ähnlich wie die Bypassoperation, ein aufwendiger und belastender Eingriff, der allerdings weitgehend wirkungslos und ausserordentlich ineffektiv ist. Nach vorsichtigen Schätzungen könnten in Deutschland vielleicht 300 bis 400 Patienten im Jahr von diesem Eingriff profitieren, angesichts der Gesamtzahl von

---

739 Heyll (Risikofaktor) 70
740 Heyll (Risikofaktor) 72

150 000 Schlaganfällen je Jahr ein eher bescheidenes Ergebnis. Der geringe Nutzen der Halsschlagaderoperationen kontrastiert auffallend zur Häufigkeit, mit der dieser Eingriff durchgeführt wird. In Deutschland werden jedes Jahr ungefähr 10 000 Patienten operiert. Wenn man von einer Sterblichkeit von 2 Prozent ausgeht, bedeutet dies, dass jährlich 200 Menschen in Deutschland unmittelbar an den Folgen einer Operation der Halsschlagader versterben – für eine vorbeugende Behandlung eine erschreckend hohe Anzahl.» [741]

Dessenungeachtet propagieren auch hier namhafte Gefässchirurgen einen weiteren Ausbau dieser Eingriffe. In der ‹Ärzte Zeitung› vom 5. Mai 1992 stand zu lesen: «Rund 120 000 Schlaganfälle könnten jedes Jahr verhindert und das Leben von 40 000 Patienten gerettet werden, wenn Stenosierungen der Halsschlagader frühzeitig operativ beseitigt würden. Darauf hat jetzt der Präsident der Deutschen Gesellschaft für Gefäss-Chirurgie, Professor Dr. Hans-Martin Becker, in München hingewiesen. ... Von 120 000 notwendigen Operationen werden nach Beckers Angaben in Deutschland derzeit pro Jahr nur 12 000 vorgenommen.» Die wahren Hintergründe dieser Behauptungen werden ersichtlich, wenn man den Artikel bis zum Ende liest. Dort heisst es nämlich, Ziel sei es, «die Gefässchirurgie gemeinsam mit vier weiteren chirurgischen Teilgebieten zu selbständigen Gebieten mit eigenständiger Forschung und Lehre zu erheben». [742]

Nicht das Interesse der Patienten bestimme das Zahlenspiel, sondern das der Ärzte, kommentiert Heyll. «Je wichtiger ein Teilbereich der Medizin ist, desto eher hat er Chancen, ein eigenständiges Fachgebiet zu werden mit den damit verbundenen Professorenstellen, Forschungsgeldern und Verdienstmöglichkeiten.» [743] Besonders eklatant ist die ärztliche Übertherapie in der Folge bei aufwendigen und extrem teuren Verfahren. Sie geht einher mit einer Verschwendung von Geldmitteln, die in der Folge bei all jenen Patienten und Behinderten fehlen, denen sie auf unspektakulärere Weise tatsächlich Hilfe bringen könnten.

4.4 Chronische Erkrankungen: mit dem Latein am Ende

Ob AIDS, Krebs oder Gefässerkrankungen, stets sucht die Schulmedizin ihre Eingriffsmöglichkeiten fast ausschliesslich auf der biophysikalischen Ebene. Sie forscht nach möglichen Erregern und will sie bekämpfen, noch bevor sie als solche tatsächlich feststehen, sie gibt in Form von Medikamenten isolierte chemische Moleküle in den Organismus, sie bestrahlt ihn, oder sie operiert entartete Teile oder schadhaft gewordene Stellen des Körpers weg. Eigentlich

---

741 Heyll (Risikofaktor) 73f
742 Zit. in Heyll (Risikofaktor) 75f
743 Heyll (Risikofaktor) 76

verhält sie sich damit wie der Verkehrspolitiker, der immer dort, wo sich ein Engpass zeigt, sogleich neue oder breitere Strassen baut, aber nichts an den Ursachen des zunehmenden Verkehrs ändern will. Mit seinem kostspieligen Aktivismus erreicht er höchstens kurzfristige Verbesserungen, die das Problem jedoch in der Regel gesamthaft nur noch verschlimmern und sogar den trügerischen Eindruck vermitteln, alles im Griff zu haben.

Bei chronischen Krankheiten handelt es sich um Systemerkrankungen mit vielfältigen Ursachen. Es ist wohl einfacher und bequemer, lediglich die Symptome bzw. die körperlichen und seelischen Alarmreaktionen im Visier zu haben und zu beseitigen. Der Nutzen für den Patienten ist dabei jedoch, soweit überhaupt vorhanden, sehr trügerisch.

Das gleiche gilt erst recht für die Gesellschaft insgesamt. Hier wiegt die bloss symptomkonzentrierte Schulmedizin mit ihren scheinbaren Erfolgsmeldungen zum einen die Bevölkerung in falscher Sicherheit. Andererseits hat sie zur Folge, dass kaum etwas an den krankmachenden Lebensumständen der modernen Industrie- und Dienstleistungszivilisation geändert wird. Im Gegenteil schafft sie mit ihren punktuellen Kurzfrist-Erfolgen bei der Therapie der Opfer wichtige Voraussetzungen dafür, dass das Wohlstandsleben noch gesundheitsfeindlicher werden kann. Wettbewerbsdruck und Hektik nehmen weiter zu, desgleichen der Verkehr, der Lärm und die Umweltzerstörung, die Arbeitslosigkeit, die Verarmung immer breiterer Bevölkerungsschichten, die Flucht in Suchtmittel und einlullende Zerstreuungsangebote, eine einseitige Ernährung etc. Nicht von ungefähr werden all die vielen Beschwerden, welche die Wohlstandsbürger heute entwickeln, mehrheitlich Zivilisationskrankheiten genannt.[744]

Sofern man seitens der Ärzteschaft nichts an deren Ursachen ändert und ändern will, sondern sich im Gegenteil unter jenen bewegt, die am meisten von der Wohlstandszivilisation profitieren, und darüber hinaus die alleinige Definitionsmacht dessen beansprucht, wie Krankheiten zu verstehen und zu behandeln sind, darf man sich folglich nicht wundern, dass die Medizin nicht mit ihnen fertig wird und dass die Krankheitskosten immer exorbitantere Dimensionen annehmen. Auch ist es dann, in Abwandlung eines Zitats von Prof. Meinrad Schär, höchstens erstaunlich, dass mit dem immer grösseren Aufwand an Personal und Material, an Spitälern, Ärzten, technischen Einrichtungen und Arzneimitteln der Gesundheitszustand der schweizerischen Bevölkerung wenigstens ungefähr auf dem Niveau von 1960 gehalten werden konnte und (noch) nicht rapide gesunken ist.[745]

---

[744] Vgl. auch Teil II
[745] Vgl. Prof. Meinrad Schär, zit. in
   Fritschi (Wohlstandsseuchen) 12

Doch nicht nur wegen der tieferliegenden gesellschaftlichen Ursachen, die möglichst nicht gesehen und angegangen werden, steht die heutige Medizin den vorherrschenden chronischen Krankheiten einigermassen ratlos gegenüber und ist hier gleichsam mit ihrem Latein am Ende. Und das stets krassere Missverhältnis zwischen Aufwand und Ertrag resultiert auch nicht allein deshalb aus der unverminderten Dominanz des biomedizinischen Paradigmas, weil dieses der Komplexität gerade chronischer Erkrankungen nicht gerecht zu werden vermag, solches aber nicht eingestehen will, sondern den Ausweg lediglich in einer immer weiteren und kostspieligeren Verfeinerung ihrer vom Grundansatz her fragwürdigen Methoden sucht.

Gerade aus dieser Verfeinerung und aus der damit einhergehenden immer ausgeprägteren Spezialisierung resultiert nämlich ein weiterer wichtiger Faktor für die chronifizierte Fehlfunktion des spitzenmedizinischen Apparates bei den meisten der heute vorherrschenden Krankheitsbildern. Wie F. Hunecke bereits anfangs der sechziger Jahre schrieb, ist das Spezialistentum «die grösste Gefahr für jede echte Heilkunst, die nur vom Ganzen her verstanden werden kann, entsprechend dem philosophischen Axiom, nach dem ‹das Ganze mehr ist als die Summe seiner Teile›».[746]

Mit anderen Worten, eine Medizin, die – wie in Teil I gezeigt – in immer mehr Spezialgebiete mit entsprechenden Spezialisten zerfällt, vermag zwar zum Beispiel in der Traumatologie oder bei der (vorübergehenden) Beherrschung sonstiger akuter Krankheitszustände zweifelsohne grandiose Erfolge vorzuweisen. Bei chronifizierten, multifaktoriellen Krankheiten erweist sich jedoch das Spezialistentum oft genug als sehr hinderlich – um so mehr, als bei immer mehr Patienten mehrere Krankheiten und Beschwerden gemeinsam auftreten. Hier ist es dann fast zwangsläufig so, dass der Patient, wie bereits beschrieben,[747] gleichsam in die ‹Mühle› der modernen Medizin gerät. Er wird von Spezialist zu Spezialist herumgereicht, x-fach und meist aufwendig diagnostisch abgeklärt und auf alle möglichen Symptome, selten jedoch auf die Ursachen seiner Krankheit(en) hin therapiert.

Besonders augenfällig sind die Nachteile einer stark spezialisierten Medizin auch im stationären Bereich, weil ja der Spitalpatient, obwohl dies möglicherweise wünschbar und nötig wäre, nicht gleichzeitig auf mehrere Fachbereiche aufgeteilt werden kann. Mit anderen Worten, insbesondere ältere Patienten leiden möglicherweise an komplexen Beschwerden und/oder an mehreren Krankheiten zugleich, die eigentlich auf ganz verschiedenen Abteilungen des hochspezialisierten, nach medizinischen Kriterien in immer kleinere organisatorische

---

746 Hunecke, zit. in Berbuer (Ethik) 62
747 Vgl. z.B. Kap. 3.1 oder Teil I, Kap. 3.2

Wissenschaftlicher Materialismus und Pflegeproblematik

Subbereiche aufgeteilten Spitals behandelt werden müssten. Dies ist jedoch nur bedingt möglich – um so mehr, als zwischen den einzelnen Spezialärzten nicht selten ein ausgeprägtes ‹Revierdenken› herrscht.[748]

Nichtsdestoweniger konzentrieren sich auch bei chronisch und mehrfach Erkrankten ausgerechnet die schweren Fälle im Akutspital, das hierfür allein aus organisatorischen Gründen im Grunde schlecht geeignet ist. Gemäss VESKA-Statistik handelte es sich im Jahr 1990 bei immerhin 25,1 Prozent aller schweizerischen Spitaleintritte um komplizierte Fälle mit mehr als drei Diagnosen, und bei 41,7 Prozent der operierten Patienten mussten mehr als drei Operationen vorgenommen werden.[749] Die Aufwendungen sind hier in der Folge nicht allein aus medizinischen Gründen weit überproportional.

Weil nämlich das Spital in verschiedenste Teilbereiche untergliedert ist, ein chronisch und/oder mehrfach Erkrankter jedoch nicht selten verschiedener Spezialisten aus unterschiedlichen Kliniken und Abteilungen bedarf, entsteht meist zwangsläufig ein hoher Koordinations- und Kommunikationsaufwand. Auch werden vermehrte Transporte erforderlich, einzelne Mitarbeiter und Bereiche sind (vorübergehend) zu sehr oder zu wenig ausgelastet, und es kommt zu Wartezeiten. Sie können bis hin zu einer rein organisationsbedingten Verlängerung des Spitalaufenthalts führen, weil noch weitere Spezialisten konsultiert und zusätzliche Untersuchungen durchgeführt werden müssen, die entsprechenden Kapazitäten jedoch erst später verfügbar sind.[750]

Vor allem aber hat die wachsende Diskrepanz zwischen der zunehmenden Spezialisierung des modernen Spitals und den heute vorherrschenden, multifaktoriellen Krankheitsbildern im Verbund mit dem konventionellen Medizinverständnis zur Folge, dass auch im Spital die Therapie einem chronisch und mehrfach erkrankten Patienten nicht wirklich gerecht zu werden vermag. Im Zentrum der Behandlung stehen wird in aller Regel nur die akut auftretende Krankheit bzw. die Beherrschung der akuten Phase einer Erkrankung, um die übrigen Störungen und Beschwerden jedoch wird sich das Spitalpersonal meist wenig kümmern. Und auch die immanent wichtigen Hintergründe insbesondere einer chronischen Erkrankung werden oft genug fast völlig ausser acht bleiben.[751]

Obwohl gerade bei einem Spitalaufenthalt an sich die Möglichkeit gegeben wäre, auch das psychische und soziale Umfeld der Erkrankung(en) eines Patienten abzuklären, sind die ärztlichen Spezialisten hierzu in der Regel gar nicht in der Lage. Ihnen fehlen die Zeit, die entsprechende Ausbildung sowie die Bereitschaft, mit anderen Spezialisten, wie vor allem Psychosomatikern, zusam-

---

748 Vgl. Teil I, Kap. 4
749 VESKA-Statistikzentrale (Panorama 1990) 7
750 Vgl. Hofer (Organisation) 267
751 Vgl. Hofer (Organisation) 144

menzuarbeiten. Und das Pflegepersonal, das im heutigen Spitalbetrieb noch am ehesten auch die Hintergründe und grösseren Zusammenhänge einer Erkrankung ausleuchten und in die Therapie miteinbeziehen könnte, ist hierzu nicht berechtigt und oft auch weder motiviert noch zeitlich imstande.[752]

Zwar werden Spitalpatienten in der Folge von allen Beteiligten höchst aufwendig umsorgt, diagnostiziert und therapiert, aber wie gesagt fast nur hinsichtlich ihrer dringenden, vordergründigen Beschwerden und Wünsche. Und ausgerechnet der daraus resultierende Aktivismus dient dann als Argument dafür, man habe gar keine Zeit, sich mit den tatsächlichen Sorgen und Nöten des Patienten zu befassen – wiewohl sich absehbarerweise gerade dadurch die Genesung und die Rückfallrate verbessern und damit der Gesamtaufwand insbesondere bei chronischen Erkrankungen senken liessen.

Nicht mehr die Bedürfnisse und Zwänge eines auf mechanistische Anschauungen vom menschlichen Organismus reduzierten Medizinalbetriebs stünden dann im Zentrum, sondern tatsächlich wieder die Patientin und der Patient – allerdings nicht im Sinne von passiven, verwöhnten ‹Hotelgästen›, sondern als Mitbeteiligte, die bewusst dazu geführt würden, sich aktiv mit den Ursachen ihrer Krankheiten und Beschwerden auseinanderzusetzen und sie nach Möglichkeit zu verändern.[753]

Vorderhand allerdings stehen diesem Idealbild auch die Patientinnen und Patienten selbst entgegen. Mehrheitlich wollen sie sich bekanntlich gar nicht mit den tieferen Ursachen ihrer Krankheit befassen, sondern verlangen ihrerseits, dass zumindest die Symptome möglichst rasch und bequem zum Verschwinden gebracht werden. Absehbarerweise wird sich zumindest ein konventionelles Spital mit grossen Schwierigkeiten konfrontiert sehen, wenn es zum Beispiel von Herzpatienten fordert, vor der Inanspruchnahme kostspieliger Behandlungen müssten sie sich zuerst dazu bereit erklären, abzunehmen und/oder das Rauchen aufzugeben. Mit Bestimmtheit würde eine derartige Vorbedingung heute noch als ungebührliche Einmischung in die Privatsphäre empfunden und wäre wohl im Urteil der Spitalverantwortlichen dem guten Ruf und der Konkurrenzfähigkeit der Klinik bzw. des Spitals allzu abträglich.

Aus all diesen Gründen steht zu erwarten, dass es ungeachtet stets höherer Aufwendungen auch weiterhin so bleiben wird, dass die Medizin ausgerechnet den häufigsten der heute in den Industrieländern vorkommenden Krankheiten – Herzinfarkt, Krebs, Hirnschlag, Arthritis, Leberzirrhose und chronischen Lungenerkrankungen – relativ machtlos gegenüberstehen wird, dass sie hier höchstens etwas zu lindern, nur selten jedoch zu heilen vermag.[754] Und gleich-

---

752 Vgl. auch Kap. 5
753 Sommer (Malaise) 8

754 Grünn (Heilkraft) 26

sam als Zusammenfassung lässt sich der Gesundheitsökonom Bernhard Güntert zitieren, der das Dilemma der modernen Spitzenmedizin wie folgt auf den Punkt bringt:

«Die kausalen Methoden der herkömmlichen Medizin versagen bei dieser komplexen ‹neuen Morbidität› häufiger und müssen sich mit Teilerfolgen begnügen. Zur Behandlung dieser Krankheiten wäre ein breites, multidisziplinäres und systemisches Hilfeleistungsmodell der Medizin erforderlich. Dies widerspricht jedoch weitgehend den fachlichen Spezialisierungen und dem Einsatz perfekter technologischer Apparaturen. Der Arzt müsste den Patienten mit seiner Umwelt als Ganzes erfassen, alle möglichen Krankheitsursachen und deren Interdependenzen aufspüren und mit therapeutischen Massnahmen auf allen Ebenen gleichzeitig einsetzen. Von einem solchen ärztlichen Paradigma sind wir heute jedoch noch weit entfernt.»[755]

4.5 Iatrogene – arztbedingte – Krankheiten

Das Dilemma der modernen Medizin gründet allerdings noch tiefer. Mit ihrem heutigen Krankheitsverständnis, das sich nach wie vor weitgehend an den konventionellen Naturwissenschaften und ihrer engen Methodik orientiert, steht sie nicht nur der Komplexität des heute vorherrschenden Krankheitsspektrums einigermassen ratlos gegenüber, sondern sie kann sogar – wie bereits verschiedentlich angesprochen – sowohl bei der Diagnose als auch bei der Therapie ungewollt bestehende Krankheiten verschlimmern oder neue hervorrufen.

Derartige *iatrogene – arztbedingte – Krankheiten* haben eine erste wichtige Ursache schlicht darin, dass die moderne Spitzenmedizin zum einen immer spezialisierter und komplizierter wird, und zum anderen auf oft sehr massiven Eingriffen in den Körper basiert, sei es chirurgisch, medikamentös oder in Form von Bestrahlung. Fehler mit unter Umständen gravierenden Folgen sind in der Folge fast unvermeidlich. Jene, die dabei in der Öffentlichkeit die grösste Publizität finden, sind die sogenannten Kunstfehler. Wie beispielsweise eine Berner Dissertation gezeigt hat und wie auch in persönlichen Gesprächen mit Angestellten von Spitälern zutage tritt, werden derartige Fälle jedoch gerne verschwiegen oder in ihrer Bedeutung heruntergespielt.[756]

Insbesondere in den USA, wo allfällige Kunstfehler aufgrund der dortigen Rechtspraxis weit eher zu Gerichtsfällen mit teilweise gigantischen Entschädigungssummen werden, führt die Entwicklung andererseits dazu, dass nun erst recht alles versucht wird, um sich gegen Kunstfehlerrisiken abzusichern. Zum

---

755 Güntert (Gesundheitswesen) 54
756 Vgl. Morgenthaler (Gerichtsgutachten)

248 Teil III

Netzwerk 26

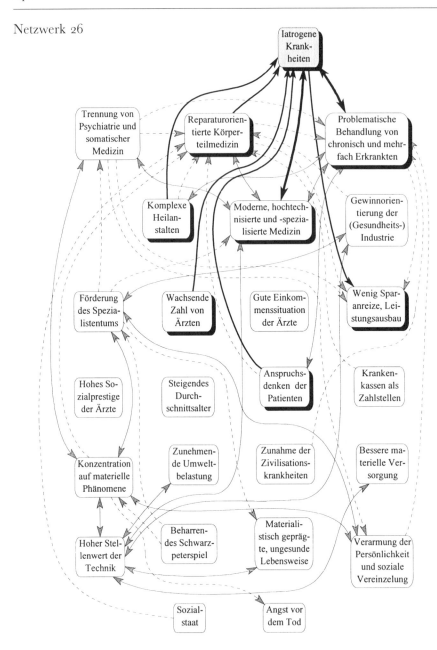

einen resultieren in der Folge riesige Versicherungsprämien, welche dann auf die Patienten bzw. deren Versicherer abgewälzt werden. Zum anderen wird dem diagnostischen und therapeutischen Hyperaktivismus stark Vorschub geleistet, mit wiederum höchst unerwünschten Folgen für die Kostenentwicklung und oft auch für den physischen und psychischen Gesundheitszustand des Patienten. Ivan Illich schreibt gar, dass ‹Kunstfehler-Risiken›, «die eingegangen werden, um Gerichtsverfahren und Strafverfolgungen zu vermeiden», mehr Schaden anrichten als alle anderen iatrogenen Stimuli.[757]

Zusätzlich verschärft wird dieser fragwürdige Zustand durch die in Teil II bereits angesprochene Tabuisierung des Todes. Erstens wird der Arzt aufgrund seines Berufsstolzes und wegen seiner oft materialistisch geprägten Weltsicht, welche den Tod als etwas Endgültiges erachtet, sogar in eigentlich hoffnungslosen Fällen vielfach alles unternehmen, um einen Patienten am Leben zu erhalten. Und selbst dort, wo er dem Leiden durchaus ein Ende setzen und auf weitere lebenserhaltende Massnahmen verzichten möchte, wird er durch drohende Prozessklagen seitens der Angehörigen oft daran gehindert. Die moderne Spitzenmedizin hat demzufolge auch dahingehend ihre iatrogenen Wirkungen, dass sie Menschen, deren Leben natürlicherweise bereits seinen Abschluss gefunden hätte, nicht gehen lässt, sondern sie unnötig quält und sie zu eigentlichen Opfern der medizintechnologischen Lebensverlängerungsmöglichkeiten macht.

Doch selbst dort, wo es vorerst nicht um Leben und Tod und nicht um wirkliche Kunstfehler geht, können Patienten zu iatrogenen Opfern des Medizin-Systems werden. Vielen Eingriffen liegt ein grosser ärztlicher Ermessensspielraum zugrunde, was zur Folge hat, dass einschneidende Therapien auch dann durchgeführt werden, wenn sie eigentlich gar nicht angezeigt wären. Entsprechend schreibt Heyll: «Die Opfer der Medizin erregen allenfalls dann Aufmerksamkeit, wenn sich ein sogenannter Kunstfehler nachweisen lässt. Die alltäglich auftretenden Gesundheitsschäden durch ärztliche Massnahmen, die sich als notwendige Folge der Überbehandlung einstellen ..., diese Konsequenz wird nicht wahrgenommen.»[758]

Im Fall der beiden häufigsten Zivilisationserkrankungen, Krebs und Herz/Kreislauf-Krankheiten, wurde diese Übertherapie bereits an Beispielen verdeutlicht.[759] Ihr ist oft die ärztliche Überzeugung eigen, damit im besten Interesse der Patienten zu handeln. Denn die Kurzsichtlogik des biomedizinischen Modells, in welchem die Ärzte geschult wurden, lässt in der Tat Erfolge ihrer Behandlungsmassnahmen erwarten. Und was die Langzeit-

---

[757] Illich (Enteignung) 25, mit Bezug auf Dr. Quentin Young

[758] Heyll (Risikofaktor) 224

[759] Vgl. Kap. 4.2 und 4.3

wirkungen anbelangt, so sind sie aus Quellen informiert, welche die Ergebnisse statistisch beschönigen und zu Erfolgen uminterpretieren. Obwohl meist keinesfalls harmlos, fällt es in der Folge nicht schwer, entsprechende Behandlungen den rasche Abhilfe verlangenden Patientinnen und Patienten ebenfalls plausibel zu machen.

Noch weit bedenklicher ist diese Übertherapie dann, wenn zusätzlich finanzielle Interessen seitens der verschiedenen Anbieter mit hineinspielen und wenn beim Patienten sogar schwerwiegende Körperverletzungen in Kauf genommen werden, um die eigene Ertragssituation zu verbessern. Das Beispiel der Gebärmutterentfernungen im Kanton Tessin wurde diesbezüglich bereits angesprochen.[760] Hier zeigte sich unter anderem ein offensichtlicher Zusammenhang zwischen grösserer Operationshäufigkeit und der vor allem für Privatspitäler lukrativen Möglichkeit, aufwendigere Leistungen verrechnen zu können. In die gleiche Richtung deutet die Tatsache, dass die Zahl der Kaiserschnitt-Geburten an Privatspitälern in der Schweiz vielfach dreimal so hoch ist wie im gesamtschweizerischen Durchschnitt![761]

Aber auch an öffentlichen Spitälern ist es – nicht allein aus finanziellen, sondern auch aus schulmedizinisch bedingten Gründen – so, dass nicht selten das medizinisch Notwendige mit dem Aufwendigen und im wahrsten Sinne Einschneidenden gleichgesetzt wird. Um beim Beispiel der Geburt zu bleiben, bei Erstgebärenden sei der Dammschnitt üblich und notwendig, wurden meine Frau und ich seinerzeit an einem Informationsabend des hiesigen Kantonsspitals belehrt. Wenn uns dies nicht passe, dann könnten wir ja eine andere Gebärmöglichkeit suchen. Noch weit krasser ist jedoch der Fall, den Friedericke Gasser-Gasser schildert: Als Hebammenschülerin wurde sie mit einer kurz vor der Austreibungsphase stehenden Erstklass-Gebärenden alleingelassen, damit die Oberhebamme eilends den Chefarzt holen konnte. Die Endphase der Geburt nahm dann jedoch einen sehr raschen Verlauf:

«Als das Köpfchen sichtbar wurde, habe ich Alarm gegeben und dann einfach zugeschaut, die Frau gehalten, mit ihr geatmet und über den zutiefst eindrücklichen Vorgang gestaunt. Mit dem ersten Schrei, den das junge Menschlein von sich gab, war auch die Oberhebamme wieder da. In meiner grossen Freude und voll Ehrfurcht sagte ich: ‹Ein Büblein, und erst noch ohne Dammschnitt.› Für die Hebamme jedoch war dies eher ein Schock. Denn Erstklass-Gebärende bekamen schon damals routinemässig den Dammschnitt. Kurzentschlossen verabreichte sie der jungen Mutter eine Chloroform-Narkose und schnitt eine Episiotomie. ... Anschliessend wurde der Herr Professor benach-

---

760 Vgl. Teil I, Kap. 4
761 Rey (Kaiserschnitt-Manie) 20

richtigt, damit er den völlig sinnlos gemachten Dammschnitt nähen konnte. ... Die junge Mutter war ausser der Freude über die rasche und natürliche Geburt glücklich darüber, vom Herrn Professor persönlich genäht worden zu sein. Der Herr Professor seinerseits freute sich gewiss über das so hart verdiente Honorar.»[762]

Wenigstens gibt es nicht zuletzt unter dem steigenden Kostendruck neuerdings vermehrt Therapiestudien, welche zwar seitens vieler Ärzte eher widerwillig in Kauf und zur Kenntnis genommen werden, welche aber das iatrogene Potential der modernen Spitzenmedizin sichtbar machen. So zeigte sich beispielsweise, dass mehr als zwei Drittel aller Blinddarmoperationen bei jungen Frauen Folge einer Fehldiagnose sind. Oder Untersuchungen in sechs grossen englischen und walisischen Krankenhäusern kamen zum Schluss, dass mindestens ein Fünftel aller Röntgenuntersuchungen überflüssig ist.[763]

Ähnlich zeigte Conen am Kantonsspital Basel auf, dass mehr als 40 Prozent der Elektrokardiogramm-Diagnosen von den Assistenzärzten ohne berechtigte Indikation durchgeführt worden waren. Zudem war die Interpretation der EKG selbst bei grosszügiger Beurteilung nur in 75 Prozent der Fälle richtig. Noch gravierender waren die Befunde bei einer Studie Conens hinsichtlich des Einflusses von Röntgenbildern der Lumbalwirbelsäule auf Diagnose und Therapie bei Patienten mit akuten Kreuzschmerzen. Im Vergleich zu einer Kontrollgruppe, die nicht geröntgt worden war, wurde weder der diagnostische noch der therapeutische Prozess durch das Röntgenbild nennenswert beeinflusst. Die geröntgten Patienten zeigten jedoch einen Trend zu längerer Abwesenheit vom Arbeitsplatz. Zudem wurden sie einer hohen Strahlenbelastung ausgesetzt, mit einer durchschnittlichen Kostensteigerung von 150 Prozent bei Diagnostik und Therapie.[764]

Dass die modernen Möglichkeiten der Diagnostik vielfach im Übermass eingesetzt und die Resultate falsch interpretiert werden und dass der Patient durch diese Untersuchungen einer unnötigen Belastung ausgesetzt wird, ist jedoch nur das eine. Erst richtig krank gemacht werden kann er gerade durch falsche Befunde. Wie der Arzt Edgar Berbuer schreibt, fand sich bei der Durchsicht der orthopädischen Facharztbefunde aus fünf Jahren «nicht ein einziger Normalbefund. Es war immer irgendeine Zacke an irgendeinem Knochen, die sich als Aufhänger für die Beschwerden des Patienten bot. Diese Befunde sagen nichts über die grosse Gefahr der Somatisierung psychischer Probleme, denn durch den geschärften, eingeengten Blickwinkel des Orthopäden lässt sich immer eine Knochenzacke als die berühmte Nadel im Heuhaufen finden. So sind diese

---

[762] Gasser-Gasser (Messergeburten) 41; vgl. ferner auch Knieriemen (Schwangerschaft) 6ff

[763] Heyll (Risikofaktor) 223 und dort zitierte Literatur

[764] Vgl. Sommer (Malaise) 42f

Praxen Geburtsstätte vieler chronisch Kranker, die unter anderen Umständen heute noch Gesunde wären.»[765]

Aufschlussreich und alarmierend ist in diesem Zusammenhang auch eine neuere Untersuchung aus den USA, bei welcher MRI-Aufnahmen der unteren Wirbelsäule von 98 Freiwilligen, welche noch nie Rückenbeschwerden gehabt hatten, zusammen mit MRI-Aufnahmen von Personen mit tatsächlichen Rückenproblemen zwei erfahrenen Neuro-Radiologen zur Beurteilung vorgelegt wurden. Bei rund der Hälfte der gesunden Personen zeigten sich dabei hervortretende Bandscheiben, und bei einem Viertel wurde eine deutliche Hernie diagnostiziert. Nur bei 36 Prozent der Personen ohne Beschwerden ergab sich ein normaler Befund![766]

Zwar besteht nun kaum die Gefahr, dass an beschwerdefreien Personen unnötige und risikoreiche Rückenoperationen vorgenommen werden. Personen mit Kreuzschmerzen jedoch laufen ein hohes Risiko, dass bei ihnen eine Anomalie im Rückenbereich diagnostiziert und – möglicherweise sogar operativ – behandelt wird, obwohl sie nur mit vergleichsweise geringer Wahrscheinlichkeit tatsächlich für die Beschwerden verantwortlich ist. Die Autoren der besagten Studie empfehlen denn auch, bei Menschen mit Schmerzen im unteren Rückenbereich keine ausgedehnte Diagnostik zu betreiben. Neuere Diagnosetechniken sollten ihnen zufolge nur bei Patienten eingesetzt werden, die zusätzlich zu den Rückenbeschwerden noch andere Symptome wie beispielsweise Sensibilitätsstörungen in den Beinen oder Blasenstörungen aufweisen.

Ähnlich ist die Sachlage im Fall von Gallensteinerkrankungen. Bei rund einem Zehntel der gesunden Bevölkerung werden mit den heutigen Diagnosetechniken – im besonderen der Sonographie – Gallensteine gefunden. Mindestens die Hälfte ist jedoch völlig harmlos und verursacht zeitlebens keine Beschwerden. Lediglich bei Patientinnen und Patienten mit sogenannt funktionellen Bauchbeschwerden, bei welchen sich ansonsten keine krankhaften organischen Veränderungen nachweisen lassen, wird ein diagnostizierter Gallenstein zum Problem. Obwohl an sich vielleicht harmlos, kann er zu einer Operation führen: «Zahlreiche Gallenblasenoperationen werden wegen funktioneller Störungen durchgeführt, die völlig unabhängig von den gefundenen Gallensteinen bestehen. Dies erklärt, warum ein hoher Prozentsatz von Patienten nach Gallenblasenoperationen unverändert Beschwerden hat und ein sogenanntes ‹Postcholezystektomie-Syndrom› aufweist.»[767]

Zusätzlich verstärkt wird die Tendenz zu einer überflüssigen Entfernung der Gallenblase aber auch durch die verbesserte Operationstechnik. Seit Einführung

---

765 Berbuer (Ethik) 68
766 Meijer van Putten (tussenwervelschijf) 3
767 Heyll (Risikofaktor) 105f

der laparoskopischen Technik stieg die Zahl der Cholezystektomien in der Bundesrepublik Deutschland um 28 Prozent. Zudem besteht auch hier ein Zusammenhang zu den Verdienstmöglichkeiten der Ärzte: Bei Privatpatienten wird die Gallenblase besonders häufig endoskopisch entfernt. Dabei ist auch dieser Eingriff im Vergleich zur offenen Operation keinesfalls harmlos und weist zum Beispiel hinsichtlich Verletzungen der Gallenwege eine deutlich höhere Komplikationsrate auf.[768]

Während ‹Stahl› und ‹Strahl› auf physikalischem Weg massiv und oft unnötigerweise in den menschlichen Körper eingreifen, geschieht dies im Fall von allopathischen, synthetisierten Arzneimitteln auf chemische Weise. Auch hier sind die iatrogenen Wirkungen oft beträchtlich. Sie liegen einmal darin begründet, dass die meisten dieser Arzneien mehr oder weniger gravierende Nebenwirkungen aufweisen. Darin liegt für manche Mediziner offenbar sogar der Beweis ihrer Wirksamkeit. Die Leitende Ärztin einer Psychiatrischen Klinik beispielsweise versuchte mir bezüglich der Bachblüten-Therapie plausibel zu machen, wenn diese selbst bei falscher Anwendung keine Nebenwirkungen habe, könne sie auch nicht wirksam sein.

Umgekehrt geschlossen werden Nebenwirkungen von der konventionellen Medizin bewusst in Kauf genommen und akzeptiert. Sie genügend in Rechnung zu stellen, erweist sich jedoch als schwierig, nur schon, weil jeder Mensch individuell und auch abhängig von seinem tageszeitlichen Rhythmus auf die vereinnahmten hochaktiven chemischen Substanzen reagiert. Zudem sind natürlich manche Herstellerfirmen wenig daran interessiert, die Nebenwirkungen ihrer Produkte genügend herauszustreichen. Aufschlussreich ist in diesem Zusammenhang, dass in den USA gemäss einer Erhebung des ‹General Accounting Office› bei mehr als 51 Prozent (!) der zwischen 1976 und 1985 auf den Markt gebrachten Medikamente die Beipackzettel ergänzt werden mussten, und zwar aufgrund von ernsthaften, unerwarteten Nebenwirkungen wie Herz-, Leber- und Nierenschäden, ernsthaften Störungen der Blutbildung, angeborenen Missbildungen, Atemstillständen, Anfällen und Blindheit.[769]

Verantwortlich hierfür ist nebst der Interessenlage der Hersteller und dem Umstand, dass allopathische Medikamente massiv und auf eher plumpe Weise in das subtile Wechselspiel der körpereigenen Substanzen eingreifen, auch die illusionäre Annahme der konventionellen Wissenschaft, aus Versuchen am tierischen Organismus könnten für den Menschen zuverlässige Ergebnisse bezüglich vertretbarer Nebenwirkungen abgeleitet werden. Der Contergan-Fall stellt diesbezüglich nur die besonders tragische Spitze des Eisbergs dar. Die

---

768 Prof. Siewert, in o.V. (Gallenblasenentfernung) 38

769 Zit. in Sharpe (Argumente) 2

Liste der Arzneimittel, die beim Menschen ganz andere akute und chronische Nebenwirkungen zeitigten als im Tierversuch, ist mittlerweile erschreckend lang. Gemäss WHO mussten in den vergangenen 30 Jahren weltweit mehr als 3500 pharmazeutische Präparate mit rund 250 Wirkstoffen zurückgezogen oder mit erheblichen Einschränkungen belegt werden, welche im Tierexperiment als unbedenklich beurteilt worden waren.[770]

Doch nicht nur die eigentlichen Nebenwirkungen allopathischer Medikamente sind von iatrogener Bedeutung, sondern auch die Wechselwirkungen verschiedener Medikamente oder jene mit alltäglichen Substanzen wie Alkohol oder Lebensmittelzusatzstoffen. Welche Dimension diese Problematik hinsichtlich akuten wie auch bezüglich chronischen Neben- und Wechselwirkungen aufweist, wird dann deutlich, wenn man sich vor Augen hält, dass beispielsweise jede(r) Deutsche im statistischen Durchschnitt mehr als 2,5 Tabletten pro Tag konsumiert. Pro Jahr sind es zwischen 900 und 1000 Tabletten. Und dabei nimmt die Bundesrepublik international gesehen nicht einmal einen Spitzenplatz ein. Beim Rekordhalter Japan beträgt der jährliche Durchschnittskonsum pro Einwohner sogar rund 1800 Tabletten – Säuglinge, Schwangere, Stillende und Tablettenabstinente eingerechnet![771]

Gemäss dem Präsidenten der Ärztekammer Berlin, Dr. Ellis Huber, hat sich der Arzneimittelkonsum in der Bundesrepublik «zu einer ernstzunehmenden Gefahr für die Gesundheit der Bürger entwickelt. Der irrationale Umgang mit Arzneien ist die Folge einer kulturellen Fehlorientierung im Medizinsystem und im Bewusstsein der Patienten.»[772] Rund dreimal höher als die Zahl der Verkehrstoten soll in der Bundesrepublik Deutschland die Zahl der aufgrund von Arzneimittel-Nebenwirkungen Gestorbenen sein. Prof. Remmer, Toxikologe aus Tübingen, schätzt sie auf jährlich 30 000.[773]

Auf einem Internistenkongress in Wiesbaden wurde bereits 1976 festgehalten, «dass cirka sechs Prozent der Erkrankungen mit Todesfolge und circa 25 Prozent der behandlungsbedürftigen organischen Erkrankungen auf Arzneimittel-Nebenwirkungen zurückzuführen seien. Eine Bostoner Studie spricht davon, dass bei circa 30 Prozent der Krankenhauspatienten Medikamenten-Nebenwirkungen beobachtet werden und drei Prozent lebensbedrohlicher Gesundheitszustände durch Nebenwirkungen die stationäre Aufnahme erforderlich machten (im Klinikum Berlin-Steglitz werden die entsprechenden Zahlen mit 20 bzw. sechs Prozent angegeben).»[774]

Die exzessive Medikation der modernen Medizin, oft ergänzt durch eine sorglose Selbstmedikation, führt zudem nicht nur zu direkten Arzneimittel-

---

770 Vgl. Vereinigung ‹Ärzte gegen Tierversuche› e.V. (Risikomedikamente); ferner Ruesch (Pharma Story); Pfaff (Foltern) 47f
771 Schlebusch et al. (Medizin) 9
772 Huber, zit. in Harsieber (Jenseits) 39f
773 Schlebusch et al. (Vernichtung) 47f
774 Schlebusch et al. (Vernichtung) 47

schäden – unter Umständen mit Todesfolge –, sondern auch zu indirekten Beeinträchtigungen der Gesundheit. Schlafstörungen oder Verdauungsbeschwerden beispielsweise werden durch die bequeme Pillenlösung leicht chronifiziert, und auch bei noch ernsthafteren Gesundheitsstörungen sind die Folgewirkungen nach der vorübergehenden medikamentösen Symptomunterdrückung oft genug noch gravierender als die ursprünglichen Beschwerden.

Besonders ausgeprägt zeigt sich dies hinsichtlich der Anwendung von Antibiotika im Sinn einer Art modernen Allzweckheilmittels. Der Arzt W. Klunker schildert diesbezüglich folgenden exemplarischen Fall: «Das bei Behandlungsbeginn 11jährige Mädchen leidet seit 6 (!) Jahren an einem chronischen, immer neu rezidivierenden Harnwegsinfekt, der seinen Ausgang an einer harmlosen, aber mit Antibiotika behandelten Blasenentzündung genommen hatte. Bei der Anmeldung schrieb die Mutter: ‹Schön langsam gebe ich die Hoffnung auf, dass unser Kind diese ewigen Blasenentzündungen jemals loswerden wird.› Die vier ersten Lebensjahre war das Kind gesund gewesen, bis nach einer winterlichen Tour dieser erste Infekt auftrat. Gleich nachher kam das erste Rezidiv, gefolgt von weiteren Rückfällen, die, zusammen mit interkurrenter Angina, Otitis media und Pyodermie, allesamt antibiotisch behandelt worden waren. Im nächsten Jahr glaubte man die Erklärung dieser hartnäckigen Infekte in einer Harnröhrenverengung mit Reflux zu finden. Es folgten mehrfache Dehnungen der Harnröhre, bis beim Kind verhaltensneurotische Störungen auftraten, so dass die Mutter schliesslich weitere Dehnungen verweigerte, zumal ohnehin unter gleichzeitiger antibiotischer Langzeittherapie die Infekte unvermindert weitergingen. Als dann ein anderer Urologe aufgesucht wurde, meinte dieser, drei bis vier Harnwegsinfekte im Jahr seien ohne weiteres akzeptabel, was die Familie erschreckte. Sein Antibioticum sprach gut an, doch der nächste Infekt kam nach zwei Wochen usw.»[775] Durch eine homöopathische Behandlung wurde das Mädchen schliesslich innert weniger Monate geheilt.

Im Fall von (lebens-)bedrohlichen Infekten gehören Antibiotika zweifelsohne zu den wichtigsten Errungenschaften der modernen Medizin. Leichtfertig und sogar prophylaktisch verschrieben, werden sie jedoch mehr und mehr zu einer bedeutenden Quelle iatrogener Krankheiten. Sie beeinträchtigen auf Dauer das körpereigene Abwehrsystem und, indem sie Bakterien abtöten, bieten sie anderen Mikroorganismen wie insbesondere Pilzen während oder nach der Therapie um so idealere Wachstumsbedingungen.[776] Zudem führen sie vor allem in den Spitälern zu stets resistenteren Krankheitskeimen. Bakterienstämme

---

[775] Klunker (Homöopathie) 23

[776] Dieser Zusammenhang dürfte auch bei der Ausbreitung von AIDS eine wesentliche Rolle spielen. Orth (Todesursache) 4f

von extremer Aggressivität zwingen dort mittlerweile zu immer härterer Antibiotikagabe.

In der Bundesrepublik Deutschland erkranken von den jährlich ins Krankenhaus eingelieferten Patienten 500 000 bis 800 000 an den dort grassierenden Infekten. Prozentual liegt die Infektionsrate zwischen fünf und acht Prozent, in den Intensivstationen gar bei ca. 30 Prozent, wobei die häufigsten Infektionsquellen Katheder, Venenpunktionen sowie die Klimaanlagen sind. Von den infizierten 500 000 bis 800 000 Patienten sterben allein 40 000 an Sepsis, zusätzlich zu den schätzungsweise 30 000 jährlichen Todesopfern aufgrund direkter Arzneimittel-Nebenwirkungen. [777]

Gemäss einer Schweizer Studie ist bei 70 Prozent aller Patientinnen und Patienten, die im Lauf eines Jahres stationär behandelt werden, mit iatrogenen Krankheiten zu rechnen, wobei zwei Drittel der Gesundheitsstörungen im Krankenhaus und ein Drittel durch Massnahmen der Hausärzte verursacht werden. Als besonders pathogen gelten dabei gemäss amerikanischen Untersuchungen Universitätskliniken. [778]

Der Umweltforscher und Biologe Prof. Jakob von Uexküll gelangte nach 30 Jahren fachspezifischer Forschung sogar zur Annahme, dass 50 Prozent aller Erkrankungen in den Industrieländern iatrogener Natur seien. Diese Zahl gewinnt an Plausibilität, wenn bisher vernachlässigte Ursachen von Gesundheitsstörungen wie zum Beispiel Amalgamfüllungen oder Operationsnarben mit in Betracht gezogen werden und wenn zusätzlich in Rechnung gestellt wird, dass die moderne Medizin oft genug nur die vordergründigen Symptome einer Krankheit beseitigt und die dabei auftretenden Nebenwirkungen und Symptomverschiebungen gleich zum Anlass nimmt, ihr konventionelles Instrumentarium erneut einzusetzen. [779]

Auch wenn weitere Einflussfaktoren wie Bevölkerungsdichte und zugehöriger Lebensstil inkl. entsprechende Risikofaktoren mit in Betracht gezogen werden müssen, so beunruhigt doch, wenn der Mediziner Hans Halter die Ergebnisse einer Studie des wissenschaftlichen Instituts der deutschen Allgemeinen Ortskrankenkassen (AOK) wie folgt kommentiert: «Bürger, die in einem Gebiet mit vielen Ärzten und reichlich Krankenhäusern wohnen, verwandeln sich rascher in Patienten, werden häufiger operiert, nehmen mehr nebenwirkungsreiche Medikamente und sterben im statistischen Durchschnitt früher.» [780] Auch gemäss Sommer bestehen durchaus Anzeichen dafür, dass «wir mit der Strategie der ständig steigenden Behandlungsintensität sogar schon in Bereiche vorgestossen sind, in denen der Grenznutzen negativ geworden ist». [781]

---

777 Scheiner (Irrsinn) 50; vgl. auch Arnold (Medizin) 98f, 121
778 Scheiner (Irrsinn) 50
779 Vgl. Illich (Enteignung) 24; zur Problematik der Operationsnarben ferner Kap. 3.5

780 Zit. in Scheiner (Irrsinn) 50 und in Schlebusch et al. (Medizin) 10f; vgl. auch Biermann (Gesundheitsfalle) 69
781 Sommer (Malaise) 34

Und noch zusätzliche Bedeutung erhält der Faktor Iatrogenesis schliesslich dann, wenn man ihn wie Ivan Illich auch auf gesamtgesellschaftliche Zusammenhänge ausdehnt. Die Errungenschaften der modernen Medizin verhindern in dieser Sichtweise, endlich grundlegende Missstände unserer Wirtschaftsgesellschaft zu thematisieren und zu korrigieren. Wie bereits angesprochen,[782] schädigt die zivilisatorische Lebensweise die Gesundheit der Wohlstandsbürger insgesamt immer mehr, die moderne Spitzenmedizin mit ihren unendlichen Möglichkeiten der Symptomunterdrückung sorgt jedoch dafür, dass wir davon möglichst wenig merken und kaum etwas daran ändern – sei es als Normalverbraucher, sei es als Politiker, Wissenschaftler oder Wirtschaftsführer.

Ein Beispiel hierfür sind die von der Pharmaindustrie hochgepriesenen Bronchodilatatoren, welchen ein ausgezeichnetes Kosten-Nutzen-Verhältnis attestiert wird, ohne jedoch in Betracht zu ziehen, dass die Dauermedikamentation von immer mehr Menschen letztlich nur für die Anbieter der betreffenden Medikamente wirklich Sinn macht, ansonsten jedoch nur von den tatsächlich erforderlichen grundsätzlichen Remeduren ablenkt.[783] Weit zweckdienlicher, aber gerade aufgrund der modernen Möglichkeiten der Medizin politisch wenig vordringlich, wäre, die drastische Verringerung der Luftschadstoffe, wie sie in der Schweiz von Gesetzes wegen eigentlich längst geboten wäre, endlich konsequent in die Tat umzusetzen. Nicht einmal mehr jene, denen bereits die Luft ausgeht, bzw. deren elterliche Vertreter, gehen heute mehr auf die Barrikaden. Der Bronchial-Spray im richtigen Moment stellt auch für sie oft genug die unverfänglichere und bequemere (Schein-)Lösung dar.

4.6 Vernachlässigte und vereinseitigte Prävention
Ganz in das beschriebene Bild, wissenschaftlich-technische Wege zu finden, um die wahren Ursachen von tieferliegenden Problemen möglichst nicht zur Kenntnis nehmen zu müssen, passt auch die Tatsache, dass die *Gesundheitsvorsorge im Rahmen der herkömmlichen Medizin im allgemeinen vernachlässigt* und dass sie, soweit sie dennoch zum Tragen kommt, *eher einseitig verstanden* wird. Zentrale Ursachen hierfür bilden wiederum das Wissenschaftsverständnis der heutigen Medizin sowie der hohe Grad der Spezialisierung und Technisierung, der mit ihm einhergeht. So ist die moderne westliche Medizin – ganz anders als etwa die chinesische Heilkunde – seit jeher wenig an den Bedingungen für ein gesundes Leben interessiert, sondern vielmehr an der Krankheit und ihren Symptomen. Sie studiert nicht den Gesunden und versucht von ihm zu lernen, sondern sie untersucht den Kranken, den es zu reparieren gilt.[784]

---

782 Vgl. Teil II
783 Vgl. Abt (Atemwegserkrankungen)

784 Vgl. Capra (Denken) 175; Hofer (Organisation) 61ff; Müller/Grüninger (Beratung) 10

Netzwerk 27

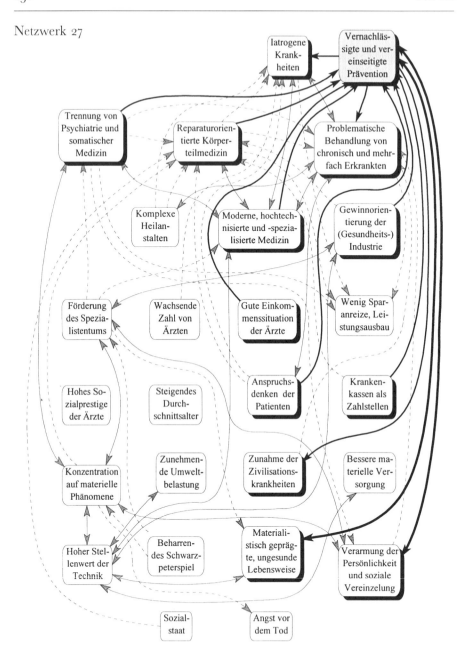

Bei ihrem Studium der Krankheit findet sie zwar ebenfalls ursächliche Faktoren, vorerst und primär sind es jedoch nur von der Norm abweichende, messbare Werte auf der physiologischen Ebene. Sie müssen in der Folge nicht zwingend mit der Lebensweise des Patienten in Verbindung gebracht werden, und sie können es insofern oft auch gar nicht, weil den mit der Untersuchung betrauten Spezialisten entweder Angaben zu den Lebensumständen und -gewohnheiten des Patienten fehlen bzw. weil sie nicht die Zeit und das Interesse haben, sie in Erfahrung zu bringen.

Erst allmählich und zögerlich machten grossangelegte epidemiologische Untersuchungen auch für die westliche Schulmedizin deutlich, dass Gesundheit und Krankheit nicht einfach schicksalshafte Erscheinungen darstellen, sondern dass sie zu erheblichen Teilen von der allgemeinen Lebensführung und von Lebensgewohnheiten abhängen.[785] Gemäss dem Präventivmediziner Prof. M. Schär wären durch eine gesunde Lebensweise schätzungsweise ein Drittel aller Krankheiten und nahezu die Hälfte der vorzeitigen Sterbefälle verhütbar. Und auch der Basler Medizinprofessor W. Stauffacher meint: «Die grössten Fortschritte in der Gesunderhaltung unserer Bevölkerung könnten durch billigste, nicht primär medizinische Prävention im Bereich von Ernährung, Rauchen, Alkohol und physischer Aktivität erzielt werden.»[786]

Derartige Einsichten konsequent in sein Selbstverständnis und in seine Tätigkeit einfliessen zu lassen, dazu war das Medizinsystem allerdings bisher wenig willens und in der Lage. Rein finanziell gesehen wird nach wie vor ein verschwindend kleiner Prozentsatz der Gesundheitsausgaben für die Gesundheitsvorsorge eingesetzt – im Jahr 1991 waren es in der Schweiz inkl. AIDS-Prävention erst 2 Prozent der Gesamtaufwendungen[787] –, und die vereinzelten Präventions-Aktivitäten sind weiterhin sehr partiell und punktuell ausgerichtet und oft lokal beschränkt. Prävention wird zudem nur zu Teilen als Aufgabe der Medizin verstanden und bequemerweise an die entsprechenden Spezialisten, sprich Präventivmediziner, delegiert. Für die weiteren und wichtigen Bereiche der Gesundheitsvorsorge – die pädagogische Prävention, den Umweltschutz und die Unfallverhütung – fühlen sich viele Ärzte ohnehin nicht oder nur am Rande zuständig und mitverantwortlich.[788]

Der bereits mehrfach thematisierte Materialismus kommt auch hier wieder in verschiedenster Hinsicht zum Tragen. Wissenschaftlich gesehen ist das Studienobjekt Krankheit nicht zuletzt deshalb weit faszinierender als der Bereich Gesundheit, weil sich bei letzterem viel stärker diffuse, nicht streng beweisbare Zusammenhänge ergeben.[789] Das läuft einerseits den heute noch gültigen

---

785 Vgl. Arnold (Medizin) 137; Sommer (Malaise) 108f
786 Zit. in Sommer (Malaise) 113; vgl. auch Undritz (Gesundheitswesen) 112; Gutzwiller (Prävention) 37; Hofer (Organisation) 71ff
787 Bundesamt für Statistik (Kosten 1985–1991) 18, 23, 25

788 Eine wichtige Ausnahme bildet die Gruppe Ärztinnen und Ärzte für Umweltschutz, die sich erst kürzlich wieder öffentlich für Temporeduktionen im Strassenverkehr stark machte. Vgl. Däpp (langsamer) Schweiz 2
789 Vgl. beispielsweise Bauer/Gutzwiller (Prävention) 21ff

Wissenschaftlichkeitserfordernissen zuwider und stellt andererseits auch weit höhere Anforderungen an Verstand und Verständnis – im sachlichen und menschlichen Sinn. Damit im Zusammenhang sind selbstredend (spitzen-)medizinische Erkenntnisse und Errungenschaften interessanter und anerkennungsträchtiger als Aktivitäten auf dem Gebiet der Prävention.

Mit einer hochtechnisierten und -spezialisierten Reparaturmedizin – und hier kommt einmal mehr auch die lebenspraktische Seite des Materialismus ins Spiel – lassen sich zudem handfeste finanzielle Interessen sowohl seitens der Anbieter als auch der Anwender viel besser befriedigen. Nicht die Menschen, die gesund sind und gesund bleiben wollen, garantieren den Ärzten, den Apotheken und der Gesundheitsindustrie heute noch ihre ansehnlichen Einkommen und erklecklichen Gewinne, sondern die vielen kranken und krankgemachten, möglichst aufwendig zu therapierenden Patientinnen und Patienten.

Folgerichtig geben sich die im Gesundheitswesen verantwortlich Tätigen von Ausnahmen abgesehen auch wenig Rechenschaft darüber, dass eine zusätzlich investierte Million im präventivmedizinischen Bereich wohl erheblich mehr Nutzen stiften würde als im therapeutisch-kurativen.[790] «Medikamente gegen Krankheiten zu verschreiben, die sich bereits entwickelt haben», heisst es im chinesischen Nei Ching, «ist dem Verhalten von Personen vergleichbar, die, lange nachdem sie Durst verspüren, einen Brunnen zu graben beginnen, oder jenen, die mit dem Schmieden von Waffen beginnen, nachdem sie bereits in eine Schlacht verwickelt sind. Würden solche Massnahmen nicht zu spät kommen?»[791]

Die Antwort liegt auf der Hand, und gerade deshalb werden wohl die erforderlichen Fragen kaum gestellt. Dies gilt nicht zuletzt auch auf seiten des Patienten mit seiner ebenfalls schon vielfach angesprochenen Konsumhaltung. Für ihn ist es eben oft nur im Sprichwort so, dass Vorbeugen besser ist als Heilen. Seine Bequemlichkeiten und sein Konsum- und Suchtverhalten will er heute und möglichst vollumfänglich ausleben. Er weiss zwar mittlerweile immer klarer, dass dies im statistischen Durchschnitt unangenehme Konsequenzen haben wird, aber es muss ja trotzdem nicht ausgerechnet ihn treffen oder wenn schon, dann erst später. Vorerst jedoch will er gelebt haben und sich nicht in seinen Lebensstil dreinreden lassen.

Schon im Jahr 460 vor Christus stellte der griechische Philosoph Demokritos fest: «Gesundheit erflehen die Menschen von den Göttern – dass es aber auf der Hand liegt, diese zu erhalten, daran denken sie nicht.»[792] Heute sind zwar die Ärzte, Spitäler, Apotheken, Krankenkassen und Versicherungen an

---

790 Vgl. Sommer (Malaise) 160
791 Zit. in Capra (Wendezeit) 352f

792 Zit. in Sommer (Malaise) 115

die Stelle der antiken Götter getreten, die Aussage Demokritos' jedoch ist aktueller denn je. Dies gilt um so mehr, als in der modernen Zivilisationsgesellschaft die Möglichkeiten, die eigene Gesundheit zu ruinieren, unendlich vielfältiger geworden sind und als Hand in Hand mit diesen Möglichkeiten auch das Bedürfnis gewachsen ist, von ihnen Gebrauch zu machen. Darüber hinaus sind heute gegen erste Unpässlichkeiten vorerst einmal eine Vielzahl von symptombeseitigenden Rezepturen erhältlich.

In diesem gesellschaftlichen Umfeld hat Prävention zwangsläufig einen schweren Stand. Den vergleichsweise grössten Erfolg erzielt sie dort, wo sie eigentlich schon zu spät kommt. Die sogenannte *tertiäre Prävention* sucht immerhin zu verhindern, dass bei bereits erheblich beeinträchtigter Gesundheit durch Änderungen im Lebensstil wenigstens weitere Schäden vermieden werden können. Erst wer also in vielen Fällen buchstäblich am eigenen Leib erfahren hat, welche Folgen ein Verhalten hat, das die physische und psychische Gesundheit bedenkenlos aufs Spiel setzt, ist notgedrungen gewillt, schliesslich doch gewisse Abstriche daran zu machen und sogar zusätzliche, meist unangenehme Verhaltensnormen wie beispielsweise strenge Diätvorschriften in Kauf zu nehmen.[793]

Dem Bedürfnis des Patienten, Gesundheit wie jedes andere Gut konsumieren zu können, weit besser entgegen kommt die sekundäre Prävention, die Früherkennung von Krankheiten. Gemäss einer schweizerischen Nationalfondsstudie erwarten vier Fünftel der Befragten, dass der Arzt erste Anzeichen einer schweren Krankheit frühzeitig erkennen und etwas Wirksames dagegen tun werde. Kaum einer der befragten Patienten nannte jedoch seine Lebensgewohnheiten und deren Folgen als vermutete Ursachen des aktuellen gesundheitlichen Problems.[794] Die meisten von uns wollen also leben, wie es ihnen passt, und beim regelmässigen ‹Service› soll dann der Arzt rechtzeitig merken, wenn etwas nicht mehr stimmt – und den Defekt beheben. Wie Illich schreibt, werden die Menschen so in ihrem Glauben bestärkt, «sie seien Maschinen, deren Lebensdauer von regelmässiger Werkstattwartung abhinge».[795]

Ein weiterer gewichtiger Haken dabei ist, dass auch die sekundäre Prävention, die Krankheitsfrüherkennung, oft zu spät kommt. Im Rahmen der herkömmlichen Medizin kann sie eine Krankheit grundsätzlich erst dann erkennen, wenn sie sich bereits auf der körperlichen Ebene manifestiert hat. Zudem stehen Gesamtaufwand und Nutzen oft in einem schiefen Verhältnis, um so mehr, wenn die Untersuchung mit einer gesundheitlichen Belastung für den Körper verbunden ist. Aus diesen Gründen wurden in der Schweiz beispiels-

---

[793] Vgl. zu Pilotprojekten der tertiären Prävention im Spital, Olgiati (prévention) 25

[794] Zit. in Sommer (Malaise) 114f
[795] Illich (Enteignung) 51

weise die regelmässigen Schirmbildaktionen zur Früherkennung von Lungenkrebs und Tuberkulose eingestellt.[796]

Vor allem aber ist die sekundäre Prävention dann in höchstem Mass problematisch, wenn dadurch an sich Gesunde zu therapiebedürftigen und verängstigten Kranken gemacht werden, weil beispielsweise ein Befund (noch) nicht eindeutig ist, weil wirksame Therapiemöglichkeiten fehlen oder weil aufgrund von Verdachtsmomenten unnötige und belastende Therapien durchgeführt werden. Auch die Krankheitsfrüherkennung beinhaltet dann ein enormes iatrogenes Potential, sowohl auf der physischen als auch auf der psychischen Ebene.

Eine der populärsten Massnahmen der sekundären Prävention ist die Krebsfrüherkennung. Obwohl nach wie vor mit beträchtlichem Aufwand propagiert und betrieben, sind jedoch gerade hier – mit der Ausnahme der Früherkennung von Hautkrebs – Zweifel bezüglich des tatsächlichen Nutzens in hohem Mass angebracht. Die breite Öffentlichkeit allerdings ist sich dessen einmal mehr kaum bewusst. Besonders schief ist das Aufwand-Nutzen-Verhältnis bei der Früherkennung des Brustkrebses, entgegen den auch hier verbreiteten Erfolgsmeldungen und Versprechungen: Vorerst einmal steht der Wert einer Früherkennung des Mammakarzinoms aufgrund der heutigen Datenlage ganz grundsätzlich in Frage. Die Hamersche Theorie der Krebsentstehung und -entwicklung, welche in Kapitel 4.2 angesprochen wurde, würde die heutigen Vorsorgekonzepte ohnehin hinfällig werden lassen. Aber auch im Rahmen einer herkömmlichen Betrachtungsweise des Krebsgeschehens haben klinische Untersuchungen über das Verhalten der Brustkrebszellen gezeigt, dass ein Mammakarzinom sehr früh, möglicherweise von Anfang an, Zellen in die Blutbahn abgibt.[797]

Das lässt vermuten, dass der Zeitpunkt der Diagnose für den Ausgang der Erkrankung gar nicht entscheidend ist. Es gibt denn auch klinische Studien, die zeigen, dass die frühzeitige Diagnose eines Brustkrebses die Therapiechancen nicht verbessert. Entweder handelt es sich um ein bösartiges Karzinom, das unabhängig von der Therapie meist innerhalb kurzer Zeit zum Tod der Patientin führt. Oder aber der Krebs ist gutartig. In diesem Fall gibt es Patientinnen, die ein Mammakarzinom mehr als 20 Jahre überleben und dann eine Lebenserwartung haben, die ebenso gross ist wie diejenige gesunder Vergleichspersonen. Autopsien bei verstorbenen Frauen haben diesbezüglich gezeigt, dass diese zu einem hohen Prozentsatz krebsartige Veränderungen in den Brüsten aufwiesen, die jedoch zu Lebzeiten unbemerkt geblieben waren. Bei

---

[796] Vgl. Undritz (Gesundheitswesen) 86
[797] Vgl. Heyll (Risikofaktor) 192f

schätzungsweise jeder vierten Frau über 40 ist ein Brustkrebs vorhanden – ohne dass sie jedoch daran leiden muss.[798]

Zwar gibt es Studien, die belegen wollen, dass die Lebenserwartung von Frauen, die sich einer Vorsorgeuntersuchung der Brust unterzogen haben, höher ist. Zumindest was unter fünfzigjährige Frauen anbelangt, hat dies jedoch nichts damit zu tun, dass sie aufgrund der Krebsvorsorge länger leben. Lediglich der Zeitpunkt, zu welchem der Tumor diagnostiziert wird, verschiebt sich nach vorn. Die Vergrösserung der Zeitspanne zwischen Diagnose und Tod, die daraus resultiert, hat nichts mit zusätzlichen Lebensjahren zu tun, sondern kommt nur einer Verlängerung der Leidenszeit der betroffenen Frauen gleich (vgl. Abbildung 24).[799]

Etwas spezifischer betrachtet, stellt sich die Problematik bei den beiden Brustkrebsvorsorgemethoden Tastuntersuchung und Mammographie wie folgt: Tastuntersuchungen der weiblichen Brust weisen eine sehr geringe sogenannte Sensitivität auf: Mehr als 50 Prozent der Mammakarzinome, die röntgenologisch nachweisbar sind, werden bei der klinischen Untersuchung übersehen. In Deutschland, wo Tastuntersuchungen im Gegensatz zu Grossbritannien nach wie vor propagiert werden, ergab denn auch eine Studie an Patientinnen, die zur Tumornachsorge in eine Klinik eingewiesen worden waren, ein ernüchterndes Ergebnis: Bei Frauen, die regelmässig zur Vorsorgeuntersuchung gegangen waren, zeigte sich gegenüber Frauen, die niemals von diesem Angebot Gebrauch gemacht hatten, kein Unterschied im Tumorstadium.[800]

Sehr schlecht ist aber auch die sogenannte Spezifität der Tastuntersuchung, d.h. die Wahrscheinlichkeit, mit der sich ein verdächtiger Befund bei genaue-

Abb. 24: Schematische Darstellung der fragwürdigen Auswirkungen der Brustkrebsvorsorge bei unter 50jährigen Frauen

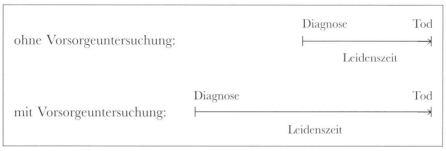

---

798 Heyll (Risikofaktor) 193, 203f; Wettstein (Angst) 18; Knieriemen (Krebsvorsorge) 11
799 Wettstein (Angst) 18
800 Heyll (Risikofaktor) 197f und dort zitierte Literatur

ren Untersuchungen tatsächlich als Tumor herausstellt: «Bei 1,5 Prozent aller Frauen, die in Deutschland die Möglichkeit der Krebsvorsorge in Anspruch nehmen, ergibt sich der Verdacht auf Vorliegen eines Mammakarzinoms. Diese Verdachtsdiagnose kann jedoch nur in 3 Prozent aller Fälle bestätigt werden, 97 Prozent aller Verdachtsfälle stellen sich als gesund heraus.»[801]

Aus diesen Gründen setzen nunmehr Vorsorgebefürworter ihre Hoffnungen zur Früherkennung des Brustkrebses auf die Mammographie. In der Tat weist dieses Verfahren eine weit höhere Sensitivität auf, d.h. es werden wenig Krebsfälle übersehen. Andererseits ist aber auch hier die Spezifität nur sehr gering: «Der prädikative Wert eines positiven Mammographieergebnisses beträgt 10 Prozent, das bedeutet, dass nur bei einem von 10 Verdachtsfällen tatsächlich ein Krebs vorliegt; 90 Prozent aller zunächst als positiv eingestuften Patientinnen sind gesund, werden aber durch die Verdachtsprognose unnötig beunruhigt und müssen weitere Eingriffe, wie zusätzliche Röntgenuntersuchungen, Feinnadelpunktionen und Operationen über sich ergehen lassen, bis der Verdacht wieder ausgeräumt ist.»[802]

Des weiteren werden durch mammographische Untersuchungen oft nur die langsam wachsenden, prognostisch günstigen Karzinome erfasst, während die aggressiven, schnell wachsenden Tumore mit schlechter Prognose auch hier häufig unentdeckt bleiben. Zudem ist es durchaus möglich, dass die mit regelmässiger Mammographie verbundene Strahlenbelastung des empfindlichen Brustgewebes sogar einen an sich gutartigen Tumor aktivieren und zu einem bösartigen Krebsherd werden lassen kann.[803]

Wie Abbildung 25 zeigt, ergaben grosse kontrollierte Studien der Mammographievorsorge zwar einen Rückgang der Brustkrebssterblichkeit bei den untersuchten Frauen. Statistisch geschönt, d.h. in relativen Zahlen auf der ‹betrügerischen Basis› gerechnet,[804] betrug er 24 (Health Insurance Plan) bzw. 30 Prozent (Two Countries), in absoluten Zahlen jedoch nur 0,14 bzw. 0,05 Prozent! Daraus lässt sich errechnen, dass durch Mammographievorsorge pro Jahr möglicherweise eine von 10 000 untersuchten Frauen vor einem frühzeitigen Brustkrebstod bewahrt werden kann.[805]

Das ist äusserst wenig, wenn man sich beispielsweise vor Augen hält, dass für eine Autofahrerin, die täglich 14 km weit fährt, das Risiko eines tödlichen Unfalls 8 zu 10 000 beträgt. Und noch magerer fällt dieses Ergebnis aus, wenn man berücksichtigt, dass die Gesamtsterblichkeit in den beiden besagten Studien nicht gesenkt werden konnte. Wie wiederum Abbildung 25 zeigt, nahm sie sogar leicht zu: Anstatt an Brustkrebs starben die Frauen, die sich einer

---

801 Heyll (Risikofaktor) 199f
802 Heyll (Risikofaktor) 200f
803 Hackethal, zit. in Knieriemen (Krebsvorsorge) 9, noch grösser ist diese Gefahr bei der Szintigraphie.

804 Vgl. Kap. 4.3
805 Vgl. Heyll (Risikofaktor) 209ff; Wettstein (Angst) 18; vgl. ferner o.V. (Anstrengungen) 68

Abb. 25: Ergebnisse kontrollierter Studien zur Brustkrebsvorsorge durch Mammographie [806]

Studien-bezeichnung	Anzahl untersuchter Frauen		Veränderung der Brustkrebs-sterblichkeit (Prozent)		Veränderung der Gesamt-sterblichkeit (Prozent)		Zunahme der Brustkrebs-diagnosen (Prozent)	
	Mammogra-phiegruppe	Kontroll-gruppe	relativ	absolut	relativ	absolut	relativ	absolut
Health Insurance Plan	31 000	31 000	– 24	– 0,14	+ 6	+ 0,37	+ 1	+ 0,02
Two Countries	78 085	56 782	– 30	– 0,05	+ 1	+ 0,08	+ 23	+ 0,3
Malmö	21 088	21 195	– 3	– 0,01	– 1,5	– 0,12	+ 23	+ 0,6
United Kingdom	45 841	127 117	– 14	– 0,04	nicht mitgeteilt		+ 27	+ 0,5

mammographischen Krebsfrüherkennung unterzogen, im Vergleich zur Kontrollgruppe vermehrt an anderen Todesursachen! [807]

Gemäss Heyll ist es durchaus möglich, dass die verminderte Brustkrebssterblichkeit durch Gesundheitsschäden infolge der Vorsorgemassnahmen ausgeglichen wird. Auch gilt es zu bedenken, dass die Selbstmordrate bei Frauen, bei welchen ein Brustkrebs diagnostiziert wurde, um 40 Prozent höher liegt als bei gesunden Frauen. [808] Des weiteren spielt einmal mehr das Sicherheitsdenken der Ärzte mit hinein, indem durch die Mammographie viele, auch gutartige Gewebeveränderungen und Krebsvorstufen erfasst werden. Selbst bei nicht eindeutig bösartigen Befunden wird der Pathologe in der Folge oft auf ‹Nummer Sicher› gehen und weit eher eine überflüssige Amputation in Kauf nehmen, bei welcher die betroffene Frau danach möglicherweise das Gefühl hat, sie sei dadurch geheilt worden, als das Risiko einer Prozessklage einzugehen, falls sich im nachhinein doch ein bösartiger Tumor entwickeln würde. [809]

Bei den neueren Mammographiestudien ergab sich denn auch eine deutliche Zunahme der Brustkrebsdiagnosen, [810] was für die betroffenen Frauen nebst Chemotherapien und Bestrahlungen auch vermehrte Brustamputationen zur Folge hatte: Im schwedischen Landkreis Kopparberg, wo ein Teil der Two Countries-Studie durchgeführt wurde, verdoppelte sich die Häufigkeit von Brustoperationen nach Beginn der Mammographievorsorge annähernd. Und in den USA blieb zwar nach Einführung der Mammographie die Brustkrebssterblichkeit unverändert, die Diagnosehäufigkeit von Mammakarzinomen jedoch stieg dramatisch an.

---

806 Aus: Heyll (Risikofaktor) 210f
807 Vgl. Heyll (Risikofaktor) 210f
808 Wettstein (Angst) 18
809 Heyll (Risikofaktor) 203

810 In der älteren Health Insurance Plan-Studie, die 1963 begonnen wurde, standen noch nicht die heutigen empfindlichen, hochsensitiven Geräte zur Verfügung. Heyll (Risikofaktor) 212

Im Vergleich zu Grossbritannien, wo die Krebsvorsorge mit weit grösserer Zurückhaltung betrieben wird, wurden 1980 in den USA bei vergleichbarer Brustkrebssterblichkeit fast doppelt so viele Brustamputationen vorgenommen.

Auch hier ist das Fazit des Internisten Uwe Heyll eindeutig: «Je intensiver eine Brustkrebsvorsorge betrieben wird, desto grösser ist die Anzahl diagnostizierter Mammakarzinome und daraus resultierender Operationen, ohne dass dies die Sterblichkeit wesentlich beeinflussen kann. Eine Vorsorge, die in dieser Weise betrieben wird, ist absurd. Weitaus mehr gesunde Frauen werden durch die Eingriffe krank gemacht, als kranke Frauen durch rechtzeitige Behandlung gesund werden. Eine Brustoperation ist für jede Frau ein traumatisierendes Ereignis, das weitreichende Auswirkungen auf die Wahrnehmung des eigenen Körpers und auf das Selbstwertgefühl hat. Die Medizin verfehlt ihre Aufgabe, wenn sie ausschliesslich die Krankheitssterblichkeit im Blick hat und in ihrem vergeblichen Bemühen, diese zu senken, zahllose Frauen unnötigerweise seelisch verletzt oder körperlich verkrüppelt.»[811]

Doch nicht nur im Fall von Mammakarzinomen, sondern auch bei anderen Krebsarten wird die Sicherheit, mit der die sekundäre Prävention Schutz vor fortgeschrittenen Krebskrankheiten bieten soll, durch Gesundheitsschäden bei eigentlich gesunden Menschen erkauft. Gebärmutterhals-Abstriche beispielsweise sind zwar ebenfalls hochsensitiv, aber umgekehrt wenig spezifisch. Nur bei 13 Prozent der bundesdeutschen Frauen mit einem verdächtigen Abstrichbefund ergaben im Jahr 1988 weitere diagnostische Abklärungen tatsächlich krankhafte Gewebeveränderungen.[812]

Der vorerst positive, dann aber doch negative Befund kann jedoch bis hin zur Entnahme einer Gewebeprobe aus der Gebärmutteröffnung führen und hat bei vielen Frauen Ängste und Störungen im Sexualleben zur Folge.[813] Und selbst wenn der Befund im Verlauf der weiteren Untersuchungen positiv bleibt, sind die Zellveränderungen vielfach nicht bedeutsam, werden aber mit einer erheblichen Wahrscheinlichkeit dennoch therapiert:

In einer englischen Studie wurde die Häufigkeit von krebsartigen Zellveränderungen im Bereich der Zervix, die bei genauer Untersuchung gesunder Frauen feststellbar sind, mit 11 Prozent angegeben. «Aus der Anzahl tatsächlich diagnostizierter Zervixkarzinome kann errechnet werden, dass die Häufigkeit bedeutsamer Zellveränderungen im Gebärmutterhals, die später in ein invasives Karzinom übergehen, allenfalls bei 0,3 Prozent liegen kann. Das bedeutet, dass nahezu 40mal mehr unbedeutende als wirklich bedeutsame Zellveränderungen durch Abstrichuntersuchungen diagnostiziert werden. Die dadurch bedingte

---

811 Heyll (Risikofaktor) 213f. Vgl. hierzu auch das tragische, aber exemplarische Fallbeispiel einer Mutter von zwei Kindern, das der deutsche Arzt Julius Hackethal in Knieriemen (Krebsvorsorge) 10 schildert.

812 Heyll (Risikofaktor) 206, 201
813 Vgl. Heyll (Risikofaktor) 208f, 214

Anzahl unnötiger Operationen und Gesundheitsschäden ist nicht bekannt, dürfte aber beträchtlich sein.»[814]

Die Tatsache, dass die Gebärmutterhalskrebs-Sterblichkeit in den vergangenen Jahrzehnten zurückgegangen ist, darf dabei nicht – wie von Vorsorgebefürwortern gern getan – einfach der Früherkennung zugerechnet werden. Denn erstens setzte der Rückgang bereits vor der heute üblichen Vorsorge ein. Zweitens ist er in ähnlicher Weise zum Beispiel auch bei Magenkarzinomen beobachtbar, obwohl hier keine Früherkennung stattfindet. Drittens wurde bisher versäumt, die Wirksamkeit der Zervixkarzinom-Vorsorge mittels einer kontrollierten Therapiestudie zu überprüfen! Und viertens sind bis heute «keine überzeugenden Daten veröffentlicht worden, die einen grösseren Abfall der Sterblichkeit in Gegenden beweisen, in denen ein grosser Teil der weiblichen Bevölkerung untersucht worden ist, als in Gegenden, wo wenig Vorsorge stattfand.»[815]

Um gleichsam das Mass voll zu machen, alles andere denn vielversprechend fällt die Bilanz schliesslich auch im Fall der Prostata-Früherkennung aus. Tastuntersuchungen durch den After sind nur wenig sensitiv, d.h. ein Krebs wird so meist erst erkannt, wenn er sich bereits über die Prostata hinaus ausgebreitet hat. Zwar stehen neuerdings auch andere Diagnoseverfahren zur Verfügung wie insbesondere der PSA-Test, mit welchem im Blut ein prostataspezifisches Antigen nachgewiesen wird. Auch er ist allerdings hinsichtlich Sensitivität und vor allem Spezifizität nur bedingt aussagekräftig. Entsprechend hat die PSA-Früherkennungseuphorie, welche inzwischen insbesondere in den USA ausgebrochen ist, zu sehr fragwürdigen Folgen geführt.

Im Alter von 65 leiden drei von vier Männern an einer Vergrösserung der Prostatadrüse, welche Probleme beim Wasserlassen bereitet, aber nicht krebsartig sein muss. Bei immerhin 30 bis 40 Prozent von über 50jährig verstorbenen Männern und bei rund der Hälfte der über 80jährigen ergeben jedoch Autopsien kanzeröse Prostatazellen. Dennoch sterben beispielsweise in den USA nur drei Prozent der männlichen Bevölkerung an Prostatakrebs.[816]

«Die meisten Fälle dieser Krebsart sind relativ gutartig», vermerkt Heyll, «und zeichnen sich durch ein langsames Wachstum und eine fehlende Metastasierung aus. In einer schwedischen Studie wurde der Krankheitsverlauf von 223 Männern beobachtet, bei denen ein Prostatakrebs im Frühstadium festgestellt worden war und die überwiegend unbehandelt blieben. Innerhalb von 10 Jahren starben 124 Patienten, aber nur 15 Prozent dieser Todesfälle waren durch die Krebskrankheit verursacht. Bei mehr als der Hälfte konnte innerhalb von 10 Jahren kein Fortschreiten der Tumorerkrankung beobachtet werden. Die

---

814 Heyll (Risikofaktor) 205; vgl. auch Hackethal, zit. in Knieriemen (Krebsvorsorge) 8, 10f; ferner Sommer (Malaise) 38ff, hinsichtlich Hysterektomien im Tessin.

815 A.L. Cochrane, zit. in Heyll (Risikofaktor) 207; vgl. auch Hackethal, zit. in Knieriemen (Krebsvorsorge) 11

816 Cowley et al. (Test) 50

Überlebenschancen konnten durch eine radikale operative Tumorentfernung unmittelbar nach Diagnosestellung nicht verbessert werden. Die Autoren der Untersuchung folgern, dass eine routinemässige Behandlung frühzeitig diagnostizierter Prostatakarzinome nicht gerechtfertigt ist.»[817]

Für dieses Fazit spricht auch die Tatsache, dass die Wahrscheinlichkeit, sich einer Prostataoperation unterziehen zu müssen, für Männer in Rhode Island rund 20mal so gross ist wie für jene in Alaska, dass aber die Prostatakrebs-Sterblichkeit in Alaska nicht höher ist als jene in Rhode Island. All das und das Fehlen kontrollierter Studien hinderte die Amerikanische Krebsliga allerdings nicht, den PSA-Test als Früherkennungsmassnahme bei sämtlichen Männern über 50 zu propagieren. Obwohl es keine Hinweise gibt, dass Prostatakrebs im Zunehmen begriffen ist, ist die Diagnose neuer Fälle in den USA seit 1973 um 85 Prozent gestiegen und wächst jetzt um dramatische 16 Prozent pro Jahr! Ein noch weit grösserer Boom ist in der Folge auch bei Prostata-Operationen zu verzeichnen: Bei Medicare-Patienten nahmen sie zwischen 1984 und 1990 um fast 600 Prozent zu![818]

Dabei sind auch diese Operationen keinesfalls harmlos. Eine Prostatektomie führt bei rund 85 Prozent der Patienten zu Impotenz und bei 27 Prozent zu einer zumindest teilweisen Inkontinenz. Rund acht Prozent der über 75jährigen erleiden infolge der Operation schwere Komplikationen, und zwei Prozent sterben daran. Zwar wird erwartet, dass neuere Operationstechniken diese Zahlen etwas verbessern. Dies dürfte jedoch dem weiteren Anstieg eigentlich nicht gerechtfertigter Operationen nur noch weiter Vorschub leisten. Eine Studie aus dem Jahr 1988 zeigte, dass fast 80 Prozent der amerikanischen Urologen bei über 60jährigen Männern mit diagnostiziertem Prostatakrebs eine Radikaloperation empfehlen, gegenüber nur 4 Prozent der britischen Urologen!

Auch hier hat demzufolge sekundäre Prävention wenig mit Vorsorge zu tun, welche tatsächlich den Patienten zugute kommt. Zudem führt sie, derart medizinisch vereinseitigt, natürlich nicht dazu, dass das Gesundheits- bzw. Krankheitswesen billiger wird. Im Gegenteil dürfte sie inzwischen einen wesentlichen Anteil der davonlaufenden Kosten auf sich vereinen. Davon wird jedoch offiziellerseits kaum etwas verlautbart. Entsprechend kommentiert Heyll:

«Der Wert einer frühzeitigen Krebsdiagnose hat in der Medizin bisher den Rang eines Dogmas, das nicht in Frage gestellt werden darf. Dieses medizinische Dogma ist Grundlage der Vorsorgeprogramme und kann deshalb nicht einfach fallengelassen werden. Zweifel werden nicht zugelassen, und die Öffentlichkeit wird eindringlich ermahnt, regelmässig an Vorsorgeuntersuchun-

---

817 Heyll (Risikofaktor) 194
818 Crowley et al. (Test) 51

gen teilzunehmen, damit möglichst viele Krebsfälle in einem Frühstadium entdeckt werden können. Es muss allerdings befürchtet werden, dass für viele Betroffene die frühzeitige Diagnose eines Mamma- oder Prostatakarzinoms nur ein vorzeitiges Ende des ‹gesunden Lebens› bedeutet, ohne dass sich dadurch die Heilungs- und Überlebenschancen wesentlich verbessert hätten.»[819]

Potentiell vorhanden sind iatrogene Auswirkungen schliesslich auch bei der *primären Prävention* – bei der Krankheitsverhütung und Gesundheitsförderung –, sofern sie nach schulmedizinischem Muster rigoros verstanden und angewandt wird. Wenn zum Beispiel mit dem probaten Mittel der Massenimpfungen versucht wird, Krankheiten ‹auszumerzen›, so werden dabei kurz- bis längerfristig unter Umständen erhebliche bekannte und potentielle Nebenwirkungen in Kauf genommen. Zudem wird allein auf dieser Grundlage wohl auch das eigentliche Ziel, eine Krankheit zum Verschwinden zu bringen, eher verfehlt.[820]

Vor allem aber geht es bei der primären Prävention darum, Faktoren zu vermindern oder auszuschalten, welche sich statistisch gesehen als Risiko für das Entstehen einer Krankheit herausgestellt haben. Sie bilden also nicht die Ursache einer bereits bestehenden Krankheit, sondern sie beinhalten lediglich eine erhöhte Wahrscheinlichkeit, dass bestimmte Krankheiten auftreten werden. Es kann dabei unterschieden werden zwischen angeborenen und natürlichen Risikofaktoren (Alter, Geschlecht, Rasse, etc.), gesellschaftlichen Risikofaktoren (soziale Schicht, Beruf, Umweltbelastung, etc.), persönlichen Risikofaktoren (Übergewicht, Ernährung, Rauchen, Sozialkontakte, etc.) und medizinischen Risikofaktoren (Blutdruck, Cholesterin, Blutzucker, etc.).[821] Letzteren kommt insofern nur zweitrangiger Charakter zu, als sie gleichsam die messbaren Auswirkungen natürlicher, gesellschaftlicher und persönlicher Risikofaktoren darstellen.

Wie anhand der Beispiele Blutdruck und Cholesterin gezeigt, erweist es sich nun als sehr problematisch, wenn sich die Medizin dennoch primär auf die messbaren, medizinischen Risikofaktoren konzentriert. Sie könnte einer Person, bei welcher sich abweichende Messwerte zeigen, zwar auch Veränderungen im Lebensstil empfehlen. Viele Ärzte sehen sich dabei jedoch in die Rolle des ‹Lehrmeisters› gedrängt und können die dann aufzuwendende Zeit auch nur bedingt verrechnen. Zudem wollen sich viele Patienten wie gesagt nicht in ihren bisherigen Lebensstil dreinreden lassen. Demzufolge liegt die Gefahr nahe, dass an sich gesunde Personen dazu gebracht werden, abweichende Messwerte medikamentös zu korrigieren, mit all den bereits beschriebenen Nebenwirkungen.[822]

---

819 Heyll (Risikofaktor) 195
820 Vgl. Kap. 3.2

821 Vgl. Heyll (Risikofaktor) 139ff
822 Vgl. Kap. 4.3

So gesehen müssen auch Präventionsprojekte wie ‹Gsunds Stäffisburg›, ‹Aarau, öisi gsundi Schtadt›, der ‹Sanggaller Xundheitstag›, das Berner Risikofaktorenprogramm oder die Stop-AIDS-Kampagne mit Vorbehalten positiv beurteilt werden. Immerhin haben sie aber gezeigt, dass mittels einer gezielten Sensibilisierung für eine gesunde Lebensführung bzw. für die Vermeidung von persönlichen Risikofaktoren zumindest vorübergehend beträchtliche Erfolge erzielt werden können. Letzteres gilt auch bezüglich der Bestrebungen zur Unfallverhütung in den Bereichen Verkehr, Haushalt, Arbeit und Freizeit oder hinsichtlich vereinzelter Projekte von Firmen, zum Beispiel zur Alkoholprävention.[823]

Sofern also Primärprävention als Gesundheitserziehung verstanden wird und auf die Motivation für einen gesundheitsbewussten Lebensstil abzielt, hat sie durchaus ihre Berechtigung und grosse Bedeutung. Exemplarisch wurde dies auch anhand einer Studie bei 60 Lehrlingen einer nordschweizerischen Maschinenfabrik deutlich, die mit einer gleich grossen Lehrlingsgruppe aus der Umgebung verglichen wurden. Die Testgruppe wurde im Gegensatz zur Kontrollgruppe während dreier Jahre durch gezielte Massnahmen wie Lebenskundeunterricht, Kleinausstellungen, Merkblätter, Zeichnungswettbewerbe, positive Freizeitgestaltung, Sport, Skilager, Wochenendbergtouren, Rettungsschwimmen, Samariterkurse etc. für eine aktive, gesundheitsbewusste Lebensweise sensibilisiert. Nach drei Jahren waren die Ergebnisse eindeutig. Die Testgruppe war der Kontrollgruppe bei den meisten der zahlreichen gemessenen Parameter eindeutig überlegen. Sie verfügte über einen besseren Gesundheitszustand, eine bessere körperliche Leistungsfähigkeit und wies eine deutlich geringere Anzahl Raucher auf.[824]

Wichtig dabei ist allerdings, dass Prävention, die auf die Veränderung persönlicher Risikofaktoren abzielt, nicht als dogmatische Lebenshaltung missverstanden wird, die bloss auf Askese und Verzicht hinausläuft. Vielmehr ist aufzuzeigen, dass mit der Umstellung auf eine gesundheitsbewusstere Lebensweise oft bereits kurzfristig und nicht erst in ferner Zukunft ein hoher Gewinn an Lebensqualität verbunden ist.[825]

Es darf aber auch nicht übersehen werden, dass gesundheitsschädigendes Verhalten nicht nur auf tradierten, bisweilen schwer veränderbaren Gewohnheiten beruht, sondern häufig nur ein Symptom tieferliegender seelisch-psychischer Ursachen darstellt. Wie vor allem in Teil II gezeigt, hängen jedoch gerade sie wesentlich mit den Grundprinzipien und -mustern der modernen Wirtschaftsgesellschaft zusammen. Folglich müsste Prävention, welche tatsäch-

---

823 Ryser (Schlaglichter) 16ff; Müller/Grüninger (Beratung) 9ff

824 Biener (Lebenskunde) 48

825 Vgl. Bauer/Gutzwiller (Prävention) 18

lich zum Ziel hat, Krankheiten am Auftreten zu hindern bzw. sie zu einem erheblichen Teil überflüssig zu machen, zentral auch in jenem Bereich ansetzen, der mit gesellschaftlichen Risikofaktoren zusammenhängt.

Teilweise versucht sie dies auch, aber noch kaum im Sinn eines integralen Bestandteils des Medizinsystems und vor allem wiederum fast ausschliesslich auf der technischen Ebene: Gegen die Verschmutzung und Verseuchung der Umwelt beispielsweise werden Klär- und Verbrennungsanlagen, Filter und Katalysatoren gebaut und vorgeschrieben. Die eigentlichen Ursachen einer zunehmend gesundheitsfeindlichen Lebenswelt jedoch werden kaum thematisiert und angegangen.

Demzufolge fallen auch die psychischen und psychosozialen Faktoren einer wirksamen Primärprävention oft weitgehend unter den Tisch. Mit anderen Worten, zwangsläufig vereinseitigte Lebens- und Arbeitsmuster, die sich in Dauerstress, gestörten Familienverhältnissen, Fehlernährung oder Suchtverhalten äussern, werden höchstens auf der Ebene der Betroffenen problematisiert, kaum jedoch hinsichtlich der gesellschaftlichen Verhältnisse. Hierzu müssten nämlich unausweichlich die westliche Wirtschaftsgesellschaft und ihre Grundprämissen massiv in Zweifel gezogen werden.

Es müsste das Wagnis eingegangen werden, laut zu sagen, dass eine Wirtschaft, welche Eigennutz, Konkurrenz- und Besitzdenken verabsolutiert und vergöttert, zwangsläufig in die individuelle und kollektive Selbstzerstörung führen muss – auch wenn oder gerade weil sie vordergründig für viele ein stets noch grösseres Mass an Annehmlichkeiten hervorbringt. Wer allerdings an massgeblicher Stelle den Mut zu derart grundsatzkritischen Ansichten hätte, würde sich selber aller ‹Marktchancen› berauben; und so schweigt man eben lieber, sofern man die Situation überhaupt durchschaut bzw. durchschauen will.

Von löblichen Ausnahmen abgesehen gilt dies wie gesagt auch für die Ärzteschaft, welche eigentlich an vorderster Stelle um die Gesundheit der breiten Bevölkerung besorgt und bemüht sein müsste. Vielzusehr gehören die meisten Ärzte selber zu den Gutverdienenden, Privilegierten und Abhängigen des jetzigen Systems, und sie sind demzufolge wenig gewillt, das Huhn zu schlachten, das nicht zuletzt auch für sie goldene Eier legt. Manche von ihnen gehen sogar soweit, vergleichsweise ‹harmlose› Aktivitäten der Prävention wie Suchtprophylaxe oder Ernährungsberatung in Zweifel zu ziehen, mit Argumenten wie: Sie seien nicht dazu da, anderen Leuten Prinzipien einer angeblich gesünderen Lebensführung zu predigen und ihnen ihre täglichen Freuden zu vergällen; eine breitangelegte Prävention mache die Menschen bloss zu verängstigten Gesundheitsneurotikern; auch führe die Gesundheitsvorsorge lediglich dazu, dass die Leute noch älter und im höheren Alter noch kränker und für das Gesundheitssystem kostspieliger würden.[826]

Letzteres Argument wirkt dabei um so seltsamer, als gemäss dieser Logik jeder Arzt seine Tätigkeit unverzüglich aufgeben müsste – vorausgesetzt wenigstens, sie trägt ebenfalls dazu bei, die Patienten nicht nur unnötigerweise älter und damit letztlich krankheitsanfälliger werden zu lassen. Sinnvolles Ziel einer richtig verstandenen Primärprävention ist es, die Zahl der gesunden Jahre möglichst zu verlängern und ihre Qualität zu verbessern. Dass dies in der Folge zu vermehrten Gebrechen im Alter führen muss, ist genauso wenig erwiesen wie das Gegenteil.

Jedenfalls erscheint es durchaus denkbar und naheliegend, dass ein Mensch, der auf der physischen und psychischen Ebene bewusst und ohne Fanatismus auf einen für ihn gesunden Lebensstil achtet, ein vergleichsweise hohes Alter erreichen kann und dann ohne lange vorgängige Leidensphase stirbt.[827] Der verbitterte Ernährungsapostel, der Zeit seines Lebens alle anderen mit dem Zeigefinger zu bekehren suchte und dann selber früh an Krebs stirbt, stellt hier ein schlechtes Beispiel zum Beweis des Gegenteils dar. Vielmehr gibt es empirische Belege dafür, dass Menschen, die ein hohes Lebensalter erreichen, zu einem höheren Prozentsatz ohne vorangegangene schwere Krankheit sozusagen ruhig in den Tod einschlafen.[828]

Wesentlich gefördert durch die Präventionsaktivitäten der Allgemeinen Ortskrankenkassen (AOK),[829] kommt derartigen Überlegungen zumindest in der Bundesrepublik Deutschland bereits seit längerem erhebliches Gewicht zu. Die Bestimmungen zur gesetzlichen Krankenversicherung messen hier der Gesundheitsvorsorge grosse Bedeutung bei. In Paragraph 20 beispielsweise werden die Krankenkassen ausdrücklich zu entsprechenden Aktivitäten verpflichtet: «Die Krankenkassen haben ihre Versicherten allgemein über Gesundheitsgefährdungen und über die Verhütung von Krankheiten aufzuklären und darüber zu beraten, wie Gefährdungen vermieden und Krankheiten verhütet werden können. Sie können den Ursachen von Gesundheitsgefährdungen und Gesundheitsschäden nachgehen und auf ihre Beseitigung hinwirken...»[830]

Allerdings werden andererseits auch Massnahmen der medizinischen Vorsorge gefördert, deren Nutzen für sich allein, wie angesprochen, oft sehr zweifelhaft ist. Beispielsweise werden den Versicherten ab bestimmten Altersgrenzen regelmässige Vorsorgeuntersuchungen garantiert, ohne das iatrogene Potential derselben genügend in Betracht zu ziehen. Oder bei längerandauernder

---

826 Vgl. Straub (Grenzen) 441ff; Geiser (Gesundheitsmarkt) 447ff
827 Vgl. auch Schwarz, zit. in Bauer/Gutzwiller (Prävention) 22
828 Biener (Gerontologie) 95ff
829 Vgl. Bauer/Gutzwiller (Prävention) 44f
830 Sozialgesetzbuch V, Paragraph 20, S. 1

Arbeitsunfähigkeit besteht die Verpflichtung, medizinische Rehabilitationsmassnahmen zu beantragen.[831]

Weit weniger innovationsfreudig präsentiert sich demgegenüber die Situation in der Schweiz. Hier wurden die Arbeiten zu einem geplanten Präventionsgesetz aufgrund der Vernehmlassungsergebnisse 1983 eingestellt. Seither kommt der Prävention zwar ebenfalls eine tendenziell wachsende Bedeutung zu, die einzelnen Aktivitäten erscheinen jedoch punktuell und wenig koordiniert. Auch wird Prävention – von Einzelinitiativen einzelner Krankenkassen abgesehen – noch weitgehend medizinisch verstanden.[832] Hansjörg Ryser, Sektionschef im Bundesamt für Gesundheitswesen, kommt jedenfalls am Ende einer Bestandesaufnahme zum Stellenwert der Prävention in der Schweiz zum Schluss, dass wohl auf kommunaler, kantonaler und Bundesebene einiges in Bewegung geraten sei. Diese Morgenröte dürfe allerdings nicht darüber hinwegtäuschen, «dass es noch etlicher gesundheitspolitischer Anstrengungen bedarf, bis Massnahmen zur Gesundheitserziehung und -förderung alltäglich geworden sind und damit von der Bevölkerung als wichtiges Element der Lebensgestaltung akzeptiert werden».[833]

5. Problemkreis Krankenpflege

Das vom wissenschaftlichen Materialismus geprägte Selbstverständnis der konventionellen Medizin und die mit ihm einhergehende hohe Definitionsmacht über Gesundheit und Krankheit hat schliesslich in einem weiteren wichtigen Bereich des Gesundheitswesens vielfältige Auswirkungen, in jenem der Krankenpflege nämlich. Entsprechend lautet der erste der beiden am Schluss der Analyse neu einzuführenden und zu vernetzenden Einflussfaktoren ‹Krankenpflege als zweitrangige Funktion›.

5.1 Krankenpflege als zweitrangige Funktion

«Wir haben zuwenig Kompetenzen, schon nach der Körperpflege hört es auf. Für alles weitere muss der Arzt zugezogen werden. Und die Zusammenarbeit mit den Ärzten lässt zu wünschen übrig.»[834] Stellvertretend für viele andere bringt diese Aussage einer Krankenschwester das zum Ausdruck, was das Verhältnis zwischen ärztlicher Therapie und ‹schwesterlicher› Pflege vor allem in den Spitälern nach wie vor zu grossen Teilen charakterisiert. Pflege ist noch stets weitgehend Frauensache, und Arztsein heisst in vielen Fällen nach wie

---

831 Vgl. Sozialgesetzbuch V, Paragraphen 23, 25 40, 43, 67
832 Vgl. auch Teil IV, Kap. 5.1
833 Ryser (Schlaglichter) 22
834 Claudia Grünenfelder, zit. in Schmitt (genug) 26

Netzwerk 28

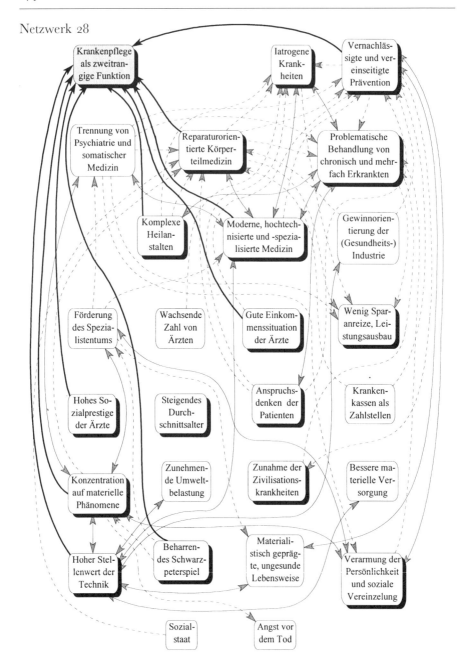

Wissenschaftlicher Materialismus und Pflegeproblematik

vor, über der Sache zu stehen. Die Krankenschwester ist dann bestenfalls die rechte Hand des Arztes und schlechtestenfalls medizinisches Hilfspersonal. Er trifft die Anordnungen, und sie führt sie aus. Er bestimmt kraft seiner Autorität und medizinischen Fachkompetenz, wann beim jeweiligen Patienten die Pflege beginnt und wann sie endet, und sie hat lediglich zu gewährleisten, dass der Patient während dieser Zeit bestmöglich und liebevoll umsorgt wird.[835]

Diese schiefe Rollenteilung zwischen männlicher Medizin und weiblicher Pflege hat tiefe historische Wurzeln. Und dennoch, gerade in Europa lag das medizinische Wissen vor noch nicht allzu langer Zeit weit eher bei den Frauen. Bei unseren Vorfahren, den Kelten, waren Mann und Frau im Grundsatz gleichberechtigt, im Erbrecht zum Beispiel bestand sogar ein leichtes Übergewicht zugunsten der Frauen. Frauen bekleideten die verschiedensten gesellschaftlichen Funktionen. Sie waren sowohl als Stammesführerinnen, Richterinnen und Rechtsgelehrte, Priesterinnen, Ärztinnen, Dichterinnen, ja sogar als Kriegerinnen und Heerführerinnen tätig.[836]

Mit dem allmählichen Vordringen des paulinischen Christentums und seiner patriarchalen Werte wurden dann allerdings nicht nur die ganzheitliche Natursicht der Kelten zerstört und ihre heidnischen Kultstätten mit Kirchen besetzt, auch die Frau wurde nun mehr und mehr dem Manne untertan. Nach wie vor standen jedoch die ‹Weisen Frauen› bei der Bevölkerung in hohem Ansehen. Diese Heilkundigen, Ärztinnen und Hebammen «hatten ein umfangreiches Wissen einerseits über den Umgang mit Kräutern und Drogen, andererseits auch im Bereich der Magie und der Naturkräfte. Entsprechende männliche Heilkundige gab es nur wenige und wenn, dann vor allem für die Feudaloberschicht, mit den dort üblichen hohen Honoraren.»[837]

Immerhin existierten männlicherseits eine Vielzahl von Badern, Starstechern, Wasserbeschauern, Wundärzten und Wunderdoktoren, welche ihre Heilkünste anpriesen. Zudem versuchte nun die Kirche ab dem 12. Jahrhundert, durch Universitätsgründungen und die Einrichtung medizinischer Fakultäten das medizinische Wissen für sich zu vereinnahmen. Frauen wurden zu diesem Studium nicht zugelassen. Weil sie nur über zum Teil abstruses theoretisches Wissen verfügten und praktisch nicht heilen konnten, vermochten sich die studierten Ärzte jedoch im Volk langezeit nicht durchzusetzen. Von Paracelsus ist überliefert, dass er im Jahr 1527 seine sämtlichen Arzneien und die gelehrten Bücher von Hippokrates, Aristoteles, Galen und Avicenna verbrannte und dazu bemerkte, er habe alles, was er wisse, von den Weisen Frauen gelernt.[838]

---

835 Vgl. Zollinger/Lienert (Schwestern) 38f; Scharffenorth/Müller (Patienten-Orientierung) 166; Käppeli (Krankenpflege) 23, 26

836 Vgl. Margelisch (Wispern) 47ff, u.a. gestützt auf Gould (Frau)

837 Zollinger/Lienert (Schwestern) 20f; vgl. auch Bischoff (Frauen) 33ff

838 Bischoff (Frauen) 36 und Wisselinck (Hexen) 37f

Ihr Wissen sorgfältig von Generation zu Generation weitergebend – im Familienverband wurde es in der Regel von der Mutter an die jüngste Tochter weitervermittelt –, vermochte die weibliche Heilkunde der männlichen Wissenschaft und Religion also vorerst standzuhalten. Früh schon griff jedoch die Kirche im Verbund mit der studierten Medizin zu härteren Mitteln: Im Jahre 1322 beispielsweise wurde die erfolgreiche Chirurgin Jacoba Felicie von der medizinischen Fakultät der Pariser Universität wegen illegaler Berufsausübung verklagt und vor Gericht gestellt.

«Ihre Patienten kamen aus den ersten Kreisen von Paris. Sechs Patienten bestätigten, dass es Jacoba gelungen sei, sie zu heilen, obgleich zahlreiche Ärzte ihren Fall aufgegeben hatten. Ein Patient erklärte, Jacoba sei in der Kunst der Chirurgie bewanderter als die besten Ärzte von Paris. Aber die Beweise der Anerkennung wurden gegen sie verwendet, denn ihr wurde nicht Inkompetenz vorgeworfen, sondern dass sie – eine Frau – es überhaupt wagte, zu heilen.» [839]

Ab Mitte des 14. Jahrhunderts wurden verschiedentlich Bestimmungen erlassen, die es den Frauen verboten, heilkundlich tätig zu sein, und mit dem 15. Jahrhundert begann auch die Kontrolle über die Hebammen, die damals nicht nur als Geburtshelferinnen, sondern auch als spezialisierte Frauenärztinnen tätig waren. Zuerst wurden sie verpflichtet, ärztliche Bücher und dann auch von Männern verfasste Hebammenbücher zu studieren, in welchen viele Angaben falsch waren und ihrer täglichen geburtshilflichen Praxis widersprachen. Ende des 15. Jahrhunderts wurde ihnen erstmals vorgeschrieben, bei schwierigen Geburten einen Arzt beizuziehen. Auch durfte jetzt nur noch der Arzt chirurgische Massnahmen ergreifen und Medikamente verordnen, und den Hebammen wurde untersagt, Geburtenregelung zu betreiben. Abtreibungen mussten sie anzeigen, und zudem wurden sie als Kontrollinstanz über die jetzt reglementierten Kindbett-Feste eingesetzt, womit ein Keil zwischen Frauen und Hebammen getrieben wurde. [840]

Auf breiter Front gefügig gemacht bzw. schlicht ausgerottet wurden die heilenden Weisen Frauen jedoch dadurch, dass ihnen die Kirche die Bezeichnung Hexen anhängte, sie bezichtigte, mit dem Teufel und mit Dämonen im Bunde zu sein, und im Volk sukzessive den Hass gegen sie aufbaute. Die Anfänge der Hexenverfolgung reichen bis Ende des 11. und anfangs des 12. Jahrhunderts zurück, als die Amtskirche vereint mit der weltlichen Obrigkeit begann, gegen Ketzer vorzugehen, welche ihre Macht resp. die Christianisierung gefährdeten.

---

839 Wisselinck (Hexen) 36, mit Bezug auf Ehrenreich/English

840 Zollinger/Lienert (Schwestern) 22; Wisselinck (Hexen) 39, 96f; Bischoff (Frauen) 37ff

Die Päpste Lucius III. und Innozenz III. erliessen 1184 und 1215 Bullen, die eine Aburteilung ohne formelle Anklage erlaubten und die Gläubigen zur Denunziation aufforderten. Papst Gregor IX. nahm 1231 die Strafe des Feuertodes in seine Erlasse auf und übertrug 1232 die Inquisition dem noch jungen und bald berüchtigten Dominikanerorden; Papst Innozenz IV. schliesslich liess in seiner Bulle von 1252 den Gebrauch der Folter zur Erpressung von Geständnissen zu. Damit war das Prozedere festgelegt, das dann auch die späteren Hexenprozesse bestimmte: Verfahren ohne Anklage, Denunziation, Folter, Tod auf dem Scheiterhaufen.[841]

Langezeit allerdings wehrte sich die Bevölkerung zusammen mit einzelnen Vertretern der kirchlichen und weltlichen Obrigkeit gegen die Aburteilung von Menschen, deren angebliche Schuld sie nicht einsah, und machte den Inquisitoren ihre Arbeit schwer. Jakob Burckhardt schreibt in seiner ‹Kultur der Renaissance›: «Erst durch hundertjähriges Hineinverhören brachte man die Phantasie des Volkes auf den Punkt, wo sich das ganze scheussliche Wesen von selbst verstand und sich vermutlich neu erzeugte.»[842]

Eigentlich ausgelöst wurde der als Hexenjagd systematisch betriebene Frauenmord dann durch ein Buch der beiden dominikanischen Inquisitoren Heinrich Institoris und Jakob Sprenger, das 1487 erschien und bis zum 17. Jahrhundert insgesamt 29 (!) Auflagen erfuhr: den ‹Hexenhammer›. Hier war jetzt im Gegensatz zur Bulle von Papst Innozenz VIII. von 1484 – einem eigentlichen Freibrief an seine ‹geliebten Söhne› Institoris und Sprenger – nur noch von Frauen als Trägerinnen und Verursacherinnen jeglicher Hexerei die Rede, und es wurden genaue Anweisungen gegeben, wie Hexen zu erkennen seien.[843]

Auch enthielt der Hexenhammer explizit den Satz: «Niemand schadet dem katholischen Glauben mehr als die Hebammen.»[844] Bereits im 14. Jahrhundert hatte die Kirche erklärt, dass eine Frau, die sich anmasse zu heilen, ohne studiert zu haben, eine Hexe sei und sterben müsse ... Bezeichnenderweise wurde nie behauptet, dass die Hexe nicht heilen könne ... – aber heilen an sich war von Übel und konnte nur vom Teufel kommen; es sei denn, die Kirche heilte selbst, oder die Ärzte heilten unter den wachsamen Augen der Kirche.[845] Letzteren wurde zudem in den Hexenprozessen die Rolle der medizinischen Gutachter zugedacht, was ihnen ein beliebiges und uneingeschränktes Machtpotential verschaffte und ihnen darüber hinaus erlaubte, die Unzulänglichkeiten und Misserfolge ihrer eigenen ärztlichen Tätigkeit mit der Anschuldigung der Hexerei zu kaschieren. «Was sie nicht heilen konnten, musste eben Hexenwerk sein.»[846]

---

841 Wisselinck (Hexen) 20
842 Burckhardt, zit. in Wisselinck (Hexen) 22
843 Wisselinck (Hexen) 21ff
844 Zit. in Bischoff (Frauen) 41
845 Bischoff (Frauen) 41
846 Bischoff (Frauen) 42

Mit paranoidem Eifer und skrupelloser Gewissenhaftigkeit gingen in der Folge kirchliche und weltliche Behörden, gutachterlich unterstützt durch die studierte Ärzteschaft, daran, vorerst vor allem den heilkundigen Hebammen und Weisen Frauen und mit der Zeit dem sündigen weiblichen Geschlecht überhaupt sowie vereinzelten missliebigen Männern den Garaus zu machen. Insbesondere im 16. und 17. Jahrhundert fielen in der Folge in Europa wahrscheinlich mehrere Millionen Menschen dem Hexenwahn zum Opfer, unter ihnen fast 90 Prozent Frauen.

«Gefährdet waren Menschen aus jedem Stand und jeden Alters, auch Kinder wurden verbrannt mit ihren Müttern oder Waisenkinder.»[847] Nebst Hebammen und Heilerinnen besonders verfolgt wurden Frauen mit Ansehen und Bildung sowie reiche alleinstehende Frauen, insbesondere Witwen, weil ihr Vermögen von Gesetzes wegen an die Obrigkeit fiel. Aber auch die ‹Gesetzesvollstrecker› verdienten nicht schlecht, wurden sie doch im Verhältnis zu ihren (Miss-)Handlungen bezahlt. An einzelnen Orten wurden als Folge fast sämtliche Frauen ausgerottet – und mit ihnen ein Wissensschatz über Gesundheit und Heilung, dessen Relikte erst heute allmählich wieder zum Vorschein kommen.[848]

Die Medizin jedoch wurde nun zur reinen Angelegenheit und Domäne von studierten Männern – zusätzlich gefördert durch das Aufkommen der Kriegsmedizin und gerechtfertigt durch strenge naturwissenschaftliche Prinzipien und deren unumstössliche Rationalität, welche mit der Entdeckung des Mikroskops in neue Dimensionen vorstiess. Bald schon waren die grausamen Bedingungen ihrer Entstehung und ihre unschuldigen und sinnlosen Opfer verdrängt und vergessen. Und auch die wissenschaftliche Einseitigkeit ihrer Perspektive wurde ob der Erfolge, die sie mehr und mehr zu erzielen vermochte, kaum noch wahrgenommen. Nicht von ungefähr tönt es noch heute von medizinprofessoraler Warte wie folgt:

«Aus dem kurzen Abriss der Geschichte der Medizin der letzten 140 Jahre geht hervor, dass während dieser Zeitspanne dank der naturwissenschaftlich betriebenen biomedizinischen Forschung mehr Verbesserungen für das Schicksal Gesunder und Kranker erzielt wurden als viele Jahrtausende zuvor. Es war kein Geschenk des Himmels und auch kein Zufall, sondern der Anwendung von naturwissenschaftlichen Erkenntnissen in Hygiene, Medizin, Technik und Industrie zu verdanken, dass wir heute schwerwiegende Infektionskrankheiten mit einfachen und billigen Mitteln beherrschen. Hätte diese Grundlagenforschung enthusiastischer Wissenschafter nicht stattgefunden, wäre das Ge-

---

847 Margelisch (Wispern) 53
848 Vgl. Wisselinck (Hexen) 16, 29f, 32ff

sundheitswesen der westlichen Industriegesellschaft längst aus Kostengründen zusammengebrochen.» «Dank dieser Entwicklung hat die heutige Generation der westlichen Industrieländer ein längeres und gesünderes Leben vor sich als irgendeine Generation vor ihr. Und wir stehen am Anfang einer neuen, aber weder zeitlich noch örtlich vorhersehbaren Entwicklung im Verständnis der uns noch plagenden chronischen Krankheiten, die nur allzu bekannt sind.»[849]

Für eine weibliche, sanfte Medizin ist in dieser Welt dominanter wissenschaftlich-technischer Grundwerte ganz klar kein Platz mehr. Einige ihrer Heilpflanzen wurden zwar zu synthetisierten und auf blosse Moleküle reduzierten Wirksubstanzen der modernen Medizin. Im übrigen wird sie jedoch als Hokuspokus abgetan oder ins Reich der Placebo-Effekte verbannt. Und für die Frauen als einstigen Trägerinnen einer ganzheitlichen Heilkunde blieb und bleibt aufgrund des Siegeszuges der naturwissenschaftlichen Medizin zur Hauptsache nur noch jener Bereich des Gesundheitswesens, den sie bereits in den mittelalterlichen Klöstern und Pflegegenossenschaften – zuerst in selbständigen Orden und dann unter männlicher Kontrolle – innegehabt hatten: die Krankenpflege.

Zum eigentlichen Frauenberuf wurde die Pflege allerdings erst ab Mitte des 19. Jahrhunderts, und zwar wiederum gezwungenermassen: Die Verdrängung der Frauen aus dem öffentlichen Leben, die mit der Hexenverfolgung ihren Anfang genommen hatte, wurde in der Folge durch die Industrielle Revolution noch zusätzlich verstärkt. Die Frauen aus dem Proletariat wurden jetzt gegen einen Hungerlohn zur Fabrikarbeit gezwungen, während die bürgerlichen Frauen in die Rolle der Hausfrauen gedrängt wurden, welche ihren Männern die häuslichen und mütterlichen Voraussetzungen für deren Produktionstätigkeit zu schaffen hatten. Sie leisteten fortan nur noch die ungesehenen und unbezahlten Arbeiten, und die Ehe wurde für sie – nebst dem Kloster – zur einzigen Existenzmöglichkeit, zumal dem weiblichen Geschlecht die politischen Rechte oder das Recht auf Bildung verweigert wurden.[850]

Als dann ab Mitte des 19. Jahrhunderts bürgerliche Frauen die Zulassung zum beruflichen und akademischen Bereich zu fordern begannen, wurde sie ihnen lediglich dort zugestanden, wo dies den kapitalistischen Erfordernissen entsprach: einerseits bei den minder qualifizierten und schlecht bezahlten Tätigkeiten und andererseits im sozialen Bereich, wo ihre Arbeit als Liebesdienst am Nächsten verklärt und ebenfalls schlecht entlöhnt werden konnte.[851]

Auch als Ausweitung der Frauen- und Mutterrolle stand ihnen die Tätigkeit in der Krankenpflege wohl an, und sie wurden darin zu bedingungsloser

---

849 Prof. Dr. Max Geiser, Bern, Chirurgie und Orthopädie FMH, in Geiser (Gesundheitsmarkt) 440, mit Bezug auf Diepgen (Geschichte). Vgl. auch die stimmungsmässigen Parallelen zum Büchner-Zitat in Kap. 1.1

850 Bischoff (Frauen) 45ff; Zollinger/Lienert (Schwestern) 25ff

851 Zollinger/Lienert (Schwestern) 27f

Aufopferung und strikter Selbstverleugnung angehalten. Anna von Zimmermann, eine Oberin der Krankenpflege, bezeichnete es dementsprechend in ihrem 1911 erschienenen Buch zur Berufserziehung und Berufsethik in der Krankenpflege als unerlässlich, dass eine Schwester ohne Rücksicht auf die eigene Gesundheit und auf eigene Bedürfnisse das «Opfer des eigenen Selbst» zu bringen habe. Sie folgerte deutsch und deutlich: «Es gibt im Schwesterndienst überhaupt keine Arbeit, die zu gering wäre, solange sie dem Wohl des Kranken dient, ihm nützt.»[852]

Schon früher hatte zudem Florence Nightingale, eine der wichtigsten Begründerinnen der neuzeitlichen Krankenpflege und im Krimkrieg mit dem Übernamen ‹Lady-in-Chief› versehen, «ihren Schwestern verboten, Dienstleistungen ohne ausdrückliche Anordnung der Ärzte zu leisten».[853] Die hingebungsvolle Krankenschwester wurde so zur willkommenen und willfährigen Gehilfin des Arztes und hatte in ihrer patientenorientierten, aufopfernden Funktion der verwissenschaftlichten Medizin gleichsam die weitgehend fehlende menschliche Komponente aufzupfropfen. Langezeit war sie sich dessen jedoch nur wenig bewusst, sondern interpretierte die widersprüchlichen und stets höheren Anforderungen des hierarchischen Krankenhaus-Systems als eigenes Versagen und lebte ihre zudienende Rolle aufgrund ihrer latenten Schuldgefühle nur noch um so pflichtbewusster.[854]

Erst allmählich und wesentlich mitbeeinflusst durch die gesellschaftliche Emanzipation der Frau begann die Pflege in jüngster Zeit vermehrte Eigenständigkeit zu beanspruchen. Unter anderem aus den Vereinigten Staaten kommend, wurden nun neue Konzepte wie dasjenige der ‹umfassenden Pflege› oder der ‹patientenorientierten, aktivierenden Pflege› postuliert und in die Ausbildungsprogramme aufgenommen. Sie sind bestrebt, die Patienten als ganze Menschen mit ihren physischen, psychischen und sozialen Bedürfnissen aktiv in die Pflege miteinzubeziehen und sie nicht mehr bloss zu umsorgen. Zudem werden die angehenden Krankenschwestern und -pfleger in der heutigen Ausbildung vermehrt dazu aufgerufen und ermuntert, auch ihre eigenen Bedürfnisse zu artikulieren.[855]

Schon während der praktischen Ausbildung machen allerdings viele Schülerinnen und Schüler die als ‹Wirklichkeitsschock› bezeichnete Erfahrung, dass die Diskrepanz zwischen neuem Anspruch in der Ausbildung und alter Wirklichkeit im Spital oft gross ist: Viele Ärzte zeigen für die eigenständigen Ziele der Pflege, soweit sie sie überhaupt zur Kenntnis genommen haben, noch wenig Verständnis,[856] und auch bei vielen Berufskolleginnen und Pflegedienst-

---

852 Zimmermann, zit. in Bischoff (Frauen) 87f
853 Hofer (Organisation) 23
854 Vgl. Zollinger/Lienert 31f, auch mit Bezug auf Bischoff (Frauen)
855 Hofer (Organisation) 100; Zollinger/Lienert (42f). In der Schweiz kommt hierbei der Richtlinienrevision zur Ausbildung in der Krankenpflege erhebliche Bedeutung zu.
856 Hofer (Organisation) 99f; vgl. auch etliche der Fallschilderungen in der empirischen Untersuchung von Güntert/Orendi/Weyermann (Arbeitssituation) 109ff

Vorgesetzten sind neue Ideen und ein neues Selbstbewusstsein oft nur bedingt erwünscht. Nach wie vor ist in der Krankenhaus-Praxis das Ideal von der Krankenschwester als möglichst neutraler, anspruchsloser Frau verbreitet, die ewig zufrieden zu sein scheint und daher weder persönliche Zuwendung noch Aufmunterung benötigt.[857]

Selbst im Pflegeteam ist demzufolge «die Bereitschaft, eine(n) MitarbeiterIn auch zu akzeptieren, wenn er/sie sich in einem Tief oder in seelischem Ungleichgewicht befindet, ... gering. Unzulänglichkeiten werden schnell ausgemacht und angegriffen. Machtpositionen werden auch hier ausgenutzt, es herrscht ein psychischer Druck auf die schwachen Stellen der MitarbeiterInnen. Wiederum dient das Verbergen eigener Persönlichkeit zum Schutze schwacher (Angriffs-)Punkte. Diese Maske ist unverletzlich, die alte traditionelle Erscheinung der Krankenschwester bleibt weiterhin bestehen, sich überall anpassend, allerorts akzeptiert. Der einfachste Weg, Schwierigkeiten zu umgehen.»[858]

In einem Klima der Unterordnung, in das auch die geschlechtsspezifische Erziehung sowie die Doppelrolle ‹Hausfrau und Beruf› mit hineinspielen, wird der eigene Druck schnell einmal an andere weitergegeben. Zusammen mit der tief verankerten Scheu, in schwierigen Situationen Verantwortung zu übernehmen, tragen so die Pflegenden selbst wesentlich zur Verstetigung ihrer zudienenden Rolle bei. Das wiederum kommt jenen sehr gelegen, die daran interessiert sind, dass der Pflegedienst keine übermässige Eigendynamik entwickelt: Die Krankenschwestern müssten eben lernen, sich besser zu organisieren, effizientere Teamgespräche führen und weniger Kaffeepausen machen, lautet hier offen oder verdeckt der Grundtenor.

Diese vordergründige Argumentation greift zweifelsohne zu kurz, auch wenn sie zum Teil auf entsprechenden Beobachtungen beruht: So schreibt Marianne Hofer, selber einst Krankenschwester, gestützt auf eigene Erfahrungen und mit Bezug auf Untersuchungen von Engelhardt und Barnes: «Auch wenn Zeit vorhanden war, wurde diese nicht für mehr Kontakt mit den Patienten genutzt, sondern zur Pflege des Kontaktes untereinander. Ebenso steht bei vielen Angehörigen des Pflegepersonals die technisch-medizinische Behandlung im Vordergrund, nicht zuletzt deswegen, weil die Ärzte darauf grossen Wert legen. Dies drückt sich auch dadurch aus, dass Tätigkeiten der Grundpflege an Schwesternhilfen oder Pflegerinnen delegiert werden.»[859]

Neue Konzepte der patientenorientierten Pflege, verbunden mit einer Verlängerung der Ausbildung und mit einer bewussten Pflegeplanung in der Pra-

---

857 Zollinger/Lienert (Schwestern) 38
858 Zollinger/Lienert (Schwestern) 38; vgl. zur Bedeutung von Spannungen im Pflegeteam auch die empirische Untersuchung von Güntert/Orendi/Weyermann (Arbeitssituation) 32, 41

859 Hofer (Organisation) 167, mit Bezug auf Engelhardt und Barnes

xis, dürften diesbezüglich zu einigen Verbesserungen führen. Zu Recht bemängelten jedoch Eva und Judith in ihrer als Buch veröffentlichten Diplomarbeit ‹Zwei kranke Schwestern›, dass mit den neuen Pflegerichtlinien im Grunde wenig an der schiefen Rollenverteilung zwischen Arzt und Krankenschwester geändert wurde. Es ist sogar die Gefahr gegeben, dass der Pflegedienst nun erst recht für die menschliche Seite des Spitalbetriebs zuständig erklärt wird, während sich an den Grundprinzipien einer wissenschaftstechnischen Medizin und an jenen der Spitalhierarchie nichts zu ändern braucht:

«Wir leben in einer Zeit, in der die Inhumanität eines Spitals ständig im Zunehmen begriffen ist. Auch heute noch, oder heute erst recht, wird doch ein Krankenhaus immer noch technischer, noch unüberschaubarer, noch unfreundlicher, noch bürokratischer. Neue Apparaturen werden angeschafft, neue Untersuchungen durchgeführt, neue Dienstzweige und Spezialeinrichtungen eingeführt. Der Mensch steht weniger im Mittelpunkt denn je. ... Wieso soll ausgerechnet die Krankenpflege wieder patientenorientiert werden, die menschliche Seite des Krankenhausbetriebes darstellen, während das ganze restliche Spital unverändert bleibt? ... Die neuen Qualitäten des Pflegeberufes sind die alten Qualitäten der Frau. Und wir machen genau das, was Frauen schon immer gemacht haben. Wir täuschen über das Übel hinweg, wir trösten, flicken.» [860]

Einiges an den Symptomen, aber insgesamt wenig an der Grundproblematik geändert wird zudem durch die heutige Tendenz, sich analog der Spitalmedizin auch im Pflegedienst durch Zusatzausbildungen vermehrt zu spezialisieren oder, wie beispielsweise in Basel geplant, ein Universitätsstudium für Krankenpflege ins Auge zu fassen. Zumindest gilt dies, sofern derartige Bestrebungen nicht bewusst den von der konventionellen Medizin gesetzten Rahmen verändern und gegebenenfalls sprengen.

Entsprechend schreibt Barbara Dätwyler, Lehrerin an der Rotkreuzschule für Krankenpflege in Bern, sie habe den Eindruck, «dass sowohl berufspolitische als auch wissenschaftliche Bemühungen häufig primär das Ziel verfolgen, durch Integration auf höheren gesellschaftlichen Ebenen Prestige und Anerkennung zu gewinnen; damit schwenken wir aber mit geschlossenen Augen in die traditionellen Strukturen ein, in denen ja gerade der Wurm liegt!» [861]

Wohl gewinnt darob die Pflege im Verhältnis zum Arzt an Gewicht, aber lediglich, indem sie versucht, sich auf eine ihm ähnliche Stufe zu begeben. Eine menschliche und eine menschengerechte Medizin hat jedoch, wenn überhaupt, nur bedingt mit universitären Studien und Weihen zu tun. Was vielmehr not

---

860 Zollinger/Lienert (Schwestern) 44   861 Dätwyler (Krankenpflege) 51, mit Bezug auf Schröck

täte, wäre die Ärzteschaft gerade im Spital vermehrt auf die individuelle Ebene des Patienten und seiner persönlichen, menschlichen Bedürfnisse, Ängste und Sorgen herunterzuholen.

Wenn der Arzt meint, hierzu keine Zeit zu haben, dann kann dies nur heissen, dass er an jene, die in der Regel intimere und bessere Kenntnis vom physischen und psychischen Zustand eines Patienten haben oder haben sollten, Kompetenzen abtreten muss. Es reicht dann auch nicht mehr aus, bequemerweise zwischen Therapie und Pflege zu unterscheiden und sämtliche therapeutischen Kompetenzen beim Arzt anzusiedeln. Aus der Sichtweise einer veränderten, wieder menschlicheren Medizin ist nämlich gerade Pflege wesentlich auch Therapie und hat in der gelebten Zuwendung zum Patienten möglicherweise einen erheblich höheren Stellenwert als beispielsweise die blosse Verordnung irgendwelcher symptomunterdrückender Medikamente.

Indem sie bewusst therapeutische Mitverantwortung erhalten und Entscheide der Ärzte zumindest in Frage stellen dürfen, können Krankenschwestern und Pfleger auch zu Katalysatoren für die Anwendung neuer Heilmethoden werden. Voraussetzung ist lediglich, dass sie über eine diesbezügliche Ausbildung verfügen und dass die jeweiligen Verfahren keine oder nur begrenzte Nebenwirkungen haben. Schon heute wenden Krankenschwestern im übrigen Methoden wie Bachblüten-Therapie oder Fussreflexzonen-Massage an Patienten an, oft genug jedoch nur im Verborgenen, ohne Wissen der Ärzte.[862]

Erst wenn sich die Rolle und das Rollenverständnis des Pflegepersonals nicht nur im Verhältnis zu den Patienten, sondern weit mehr noch gegenüber den Ärzten gewandelt hat – hin zur faktischen Gleichberechtigung bei unterschiedlichen Schwergewichten in den Aufgaben –, können die heute noch zweitrangige Funktion der Pflege sowie die ausgeprägte Hierarchie im Spital abgebaut werden. Selbstredend sind hierzu auch Veränderungen in der Ausbildung und im Selbstverständnis der Ärzte dringend vonnöten.[863]

5.2 Hohe Arbeitsbelastung und Unzufriedenheit des Pflegepersonals

Ansätze zu einem Wandel im Rollenverständnis zwischen Arzt- und Pflegedienst sind vereinzelt bereits vorhanden – vielleicht auch deshalb, weil vermehrt Frauen zumindest auf den unteren und mittleren Hierarchiestufen als Ärztinnen tätig sind. Noch viel zu sehr sucht jedoch das Pflegepersonal die Ursachen für die *hohe Arbeitsbelastung* und die eigene *Unzufriedenheit* im eigenen Bereich und

---

862 Entsprechende Informationen erhielt ich aus erster Hand anlässlich eines Bachblüten-Kurses, an welchem fast ausschliesslich Frauen teilnahmen, wovon ein hoher Prozentsatz in der Pflege tätig war.

863 Vgl. auch Güntert/Orendi/Weyermann (Arbeitssituation) 288f sowie Teil IV, Kap. 4.3

Netzwerk 29

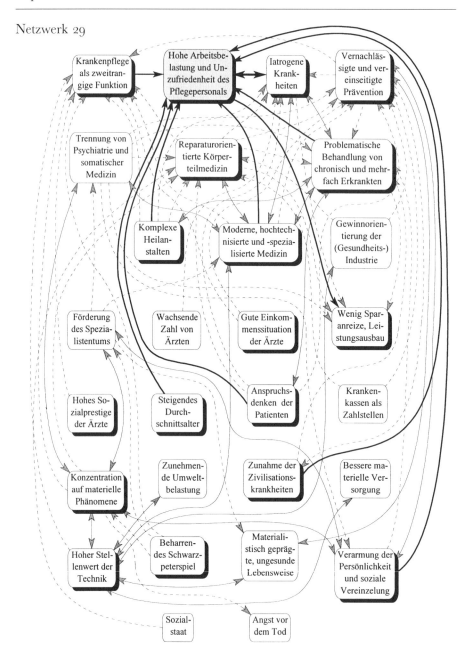

ist bestrebt, sie durch ‹innere› Massnahmen wie eine verbesserte Arbeitsorganisation, eine bessere Zusammenarbeit im Team, neue Pflegekonzepte mit entsprechender Weiterbildung etc. zu verändern. Das Macht- und Kompetenzgefälle zum Arztdienst wie auch die Auswirkungen der zunehmenden Spezialisierung im Spital werden demgegenüber zwar ebenfalls und deutlich als Problembereiche empfunden.[864] Nur wenige konkrete Anstrengungen aller Beteiligten zielen jedoch bislang auf diese zentralen, ‹äusseren› Veränderungsnotwendigkeiten. In der besagten Untersuchung von Güntert, Orendi und Weyermann wird dieser Umstand wie folgt vermerkt:

«Im Bereich der sehr aktiven Grössen Qualifikation der Ärzte ... und Spezialisierung ... finden sich verhältnismässig wenig Massnahmen, die zudem häufig als Wunsch- oder Sollvorstellungen formuliert werden. Diesen Aspekten wird eher zu wenig Beachtung geschenkt. Vereinzelt haben Ärzte aber festgestellt, dass sie neben der fachlichen auch Führungs- und soziale Kompetenzen haben müssten. Warum aber in dieser Richtung nicht mehr von den Institutionen unternommen wird, kann in dieser Untersuchung nicht beantwortet werden. Vermutlich hängt es mit dem Ansehen und Einfluss zusammen, die dem Arzt zugebilligt werden. Die Auswirkungen der zunehmenden Spezialisierung auf die erforderliche Qualifikation des Pflegepersonals und auf den Pflegeaufwand werden wahrscheinlich unterschätzt. Dies erklärt, weshalb hier so wenig Massnahmen ergriffen werden.»[865]

Solange die Pflege in ihrer Funktion gegenüber den ärztlichen Verrichtungen selbstverständlicherweise zweitrangig bleibt, wird sie demzufolge eine enorm wichtige, aber zu wenig gewichtete und beachtete Quelle der Unzufriedenheit beim Pflegepersonal sein und bleiben. Und es wird sich auch weiterhin so verhalten, dass als Mittel gegen die steigende Arbeitsbelastung gerade seitens der Krankenschwestern und -pfleger primär der Ruf nach mehr Personal ertönt – bzw. in einer rezessiven Phase auch unterdrückt wird –, ohne gegen die konventionelle Medizin als wesentliche Ursache dieser Belastung anzugehen.

In der Schweiz waren 1990 in den von der VESKA erfassten stationären Einrichtungen rund 71 500 Personen in der Pflege tätig, mehr als dreimal (!) soviel als noch 1965.[866] Zwar hat die Bevölkerung in dieser Zeit um 14,7 Prozent, die Zahl der zwischen 65 und 69 Jahre alten Menschen um 39 Prozent und jene der über 79jährigen gar um das 2,6fache zugenommen. Der dadurch bedingte erhöhte Pflegebedarf fällt gewiss ins Gewicht und wird noch verstärkt durch das in dieser Zeit ebenfalls gestiegene Anspruchsdenken der Patienten –

---

864 Vgl. Güntert/Orendi/Weyermann (Arbeitssituation); Zollinger/Lienert (Schwestern); Schmitt (genug)

865 Güntert/Orendi/Weyermann (Arbeitssituation) 252

866 Vgl. Pharma-Information (Gesundheitswesen 1992) 44; VESKA-Statistikzentrale (Panorama 1990) 12f

verbunden mit einer gesteigerten, personalintensiveren Qualität der Pflege – durch die verkürzte Arbeitszeit und den vermehrten Anteil an Teilzeitarbeitenden. All diese Faktoren vermögen jedoch die massive Zunahme des Pflegepersonals, das sich zudem genau wie die Ärzte (vor allem die Assistenzärzte) mehr denn je überlastet fühlt, nur zum Teil zu erklären.

Wie Netzwerk 29 zeigt, ist eine bedeutende Ursache für den erhöhten Pflegebedarf auch in der modernen Medizin zu suchen: vorerst im konventionellen Sinn, indem die zunehmende Spezialisierung und Technisierung einen vermehrten Koordinationsaufwand und vermehrte Zusatzleistungen auch des Pflegepersonals bedingen.[867] Dieser Aspekt des Problems wird dadurch noch wesentlich verstärkt, dass der Patient als Mensch und Persönlichkeit unteilbar ist, dass sich jedoch die Schulmedizin auf die Reparatur seiner physischen Einzelkomponenten verlegt hat.

Dies wirkt sich primär im Akutspital mit seiner wachsenden Komplexität in einem überproportional angestiegenen Arbeitsvolumen aus: «Die Untersuchungs-, Behandlungs- und Patienten-Überwachungsmassnahmen werden vielfältiger und aufwendiger; das Zusammenspiel zwischen den Spezialkliniken sowie Arbeitsabläufe wie auch einzelne Tätigkeiten werden komplizierter, so dass das Personal im Pflegesektor zunehmender Belastung ausgesetzt wird.»[868] Nicht von ungefähr hat im Akutspital die Zahl des medizintechnischen Personals noch weit stärker zugenommen als jene des Pflegepersonals oder der Ärzte, wobei «Art und Umfang der von den medizintechnischen Diensten erbrachten Leistungen in direktem Zusammenhang mit der Ärzte-Dichte bzw. mit der Verordnungsgewohnheit der Ärzte» stehen.[869]

Darüber hinaus – und diese Faktoren werden bislang auch im Zusammenhang mit dem unvermindert steigenden Pflegeaufwand noch wenig gesehen – vermag die moderne Akutmedizin mit ihren unbestreitbar grossen Erfolgen den heute vorherrschenden Krankheitsbildern der chronisch und mehrfach Erkrankten nichtsdestoweniger schlecht gerecht zu werden. Mit anderen Worten, es wird hier ein primär auf die Symptome ausgerichteter, spitzenmedizinischer Aufwand betrieben, der mehr und mehr zur Sisyphus-Arbeit ausartet und nicht zuletzt für das Pflegepersonal eine wichtige Quelle für die steigende Arbeitsbelastung darstellt. Noch verstärkt wird diese Entwicklung durch die iatrogenen Krankheiten, welche die Medizin in ihrer heutigen Ausprägung ebenfalls in hohem und zunehmendem Mass mit sich bringt.[870] Und umgekehrt verhält es sich so, dass die resultierende Arbeitsüberlastung des Pflegepersonals ihrerseits zu Fehlern und zu einer verstärkten Iatrogenesis führt.

---

867 Vgl. hierzu auch Güntert/Orendi/Weyermann (Arbeitssituation)
868 IFZ (Technisierung) 52, vgl. auch 311ff
869 Sommer (Malaise) 24; IFZ (Technisierung) 81
870 Vgl. hierzu auch Kap. 4.5

Die Belastung geht in der Folge Hand in Hand mit der bereits beschriebenen latenten und mehr und mehr auch offenen Unzufriedenheit des Pflegepersonals, welche sich in Resignation bis hin zu Streikaktionen äussert und ihren Niederschlag auch in einer vergleichsweise niedrigen Berufsverweildauer findet. Sie betrug 1988 im schweizerischen Durchschnitt lediglich vier Jahre. Gemäss einer Studie des Verbands des Personals öffentlicher Dienste verlieren zehn Prozent der Krankenpflegeschülerinnen und -schüler «schon während der Ausbildung die Freude am Beruf und erklären, nach dem Abschluss nicht mehr im Pflegebereich arbeiten zu wollen. 60 Prozent der Schülerinnen und Schüler können sich nur eine Teilzeitstelle vorstellen. Fast die Hälfte des Pflegepersonals in Ausbildung will nur etwa ein Jahr im Beruf bleiben.»[871]

Ähnlich gering wie die Berufsverweildauer ist für jene, welche im Pflegeberuf verbleiben, auch die durchschnittliche Anstellungsdauer in einer Institution. In der Studie von Güntert, Orendi und Weyermann zur Arbeitssituation des Pflegepersonals im Kanton Bern betrug sie lediglich 4,5 Jahre, wobei die Neigung zum Stellenwechsel bei Frauen deutlich ausgeprägter war als bei Männern und sich zudem beim jüngeren und beim schlechter qualifizierten Pflegepersonal vermehrt zeigte.[872] Die für den Pflegedienst nachgerade charakteristische hohe Fluktuationsrate verstärkt in der Folge die Arbeitsbelastung zusätzlich, verschlechtert den Zusammenhalt im Team und verringert die Arbeitszufriedenheit weiter.[873]

Dies wiederum ist dem Image des Pflegeberufs wenig zuträglich und führt dazu, dass sich die Nachwuchsprobleme vergrössern. Genügend Schülerinnen und Schüler für die Krankenpflege zu finden gestaltet sich ohnehin schwierig, weil heute auch für Frauen ein breiteres Spektrum an Berufswahlmöglichkeiten zur Auswahl steht, weil in anderen Berufen die Entlöhnung vielfach besser ist und weil aufgrund geburtenschwächerer Jahrgänge grundsätzlich ein geringeres Nachwuchspotential besteht. Die Krankenpflege bewegt sich demzufolge in einem Teufelskreis wachsender Anforderungen und einer kleiner werdenden Mitarbeiterinnen-Basis, welche nach wie vor gewillt ist, sich diesen Anforderungen unter den heutigen Bedingungen zu stellen.

Sofern es nicht bald gelingt, an den Grundursachen dieser Problematik entscheidende Veränderungen vorzunehmen, wird sich der sogenannte Pflegenotstand genauso wie die Kostenexplosion zu einem der immer schwieriger handhabbaren, zentralen Problemfelder des Gesundheitswesens entwickeln. Darüber vermag auch die relative Ruhe an der ‹Pflegefront›, welche in der derzeitigen Rezessionsphase gezwungenermassen eingekehrt ist, nicht hinwegzutäuschen.

---

871 Schmitt (genug) 33
872 Vgl. Güntert/Orendi/Weyermann (Arbeitssituation) 51ff

873 Ein detailliertes, auf die Pflegeproblematik bezogenes Netzwerk verschiedener Einflussfaktoren findet sich im übrigen in Güntert/Orendi/Weyermann (Arbeitssituation) 77, 93.

6. Überleitung zu Teil IV

Wie die Analyse in Teil III gezeigt hat, zeitigt auch der mit dem lebenspraktischen Materialismus eng verschwisterte wissenschaftliche Materialismus eine Vielfalt von Auswirkungen, welche die Aufwand- und Kostensteigerung im Gesundheitswesen wesentlich mitbedingen. Im Zentrum steht dabei der Umstand, dass sich insbesondere die Naturwissenschaften seit Anbeginn auf rationalistische Erkenntnisprinzipien verlegt haben, die zwar enorme theoretische und praktische Wissensfortschritte ermöglichten, die jedoch bald einmal den Rang von nicht mehr hinterfragbaren, dogmengleichen Grundprämissen erlangten. Als solche verführten sie zum trügerischen Schluss, alles, was den Kriterien der Messbarkeit, der Intersubjektivität und der Wiederholbarkeit nicht genüge, sei unwissenschaftlich und damit einer näheren Betrachtung unwürdig. Ja mehr noch, die mit den engen Wissenschaftlichkeitskriterien nicht fassbare Realität wurde schlichtweg als nicht existent bezeichnet, wiewohl gerade ihr eine höchst zentrale Bedeutung für ein ganzheitliches Wirklichkeitsempfinden, für die sinnhafte Gestaltung menschlicher Tätigkeit und für die Gesundheit zukommt.

Obwohl das materialistische Wissenschaftsparadigma eigentlich längst schon und nicht zuletzt aufgrund neuartiger Erkenntnisse ausgerechnet in der Physik deutliche Risse bekommen hat, vermag es sich in der etablierten Medizin nach wie vor zu halten und führt gerade hier zu einer unnötig verengten Sichtweise. Das Erkenntnisinteresse der (Hoch-)Schulmedizin ist primär auf die Krankheit gerichtet, und diese wird weitgehend als Funktionsstörung auf der körperlichen Ebene verstanden und entsprechend im Hinblick auf die Beseitigung körperlicher Symptome behandelt. Mögliche Ursachen auf der psychosozialen Ebene, das Zusammenspiel zwischen Körper, Seele und Geist oder gar sinnhafte Deutungszusammenhänge werden demgegenüber noch wenig gesehen und kaum in Betracht gezogen.

Als Folge hat sich zwar eine im momentanen Einzelfall durchaus erfolgreiche Akutmedizin etabliert, deren technisierte und spezialisierte Verfahren jedoch immer aufwendiger und kostspieliger werden. Zudem kommt sie selbst bei chronischen Erkrankungen fast bedingungslos zum Einsatz, obwohl sie vor allem hier oft mehr an zusätzlichem Schaden anrichtet als tatsächliche Heilung bewirkt. Durch die Art ihres Vorgehens rückt darüber hinaus der Reparaturaspekt auf Kosten präventiver Aktivitäten massiv in den Vordergrund, und zwar nicht zuletzt auch bei den Patientinnen und Patienten. Sie werden so zu grossen Teilen von jeglicher Mitverantwortung für die Erhaltung ihrer Gesundheit entbunden.

Wissenschaftlicher Materialismus und Pflegeproblematik

Netzwerk 30

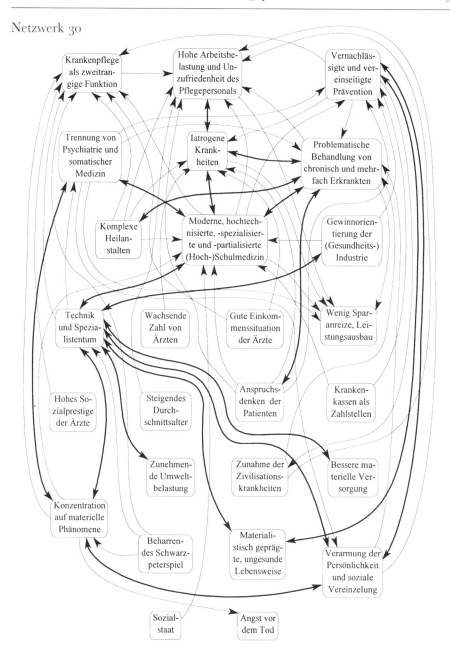

Schliesslich ist, wie gezeigt, auch der Bereich der Krankenpflege vom heutigen, vereinseitigten Medizinverständnis wesentlich mitbetroffen, indem Pflege als zweitrangig und der ärztlichen Macht und Autorität untergeordnet gilt. In ihrer bloss zudienenden und auch den Aspekt der Mitmenschlichkeit einigermassen gewährleistenden Rolle bildet sie sogar die Voraussetzung dafür, dass die in nüchternen Spitälern konzentrierte abstrakte Apparatemedizin stets noch ausgeprägter zum zentralen Qualitätsmerkmal des westlichen Gesundheitswesens werden kann.

All diese und weitere Zusammenhänge sind in Netzwerk 30 nochmals gesamthaft aufgezeigt. Es wurde dahingehend etwas vereinfacht, als die Faktoren ‹moderne, hochtechnisierte und -spezialisierte Medizin› und ‹reparaturorientierte Körperteilmedizin› zum Faktor *‹moderne, hochtechnisierte, -spezialisierte und -partialisierte (Hoch-)Schulmedizin›* zusammengefasst sind. Zudem wurden die Einflussgrössen ‹hoher Stellenwert der Technik› und ‹Förderung des Spezialistentums› zum gemeinsamen Faktor *‹Technik und Spezialistentum›* vereinigt.

In Teil IV, welcher sich mit möglichen Auswegen aus dem Dilemma einer unaufhaltsamen Aufwandsteigerung des Medizinsystems bei stets kleinerem Nutzen für die tatsächliche Gesundheit der Bevölkerung befasst, werden die Beziehungen zwischen den einzelnen Einflussfaktoren vorerst wiederum weggelassen. Da es zu unübersichtlich wäre, sämtliche der in den Teilen I, II und III gezeigten Zusammenhänge in ein Gesamtnetzwerk zu vereinen, werden im folgenden ausgewählte Beziehungen, welche wiederum den begleitenden Text veranschaulichen, separat aufgezeigt.

Teil IV:
Lösungsmuster

1. Einleitung

Nachdem in den vorangegangenen Kapiteln die Problemsituation der Leistungs- und Kostenexplosion im Gesundheitswesen dargestellt wurde, geht es nun im Schlussteil darum, mögliche Lösungsmuster zu beleuchten.

1.1 Aufbau und Inhalte im Überblick
Ausgehend von der Situation in der Schweiz wird fallweise Bezug genommen auf die Verhältnisse in anderen Industrieländern – mit dem Ziel, nebst spezifisch schweizerischen auch solche Lösungen aufzuzeigen, die zumindest im Grundsatz verallgemeinerungsfähig sind bzw. wären. Zwangsläufig muss dabei aus sämtlichen denkbaren Vorschlägen eine Auswahl getroffen werden. Sie soll so erfolgen, dass Varianten, die sich bereits in Diskussion oder Umsetzung befinden, in der Tendenz nur vergleichsweise kurz, aber mit Hinweisen auf weiterführende Literatur angesprochen werden.

Mehr Raum soll demgegenüber Vorschlägen gewidmet werden, die heute (noch) unkonventionell anmuten mögen, denen aber – gesamthaft oder in einem Teilbereich – ein wohl beträchtliches Lösungspotential zukommt. Wie bereits die vorangegangene Analyse deutlich gemacht haben dürfte, wird dabei zwangsläufig nicht nur das Gesundheitswesen im engeren Sinn zur Sprache kommen. Vielmehr sollen von Beginn weg ursächliche wirtschaftliche und gesellschaftliche Faktoren und Möglichkeiten zu deren Veränderung ebenfalls mit in Betracht gezogen werden.

Ausgehend von der Ansicht, dass die heutige Misere im Gesundheitswesen im Kern lediglich Ausfluss von tieferliegenden wirtschaftsgesellschaftlichen Fehlentwicklungen ist, wird das Ausloten von Lösungsmustern bei der Veränderung von gesellschafts- und wirtschaftspolitischen Rahmenbedingungen seinen Anfang nehmen. Vorerst soll dabei unter dem Titel ‹neue Lebensmuster und -inhalte› der grundsätzliche Bewusstseins- und Wertewandel angesprochen werden, wie er zumindest bei einer wachsenden Minderheit der Bevölkerung bereits im Gang ist und direkt und indirekt Auswirkungen auf den Gesundheitszustand der Bevölkerung haben wird. Anschliessend werden kurz einige konkrete *ordnungspolitische Vorschläge* beleuchtet, wie das Problem einer verselbständigten

Marktwirtschaft mit den daraus resultierenden, auch für das Gesundheitswesen kostspieligen Folgen angegangen werden könnte. Gerade weil diese Möglichkeiten zur Veränderung der marktwirtschaftlichen Rahmenbedingungen teilweise massiv an den Kern der Problematik rühren, dürften sie allerdings (noch) teilweise utopisch anmuten. Ebenfalls auf noch nicht spezifisch gesundheitspolitischer Ebene folgen deshalb ganz unterschiedliche und eher *punktuelle, jedoch leichter zu verwirklichende Möglichkeiten*, um die Bedingungen im Umfeld des Gesundheitswesens so zu verändern, dass dort direkt und indirekt weniger aufwandsteigernde Wirkungen entstehen.

Erst im Anschluss daran soll dann das Gesundheitswesen im engeren Sinn thematisiert und vorerst der Frage nachgegangen werden, wie die *Medizin selber transformiert* und – unter aktivem Miteinbezug der Patienten und ihrer Selbstheilkräfte – besser auf die heute vorherrschenden Krankheitsbilder abgestimmt werden könnte. Dieses mit ‹Wege zu einer integralen Medizin› überschriebene Kapitel beinhaltet zudem Überlegungen, wie die *gesetzlichen Rahmenbedingungen des Heilens* sowie die *Ausbildung zu heilberuflich Tätigen* so verändert werden können, dass sie nicht mehr nur dem Krankheits- und Therapieverständnis der Schulmedizin gerecht werden.

Einen wichtigen Teil der möglichen, direkt auf das Gesundheitswesen bezogenen Problemlösungen nehmen des weiteren *versicherungstechnische Konzepte* ein. Auf diesem Gebiet finden sich denn auch die meisten Änderungsvorschläge, die sich heute bereits in Diskussion oder Verwirklichung befinden. Sie sollen angesprochen und gewertet, wiederum aber ergänzt werden durch weitergehende, (noch) unkonventionelle Ideen.

Abschliessend folgen dann Überlegungen, wie primär das schweizerische Gesundheitswesen seitens der staatlichen Instanzen zweckmässiger ausgestaltet werden könnte, ohne die föderalistische Basis zu gefährden. Im Zentrum dieser Betrachtungen wird die *Rolle der Kantone* stehen und ihre Möglichkeit, eigene Wege zu gehen – aber auch die verbesserte und gewandelte Zusammenarbeit untereinander, mit Bundesinstanzen sowie mit den Versicherungsträgern. Diese Anregungen können auch für andere Länder insofern stimulierend wirken, als aufgezeigt wird, welche Chancen in einem dezentralisierten Gesundheitswesen gegeben sind. Methodisch bauen die Überlegungen zu den Lösungsmustern auf den im Analyseteil erarbeiteten Netzwerken auf, greifen dabei jedoch nur einige Kernfaktoren gesondert heraus. Diese zeichnen sich durch besonders intensive und zahlreiche Beziehungen zu den übrigen Faktoren aus. Vorgängig jedoch soll das Gesamtnetzwerk ergänzt werden durch Beziehungen, die bislang ausgeklammert blieben, die jedoch innerhalb der gezeigten Zusammenhänge bereits gewisse stabilisierende Wirkungen ausüben.

1.2 In sich stabilisierende Wirkungen

In der vorangegangenen Analyse der Problembereiche des heutigen Gesundheitswesens wurden im wesentlichen lediglich sich aufschaukelnde Faktoren und Beziehungen berücksichtigt. Dies entspricht zwar zu grossen Teilen den realen Verhältnissen, wie sie in einer modernen Wirtschafts- und Wohlstandsgesellschaft gegeben sind. Dennoch wurden bislang Beziehungen ausgeklammert, welche immerhin dazu beitragen, dass sich die gezeigten Entwicklungen nur verlangsamt durchsetzen oder doch an gewisse Grenzen stossen.

Sie werden in Netzwerk 31 mittels gestrichpunkteter Pfeile aufgezeigt und bedeuten, dass die Verstärkung des einen Faktors zur Abschwächung des anderen führt (oder eine Abschwächung des einen zur Verstärkung des anderen). Anders als die ausschliesslich gleichgerichteten Beziehungen in den bisherigen Netzwerken sind also hier die Beziehungen entgegengesetzt. Was zudem aus Netzwerk 31 nicht ersichtlich ist: Sie setzen sich im gesamten, zuvor aufgezeigten Wirkungsgefüge in abschwächendem Sinn fort, d.h. sie führen auch über die direkten Beziehungen hinaus zu gewissen dämpfenden Wirkungen.

Für den Einflussfaktor ‹beharrendes Schwarzpeterspiel› bedeutet dies, dass die andauernde Tendenz zum immer weitergehenden und schwieriger finanzierbaren Leistungsausbau im Gesundheitswesen doch allmählich dazu führt, dass die festgefahrenen Positionen der verschiedenen Beteiligten zwangsläufig etwas aufgeweichter werden. Im besonderen betrifft dies vorderhand die Ärzteschaft, welche erheblich unter Beschuss gerät. Ihre bislang ausgesprochen starke Position kommt auch dadurch vermehrt ins Wanken, dass die Zahl der Ärzte weiter zunimmt und sie so trotz eines grundsätzlich sehr weiten Tätigkeitsfeldes beginnen, sich gegenseitig etwas Konkurrenz zu machen. In diesem Zusammenhang wird zumindest vereinzelt auch ihre gute Einkommenssituation bereits tangiert.

Des weiteren beginnt das mit seiner Situation unzufriedene Pflegepersonal allmählich Druck auszuüben und an den bestehenden Macht- und Kompetenzverhältnissen zu rütteln. Nebst Politikern sind dabei wiederum die Ärzte mitbetroffen. Gewisse Abstriche an ihrer Position muss die Ärzteschaft schliesslich dahingehend hinnehmen, dass die Patienten im Zug ihres Anspruchsdenkens wagen, auch Forderungen an die Ärzte selbst und ihre menschlichen

Netzwerk 31

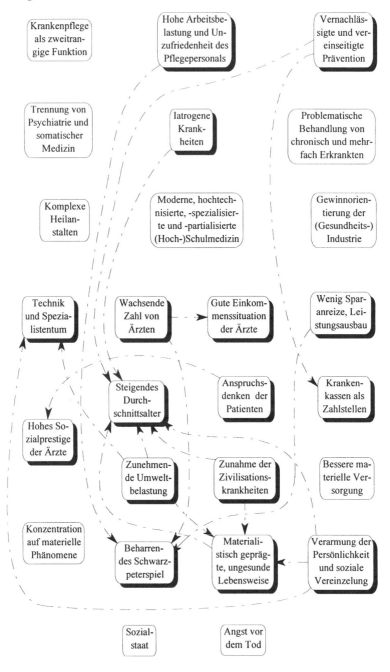

und fachlichen Qualitäten zu stellen. Das sonst stark leistungsfördernde Anspruchsdenken hat also insofern auch seine positive Seite, als heute viele Patienten dem Arzt kritischer begegnen und ihn nicht mehr nur als ‹Halbgott in Weiss› verehren:

In einer Umfrage von Meier und Grau zum Stellenwert der Alternativmedizin in drei Schweizer Kantonen beispielsweise wurde auch nach dem Verhältnis zur Schulmedizin gefragt. Eine der Fragen lautete: «Stellen Sie sich vor, Sie sind krank: Finden Sie, man sollte sich bei der Wahl der Behandlungsmethode auf den Arzt verlassen, oder sich auf seine eigenen Kenntnisse und Gefühle abstützen?» Zu den Antworten schreiben Meier und Grau: «Nur 15 Prozent der 1104 Befragten sagten, man solle sich auf den Arzt oder die Ärztin verlassen. Sogar nur 8 Prozent der Befragten, die bereits mehrere alternative Heilverfahren angewendet haben, vertreten diese Meinung. Sie sind also sehr kritisch. Aber auch von den Befragten, die noch nie Alternativmedizin angewendet haben, wollen nur 24 Prozent den ÄrztInnen die alleinige Entscheidung überlassen.»[874] Immerhin wollten rund zwei Drittel der Befragten das Gespräch mit dem Arzt suchen, wobei viele gleichzeitig durchblicken liessen, dass hierzu ihres Erachtens die Bereitschaft und die Zeit seitens der Ärzte oft zu wenig gegeben sei.

Die weiteren Beziehungen, die im Netzwerk abschwächend wirken, beziehen sich weitgehend auf den Faktor ‹steigendes Durchschnittsalter› der Bevölkerung. So vermindern die ‹materialistisch geprägte, ungesunde Lebensweise›, die ‹Zunahme der Zivilisationskrankheiten› und die ‹zunehmende Umweltbelastung› den Anstieg der Lebenserwartung oder werden ihn absehbarerweise sogar wieder rückgängig machen. Eine ähnliche Wirkung zeitigen die Faktoren ‹Verarmung der Persönlichkeit und soziale Vereinzelung›, ‹iatrogene – vom Arzt verursachte – Krankheiten› und ‹vernachlässigte und vereinseitigte Prävention›. Letztere hat zudem zumindest kurzfristig und direkt die Auswirkung, dass bei den Krankenkassen nicht noch höhere Kosten anfallen.

Schliesslich haben die zunehmende und stärker spür- und sichtbare Umweltbelastung, die Zunahme der Zivilisationskrankheiten sowie die Verarmung der Persönlichkeit und die soziale Vereinzelung auch zur Folge, dass die materialistische Lebensweise zumindest ansatzweise und zögerlich in Frage gestellt wird. Ebenfalls fraglich werden darob der hohe Stellenwert der Technik und des Spezialistentums.[875] Allerdings werden diese dämpfenden Wirkungen grossenteils überlagert durch stärkere gleichgerichtete Beziehungen zwischen diesen Faktoren.

---

874 Meier/Grau (Alternativmedizin) 37
875 Vgl. Noelle-Neumann/Köcher (Jahrbuch) 894

Mit anderen Worten, auch wenn negative Auswirkungen einer materialistischen Lebens- und Denkweise wie Zivilisationskrankheiten, Umweltzerstörung und soziale Probleme eigentlich ein Überdenken derselben nahelegen würden, so bewirken sie insgesamt weit eher das Gegenteil: Die Lösungen werden nun erst recht in noch mehr Wohlstand und in noch mehr Technik gesucht, in der illusionären Erwartung, damit überhaupt erst die finanziellen und technischen Mittel zu erwirtschaften, um mit den wachsenden wohlstands- und technikbedingten Problemen fertig zu werden.[876]

Zudem dient gerade die Technik dazu, die Auswirkungen der Umweltzerstörungen örtlich und zeitlich in weiter entferntere und schwieriger wahrnehmbare Dimensionen zu verlagern. In Form von Atomkraftwerken, Kehrichtverbrennungsanlagen, Autokatalysatoren, Bahnanlagen etc. schafft sie direkt und indirekt neue zusätzliche Wachstumsmöglichkeiten für einen Wohlstand, der immer mehr zum blossen, trügerischen Selbstzweck und zur vielspurigen Einbahnstrasse in die Selbstzerstörung wird.[877]

Wir gleichen in der Folge in der Tat dem Frosch im Wasserglas, der gar nicht mehr spürt, was um ihn herum eigentlich vorgeht. Die Wassertemperatur im Glas steigt zwar langsam immer weiter an, er merkt jedoch nichts davon, passt sich laufend an, bis er nahe dem Siedepunkt leise und ahnungslos stirbt.[878]

Wie gezeigt, dienen so gesehen auch die symptombeseitigenden Errungenschaften der Medizin im Grunde nur dazu, uns nicht mehr fühlen zu lassen, was um uns wirklich vorgeht. Wir funktionieren im wahrsten Sinn immer mehr mit Prothesen, reparieren und unterdrücken nach allen Regeln der spitzenmedizinischen Kunst und den Rezepturen der raschen pharmazeutischen Problemlöser und verleben darob unser Leben nur um so sorgloser in Richtung individueller und kollektiver Infarkt und Kollaps. Und auch hier verhält es sich wiederum so, dass die unaufhaltsam wachsenden Kostenfolgen für das Gesundheitswesen, um sie überhaupt noch finanzieren zu können, erst recht die weitere Übersteigerung der materialistischen Lebensweise erforderlich machen.[879]

2. Transformation des Materialismus

Aus diesen Zusammenhängen ergibt sich bereits, dass im Kern der heutigen Problemsituation im Gesundheitswesen die materialistische Gesellschaft mit ihrem hedonistischen, auf vordergründigen Erfolg und vordergründige An-

---

876 Besonders ausgeprägt zu derartigen Fehlschlüssen neigt fatalerweise ausgerechnet ein Grossteil der Führungskräfte in Wirtschaft und Politik. Vgl. von Rosenstiel (Karrieremotivation) 12; Noelle-Neumann/Köcher (Jahrbuch) 900, 939

877 Vgl. Studer (Marktwirtschaft) 157ff
878 Studer (Jenseits) 392, mit Bezug auf Register
879 Vgl. Jänicke (Industriesystem)

nehmlichkeiten ausgerichteten Wertsystem steht. Anders formuliert, *solange wir derart einseitig Leistungs- und Konkurrenzdenken, unendliches materielles Wachstum und rein materielle, rationalistische Welterklärungen in den Vordergrund und über alles andere stellen, wird das Gesundheitswesen zwangsläufig zu den ersten Bereichen gehören, die aus dem Ruder laufen.*

Oder nochmals anders ausgedrückt, solange wir nicht bereit sind, an den Grundlagen und Grundwerten unseres heutigen Wirtschafts- und Gesellschaftssystems gewichtige Änderungen vorzunehmen resp. gezielt in die Wege zu leiten, werden wir die Probleme der Kosten- und Leistungsexplosion im Gesundheitswesen niemals in den Griff bekommen. Sie werden sich dann nur noch dadurch lösen, dass das System schliesslich kollabiert. Obwohl heute alles auf diese selbstzerstörerische Variante hinausläuft, ist damit mittel- und längerfristig niemandem gedient.

Netzwerk 32 enthält nochmals sämtliche Beziehungen, die mit den Faktoren ‹bessere materielle Versorgung› und ‹materialistisch geprägte, ungesunde Lebensweise› zusammenhängen. Es macht deutlich, dass aufgrund des steigenden Wohlstands zwar in immer noch grösserem Mass die finanziellen Mittel bereitstehen, um nicht zuletzt die Gesundheitsversorgung stets noch weiter auszubauen und zu perfektionieren – sei es im Bereich der Spitäler und Kliniken, der Industrie, der Krankenkassen und Versicherungen, der sozialstaatlichen Einrichtungen oder der Kranken- und Pflegeheime sowie neuerdings der spitalexternen Krankenpflege (Spitex) im besonderen.

Andererseits aber geht mit der materialistischen Lebensweise eine Unzahl von Entwicklungen einher, die diesen Ausbau zwingend und allmählich auch über das Mass der verfügbaren Mittel hinaus erforderlich machen: Sie reichen u.a. von der zunehmenden Umweltzerstörung mit ihren auch gesundheitsrelevanten Folgen über die Zunahme der Zivilisationskrankheiten, die soziale Vereinzelung, die Vernachlässigung und Vereinseitigung der Prävention, das Anspruchsdenken der Patientinnen und Patienten, die Verabsolutierung der Technik und einer materialistischen Wissenschaft bis hin zur Angst vor dem Tod.

Wie Netzwerk 32 zeigt, wirken viele dieser Faktoren ihrerseits wieder auf die beiden ins Zentrum gestellten Einflussfaktoren zurück, d.h. sie verstärken diese ganz direkt noch zusätzlich. Wir bewegen uns so gesehen in sich sehr stark aufschaukelnden Zusammenhängen, die auf der Basis der heutigen Gegebenheiten unausweichlich zu einem stets grösseren Aufwand im Gesundheitswesen führen.

Netzwerk 32

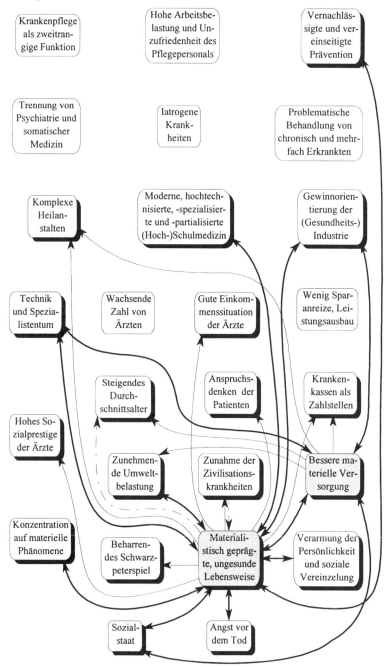

2.1 Neue Lebensmuster und Lebensinhalte

Soll diese Entwicklung rückgängig gemacht werden, so ist dies im Kern nur – dann aber sehr wirksam – möglich über das Infragestellen und Verändern der materialistischen Lebensanschauung. Ansätze hierzu sind glücklicherweise bereits zuhauf vorhanden, beschränken sich jedoch noch weitgehend auf vereinzelte, mehr oder weniger tiefgreifend und konsequent gewandelte individuelle Verhaltensmuster. Ihren Anfang nehmen sie bei der zögerlichen Hinterfragung der gesellschaftlich gültigen Einstellungen und Verhaltensnormen in Beruf, Familienleben und Freizeitgestaltung, wenigstens bei denen, die es sich ‹leisten› können. Wie u.a. die Werthaltungsforschung gezeigt hat,[880] werden heute vermehrt Fragen nach dem Sinn der eigenen Arbeit gestellt: «Was will und bewirke ich bei meiner Arbeit eigentlich? Kann ich hinter den Produkten stehen, die in meiner Firma produziert werden, und zu den Methoden, mit denen sie hergestellt und vermarktet werden?» Die Antwort mag anfänglich vielleicht zustimmend lauten, bei Berücksichtigung umfassenderer Zusammenhänge jedoch unter Umständen bald einmal nicht mehr.

Analog ist auch die Karrieremotivation vereinzelt und auch bei jüngeren Führungskräften bereits eine andere geworden: «Ist es mir wirklich wichtig, im Unternehmen aufzusteigen, Karriere zu machen, und welchen Preis bezahle ich dafür? Geht es mir bei meinen Ambitionen tatsächlich um das Wohl, die Entfaltungsmöglichkeiten und die Zufriedenheit anderer oder nur um mein eigenes Ego? Warum will ich mehr verdienen; werde ich dadurch nicht bloss abhängiger, weil ich mein Anspruchs- und Ausgabenniveau entsprechend erhöhe?»

Zwangsläufig rückt bei diesen Überlegungen auch die Familie mit ins Blickfeld: «Was ist mir mehr wert: Erfolg und Anerkennung im Beruf oder ein gutes Familienleben und eine gute Gesundheit? Kann ich wirklich alles unter einen Hut bringen? Reicht es, meine Ehepartnerin und die Kinder mit Geschenken zu vertrösten? Kann ich später die fehlende gemeinsame Zeit mit meinen Kindern wirklich nachholen?» Und auf der anderen Seite: «Warum soll nur ich als ‹Mustergattin› es sein, die für Haushalt und Kinder zuständig ist? Warum soll ich mir die ewigen Entschuldigungen gefallen lassen, es werde heute abend noch etwas später? Haben wir Kinder nicht ein Anrecht, unseren Vater mehr zu sehen als nur kurz vor dem Zu-Bett-Gehen und jedes zweite Wochenende einen halben Tag?»

Wieviel einfacher wäre es, seinen Kindern genügend Zeit widmen zu können, statt ihnen durch Mehrverdienst beispielsweise noch luxuriösere und ausgefallenere Ferien zu ermöglichen. Sie dürften sich dann weit eher zu wirklich

---

880 Vgl. bspw. von Rosenstiel (Karrieremotivation); von Rosenstiel (Wertwandel); Rubner (Geld)

eigenständigen, gesunden Persönlichkeiten entwickeln, wenn sie ihr Selbstwertgefühl nicht aus den Konsumvorteilen beziehen, die sie gegenüber ihren Klassenkameraden haben, sondern aus der Zuwendung und dem Verständnis, das sie in der Familie erfahren. Mitarbeiter, die andere Lebensinhalte höher werten und auf eine Beförderung verzichten, bilden heute nicht mehr nur Einzelfälle. Und bereits bekunden offenbar Unternehmungen, deren Produkte inzwischen als anrüchig gelten, bisweilen Mühe, gute Mitarbeiter zu finden. Zudem geht lange schon die Klage um von fehlender Arbeitsmotivation der Belegschaft, von der inneren Kündigung, vom sogenannten Jobben nur um des Zahltags willen. Selbst wenn die rauhe Wirtschaftslage viele vorderhand wieder gefügiger und angepasster gemacht hat, so sind all diese Gegebenheiten letztlich Auswirkungen und Symptome gewandelter Werte, Einstellungen und Normen.

Sie bilden Anlass und Spielraum für Lernprozesse, die inzwischen in erheblichem Umfang genutzt werden, und sie sind dort besonders bedeutsam, wo sie jene betreffen, die sich in der sozialen Hierarchie eher oben befinden. Als Vorbilder, Trendsetter und Idole können gesellschaftlich höhergestellte Personen aufgrund neuer Akzentsetzungen im eigenen Lebensstil besonders ausgeprägt dazu beitragen, die Zielvorstellungen der materialistischen Wirtschaftsgesellschaft auf breiterer Basis als illusionär zu entlarven.

Folgerichtig ist inzwischen auch das Konsumverhalten in einem allmählichen, nicht nur rezessionsbedingten Wandel begriffen. Viele Konsumentinnen und Konsumenten beginnen, ihre Macht zu entdecken und beispielsweise vermehrt gesunde Nahrungsmittel und andere umweltgerechte, gesundheitlich unbedenkliche Produkte nachzufragen.[881] Darüber hinaus hat das Preis-Leistungs-Bewusstsein zugenommen – ein Produkt wird nicht mehr um jeden Preis gekauft –, und in der Tendenz scheint sich das Konsumverhalten von protzigen Statussymbolen wegzubewegen.

Besonders augenfällig wird dies im Fall von Pelzkleidern, bei denen sich viele Frauen mittlerweile nicht mehr getrauen, sie in der Öffentlichkeit zu tragen. Aber auch andere Prestigeprodukte und -verhaltensweisen verlieren allmählich von ihrem Glanz, nicht zuletzt aufgrund äusserer Umstände: Jene, die sie nach wie vor zur Schau stellen, ernten nicht mehr nur Bewunderung, sondern müssen es sich bisweilen sogar gefallen lassen, angepöbelt, bemitleidet oder bestohlen zu werden.

Aber auch über reine Luxusgüter hinaus begreifen mehr und mehr Menschen mehr oder weniger freiwillig, dass Lebensglück nicht von immer noch

---

[881] Vgl. z.B. Hug (Bio-Milch) Wirtschaft

grösseren Konsummöglichkeiten abhängt – im Gegenteil.[882] Die Volksweisheit hat es bekanntlich längst schon erkannt: «Reich ist, wer viel hat. Reicher ist, wer wenig braucht. Am reichsten ist, wer viel gibt.»

Eine noch kleine, aber wachsende Zahl von Menschen in den ‹nur› reichen Industrieländern beginnt für sich zu entdecken, dass es für sie höchst lohnend und bereichernd ist, wieder zu lernen, im eigenen Kaufverhalten Mass zu halten, vom Zwang loszukommen, Dinge nur zu kaufen, weil sie die Nachbarn auch haben. Und auch hier werden Fragen neu gestellt:

«Gewinne ich Freiheit, wenn ich jetzt dreissig oder noch mehr Fernsehkanäle zur Verfügung habe, oder werde ich dadurch nur noch mehr abhängig von der ferngesteuerten Umnebelung meines Bewusstseins?» Desgleichen: «Was nützt es mir, was nützt es unseren Kindern, und was nützt es unserem Familienleben, wenn auch noch ein Videorecorder dazu verhilft, uns in einlullende, gewaltdominierte Scheinwelten zu flüchten?»

«Wie lange muss ich eigentlich arbeiten, um mir schon wieder ein neues Auto leisten zu können? Welche Zeitersparnis ermöglicht mir das Vehikel tatsächlich, wieviel Zusatzaktivismus und wieviel unnötige Zusatzhektik bringt es in mein Leben? Was sind die Auswirkungen auf meine Gesundheit, wenn meine Mobilität im Grunde nur noch aus vier Rädern besteht?» Oder: «Wieviel Stau, wieviel Hektik und Ärger, wieviel Infektions- und wieviel Hautkrebsrisiko will ich bei meiner Feriengestaltung in Kauf nehmen, nur um beim Vergleich mit den Kolleginnen und Kollegen besser abschneiden zu können?»

Des weiteren: «Warum kann nicht auch ich beginnen, Wert darauf zu legen, wie und wovon ich mich ernähre?» Der Mensch ist, was er isst. Auch hier hat der Volksmund einen wichtigen Zusammenhang offensichtlich lange schon erkannt. Und auch dass gesunde Nahrung über bloss körperliche Nahrung hinausgeht, liegt eigentlich auf der Hand. Dazu gehört sicher mehr, als dass ich jeweils als erster über den neuesten Klatsch informiert bin oder die Börsenkurse auswendig kenne.

Vielmehr geht es dabei um Fragen, die um so wertvoller sind, je schwieriger sich abschliessende Antworten darauf finden lassen. Viele haben heute mittlerweile den Mut – über (noch) anerkannte Autoritäten in Wissenschaft, Politik oder Religion hinweg –, für sich solche Fragen zu stellen und nach Antworten zu suchen. Im Zentrum werden sie auf die grossen Themen hinauslaufen, welche die Menschen seit jeher beschäftigt haben: Wer bin ich, woher komme ich, was soll ich hier in und mit meinem Leben, wohin gehe ich, wohin soll und will ich gehen, was ist meine Bestimmung?

---

882 Bei einer Umfrage des Allensbacher Instituts im November 1988 beispielsweise waren rund dreimal mehr Befragte der Meinung, mit wachsendem Wohlstand würden die Menschen unzufriedener, als solche, die sie dann zufriedener wähnten. Vgl. Noelle-Neumann/Köcher (Jahrbuch) 69

Inzwischen sind, zumindest ausserhalb der etablierten Wissenschaft und der strukturierten Kirchen, eigentlich altüberlieferte und wieder neu zu entdeckende Antwortmuster hierauf möglich und auch persönlich erfahrbar. So kann ich für mich die Erfahrung machen, dass mein Bewusstsein weit über meinen physischen Körper hinausreicht. Ich kann entdecken, dass ich nebst meinen fünf konventionellen noch über weitere Sinne verfüge, dass ich mich auf eine Art innerlich entwickeln und entfalten kann, die mir für mein Leben und mein angebliches Sterben völlig neue Perspektiven eröffnet.

Ich werde erkennen, wie sehr insbesondere schwerere gesundheitliche Störungen nicht selten dazu dienen, mich darauf aufmerksam zu machen, dass ich Gefahr laufe, meine geistig-spirituelle Bestimmung in meinem Leben zu verfehlen. Nicht von ungefähr berichten viele Menschen, ein Unfall, eine überstandene schwere Krankheit oder ein Nah-Todes-Erlebnis habe ihnen (endlich) Anlass gegeben, ihr Leben von Grund auf zu überdenken und sich ganz neu zu orientieren.

Eigentlich wären derart drastische, schmerzhafte und kostspielige Warnsignale gar nicht nötig, wenn es uns vermehrt gelänge, unser Leben an anderen Grundwerten auszurichten. Dass dabei die Liebe im Zentrum unseres Denkens, Fühlens und Handelns stehen müsste, haben uns nicht von ungefähr sämtliche Hochreligionen längst schon deutlich gemacht. Und mittlerweile weist auch die Thanatologie, die Sterbeforschung, klar darauf hin, dass wir auf unserem Planeten nicht nur den herkömmlichen Naturgesetzen wie beispielsweise der Schwerkraft unterworfen sind, sondern dass wir uns auch innerhalb geistiger Gesetze bewegen, die wir mit Vorteil beachten sollten.[883]

Jedenfalls erscheint es von einer nur einigermassen aufgeklärten Warte aus völlig widersinnig – wie in unserer Wirtschaftskultur der Fall –, ausgerechnet Werte wie Egoismus, Besitz- und Konkurrenzdenken über alles andere zu stellen und unter den modernen Schlagworten ‹Handelsliberalisierung›, ‹Förderung der internationalen Wettbewerbsfähigkeit› und ‹Deregulierung› noch weiter zu verabsolutieren. *Den Zugang wiederzufinden zur noch intakten inneren und äusseren Natur ist für uns heute unendlich viel wichtiger und überlebensnotwendiger als der Zugang zu immer noch grösseren Märkten und Supermärkten.*

Wenn es uns noch rechtzeitig gelingen soll, uns selber vor der Selbstzerstörung zu bewahren und wieder zu einer für uns und unsere Mitwelt gesunden Lebensweise zu finden, werden wir im Gegenteil nicht umhinkommen, die sogenannt freie Marktwirtschaft mit ihrem weitgehend verselbständigten und

---

883 Vgl. Osis/Haraldson (Tod); Moody (Life); Sabom (Erinnerung); Jankovich (tot) und (Struktur); Kübler-Ross (Tod)

unnötigen Aktivismus entschieden in die Schranken zu weisen und mit ihr die verkehrten Werte, welche ihr heute noch zugrunde liegen.

Keiner sollte künftig mehr sich selbst der Nächste sein, wir dürfen uns nicht mehr länger nach unserem materiellen Besitz und nach unserem Geldverdienst definieren, und wir müssen dringend von den verabsolutierten Konkurrenzmustern zu Kooperations- und Beziehungsmustern finden, auch und gerade in der Wirtschaft. Anders als die in ihren Denk- und Machtstrukturen verhärtete Männerwelt haben dies insbesondere viele Frauen bereits erkannt und bereiten eine Art sanfte Revolution vor, auf deren Bedeutung beispielsweise Marilyn Ferguson längst schon hingewiesen hat.[884]

Damit diese Vision Erfolg haben kann, wird es allerdings darum gehen müssen, nicht nur unser eigenes Bewusstsein zu verändern und weibliche Wertemuster stärker zu gewichten,[885] sondern Hand in Hand damit auch die Spielregeln zu transformieren, welche der Art unseres Wirtschaftens heute noch zugrunde liegen und welche es der Wirtschaftswelt zur Zeit kaum oder gar nicht möglich machen, sich auf ein menschliches Mass zu besinnen und zu bescheiden.

Nicht von ungefähr wurde 1992 an den Toblacher Gesprächen zum Gesundheitswesen u.a. folgende These formuliert: «Es ist höchste Zeit zum Handeln. Trotz einer zunehmenden ökologischen Sensibilisierung der Bevölkerung schreitet die Naturzerstörung unaufhaltsam fort. Unsere Gesundheit liegt in unseren Händen, aber ohne eine auf die Gesundheit von Mensch und Natur ausgerichtete Umwelt-, Sozial- und Wirtschaftspolitik werden wir immer kränker. Diese Politik kommt nicht von selber, sondern erfordert die Beteiligung aller Gruppen und Organisationen der Gesellschaft und Einsatz und Zivilcourage jedes einzelnen, vor allem auch der Frauen. Dazu müssen wir unsere hohen Ansprüche an Bequemlichkeit, an materielle (Ersatz-)Bedürfnisse überwinden. Notwendig ist eine intensive gesellschaftliche Auseinandersetzung über die Frage: Was wollen wir, was brauchen wir wirklich? Der Ausblick ist ein schöneres und besseres Leben, ein immenser immaterieller Gewinn.»[886]

Wir können unsere Gesundheit nur dann erhalten und wiedererlangen, wenn wir uns in unserer Lebensgestaltung wieder auf unsere gesunden Anteile und Werte besinnen und nicht mehr ständig all das betonen und ausleben, was zwar sehr verlockend daherkommt, aber in Tat und falscher Wahrheit lediglich unsere Schattenseiten anspricht und fördert. Gleichzeitig wird unser Leben dadurch unendlich reicher, gerade weil wir weniger Wert auf Reichtum legen.

---

884 Ferguson (Verschwörung)
885 Vgl. hierzu auch die empirisch erhobene Gegenüberstellung von ‹typisch› männlichen und ‹typisch› weiblichen Eigenschaften, in Noelle-Neumann/Köcher (Jahrbuch) 76

886 Zit. in Glauber/Korczak (Thesen) 38

2.2 Andere Spielregeln für die Marktwirtschaft

Kein Geringerer als der grosse Ökonom unseres Jahrhunderts, John Maynard Keynes (1883–1946), hat einst die menschliche Selbstsucht eine der abstossendsten Eigenschaften genannt und es als widerliche Krankhaftigkeit bezeichnet, dass wir sie als Antriebskraft für die wirtschaftliche Entwicklung in den Rang einer der höchsten Tugenden erhoben haben.

Gleichzeitig war er jedoch der Meinung, wir müssten uns und anderen noch weitere hundert Jahre vorspiegeln, dass schön hässlich und hässlich schön sei; «denn hässlich ist nützlich und schön unnütz. Geiz, Wucher und Misstrauen müssen noch für eine kleine Weile unsere Götter sein». [887] Mit anderen Worten: nur auf der Basis einer pervertierten Moral nach dem Motto ‹Bereichert Euch!› liess sich seiner Meinung nach allgemeiner Wohlstand schaffen. Dieses Ziel werde dereinst auch tatsächlich erreicht werden können und es dann möglich machen, allmählich wieder andere, menschengemässere Werte ins Zentrum zu rücken.

Mittlerweile ist bereits mehr als die Hälfte der gesetzten hundert Jahre verstrichen, und es ist nicht erkennbar, dass sich die seltsamen Erwartungen Keynes verwirklichen werden. Im Gegenteil, die Entwicklung der Weltwirtschaft beginnt mehr und mehr an ökologische Grenzen zu stossen, die Ungleichgewichte zwischen Reich und Arm werden stets alarmierender, die private und öffentliche Verschuldung steigt überproportional und die ungelösten Probleme beginnen der materialistischen Gesellschaft über den Kopf zu wachsen. Folgerichtig erhöht sich die Störungs- und Krisenanfälligkeit der Weltwirtschaft und ihrer Subsysteme bedrohlich.

All diese immer offensichtlicheren Symptome müssten eigentlich längst deutlich gemacht haben, auf welch fragwürdigen Grundlagen und -regeln die heutige Marktwirtschaft offensichtlich beruht. *Eine Gesellschaft, in der jeder an seinem Platz dazu aufgefordert und legitimiert ist, seinen Egoismus unbeschränkt auszuleben, zuerst an sich selbst zu denken, soviel für sich zu raffen und zu beanspruchen, wie ihm gelingt, und all die Zukurzgekommenen grosszügig mit einigen Steuerprozenten abzuspeisen, kann und darf auf die Dauer nicht funktionieren.*

Es muss zwangsläufig zu einem krebsartigen, nicht mehr kontrollierbaren Wuchern des Wirtschaftssystems und zu immer höheren Folgekosten zum Beispiel im Gesundheitsbereich führen, wenn aufgrund der Systemregeln das Konkurrenzprinzip und das Machtstreben über alles andere gestellt werden und es zu einem grenzenlosen, krankhaften Kampf aller gegen jeden kommt, bei welchem unter dem Deckmantel des angeblichen Allgemeinwohls nurmehr

---

887 Keynes, zit. in Schumacher (Small) 21;
 vgl. auch Gruhl (Gleichgewicht) 17

noch der eigene Vorteil zählt und bei welchem es wenige Gewinner und viele Verlierer gibt und geben wird.

Gewinne werden unter diesen Bedingungen weitgehend privatisiert und Verluste so weit als möglich externalisiert und sozialisiert, auf die Allgemeinheit abgeschoben. Die Systemteilnehmer sehen sich im Konkurrenzkampf beispielsweise gezwungen zu rationalisieren, menschliche durch maschinelle Arbeit zu ersetzen. Jene, welche die Maschinen finanzieren können, werden davon profitieren. Jene, die nur ihre eigene Arbeitskraft zur Verfügung zu stellen vermögen und sogar noch sogenannt schlecht qualifiziert sind, werden das Nachsehen haben.

Die Zweidrittelsgesellschaft, in welcher zwei Drittel der arbeitsfähigen Bevölkerung noch über eine Beschäftigung verfügen und der Rest arbeitslos und zum erniedrigten, krankheitsanfälligen Almosenempfänger geworden ist, beginnt sich nicht von ungefähr mehr und mehr als Realität abzuzeichnen.

Auch die Natur gehört in einer verabsolutierten Konkurrenzwirtschaft zwangsläufig zu den Opfern. Sie wird in einer Wirtschaftswelt, in der nur noch die Gesetze von Angebot und Nachfrage gelten, im wahrsten Sinne immer unter ihrem Wert gehandelt werden. Und die Geldmacht der Systemexponenten wird selbst dann, wenn die Natur sogar als unsere Lebensgrundlage schon sehr weitgehend zerstört ist, zu verhindern wissen, dass sie nur noch zu einem entschieden höheren Preis zu haben ist.

Auch hier entspricht die Externalisierung der Kosten, die Abwälzung der Schadensfinanzierung auf die Allgemeinheit und auf spätere Generationen, völlig der Logik des Konkurrenzsystems und der Absicht der Mächtigen und Bevorteilten, welche die heutigen Spielregeln im eigenen Interesse hochhalten.

Ebenfalls folgerichtig und zwangsläufig wird der Welthandel in einem derartigen System richtiggehend explodieren – in den knapp fünfzig Jahren von 1947 bis heute hat er sich real fast verzwanzigfacht –, und die Systemexponenten sind bekanntlich stolz darauf. Denn nur so sind für sie letztlich die dringend erforderlichen Wachstumsmöglichkeiten weiterhin gewährleistet; nur so lassen sich die Lohnarbeitenden mit Hinweis auf die zu erhaltende internationale Konkurrenzfähigkeit gefügig machen; und nur so kann über den Wechselkursmechanismus und die internationale Verschuldung die verdeckte Ausbeutung der armen durch die reiche Welt aufrechterhalten werden.[888]

Ob es sich bei der unbedingten Zweckmässigkeit des Freihandels nur um ein Dogma im Dienste der Reichen handelt, wem es tatsächlich nützt, immer mehr Güter zu Wasser, zu Land und in der Luft und unbesehen von der tatsäch-

---

888 Vgl. auch Studer (Marktwirtschaft) 169f

lichen Notwendigkeit um den halben Erdball herumzuschleusen, diese Fragen sind allerdings innerhalb der heutigen Logik des Systems tunlichst zu unterlassen. Es sollte auch nicht gefragt werden, ob es denn einen Sinn ergibt, ausgerechnet in den heutigen Wohlstandsländern den Überfluss an Überflüssigem noch weiter zu steigern, auf Kosten anderer, die in der Folge zwangsläufig zu wenig haben. Wie hat einst Gandhi gesagt: «Die Erde bietet genug, um das Bedürfnis jedes Menschen zu befriedigen, nicht aber seine Habsucht.»[889]

Immerhin werden neuartige und bisweilen noch ungewohnte Fragen heute nichtsdestoweniger doch gestellt, mit wieder zunehmender Tendenz. Und allmählich werden auch neue Antworten hinsichtlich der erforderlichen Neugestaltung der Systemregeln der Marktwirtschaft (wieder) sichtbar. Vorerst werden sie zwar noch nicht umsetzbar sein, weil sich das noch herrschende Machtsystem in Wirtschaft, Politik und Wissenschaft erfolgreich dagegen wehren wird. Als Denkmodelle werden sie jedoch mit zunehmender Destabilisierung der derzeitigen krankhaften und krankmachenden Wirtschaftsgesellschaft eine eigene Dynamik und Kraft entwickeln. Sie wird hoffentlich noch rechtzeitig die bereits angeschlagenen Denkmuster der heutigen Systemexponenten auf- und ablösen.

Das mittlerweile wohl bekannteste und ‹salonfähigste› Beispiel derartiger, auch im Interesse des Gesundheitswesens veränderter Spielregeln der Marktwirtschaft ist die schrittweise massive Verteuerung vor allem der Energie durch sogenannte Lenkungsabgaben. Sie wird die maschinelle zugunsten der menschlichen Arbeit verteuern und auch zu wieder kürzeren Transportwegen, zu weniger Verkehr, zu wieder etwas dezentraleren Produktions- und Konsumstrukturen und damit zur Minderung des wirtschaftlichen Konkurrenzkampfs führen.

Nebst der vermehrten Ressourcenschonung gibt sie zudem zusätzlich die Mittel an die Hand, indirekt Massnahmen zum Schutz der globalen Ökologie zu treffen. Mit zweckgebundenen Zahlungen könnten beispielsweise die Abholzung der Tropenwälder verlangsamt oder zumindest die gefährlichsten Atomkraftwerke stillgelegt werden. Durch die Summe dieser Wirkungen können Risiken vermindert und die weitere Verschlechterung der Umweltqualität abgeschwächt resp. teilweise rückgängig gemacht und damit eine wichtige Voraussetzung für einen besseren Gesundheitszustand der Bevölkerung erreicht werden. Es lassen sich aber auch dahingehend positive Auswirkungen auf das Gesundheitswesen erzielen, als die Hektik und der Leistungsdruck der zivilisatorischen Lebens- und Arbeitsweise etwas eingedämmt werden.

---

889 Gandhi, zit. in Schumacher (Small) 498

So sinnvoll und auch systemkonform Lenkungsabgaben oder gar eine ökologische Reform des gesamten Steuersystems eigentlich wären, so erfolgreich wurden sie jedoch bisher seitens der traditionellen System- und Wirtschaftsexponenten verhindert.[890] Es darf aber andererseits auch nicht übersehen werden, dass ökologische Lenkungssteuern für sich allein im Grunde nur wenig an der grundsätzlichen Unlogik des marktwirtschaftlichen Systems ändern. Sie dämpfen lediglich und möglicherweise nur kurzfristig deren Dynamik etwas, sie führen jedoch nicht zu vermehrter Verteilungsgerechtigkeit, vermögen die wirtschaftlichen Machtstrukturen und -interessen nicht eigentlich aufzubrechen und ändern auch wenig am (un)wirtschaftlichen Wachstumszwang, wie er aus dem Konkurrenzmechanismus und der Geldvermehrung resultiert.[891]

Bereits tiefgreifender und offiziellerseits um so besser verdrängt ist der im Grunde schon sehr alte, in seiner heutigen Form auf Silvio Gesell[892] zurückgehende Vorschlag, die Natur des Geldes zu verändern, es vom Akkumulations- zum Tauschmittel werden zu lassen. Dies geschähe dadurch, dass auf Geldkapital kein Zins mehr bezahlt, sondern ein periodischer Abschlag erhoben würde, dessen Höhe sich nach der Fristigkeit richtet. Kurzfristig verfügbares Geld, insbesondere Bargeld, würde höher belastet als längerfristige Anlagen. Dadurch würde absehbarerweise die Umlaufgeschwindigkeit des Geldes erhöht.

Vor allem aber würde die derzeitige enorme Einkommens- und Vermögensumverteilung über den Zins eingedämmt, bei welcher heute (wie Abbildung 26 für die Bundesrepublik Deutschland zeigt) insbesondere der wohlhabendste Zehntel der Bevölkerung auf Kosten der unteren 80 Prozent in gewaltigem Umfang profitiert, sprich: arbeitsloses Kapitaleinkommen bezieht.[893] Mit anderen Worten, umlaufgesichertes Geld könnte dieser krassen, aber in der Öffentlichkeit noch wenig wahrgenommenen und thematisierten Ungerechtigkeit einen markanten Riegel schieben.

Als Folge würde die auch in den Industrieländern seit längerem beobachtbare Entwicklung gestoppt und tendenziell rückgängig gemacht, dass die Reichen immer reicher und die Armen ärmer werden. Die Chancengleichheit innerhalb der Bevölkerung wäre wieder weit besser gewährleistet, und die Problematik der gesellschaftlichen Randgruppen mit ihren auch in das Gesundheitswesen hineinreichenden Wirkungen würde wesentlich entschärft.

Hinsichtlich der technischen Machbarkeit bietet dieser Vorschlag einer Reform des Geldsystems nur bedingt Probleme, um so mehr, als heute dem Bargeld nur noch eine vergleichsweise untergeordnete Rolle zukommt.[894] Dennoch hat auch er seine Grenzen: Selbst wenn er von einer Reform des Bodenrechts

890 Vgl. zur leidigen Geschichte der Lenkungsabgaben in der Schweiz auch Mauch (Weitsprung) 18ff
891 Vgl. auch Studer (Marktwirtschaft) 172ff; ferner Teil II, Kap. I
892 Gesell (Wirtschaftsordnung)
893 Vgl. Kennedy (Geld), insbesondere 25ff, 45ff
894 Vgl. Kennedy (Geld) 40ff

Abb. 26: Zinstransfer von den einkommensschwächeren zu den einkommensstarken Haushalten in der Bundesrepublik Deutschland [895]

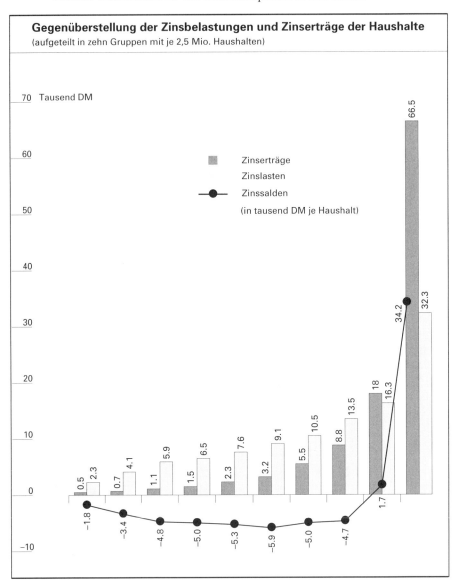

[895] Aus: Kennedy (Geld) 29

Lösungsmuster

begleitet wäre, bei welcher Boden zum Allgemeingut mit privatem Nutzungsrecht würde, besteht die Gefahr, dass damit die Expansion der Wirtschaftssphäre sogar noch weiter beschleunigt würde. Zum einen läuft Geld jetzt bedeutend schneller um. Vor allem aber bleibt nun als einzige Möglichkeit, Geld weiterhin exponentiell vermehren zu können, es als Kapital direkt in die Wirtschaftssphäre zu investieren, um so Gewinne und Gewinnesgewinne zu erzielen.

Mit anderen Worten, die unbegrenzte Geldvermehrung ist ausgerechnet dort allein noch möglich, wo sie heute schon das Hauptproblem der materialistischen Gesellschaft darstellt: in der längst schon zum erheblichen Selbstzweck gewordenen Produktion von Gütern und Dienstleistungen auf Kosten der Natur, welche durch die nunmehr sehr niedrigen Zinsen sogar noch begünstigt würde. Nicht von ungefähr ging mit den bisherigen, offiziellerseits jeweils rasch unterbundenen Experimenten mit neutralem resp. Freigeld stets eine beträchtliche Zunahme der örtlichen Wirtschaftsaktivitäten einher.[896]

Beide bisher angesprochenen Vorschläge für grundlegend veränderte Rahmenbedingungen der Marktwirtschaft reichen also für sich allein und auch miteinander kombiniert nicht aus, um die Wirtschaftstätigkeit wieder zu einem integrierten Bestandteil der Gesellschaft werden zu lassen und sie vom Wachstumszwang zu befreien. Sie sind nur bedingt geeignet, die ökonomisch-politischen Machtstrukturen aufzubrechen, und vermögen nur teilweise vermehrte Verteilungsgerechtigkeit herbeizuführen, insbesondere auch im internationalen Kontext. Um die Marktwirtschaft tatsächlich vom heute selbstwuchernden, explodierenden zum künftig selbstorganisierten, stabilen und gesundheitsverträglichen System werden zu lassen, müssen veränderte Rahmenbedingungen noch weitergehender und radikaler gedacht werden.

Im Zentrum stehen könnte dabei die eigentlich urökonomische, aber noch sehr ungewohnte Frage, *wie sich mit einem Minimum an Wirtschaftsleistung und unter grösstmöglicher Rücksichtnahme auf die Natur ein Maximum an Lebensqualität für die gesamte Menschheit erzielen liesse.* Nicht mehr die Illusion soll massgebend sein, mit immer noch mehr Wohlstand werde es künftig auch den anderen gut und uns noch besser gehen. Vielmehr gilt es, uns und unser Zusammenleben an der Erkenntnis auszurichten, dass materieller Wohlstand auch im Interesse unserer physischen und psychischen Gesundheit lediglich Mittel zum Zweck sein darf und dass er diese Funktion nur erfüllen kann, wenn wir das richtige, einigermassen bescheidene Mass darin finden.

Nebst der bereits angesprochenen geistigen Neuorientierung und Bewusstseinsveränderung bedingt die Erreichung dieser Zielsetzung wirtschaftliche Rah-

---

896 Vgl. Kennedy (Geld) 42ff, ferner auch 138ff

menbedingungen, die dazu führen, dass sich die legitime und wichtige Eigeninitiative der Mitglieder einer Gesellschaft nicht mehr nur in der Akkumulation von immer grösseren materiellen Besitztümern und Annehmlichkeiten auslebt und dabei zwangsläufig eine gewaltige Zahl Zukurzgekommener und Benachteiligter in unserer sozialen und natürlichen Mitwelt schafft. So gesehen liegt der Lösungsansatz nahe, die Höhe der jährlichen Einkommen sowohl der juristischen als auch der natürlichen Personen nach oben hin steuerlich zu beschränken und diese Begrenzung mit den beiden obigen Vorschlägen zu kombinieren.

Um die Schwierigkeit zu umgehen, diese Obergrenzen absolut festlegen zu müssen, bietet sich zudem die Möglichkeit an, sie mit dem bereits in der politischen Diskussion befindlichen Vorschlag des staatlich garantierten Mindesteinkommens (vor allem in der Form der negativen Einkommenssteuer) zu koppeln. Es geht dabei darum, Sozialleistungen nicht mehr unabhängig von der tatsächlichen Bedürftigkeit an all jene auszubezahlen, die zu einer bestimmten Anspruchsgruppe gehören. Vielmehr haben grundsätzlich alle Einwohnerinnen und Einwohner Anrecht auf eine staatliche Existenzsicherung, die ihnen jedoch nur in dem Mass ausbezahlt wird, wie sie ihrer tatsächlich bedürfen. Modellrechnungen haben gezeigt, dass diese Lösung in der Schweiz nur unwesentlich höhere Sozialausgaben zur Folge hätte als im derzeitigen System, in welchem Leistungen nach dem ‹Giesskannenprinzip› bedarfsunabhängig ausgerichtet werden.[897]

Meine eigene, bezüglich ihrer Voraussetzungen und Wirkungen andernorts näher erläuterte[898] Lösungsvariante läuft in der Folge darauf hinaus, dass das von natürlichen Personen maximal erzielbare steuerbare Einkommen beispielsweise siebenmal so hoch ist wie das staatlich garantierte Minimaleinkommen. Maximal ein Viertel davon kann Kapitaleinkommen sein. Für juristische Personen, d.h. Unternehmungen, liegt die Obergrenze des steuerbaren Gewinns beispielsweise beim 25fachen des steuerbaren Maximaleinkommens natürlicher Personen, und zwar unabhängig vom erzielten Umsatz und bei Wegfall des Holdingprivilegs. Darüber hinausgehende Einkommen und Gewinne können von der betreffenden Person bzw. Unternehmung als Schenkung an andere weitergegeben werden oder fallen sonst an die Allgemeinheit.[899] Zudem werden die Einkommen und Gewinne innerhalb der möglichen Bandbreite zwar progressiv, aber vergleichsweise niedrig besteuert.

Eine derartige, aus der Perspektive der heutigen Spitzenverdiener und Grossunternehmungen zweifellos massive Veränderung der Rahmenbedin-

---

897 Vgl. Enderle (Sicherung); Wild (Mindesteinkommen) 209ff; Büchele/Wohlgenannt (Grundeinkommen); Füglistaler/Pedergnana (Wege) 20ff;

898 Vgl. Studer (Jenseits) 482ff; (Ökotopia); (Marktwirtschaft) 170ff; (Spielregeln) 238ff; (Arbeit) 97ff

899 Zu diesem Zweck müssen die Abzugsmöglichkeiten von Schenkungen weit grosszügiger gehandhabt werden, als dies heute in der Regel der Fall ist. Vgl. ferner zu Notwendigkeit und Möglichkeiten der Neutralisierung des Kapitals grösserer Unternehmungen auch Ulrich (Transformation) 387ff

gungen der Marktwirtschaft hat primär eine wieder kleinräumigere Wirtschaftsstruktur auf der Basis kleiner und mittlerer Betriebe zur Folge. In ihr werden Produkte wieder vermehrt dort erzeugt, wo sie ge- und verbraucht werden. Auch verringern sich die Wirtschaftsaktivitäten insgesamt deutlich. Insbesondere entfallen all jene Leistungen, die heute eigentlich nur noch dazu dienen, mit staatlicher Hilfe die Komplexität des Wirtschaftssystems und seiner Grosskonzerne unaufhaltsam zu steigern und die erzeugten Produkte über immer grössere Distanzen zu transportieren. Zudem sind die angebotenen Produkte wieder langlebiger und viel weniger an einem Luxusbedarf orientiert.

Der Konkurrenzdruck wird sich in einem derartigen System erheblich verringern und es auch möglich machen, technische Produktionsmittel nicht mehr aufgezwungener-, sondern gewolltermassen einzusetzen und zu erneuern. Technikbedingte Arbeitserleichterungen werden nicht mehr bloss in immer noch höhere Produktions- und Umsatzzahlen umgesetzt, sondern kommen endlich uns Menschen zugute. Vor allem schaffen sie auch die Grundlage für ein wirklich gewandeltes Rollenverständnis zwischen Frau und Mann, jenseits der Sachzwänge des heutigen Industriesystems. Der überlegte und nicht mehr konkurrenzerzwungene Einsatz von maschinellen Produktionsmitteln wird zudem den gesamten Energieverbrauch drastisch reduzieren und im Verein mit einem gemässigteren Konsumverhalten die Ökosphäre massiv entlasten.

Aufgrund der kleinräumigeren, überschaubaren Strukturen, der Auflösung der heutigen wirtschaftlichen Machtkonzentrationen und der Reintegration der Wirtschaftssphäre in die übrigen gesellschaftlichen Bereiche wird schliesslich die Gewaltenteilung auch auf das Zusammenspiel zwischen Wirtschaft und Politik ausgedehnt. Dies hat eine eigentliche Renaissance der Demokratie jenseits von Manipulation und Machtmissbrauch zur Folge, und in der Wirtschaftssphäre können sinnvollere, aber weniger renditeträchtigere Produkte und Produktionsformen – beispielsweise im Bereich der Energieerzeugung oder auch des Gesundheitswesens – endlich zum Durchbruch gelangen. Des weiteren hat das vorgeschlagene Modell den Vorteil, dass es von einem Staat mit eigener Währung in eigener Initiative verwirklicht und vorgelebt werden kann, dass also nicht auf die ‹Weltregierung› gewartet werden muss, welche endlich die auf herkömmlicher Basis ohnehin illusionäre gerechte Weltwirtschaftsordnung hervorbringt.

Zur Verwirklichung des Modells einer Marktwirtschaft mit Mass sind im Grundsatz zwei Möglichkeiten gegeben: Im einen, eher unwahrscheinlichen Fall wählt ihn eine Mehrheit der Bevölkerung eines Pionierstaates auf demokratischem Weg. Das hat dann den Vorteil, dass durch die vorübergehende steuerliche Abschöpfung des Überflusswohlstandes die Anpassungsprobleme auf dem Arbeitsmarkt bewältigt werden können, indem die anfallenden finanziellen Mittel vor allem für die Schaffung neuer Arbeitsplätze in kleineren Unternehmen eingesetzt werden.

Der andere Fall ist zwar weit schmerzhafter, aber aufgrund der heute grassierenden kurzsichtigen Eigeninteressen absehbarerweise viel wahrscheinlicher: Allein schon, weil unendliches Wachstum nicht in eine endliche Welt passt, [900] die heutige Marktwirtschaft jedoch auf unendliches Wachstum angewiesen ist, wird auch im kapitalistischen Westen analog zum kommunistischen Osten das ökonomisch-politische System wohl bald schon zusammenbrechen oder zumindest massive Einbrüche erleiden. Vorausgesetzt, es wird deutlich und einsichtig, dass diese Katastrophenereignisse mit der heutigen marktwirtschaftlichen Systemlogik zusammenhängen, werden sich nunmehr neue Ideen, soweit sie bereits eine gewisse Verbreitung gefunden haben, endlich verwirklichen lassen.

Es ist an dieser Stelle nicht möglich, die einzelnen Denkmodelle für veränderte Rahmenbedingungen der Marktwirtschaft näher zu beleuchten. Es soll lediglich nochmals klar und unmissverständlich darauf hingewiesen werden, *dass sich nebst sozialen und Umweltproblemen auch die Probleme des Gesundheitswesens nur werden lösen lassen, wenn Mittel und Wege gefunden werden, um das derzeit stark übersteigerte Produktions- und Konsumvolumen in den Industrieländern auf ein wieder natur- und menschenverträgliches Mass zurückzuführen.*

Auch eine selbstorganisierte, moderne Kreislaufwirtschaft wird sich zwar technischer Hilfsmittel bedienen und in erheblichem Umfang Güter und Dienstleistungen für eine menschenwürdige Lebensgestaltung bereitstellen. Sie wird jedoch wieder in andere gesellschaftliche Bereiche und Aktivitäten integriert sein und nicht mehr alles und jedes unter die im wahrsten Sinn ungesunden Sachzwänge ihrer heutigen Scheinrationalität stellen.

In einer in neue Systemregeln eingebetteten Marktwirtschaft der Zukunft wird Arbeit wieder ein menschliches Antlitz haben und für alle Menschen wichtiger Teil ihres Lebens sein. Es wird nicht mehr so sein, dass die Menschen krank werden, weil sie entweder zu viel, eine eintönige oder gar keine Arbeit mehr haben. Und auch im Konsumverhalten werden wir aus den heute noch vorherrschenden Konkurrenzmustern herausfinden; der Wert eines Menschen wird sich nicht mehr nach dem Mass seines Besitzes und seiner Konsummöglichkeiten definieren. Indem sich die Menschen – wie es Fromm postuliert hat –

---

900 Schumacher, zit. in Fromm (Sein) 158

Lösungsmuster

vom Haben zum Sein entwickeln, werden sie frei werden, sich andere, wertvollere Lebensinhalte zu erschliessen als den trügerischen Nervenkitzel immer wieder neuer Anschaffungen und vordergründiger Annehmlichkeiten.[901]

Im gleichen Mass, wie der Konsum materieller Güter nicht mehr den wichtigsten Lebensinhalt darstellt, wird auch das Suchtverhalten zurückgehen – und mit ihm eine der wichtigsten Quellen der heutigen Gesundheitsschäden. Ebenso wird die Ernährung bewusster werden und nicht mehr auf Produkten basieren, welche den Konsumenten lediglich Zeitersparnis in der Hektik und den Produzenten neue Marktpotentiale in an sich schon gesättigten Märkten bringen, sonst jedoch der Gesundheit wenig zuträglich sind.

Des weiteren wird sich aufgrund der verringerten und wieder lokaler ausgerichteten Wirtschaftsproduktion das Verkehrsvolumen massiv reduzieren und mit ihm ein weiterer gewichtiger Faktor, der direkt und indirekt für die heute hohen Gesundheitskosten mitverantwortlich ist. Verkehrsverhältnisse, wie wir sie heute nur noch Sonntag morgens antreffen, werden sich auch deshalb einstellen, weil das Automobil nicht mehr als Fluchtmittel vor sich selbst und aus wieder wohnlich gewordenen Gegenden benutzt werden muss.

Mit der Rückbesinnung auf uns selbst, auf unsere Mitmenschen, auf die Natur und auf andere Lebensinhalte werden zudem soziale Beziehungsnetze wieder neu entstehen und um so mehr eine andere Qualität erhalten, als äusserliche Statussymbole an Bedeutung verloren haben werden. Dies wird – wie neuere Untersuchungen über den enormen Stellenwert sozialer Kontakte auf den Gesundheitszustand eindrücklich zeigen[902] – ebenfalls zu einer wesentlichen Entlastung des Gesundheitssystems führen, genauso wie die Tatsache, dass wir aufgrund der gebändigten Produktions- und Konsumdynamik jetzt nicht mehr gegen, sondern mit und in der Natur leben.

Indem wir unsere Bedürfnisse auf das zu bescheiden vermögen, was wir zum Leben wirklich brauchen – ohne mehr befürchten zu müssen, dass daraus sogleich eine Wirtschaftskrise resultiert –, werden wir schliesslich auch der ‹Dritten Welt› endlich die ersehnten Entwicklungsmöglichkeiten gewähren. Der groteske Zustand wird dann ein Ende finden, dass wir bei uns mehr als einen Viertel der Nahrungsmittel vernichten und wegwerfen und über eine medizinische Spitzenversorgung verfügen, die uns immer öfter überhaupt erst krank macht, während jährlich Millionen von Menschen verhungern und Milliarden in Verhältnissen leben müssen, in denen eine elementare medizinische Grundversorgung im Sinne der Akutmedizin nicht oder nur schlecht gewährleistet ist.

---

901 Vgl. Fromm (Sein)
902 Vgl. die Auflistung entsprechender Untersuchungsergebnisse in: Ornish (Program) 89ff; ferner auch Teil II, Kap. 6.3

3. Gesundheitspolitik ist mehr als das

Noch sind derartige Vorstellungen allerdings erst Vision, noch hält die (Un-)Logik einer verabsolutierten Konkurrenzwirtschaft wie gesagt zu viele Menschen in ihrem Bann. Wir werden deshalb nicht zuletzt im Gesundheitswesen weiterhin mit steigenden Folgelasten leben müssen. Es kann und muss jedoch schon in den heutigen Gegebenheiten darum gehen, wenigstens die Möglichkeiten auszuschöpfen, welche immerhin bereits vorhanden sind. Dabei ist es wiederum wichtig zu sehen, *dass sich gesundheitspolitische Massnahmen nicht auf blosse Veränderungen innerhalb des Gesundheitswesens und des Medizinsystems beschränken können und dürfen, sondern dass sie wesentlich auch Gesellschaftspolitik sind und sein müssen.*

Manche Ärzte haben dies ebenfalls erkannt und begonnen, sich in Vereinigungen wie Ärztinnen und Ärzte für Umweltschutz oder Ärztinnen und Ärzte für soziale Verantwortung nachdrücklich für andere, der Gesundheit zuträglichere Umweltbedingungen und Sozialverhältnisse zu engagieren. Analog müssen auch Politiker wahrnehmen, dass Gesundheitspolitik, welche diesem Namen gerecht wird, prinzipiell bei der Förderung gesunder Lebensverhältnisse beginnen sollte. Erfreulicherweise lautet beispielsweise die zweite Zielsetzung des Leitbildes Gesundheit, welches sich der Kanton St.Gallen Ende 1992 gegeben hat: «Der Lebensraum der Menschen muss gesundheitsfördernd gestaltet werden. Gesundheitsrelevante Aspekte sind bei Entscheidungen angemessen zu berücksichtigen.» [903] Auch ohne radikale und umfassende Veränderungen sind hierzu vielfältigste Möglichkeiten gegeben, von denen im folgenden nur einige wenige Vorschläge aus unterschiedlichen Politikbereichen exemplarisch angesprochen werden sollen:

An erster Stelle bedeutet die Förderung gesunder Lebensverhältnisse den Erhalt einer intakten und lebenswerten natürlichen Um- und Mitwelt. Wir sind Teil der Natur, und unsere physische und psychische Gesundheit kann nur in dem Mass gewährleistet sein und bleiben, wie wir der Natur ihren eigenen Entfaltungsspielraum belassen und sie nicht gedankenlos zum Rohstofflieferanten und Abfallbehälter degradieren. Nicht zuletzt aufgrund allmählich gewandelter Werthaltungen werden hier auch in der Politik vermehrt neue Akzente gesetzt: Mancherorts wird begonnen, Gewässer wieder offenzulegen und zu renaturieren, es werden zusätzliche Schutzzonen ausgeschieden oder, beispielsweise in der Landwirtschaft, Nutzungsbeschränkungen verfügt resp. mit finanziellen Anreizen verbunden.

---

903 Staatskanzlei St.Gallen (Leitbild)
   Beilage, 5

Derartige Massnahmen kommen zu den in der Schweiz schon seit längerem bestehenden Regelungen hinzu, wie beispielsweise den strengen gesetzlichen Bestimmungen zum Erhalt der Waldfläche, der Raumplanungsgesetzgebung, dem Gewässerschutz oder neuerdings dem Schutz der noch verbliebenen Moorlandschaften. Allerdings steigt andererseits der Druck der Wirtschaftswelt, welche sich vorderhand noch auf unendliche Expansionsmöglichkeiten angewiesen glaubt, die bereits bestehenden gesetzlichen Bestimmungen zu lockern, um wieder ungehinderter noch mehr Natur vereinnahmen zu können.

Hier wird ein erster Ansatzpunkt auch einer umfassend verstandenen Gesundheitspolitik darin bestehen müssen, diesem Druck standzuhalten, unmissverständlich klarzumachen, dass sich auch die Wirtschaftssphäre in Rahmenbedingungen einzupassen hat, welche nicht nur einigen wenigen, sondern dem Ganzen dienen – inbegriffen der Natur und kommenden Generationen.

Mehr noch, im Interesse der Förderung wieder gesünderer Lebensbedingungen für alle sind auch jene Potentiale endlich auszuschöpfen, die im Rahmen der heutigen Umweltschutzgesetzgebung lange schon vorhanden sind. Einen zentralen Bereich stellt diesbezüglich die Luftreinhaltepolitik dar, welche Massnahmen zur Durchsetzung der gesetzlich vorgeschriebenen Grenzwerte nicht noch weiter hinausschieben darf, sondern endlich in entschlossenes Handeln umsetzen muss. Dass sich daraus erhebliche wirtschaftliche Anpassungskosten sowie notwendige Verhaltensänderungen auf seiten der Bevölkerung ergeben, spricht nicht gegen, sondern für derartige Massnahmen:

Wirklicher Umwelt- und Gesundheitsschutz ist heute nicht mehr zum Nulltarif zu haben, kann nicht mehr nur ‹kosmetische› Remeduren im Sinne technischer End-of-the-pipe-Massnahmen oder lukrativer neuer Geschäftsfelder bedeuten. Vielmehr wird er nicht umhinkommen, bewusst restriktivere Bedingungen für Produktion und Konsum zu setzen. Es kann dann auch nicht mehr angehen, sich zwar wählerwirksam in den Chor der Befürworter eines ernstgemeinten Umweltschutzes einzureihen, ihn jedoch sogar im Rahmen der bereits bestehenden Gesetze dadurch zu torpedieren, dass die erforderlichen Zusatzstellen und -mittel auf den Umweltschutzämtern kaum bewilligt resp. bereits bestehende sogar abgebaut werden.

Es ist höchstens daran zu denken, die Umweltschutzbehörden dadurch zu entlasten und dem sich abzeichnenden Vollzugsnotstand im Umweltschutz so zu begegnen,[904] dass die detaillierte Risikoabsicherung – dem Beispiel von Japan folgend – privatisiert wird. Mit anderen Worten, durch die Umkehr der Beweislast, gekoppelt mit einer Gefährdungshaftung anstelle der heutigen Kau-

---

904 Vgl. auch zur Überforderung der Justiz in Sachen Umweltdelikten, Schäfer (Gericht) 2

salhaftung und verbunden mit einer Versicherungspflicht, kann die aufwendige Kontrolle emissions- und risikoträchtiger Produktionsanlagen sowie die ökologische Schwachstellenanalyse von staatlichen Instanzen auf Privatversicherer verlagert werden. Gleichzeitig lassen sich so externe Kosten internalisieren, d.h. die Unternehmungen haben nun in Form von Versicherungsprämien für die Gefährdungen aufzukommen, welche sie für Mensch und Umwelt verursachen, und werden sie in die Produktepreise einfliessen lassen. [905]

Verhaltensänderungen, welche durch eine griffige Umweltpolitik im Interesse der Verbesserung der gesundheitsrelevanten Lebensverhältnisse herbeigeführt werden müssen, betreffen des weiteren und notwendigerweise auch einen der Hauptaspekte unserer heutigen Überflussgesellschaft: den Verkehr, insbesondere den Privatverkehr. «Autoverkehr vermeiden, verringern und verlangsamen», so eine weitere Toblacher These zum Gesundheitswesen, «sind notwendige Bedingungen für die Wiedergewinnung der Nutzungsvielfalt und Erlebnisdichte, für Lebensqualität – für das gute Leben.» [906]

Gefragt ist u.a. eine Verkehrspolitik, die davon abkommt, immer noch mehr und noch breitere Strassen zu bauen und mit der Behebung des einen Engpasses schon die nächsten vorzuprogrammieren. Wo bereits möglich, sind im Gegenteil die Verkehrsflächen wieder zu verengen und zu verkleinern. Derartige Umdenkprozesse sind erfreulicherweise bereits vorhanden, genauso wie Ansätze zu einer restriktiven Parkplatzbewirtschaftung auf öffentlichem und privatem Grund, mit dem Ziel, das Verkehrsvolumen zu verringern oder es wenigstens vermehrt vom privaten auf den öffentlichen Verkehr zu verlagern. Eine weitere verkehrsdämmende Massnahme, die klar auch im Interesse der Verringerung der Krankheits- und Unfallkosten und des damit verbundenen Leids und Leidens liegt, ist die weitere Senkung der Geschwindigkeitslimiten, auch innerorts. Hier sind zwar ebenfalls bereits Bestrebungen und Pilotversuche im Gang,[907] die entsprechenden Potentiale zur Schaffung einer wieder gesundheitsförderlicheren Lebenswelt aber bei weitem noch nicht ausgeschöpft.

Zwar sind derartige Eingriffe in die falsch verstandene Freiheit der einzelnen Privat- und Wirtschaftssubjekte keineswegs populär. Zudem werden sie stets auch widersprüchlichen Charakter haben. Sie bremsen nämlich letztlich nur die marktgesellschaftliche Eigendynamik etwas ab, welche – solange sie nicht im Kern angegangen wird – unbändig darauf hinausläuft und angewiesen ist, die Unvernunft im Sinne des noch mehr, des noch schneller und des noch kostspieliger bis zum Kollaps immer weiter zu steigern. Dennoch sollte

---

905 Vgl. Tsuru/Weidner (Modell)
906 Zit. in Glauber/Korczak (Thesen) 38
907 Vgl. o.V. (Tempo 30) Schweiz; o.V.
(Erfahrungen) 15; Bösch (Rekurse) 17

es möglich sein, *dass eine Regierung, welche sich bewusst und überzeugt für umwelt- und gesundheitsförderliche Grenzen der individuellen Freiheit einsetzt, damit gerade auch in einer direkten Demokratie bei einer Mehrheit der Bevölkerung Verständnis und Unterstützung findet.*

Der trotz eines einzigartigen Engagements eingetretene Misserfolg der Schweizer Behörden in Sachen Europa vom 6. Dezember 1992 (Nichtbeitritt zum EWR) ist hier nicht gewichtiger Gegenbeweis, sondern unterstützt diese Aussage vielmehr. Im Gegensatz zu den Regierenden hatte nämlich ein bedeutender Teil des ‹einfachen› Volkes damals deutlich erkannt, dass die Zukunft nicht in einer immer noch weiteren Übersteigerung des Wohlstands mit all seinen Folgelasten bestehen kann.[908] Es verweigerte deshalb einem Mammut-Projekt seine Unterstützung, welches trotz der wohlklingenden Worte vom gemeinsamen Europa nur in einer gigantischen Fortschreibung der heutigen materialistischen Fehlentwicklungen besteht.

Wenn nun seitens unserer Mehrheitspolitiker und Wirtschaftsführer das Volk unablässig massiv eingeschüchtert und quasi durch die Hintertüre ein autonomer Nachvollzug an europäische Wirtschaftsgegebenheiten betrieben wird, so wird damit sowohl hinsichtlich einer tatsächlich zukunftsträchtigen, massvolleren Wirtschaftsentwicklung als auch in bezug auf die Förderung gesundheitsverträglicher Lebensbedingungen eine unendliche Chance blind vertan. Denn grundsätzlich ist die Schweiz vorderhand nicht dem Diktat der vier europäischen Wirtschaftsfreiheiten unterworfen, und individuelle politische Lösungen im Interesse der Gesundheitsförderung und -erhaltung wären weiterhin möglich:

Wir hätten die Freiheit, das Nachtarbeitsverbot für Frauen – mit den heute gültigen Ausnahmen – unter gesundheitlichen Gesichtspunkten beizubehalten und es allmählich auch auf die Männer auszudehnen. Desgleichen ist es uns möglich, den unsinnigen europäischen Transportströmen durch unser Land Riegel zu schieben, für Lastwagen das Nacht- und Sonntagsfahrverbot sowie die 28-Tonnen-Limite aufrechtzuerhalten und die Verlagerung der Gütertransporte auf die Schiene zu veranlassen. Auch könnten wir, wenn unsere Politiker dies tatsächlich wollten und den Mut dazu hätten, in eigener Initiative gesundheitsschädliche Substanzen und Zusatzstoffe oder bestrahlte Lebensmittel (weiterhin) verbieten sowie – ebenfalls gesundheitsrelevant – der Patentierung und Freisetzung von gentechnologisch veränderten Organismen (vor allem Tieren und Pflanzen) und den damit verbundenen unkalkulierbaren Risiken Einhalt gebieten.

---

908 Vgl. auch Noelle-Neumann/Köcher (Jahrbuch) 25, 69

Überhaupt werden auch unabhängig von der künftigen europapolitischen Ausrichtung insbesondere im Bereich der Lebensmittelproduktion und -verarbeitung weitere wichtige Massnahmen im Sinn einer umfassend verstandenen Gesundheitspolitik ansetzen müssen. Primär gilt es davon abzukommen, staatliche Eingriffe in die Landwirtschaft so zu gestalten, dass gesundheitsschädliche und -gefährdende Erzeugnisse speziell gefördert werden. Beispiele sind hier die Subventionierung des Anbaus von Tabak oder auch von Zuckerrüben, welche im Gegensatz zu Zuckerrohr nur zu hoch raffiniertem und damit besonders gesundheitsschädlichem Zucker verarbeitet werden können.[909] Des weiteren ist nicht ersichtlich, weshalb – die direkten und indirekten Folgekosten des Alkoholkonsums vor Augen – der Weinanbau und nicht wenigstens die Produktion von unvergorenem Traubensaft staatlich gefördert werden soll.

Ähnliche Fragen ergeben sich bezüglich des weit übermässigen Fleischkonsums. Hier wären die staatlichen Mittel wohl besser eingesetzt, wenn sie nicht mehr primär der Massenproduktions- und Absatzförderung dienten, sondern im Gegenteil eher dazu verwendet würden, die Bevölkerung über die gesundheitlichen Folgen eines hohen Fleischkonsums aufzuklären. Eine andere, auf den ersten Blick nur punktuelle, aber enorm wichtige Massnahme im Sinn der Verbesserung der Volksgesundheit wäre, nicht mehr wie heute beim Ruch- oder sogar beim Halbweissbrot staatliche Richtpreise vorzuschreiben, sondern bei einem (Teil-)Vollkornbrot mit nur natürlichen Zutaten.

Dass derartige Massnahmen nicht einfach eine weitere Einschränkung und Benachteiligung der Landwirtschaft bedeuten müssen, zeigt ein anderes Beispiel: Bei der Milch führt die derzeitige Politik dazu, dass es kaum noch möglich ist, sie frisch und unverarbeitet vom Produzenten zu beziehen. Vielmehr wird sie heute vorerst über grosse Distanzen in zentrale Verarbeitungsanlagen transportiert, dort durch Pasteurisieren oder sogar Uperisieren gesundheitlich entwertet,[910] und dann, mehr oder weniger aufwendig verpackt, erneut über insgesamt grosse Distanzen zum Konsumenten transportiert. Im Rahmen einer anderen Landwirtschaftspolitik könnte der Produzent demgegenüber seine Milch – gerade weil sie derart gut kontrolliert wird – wieder direkt an die Konsumenten verkaufen, zu einem für beide Seiten vorteilhafteren Preis.

Damit solche neuen Modelle Erfolg haben können, ist der bestehende nationale Grenzschutz für Agrarprodukte trotz GATT bzw. WTO soweit als möglich aufrechtzuerhalten. Das leider noch kaum hinterfragte Freihandelsdogma zeitigt insgesamt nirgends unsinnigere und letztenendes kostspieligere Wirkungen als im Bereich der Nahrungsmittelproduktion und -verteilung –

---

909 Vgl. Béguin (Zähne)
910 Bei langjährigen Versuchen des amerikanischen Forschers Pottenger zeigten mit pasteurisierter oder gar mit Kondensmilch gefütterte Katzen mit der Zeit schwere Gesundheitsstörungen, und deren Ausscheidungen führten in den Auslaufgehegen auch noch nach Abbruch des Versuchs zu vermindertem Pflanzenwachstum. Bruker (Nahrung) 154ff

auch für die ‹Dritte Welt› nicht, in deren Namen es immer wieder gepriesen wird!

Eine weitere Erfolgsbedingung für eine gesundheits- und auch umweltdienlichere Landwirtschaftspolitik besteht darin – wie heute bereits in die Wege geleitet –, die Subventionen weniger an die Produktepreise als vielmehr an die Produktionsflächen zu binden. Dabei sind diese Direktzahlungen jedoch, wiederum auch im Interesse gesunder Nahrungsmittel sowie der Bodenerhaltung und Reinhaltung des Grundwassers, viel konsequenter und umfassender mit Auflagen einer ökologischen Bewirtschaftung zu verknüpfen. Diesbezüglich hat die schweizerische Bevölkerung – erst kürzlich wieder im Rahmen der Landwirtschaftsabstimmung vom 12. März 1995 – ebenfalls eindeutige Zeichen gesetzt, die jedoch von den massgeblichen Politikern auch hier nur widerwillig als solche interpretiert und aufgenommen wurden.

Umgekehrt waren sie jedoch an vorderster Front mit dabei, vereint mit entsprechend interessierten Wirtschaftskreisen und der Presse dem Volk zwei unter Gesundheitsgesichtspunkten völlig naheliegende Verfassungsinitiativen auszureden, bei denen positive Erfahrungen aus dem Ausland übernommen worden wären. Mit grossem vereintem Propagandaaufwand gelang es in der Volksabstimmung vom 28. Oktober 1993, Beschränkungen der Werbung und Verkaufsförderung für Alkohol und Tabak vorerst zu verhindern. Immerhin steht zu hoffen, dass wenigstens künftig Gesundheits- über Wirtschaftsinteressen gestellt werden und es in einem nächsten Anlauf gelingen wird, die bewusste und perfiderweise auch auf Jugendliche abzielende Verführung zu gesundheitsschädigendem Verhalten einzuschränken.

Die grösste Wirkung werden Alkohol- und Tabakwerbeverbote aufgrund der vorliegenden empirischen Forschungsergebnisse dann haben, wenn sie mit Gegenwerbung und erhöhter Produkte-Besteuerung kombiniert werden.[911] Weitere Zusatzmassnahmen sind Rauchverbote in öffentlichen Gebäuden, die Schaffung von Raucher- und Nichtraucherzonen in Restaurants und am Arbeitsplatz[912] sowie die Verschärfung des Strafmasses bei Verkehrsdelikten unter Alkoholeinfluss. Gleichzeitig gilt es, die Grenze des für die Lenkung eines Fahrzeugs noch zulässigen Alkoholgehalts im Blut zu senken – vorerst auf 0,5 und später konsequenterweise auf 0,0 Promille, nach dem Grundsatz der öffentlichen Informationskampagne: «Wer trinkt, fährt nicht.»

Damit all diese Regelungen nicht als Bevormundung und Einschränkung der persönlichen Freiheit empfunden werden, sondern als Anstoss zu einer gesünderen, bewussteren und ganzheitlicheren Lebensweise, sind möglichst viele

---

911 Leu/Bernasconi (Werbung) v.a. 11, 98ff
912 Derartige Massnahmen werden gemäss einer kürzlich publizierten EG-Studie von den rund 13 000 mündlich Befragten zu 70% (Rauchverbot in öffentlichen Gebäuden) resp. 88% (Raucher- und Nichtraucherzonen am Arbeitsplatz) befürwortet. O.V. (Rauchverbote) LS; vgl. auch o.V. (Passivrauchen) LS; Rüst (Passivrauchen) 64; o.V. (Raucher) LS

von ihnen von einer ernstgemeinten und konsequenten Gesundheitspolitik in ein Gesamtkonzept zu integrieren und mit gezielter Aufklärungsarbeit vorzubereiten und zu begleiten. «Der Mensch muss ein aktives Interesse am Gesundsein entwickeln», heisst es zu diesem Themenkreis in der ersten Zielsetzung des sanktgallischen Leitbildes Gesundheit. «Dazu sind Wille und Fähigkeit eines jeden einzelnen zu stärken, gesundheitsfördernde Lebensweisen anzunehmen und Gesundheitsrisiken zu erkennen, zu vermeiden oder zu bewältigen. Die Bevölkerung muss über gesundheitsfördernde Lebensweisen wie auch über Gesundheitsrisiken informiert werden.»[913]

Eine weitere Erfolgsbedingung für solche schrittweise in die Tat umgesetzte Massnahmen wird sein – und hier liegt abschliessend ein anderer grosser und wichtiger Ansatzpunkt einer weit verstandenen Gesundheitspolitik –, dass der Gesundheitserziehung und Lebensschulung vom Kindergarten bis hin zur Erwachsenenbildung in Zukunft ein ganz anderer Stellenwert zukommt. «In den Lehrplänen aller Schulstufen ist die Gesundheitserziehung fächerübergreifend zu verankern», lautet in diesem Sinn das vierte Ziel des besagten Leitbildes des Kantons St.Gallen.[914] Mit anderen Worten, Lebensschulung und Gesundheitserziehung werden vereinzelt ebenfalls bereits als wichtige Zielsetzungen erkannt und ansatzweise umgesetzt. Zukunftsweisend ist diesbezüglich auch das Entwicklungskonzept der Region Appenzell Ausserrhoden. Im Vorbericht wird gleich am Anfang Lebensqualität als oberstes Ziel bezeichnet und festgehalten, dass darunter bislang etwas unkritisch nur die Mehrung des materiellen Wohlstands verstanden worden sei.[915]

In der Folge werden vielfältigste Möglichkeiten aufgezeigt, um die Bundessubventionen, welche dem Kanton als Bergregion zustehen, im Sinn der Förderung einer umfassenden Lebensqualität einzusetzen. In der Quintessenz laufen sie darauf hinaus, die Gelder nicht mehr – wie in der Vergangenheit der Fall – in erster Linie in Hoch- und Tiefbauten, sondern weit mehr in ein verändertes Denken und Handeln der Menschen zu investieren. Zu diesem Zweck kommt der Förderung der dörflichen und nachbarschaftlichen Sozialbeziehungen sowie neuen Bildungsinhalten und -formen ein sehr hoher Stellenwert zu.

«In allen Bildungs- und Ausbildungsprogrammen, insbesondere aber auch in der Erwachsenenbildung, sind systematisch die Zusammenhänge zwischen Individuum, Wirtschaft, Gesellschaft und Umwelt darzustellen und neue Verhaltensweisen zu entwickeln.» So hält dies auch die Schweizerische Konferenz der Kantonalen Erziehungsdirektoren fest.[916] Es wird positive Auswirkungen

---

913 Staatskanzlei St.Gallen (Leitbild) Beilage, 4
914 Staatskanzlei St.Gallen (Leitbild) Beilage, 7
915 Deér/Frey (Entwicklungskonzept) 10
916 Zit. in Deér/Frey (Entwicklungskonzept) 74

auch auf das Gesundheitswesen haben, wenn die Menschen erkennen, wie sehr sie mit ihrem eigenen Verhalten über ihr engeres Umfeld hinaus Wirkungen in der Gesellschaft, in der Natur, ja sogar in anderen Erdteilen auslösen und wie sie lernen können, zugunsten ihrer Mitwelt, aber auch für das eigene Wohlergehen neue, rücksichts- und massvollere Verhaltensmuster zu leben.

Die Menschen werden ein ganzheitlicheres, bewussteres Leben leben, wenn sie schon in der Schule unterscheiden lernen, was ihnen nur kurzfristig den Anschein von Glück vermittelt und mit welchen inneren Werten und Verhaltensweisen sie sich wirkliche Zufriedenheit und tatsächliche Lebensinhalte erschliessen können. In einem neuen Kernfach ‹Leben-Lernen› – aber auch im fächerübergreifenden Unterricht – sind im Zentrum bewusst Antworten auf die Frage anzuregen und zu vertiefen, was eigentlich der Sinn in meinem Leben ist, was ich daraus machen könnte und will.

Eine Schule, die wirklich Schule für das Leben ist, darf nicht mehr nur wirtschaftspraktische Inhalte vermitteln, sondern sie muss lebenspraktisch werden. Sie wird nicht mehr nur abstraktes oder auf das Erwerbsleben ausgerichtetes Faktenwissen lehren, sondern sie wird über den Intellekt hinaus Erfahrungen ermöglichen, welche es den Menschen erlauben, ihr Leben selber in die Hand zu nehmen, eigenständige Werte zu leben, frei von äusseren Normen und dennoch zum Wohl anderer und ihrer selbst.

In ihr wird auch die Auseinandersetzung mit dem Tod früh schon ihren Platz haben, genauso wie die meditative Erfahrung des eigenen Selbst, um so dem Leben seine wirklichen Inhalte zu geben. Bewusstes Konsumverhalten wird dort ebenso geschult wie die Fähigkeit, miteinander zu kommunizieren, Konkurrenzmuster zu transzendieren und Konflikte konstruktiv zu lösen. Schliesslich wird auch das bewusste Erfahren und Erleben der Natur, welches weit über das wissenschaftliche Benennen ihrer einzelnen Bestandteile hinausgeht, in einem ganzheitlicheren Unterricht in Schule und Erwachsenenbildung seinen grossen Stellenwert haben.

Ein derartig veränderter und mit neuen Inhalten bereicherter Unterricht wird Schüler und Lehrer gleichermassen faszinieren und zum lebenslangen Lernen anregen. Er wird aber auch Verhaltensänderungen in den Lebensaktivitäten sowie die Akzeptanz jener gesellschaftlichen Regeln wesentlich erleichtern oder überhaupt erst möglich machen, welche wie gesagt der Freiheit des einzelnen im Interesse des Gemeinwohls gewisse Grenzen auferlegen.[917] Damit wird er direkt und indirekt in verschiedenster Hinsicht der Gesundheit zugute kommen.

---

917 Vgl. Dienstfrey (Heart) 30

Dies gilt um so mehr, als im Unterricht über die angesprochenen Inhalte sowie über den Schulsport und das richtige Zähneputzen hinaus gezielt weitere spezifische Möglichkeiten einer gesundheitsbewussten Lebensführung erlebbar gemacht werden sollen. An zentraler Stelle einer umfassenden Gesundheitserziehung wird das Wissen um die Bedeutung, die Möglichkeiten und das Vergnügen einer gesunden Ernährung stehen, aber auch konstruktive Erfahrungen im Umgang mit Stress sowie zugehörige Entspannungsübungen werden integrale Bestandteile bilden.

Des weiteren kann und soll ein ganzheitliches Gesundheits- und Krankheitsverständnis, welches Sinnfragen mit beinhaltet, schon für Kinder ein Unterrichtsthema sein und bis hin zur Erwachsenenbildung dahingehend ausgeweitet werden, den Menschen einen eigenverantwortlichen Umgang mit den schulmedizinischen wie auch mit den naturheilkundlichen und geistesorientierten Therapieverfahren zu lehren.

Es soll ihnen so Wissen wieder zugänglich gemacht werden, wie sie selber auf möglichst natürliche Weise Heilungsprozesse bei sich und anderen, beispielsweise in der Familie, fördern können. Auch hierbei wird der Naturerfahrung eine zentrale Rolle zukommen, zum Beispiel im Sinn von Wissen über Heilpflanzen und ‹Hausmittel›, welches heute in der Bevölkerung noch zu grossen Teilen verschüttet ist.

Auf den Punkt gebracht, eine umfassend verstandene Gesundheitspolitik der Zukunft darf – mit Berbuer ausgedrückt – nicht mehr nur danach fragen, wie sich das Gesundheitswesen erhalten und fördern lässt, sondern wie die Gesundheit erhalten und gefördert werden kann. Dabei sollte die Erkenntnis im Zentrum stehen, dass die Gesundheit des einzelnen vor allem von seinem Verhalten abhängt und dass es Impulse zu einem veränderten Verhalten auf der Basis einer veränderten Wahrnehmung sind, in denen ein noch weit unterschätztes Potential zur Gesundung auch des Gesundheitswesens liegt. Damit einhergehen wird zudem das Bestreben, über die Einzelperson hinausgehende Gesundheitsrisiken zu minimieren und weit eher die Voraussetzungen einer gesunden Lebensweise und einer gesunden Lebenswelt als jene der Krankheit zu erforschen. [918]

Ivan Illich fasst das Modell einer gesunden Gesellschaft gesunder Menschen, welches schon im noch rauhen Klima der heutigen Wirtschaftsgesellschaft erste Wurzeln schlagen kann, wie folgt zusammen: «Eine Welt der optimalen und allgemeinen Gesundheit ist offenbar eine Welt der minimalen und nur gelegentlichen medizinischen Intervention. Gesunde Menschen sind Menschen, die in

---

918 Vgl. Berbuer (Ethik) 183

gesunden Wohnungen und von einer gesunden Nahrung leben; in einem Milieu, das Geburt, Wachstum, Arbeit, Heilen und Sterben gleichermassen begünstigt: gestützt auf eine Kultur, welche das bewusste Akzeptieren der Bevölkerungsschranken, des Alterns, der unvollständigen Genesung und des stets drohenden Todes fördert. Gesunde Menschen brauchen keine bürokratische Einmischung, um Gefährten zu finden, Kinder zu gebären, gemeinsam die conditio humana zu erfüllen und zu sterben.»[919]

4. Wege zu einer integralen Medizin

Ein derartiges neues, politisch gefördertes und unterstütztes Gesundheitsverständnis bedeutet zwangsläufig auch eine Revolution in der Medizin und im Medizinverständnis. Hier gilt es, zu einem System der Gesundheitsversorgung zu kommen, in welchem wieder derjenige recht hat, der heilt und gesund erhält, und nicht zum vornherein und ungefragt die heutige chemotechnische Universitätsmedizin, welche die Begriffe Therapie und Heilen für sich allein gepachtet und sogar gesetzlich und juristisch vereinnahmt hat, davon aber im Grunde oft genug nur wenig versteht: «Da die Medizin es versäumt hat, ein integriertes Modell für Heilen zu entwickeln», hält Eugen Baer hierzu fest, «scheint die Theorie der Medizin selbst heilungsbedürftig zu sein – oder anders formuliert –, der Mangel einer medizinischen Theorie für Heilen zwingt uns vor allem anderen, uns um eine Heilung der Theorie der Medizin zu bemühen.»[920]

Wie zentral ein Hinterfragen des heutigen Medizinsystems im Hinblick auf die Heilung des Gesundheitswesens ist, zeigt auch Netzwerk 33. Der Faktor ‹moderne, hochtechnisierte, -spezialisierte und -partialisierte (Hoch-)Schulmedizin› weist zu nahezu allen Faktoren im Netzwerk Beziehungen auf. Grossenteils bestehen sogar Wechselwirkungen, d.h. der Faktor moderne Medizin schaukelt sich mit den betreffenden Einflussfaktoren direkt wechselseitig auf. Kein anderer Faktor ist demzufolge derart eng mit den übrigen Einflussgrössen der zunehmenden Kosten- und Leistungsexplosion im Gesundheitswesen verknüpft, und Therapievorschläge zur Heilung des Patienten Gesundheitswesen werden wesentlich auch Vorschläge zur Relativierung und Wandlung der Schulmedizin sein müssen:

Krankheit und ihre Therapie dürfen nicht mehr länger das grosse, unendlich wachstumsträchtige Geschäft sein, weder für die Gesundheitsindustrie und den Zwischenhandel, noch

---

919 Illich (Enteignung) 180
920 Eugen Baer, zit. in Uexküll/Wesiak (Theorie) XII

Netzwerk 33

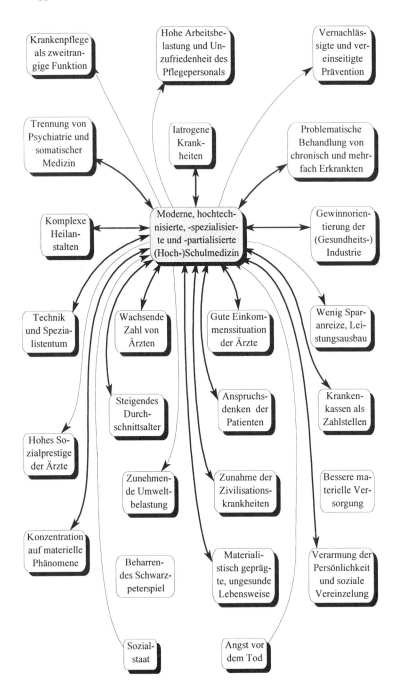

für die Krankenkassen und Versicherungen, noch für Spitäler und Kliniken, und auch für die Ärzte nicht. Es darf nicht mehr länger so sein, dass aufgrund eines Medizinverständnisses, das für sich ausschliessliche Geltung beansprucht, mehr und mehr Menschen überhaupt erst krank werden – Ärzte und Pflegepersonal inbegriffen. Seine Methoden und Heilmittel sollten wieder zu umfassend verstandenen, tatsächlichen Problemlösern werden und nicht mehr gleichsam nur Problemauslöser sein, weil sie die Menschen mit zu einem vereinseitigten Lebensstil verleiten und sie von jeglicher Eigenverantwortung für ihre Gesundheit entbinden.

Und zu guter Letzt wird eine Medizin mit universellem Anspruch nicht umhinkommen, auch für chronische Krankheiten Antworten zu finden, und wird sich zu diesem Zweck anderen Denk- und Therapieweisen öffnen sowie die künstliche Trennung zwischen Körper, Seele und Geist überwinden müssen. Eine intregrale Medizin der Zukunft wird deshalb nebst den Methoden der heutigen Schulmedizin mehr und mehr und schliesslich überwiegend auch alternativ- resp. komplementärmedizinische Verfahren umfassen.

4.1 Gewandeltes Verständnis von Krankheit und Therapie

Ausgangspunkt dieses absehbarerweise langwierigen und schwierigen Prozesses muss die Einsicht und Erkenntnis bilden, dass Krankheit ganzheitlich gesehen nicht einfach etwas Negatives, Auszumerzendes und zu Unterdrückendes darstellt, sondern dass wir sie als einen der wertvollsten Lehrmeister verstehen lernen müssen, den wir überhaupt haben. «Krankheit kennt», wie das Dethlefsen und Dahlke ausgedrückt haben, «nur ein Ziel: uns heil werden zu lassen», oder: «Krankheit ist selbst der Weg, auf dem der Mensch dem Heil entgegenwandert.»[921]

Das heisst wohlverstanden nicht, dass wir uns Krankheiten herbeiwünschen oder sie durch Leichtsinn herbeiführen sollten oder dass wir es unterlassen müssten, auf eine Heilung hinzuwirken. Vielmehr bedeutet es, dass wirkliche Heilung nichts damit zu tun hat, lediglich die Krankheitssymptome aus der Welt zu schaffen bzw. den Körper oder die Psyche davon zu befreien. Vielmehr sollten Patient und Therapeut wieder lernen, die Symptome als wichtige Signale zu deuten, welche auf tieferliegende Ursachen einer Erkrankung hinweisen und damit gleichzeitig den Weg zu tatsächlicher Heilung aufzeigen.

«Hat ein Mensch einmal den Unterschied zwischen Krankheit und Symptom begriffen», schreiben Dethlefsen und Dahlke hierzu, «so ändert sich schlagartig seine Grundhaltung und sein Umgang mit Krankheit. Er betrachtet nicht

---

[921] Dethlefsen/Dahlke (Krankheit) 23, 26

länger das Symptom als seinen grossen Feind, dessen Bekämpfung und Vernichtung sein höchstes Ziel ist, sondern entdeckt im Symptom einen Partner, der ihm helfen kann, das ihm Fehlende zu finden und so das eigentliche Kranksein zu überwinden.» [922]

Gleichzeitig ist damit auch gesagt, dass ein schulmedizinisch tätiger Arzt genauso wie ein Naturheilkundiger – falls sie ihren Patienten lediglich die Symptome nehmen und nicht in erster Linie tieferliegende Ursachen ergründen, anzusprechen und zu verändern suchen – diesen im Grunde einen schlechten Dienst erweisen. Denn sie verunmöglichen ihnen damit nicht nur lebenswichtige Lernprozesse, sondern bewirken darüber hinaus mit hoher Wahrscheinlichkeit, dass sich künftig noch schwerere Gesundheitsstörungen einstellen, welche die Betroffenen noch massiver und schmerzlicher zum Lernen und zur Veränderung ihrer Denkmuster und Verhaltensweisen veranlassen wollen. Auch in der Schulmedizin ist dieses Phänomen zumindest im Grundsatz bekannt und wird als Symptomverschiebung bezeichnet.

«Gesundheit kommt vom Herzen, Krankheit führt zum Herzen.» So weiss es auch das tschechische Sprichwort seit langem schon.[923] Gleichzeitig verdeutlicht es einen weiteren wichtigen Aspekt einer neu verstandenen Medizin. *Es ist in vielen Fällen viel sinn- und wertvoller – und sogar bedeutend weniger kostspielig –, Gesundheitsstörungen wenn immer möglich nicht nur auf der körperlichen Ebene anzugehen, sondern weit eher und primär auf der geistig-seelischen.* Denn Krankheit führt in der Tat zum Herzen, zu Ungleichgewichten und unterdrückten, verdrängten Störungen in den tieferliegenden emotionalen, psychischen und spirituellen Lebensinhalten des Patienten. Und sie lässt ihn – sofern derartige Inhalte tatsächlich thematisiert werden – gleichzeitig empfänglich werden für Veränderungen auf dieser eminent wichtigen und letztlich entscheidenden Ebene.[924]

Auf höchst eindrückliche Weise hat dies u.a. der kalifornische Arzt und Direktor des «Preventive Medicine Research Institute» an der Universität von Kalifornien in San Francisco, Dean Ornish, deutlich gemacht, und zwar gerade am Beispiel jener Erkrankungen, die sehr direkt das Herz betreffen. Nachdem niemand seine als absurd erachtete Studie finanzieren wollte,[925] zeigte er in eigener Initiative auf, dass bei Patienten mit coronaren Herzkrankheiten Verengungen der Herzkranzgefässe allein durch die konsequente Veränderung der Lebensgewohnheiten nicht nur zum Stillstand gebracht, sondern grösstenteils sogar messbar rückgängig gemacht werden konnten, und dies innerhalb nur knapp eines Jahres des Untersuchungszeitraumes! Am grössten

---

922 Dethlefsen/Dahlke (Krankheit) 23
923 Zit. in Bader-Gilli (Mensch) 1
924 Vgl. hierzu auch Saraydarian (Healing)
925 Vgl. Ornish (Heart Disease) 18f

Lösungsmuster

war der Rückgang dabei sogar bei jenen Patienten mit den am stärksten verstopften Gefässen.[926]

Im Rahmen der Studie wurden vier Schwerpunkte gesetzt: Die Umstellung der Ernährung auf fettarme, vegetarische Kost; die Förderung der körperlichen Fitness durch regelmässige Spaziergänge und leichtere Aerobic-Übungen; Stresstraining, u.a. auf der Basis von Yoga und Entspannungsübungen; Gruppengespräche zur (Auf-)Lösung von offenen und latenten Isolationsgefühlen gegenüber anderen und sich selbst. Hinzu kam noch die Empfehlung, mit Rauchen aufzuhören. Sie erfolgte jedoch analog zur Kontrollgruppe und betraf nur eine Versuchsperson in der experimentellen Zielgruppe.[927]

Die Gesamtheit dieser Veränderungen in den Lebensgewohnheiten verbesserte im Vergleich zur Kontrollgruppe die Gesundheit der Patienten nicht nur direkt, sondern sie half ihnen vor allem auch, tieferliegende Muster in ihrem Leben zu erkennen und zu verändern, welche sie in der Vergangenheit wesentlich dazu geführt hatten, ungesund zu leben.

Sie erkannten, wie sehr sie dem illusionären Streben erlegen waren, Glück in immer noch höheren Einkommen, in immer noch mehr Besitz und Konsum zu suchen. Sie nahmen wahr, wie im wahrsten Sinn ungesund es für sie war, sich ständig gegen andere durchzusetzen und abzugrenzen, nur um eigene Macht- und Besitzansprüche zu befriedigen – oder wie sehr sie Opfer von anderen Personen mit derartigem Verhalten waren. Und sie gelangten dazu, ihr Bewusstsein aufgrund der gelernten Techniken und gewandelten Gewohnheiten dahingehend zu vertiefen, ein Gefühl des Friedens und inneren Wohlbefindens zu gewinnen, vom Aktivismus des Habens zu einem Zustand des Seins zu gelangen.[928]

Die emotionale und spirituelle Öffnung der Herzen der Versuchspersonen machte es in der Folge im eigentlichen Sinn überflüssig, ihr Herz physisch zu öffnen, sie teuren konventionellen Behandlungsmethoden zu unterziehen. Ja, mehr noch, die erlernten Verhaltensänderungen hatten darüber hinaus eine wirksamere, nebenwirkungsfreie und viel nachhaltigere Wirkung als konventionelle Methoden zur oft nur scheinbaren Verbesserung des Gesundheitszustandes bei Herzkranken.[929]

Ornish macht diesbezüglich eine interessante und aufschlussreiche Gegenüberstellung: «Wenn ein Patient herzkrank ist und einer Bypass-Operation unterzogen wird, dann wird die Versicherung ohne zu fragen zwischen dreissig- und vierzigtausend Dollar dafür bezahlen. Wenn sich der Patient einer Angioplastie unterzieht, dann kostet das fünf- bis zehntausend Dollar oder mehr.

---

926 Vgl. Ornish (Heart Disease) 19ff
927 Ornish, zit. in Dienstfrey (Heart) 27

928 Vgl. Ornish, zit. in Dienstfrey (Heart) 34
929 Vgl. auch Teil III, Kap. 4.3

Wenn dem Patienten lebenslänglich cholesterinsenkende Medikamente verschrieben werden, so beläuft sich dies oft auf zweitausend Dollar oder mehr pro Jahr und Person. Andererseits, falls der Arzt Zeit dafür aufwendet, den Patienten Veränderungen in den Lebensgewohnheiten zu lehren, dann bezahlt die Versicherung vielleicht vierzig oder fünfzig Dollar, und wenn die Leute noch gar keine Herzkrankheit haben, dann wird die Versicherung überhaupt nichts bezahlen. Auf diese Weise sind die Anreize völlig falsch gesetzt.»[930]

Derartige Feststellungen gelten selbstredend nicht nur für Herzkrankheiten. Wie dies das Modell von der Krankheit als Lehrmeisterin eigentlich nicht anders erwarten lässt, ist mittlerweile die empirische Evidenz erdrückend, welche zeigt, dass sich bei wohl sämtlichen Krankheiten bis hin zum Zustand des Immunsystems durch grundlegend veränderte Lebensgewohnheiten und Verhaltensmuster erhebliche Verbesserungen erzielen lassen. Vor allem erweist sich dabei, wie sehr in der Tat das Bewusstsein direkt und indirekt auf die Vorgänge im Organismus Einfluss nimmt und so die physische und psychische Gesundheit zentral bestimmt.[931]

Besonders mächtig sind dabei auch innere Vorstellungen, sowohl im negativen, krankmachenden als auch im positiven, heilenden Sinn. Mit anderen Worten, Imagination ist keinesfalls bloss imaginär, sondern im Gegenteil etwas höchst Reales, mit sehr realen und mächtigen Wirkungen. Was früher und in anderen Kulturen im Grundsatz längst schon bekannt war, ist mittlerweile auch wissenschaftlich erwiesen: Im entspannten Zustand können mit Hilfe von Vorstellungsbildern körperliche Vorgänge bewusst gesteuert werden – selbst solche des vegetativen Nervensystems bis hin zu den Entladungsmustern einzelner Zellen.[932] Auf diese Weise lassen sich nicht nur Immunparameter verbessern, Wundheilungen beschleunigen oder Schmerzen und Ängste aushalten, welche wie im Fall von Verbrennungsopfern das Vorstellbare fast schon übersteigen.[933] Es ist auch möglich, durch Imaginationstechniken bei vielen Krankheiten auf eine Heilung oder zumindest Linderung hinzuwirken: «Grob geschätzt bessert sich der Zustand bei einem Drittel aller Patienten mit Krebs, rheumatischer Arthritis, Magengeschwüren, Asthma und schizophrenen Symptomen.»[934]

Im Bereich der Vorstellungsbilder liegt demzufolge ebenfalls ein unendliches brachliegendes Potential, das von der konventionellen westlichen Medizin noch kaum genutzt wird. Entsprechend schreibt Achterberg: «Bei der sorgfältigen Überprüfung der wahrhaft überwältigenden Menge an bereits geleisteter Arbeit ist es um so enttäuschender, dass die Imagination als Heilkraft dabei kaum zur Sprache kommt.»[935]

---

930 Ornish, zit. in Dienstfrey (Heart) 43; vgl. auch Ornish (Heart Disease) 28
931 Vgl. hierzu auch Teil II, Kap. 6, sowie Teil III, Kap. 3.2, 3.4 und 4.2
932 Achterberg (Gedanken) 272
933 Vgl. Achterberg (Gedanken) 151ff, 159
934 Achterberg (Gedanken) 143
935 Achterberg (Gedanken) 205

Lösungsmuster

Dieser Umstand hängt auch damit zusammen, dass der Placeboeffekt von der heute noch vorherrschenden Medizin völlig falsch verstanden wird. In Tat und Wahrheit hat er nämlich wenig mit Einbildung zu tun, sondern mit dem Glauben an die eigene Fähigkeit, wieder gesund zu werden bzw. – auf Seite des Arztes – den Patienten wieder gesund zu machen resp. gesund werden zu lassen. Anstatt Placebowirkungen mit Doppelblindstudien herauszukontrollieren und so zu tun, als seien sie lediglich der wissenschaftlichen Wahrheitssuche hinderlich und lästig, aber sonst bedeutungslos, sollte auch die konventionelle Medizin dringend dazu übergehen, sie bewusst zu nutzen. [936]

Wie gesagt, hat dies allerdings wenig damit zu tun, die Patienten an der Nase herumzuführen oder sie gar mit blossen Placebooperationen unnötigen Schmerzen und Belastungen auszusetzen, sondern vielmehr geht es auch hier darum, ihr grosses und noch enorm unterschätztes Selbstheilungspotential auf möglichst wenig invasive Weise anzusprechen, ihnen zu helfen, es selber zu aktivieren. Wie Achterberg schreibt, können dieselben Bahnen und Verbindungen, die durch den Gebrauch von Placebos ins Spiel kommen, auch ohne sie aktiviert werden. «Die wichtigste Komponente ist der Glaube des Menschen. Das Vertrauen in die Fähigkeit, die eigenen Ressourcen mobilisieren zu können, ist bereits eine Wunderwaffe.» [937]

Gerade hier liegt denn auch eine grosse Stärke der immer zahlreicheren alternativmedizinischen Verfahren, welche jedoch von der Schulmedizin – soweit überhaupt zur Kenntnis genommen – lediglich als additiv oder günstigenfalls komplementär bezeichnet werden und deren Heilerfolge sie mit Vorliebe weiterhin einer falsch verstandenen Placebowirkung zuzuschreiben sucht. Wenn aber Placeboeffekte nicht mit blosser Einbildung, sondern vielmehr mit der Aktivierung von Selbstheilkräften bei sich und anderen zu tun haben, dann sind sie für ein Medizinsystem, das den Patienten tatsächlich helfen will, nicht mehr diffus-suspekt, sondern stellen ein ernstzunehmendes, wünschenswertes und wertvolles, wenn auch in seinen Wirkungsverläufen nicht immer restlos erklärbares Phänomen dar.

Allerdings kann es zur Aktivierung der Selbstheilkräfte nur dort voll zum Tragen kommen, wo eine intakte, von gegenseitigem Vertrauen geprägte Beziehung zwischen Patient und Therapeut vorhanden ist. Im Bereich der konventionellen Medizin wird dieses Vertrauensverhältnis jedoch je länger je mehr nur noch dann gegeben sein, wenn sich die Ärztin und der Arzt gegenüber ihren zunehmend mündiger werdenden Patientinnen und Patienten nicht mehr als Alleinwissende verstehen, sondern als Partner, die ihnen helfen, ihren eige-

---

936 Vgl. Teil III, Kap. 3.4   937 Achterberg (Gedanken) 119

nen Weg der Heilung zu gehen, und die dabei auch ihre Grenzen kennen – vor allem auch dahingehend, dass sie mit anderen als den schulmedizinischen Heilweisen ebenfalls vertraut sind und mit komplementärmedizinischen Therapeuten zusammenarbeiten, die im konkreten Einzelfall möglicherweise besser und kostengünstiger helfen können als sie.

Diesbezüglich scheint sich eine Art Revolution des Medizinsystems von unten anzubahnen, die jedoch offiziellerseits erst zögerlich wahrgenommen wird und über die es demzufolge noch wenig gesicherte Statistiken gibt.[938] Immerhin hat in der Bundesrepublik Deutschland der Kreis der Verwender von Naturheilmitteln gemäss Untersuchungen des Allensbacher Instituts seit Anfang der siebziger Jahre deutlich zugenommen. Damals wurden Naturheilmittel von 30 Prozent der Bevölkerung regelmässig angewendet, heute jedoch bereits von 46 Prozent.[939] Und für die Schweiz zeigte eine kürzlich veröffentlichte Untersuchung in drei Kantonen, dass 72 Prozent der befragten 1104 Personen bereits über einmalige oder mehrfache persönliche Erfahrungen mit natürlichen Heilverfahren verfügten. Der Anteil der Frauen war dabei – wie Abb. 27 zeigt – mit 78 Prozent deutlich höher als jener der Männer mit 63 Prozent. Insbesondere haben auch weit mehr Frauen als Männer bereits mehrere alternativmedizinische Methoden angewendet.

Interessant und aufschlussreich ist des weiteren, dass Personen mit ganzheitlicheren Deutungsmustern von Gesundheit und Krankheit sowie solche mit postmaterialistischen Wertestrukturen bei den Anwendern von alternativmedi-

Abb. 27: Erfahrungen mit Alternativmedizin in den drei Schweizer Kantonen Bern, Neuenburg und Jura, nach Geschlecht [940]

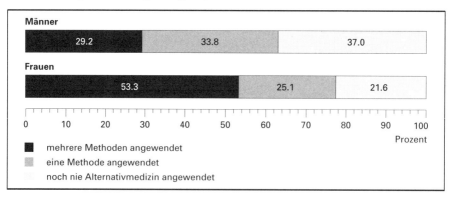

938 Pedroni/Zweifel (Alter) 36
939 Zit. in Schlebusch et al. (Medizin) 57
940 Aus: Meier/Grau (Alternativmedizin) 35

zinischen Methoden zum Teil klar übervertreten waren. Zudem zeigte sich bei den jüngeren Befragten ein ausgeprägtes Interesse für natürliche und geistige Heilverfahren, wobei hier auch das Bedürfnis besonders deutlich war, medizinische Entscheidungen nicht allein dem Arzt zu überlassen. Aus dieser Sachlage lässt sich, so die Autoren der Studie, ableiten, dass sich alternative Heilverfahren künftig noch weiter verbreiten werden.[941]

Dieser Schluss liegt auch deshalb nahe, weil die integrale Medizin auf einem viel umfassenderen und letztlich wirklichkeitsgerechteren Weltbild beruht als die wissenschaftsbestimmte, auf die Beseitigung körperlicher Symptome zentrierte und fixierte Schulmedizin. Im Gegensatz zu vielen, in ihrer rationalistischen Sichtweise gefangenen medizinischen Fachpersonen haben dies weite Teile der Bevölkerung bereits erkannt und nehmen sich allen noch bestehenden Widerwärtigkeiten zum Trotz die Freiheit heraus, die Lösungen ihrer Gesundheitsprobleme dort zu suchen, wo sie sich letzten Endes wirksamere und anhaltende Hilfe erwarten.

Die Grundlage und das Potential für eine patientengerechte Medizin werden künftig nicht mehr dort gegeben sein, wo wie heute lediglich eine vereinheitlichte, rasche und bequeme Symptombeseitigung ohne aktives Zutun des Patienten geboten wird, sondern dort, wo Therapien unter bewusstem Miteinbezug der Patientinnen und Patienten auf der individuell ausgerichteten Aktivierung ihrer Selbstheilkräfte aufbauen.

Des weiteren wird die Medizin der Zukunft wieder von der Einheit von Körper, Seele und Geist ausgehen und diese Begriffe je als eigenständige, aber miteinander verbundene Realitäten anerkennen. Entsprechende Therapien werden in der Folge darauf abzielen, wohl einzelne Aspekte und Ebenen des Organismus anzusprechen, aber nicht isoliert, sondern immer im Hinblick auf das unteilbare Ganze mit seinem immanenten Streben, wieder heil zu werden.

Auf der Basis eines derartigen Medizinverständnisses ist es durchaus nicht ungewöhnlich, dass Krankheiten nicht primär an jenem Ort behandelt werden, an welchem sich die eigentlichen Beschwerden symptomatisch äussern. Allein schon auf der rein körperlichen Ebene sind sämtliche Organe, wie u.a. in Teil III gezeigt, materiell und immateriell in vielfältigster Weise miteinander verbunden. Die Ohrakupunktur nach Nogier nimmt in der Folge über Punkte an der Ohrmuschel Einfluss auf zugehörige Organe; die Fussreflexzonenmassage verwendet hierzu die Fusssohlen; die Akupunktur-Massage nach Penzel stimuliert die entsprechenden Meridiane; Reiz-, Ausleit- und Massagetherapien basieren u.a. auf den Headschen Zonen, etc. Wie jedermann und jede

---

941 Meier/Grau (Alternativmedizin) 11ff, 38f

Frau an sich selber erfahren kann, lassen sich auf diese Weise gezielt tiefgreifende, den Gesundheitszustand offensichtlich verbessernde Wirkungen erzielen; und es können so auch Diagnosen im funktionellen Bereich gestellt werden, noch bevor sich organische, auch von der Schulmedizin diagnostizierbare Veränderungen zeigen.

Soweit Therapien mit ganzheitlichem Anspruch auf der körperlichen Ebene ansetzen, werden sie in aller Regel auch bemüht sein, nicht nur Körpersymptome therapeutisch anzugehen, sondern bis in emotional-spirituelle Dimensionen hineinreichende Wirkungen und Veränderungen auszulösen. Besonders ausgeprägt ist dies beispielsweise bei verschiedenen Formen der Heilmassage der Fall. Derartige Methoden und Techniken suchen vielfach nicht nur Körperverspannungen und Energieblockaden zu lösen, sondern auch ‹Verspannungen› und Blockaden im Bewusstsein und auf der Gefühlsebene. Manche von ihnen dienen zudem als Auslöser, um beispielsweise traumatische, auch vorgeburtliche Erlebnisse wieder abzurufen und auflösen zu können.

Sie vermögen so den Patienten – aber auch den Gesunden – ein neues Gefühl und Bewusstsein für ihre Gesundheit zu vermitteln und ihnen Anreize zu geben, im Alltag gegebenenfalls andere Verhaltensweisen zu leben. Auch sie beinhalten damit – ähnlich wie die Frühdiagnose auf der Basis weiterer noch unkonventioneller Methoden wie beispielsweise der Kinesiologie, der Pulsdiagnose oder der Elektroakupunktur nach Voll – einen wichtigen präventiven Aspekt. Ohnehin kommt dem Gesichtspunkt der Prävention in einem komplementärmedizinischen System ebenfalls ein weit grösserer Stellenwert zu als in der etablierten Medizin. Er bedeutet hier nicht in erster Linie tertiäre Prävention (d.h. Verhaltens- oder Diätvorschriften im Fall schon eingetretener Gesundheitsschäden) und auch nicht zweifelhafte Sekundärprävention, die durch Fehldiagnosen oder unwirksame Therapieverfahren mit hohen Nebenwirkungen an sich Gesunde zu hilflosen Kranken macht.[942]

Vielmehr erhält einerseits die Krankheitsfrüherkennung eine ganz andere Qualität: Sich abzeichnende Gesundheitsstörungen werden bereits auf einer noch nicht körperlich-strukturellen Ebene erkannt. Im Gegensatz zur medizinischen Sekundärprävention können deshalb mögliche Ursachen rechtzeitig thematisiert und primär auf der Ebene der Einstellungen und des Verhaltens und, damit im Zusammenhang, im Emotionalkörper verändert werden.[943] Andererseits wird auch die primäre Prävention, die Krankheitsvorbeugung, viel stärker gewichtet, weil viele komplementärmedizinische Therapien nicht nur für Kranke, sondern auch für Gesunde geeignet sind.

---

942 Vgl. auch Teil III, Kap. 4.6
943 Vgl. Tietz (Regulations-Messverfahren)
    50ff; ferner auch Saraydarian (Healing)

Indem sie beispielsweise den Organismus anregen, abgelagerte Abfallprodukte aus dem Stoffwechsel sowie andere Schadstoffe auszuscheiden, und indem sie Energien auf physischer und psychischer Ebene aktivieren und ausgleichen, verhelfen sie dazu, gesund zu bleiben und die Voraussetzungen für die eigene Gesundheit wieder klarer zu empfinden und aktiv zu leben.

Derartige Reinigungs- und Heilungsprozesse können zwar mit möglicherweise starken körperlichen und geistig-seelischen Reaktionen oder auch damit verbunden sein, dass sich die Krankheits-Beschwerden vorerst verstärken. Auch hierin kommt jedoch eine ganz andere paradigmatische Weltsicht alternativer Heilverfahren zum Ausdruck. Solche Erstverschlimmerungen oder Heilkrisen werden hier nämlich im Grundsatz positiv gewertet. An ihnen erkennt der Heilkundige, dass der Organismus des Patienten auf seine Therapie anspricht. Seine Erfahrung wird es ihm erlauben, daraus wichtige Rückschlüsse für die weiteren Therapieschritte zu ziehen. Nebenwirkungen sind demzufolge bei natürlichen und geistigen Heilverfahren ebenfalls vorhanden, aber – sachkundige und gut ausgebildete Therapeuten vorausgesetzt – grundsätzlich anderer Natur als in der Schulmedizin. Im wesentlichen stellen sie für den Organismus Belastungen dar, von denen er befreit wird, und nicht solche, denen er zusätzlich ausgesetzt wird und deren schädigende Wirkungen den erhofften Nutzen oft genug gefährlich übersteigen.[944]

Die im Vergleich zu schulmedizinischen Therapien geringeren Nebenwirkungen natürlicher und geistiger Heilverfahren bilden denn auch den wohl wichtigsten Grund, weshalb sich ihnen eine wachsende Zahl von Menschen zuwendet.[945] Diese sich wandelnde individuelle Präferenz entspricht darüber hinaus dem einleuchtenden Grundsatz, dass vorerst eine möglichst sanfte Therapie ohne gravierende und möglicherweise bleibende Nebenwirkungen zur Anwendung kommen sollte, und nur sozusagen als Ultima ratio oder in Notfallsituationen eine Therapie, welche derart massiv in den Organismus eingreift wie die meisten Methoden und Arzneien der Schulmedizin.

In einem Medizinsystem mit ganzheitlichem Anspruch ist es damit gleichzeitig die konventionelle Schulmedizin, welche zur additiven, ergänzenden Medizin wird. Wie dies der Name Akutmedizin eigentlich bereits zum Ausdruck bringt, wird sie im wesentlichen nur noch im Fall von akuten und gravierenden Gesundheitsstörungen zur Anwendung kommen dürfen, aber auch hier nur dahingehend, die Krankheit oder die Unfallfolgen soweit zu beherrschen, dass der Patient wieder einer ganzheitlichen, nebenwirkungsärmeren und auf tieferliegende Ursachen abzielenden Therapie zugeführt werden kann.

---

944 Vgl. Teil III, Kap. 4.5
945 Vgl. Meier/Grau (Alternativmedizin) 32

4.2 Veränderte gesetzliche Rahmenbedingungen des Heilens

Die integrale Medizin der Zukunft, in welcher ganz unterschiedliche, auf verschiedenen, auch nichtkörperlichen Ebenen ansetzende Therapieformen unter aktiver Beteiligung des Patienten zum Einsatz kommen und aufeinander abgestimmt werden, bedingt allerdings zwingend Änderungen in den gesetzlichen Bestimmungen über die Ausübung von Heilberufen. Wie bereits eingangs Kapitel 4 angeführt, muss es als nachgerade absurd bezeichnet werden, dass heute noch meistenorts die Schulmedizin in Sachen Heilbefugnis eine gesetzlich abgesicherte, absolute Monopolstellung innehat, wiewohl gerade sie sich weit mehr auf das blosse Beseitigen und Unterdrücken von Symptomen denn auf tatsächliches Heilen versteht.

Wenigstens in einem Kanton der Schweiz, in Appenzell Ausserrhoden, besteht seit 1871 die Tradition, dass nebst Schulmedizinern auch Naturheilkundige gesetzlich zugelassen sind. Die damalige Landsgemeinde stimmte gegen den Widerstand des Parlaments und der etablierten Ärzteschaft einer Volksinitiative zu, die für jeden unbescholtenen Kantonsbürger das Recht der Ausübung einer Heiltätigkeit postulierte.[946] Und seither ist hier eine Koexistenz, wenn auch noch keine wirkliche Kooperation zwischen Schulmedizin und Naturheilkunde möglich.[947] Zudem reicht das Einzugsgebiet der Naturheilpraktiker weit über die Kantonsgrenzen hinaus – rund 80 Prozent ihrer Patienten kommen aus anderen Kantonen der Schweiz und 13 Prozent aus dem Ausland. Auch haben sich inzwischen 19 Naturheilmittelherstellungs- und -grosshandelsbetriebe im Kanton niedergelassen.[948]

Der Kanton Appenzell Ausserrhoden scheint auch dahingehend von seiner liberalen Gesundheitsgesetzgebung zu profitieren, als er sich im gesamtschweizerischen Vergleich durch sehr niedrige Gesundheitskosten auszeichnet. Obwohl er sich mit seinen nur rund 50 000 Einwohnern nebst einem Gemeindespital zwei gut ausgebaute kantonale Spitäler leistet, im interkantonalen Vergleich über eine sehr hohe Spitalbettenkapazität verfügt und im nahen Einzugsgebiet des grossen Zentrumsspitals von St.Gallen liegt und obwohl er eine stark alterslastige Bevölkerungsstruktur aufweist,[949] sind hier die durchschnittlichen Krankenpflegekosten im gesamtschweizerischen Vergleich am zweitniedrigsten (vgl. Abbildung 28)!

Auch andere Schweizer Kantone haben inzwischen gemerkt, dass es für sie von Vorteil sein könnte, die gesetzliche Monopolstellung der Schulmedizin etwas aufzuweichen, oder sie sahen sich zumindest veranlasst, den Umstand zu legalisieren, dass auch auf ihrem Kantonsgebiet mehr und mehr

---

946 Lendenmann (Akademiker-Scheu) Hintergrund, mit Bezug auf Walter Schläpfer
947 Wiewohl heute Ansätze einer vermehrten Kooperation feststellbar sind. In Teufen beispielsweise eröffneten 1993 drei HeilpraktikerInnen und ein Schulmediziner ein gemeinsames Heilzentrum. Lutz (Zentrum) 7
948 Hans Rüesch, zit. in Lendenmann (Naturärzte) Hintergrund
949 Vgl. SKI (Spitalplanung); Bundesamt für Statistik (Kosten 1985–1991) 51; (Jahrbuch 1992) 22ff

Abb. 28: Kantonaler Vergleich der Krankenpflegekosten 1983/93 je versichertes Mitglied der Krankenkasse Helvetia (ohne Mutterschaft) [950]

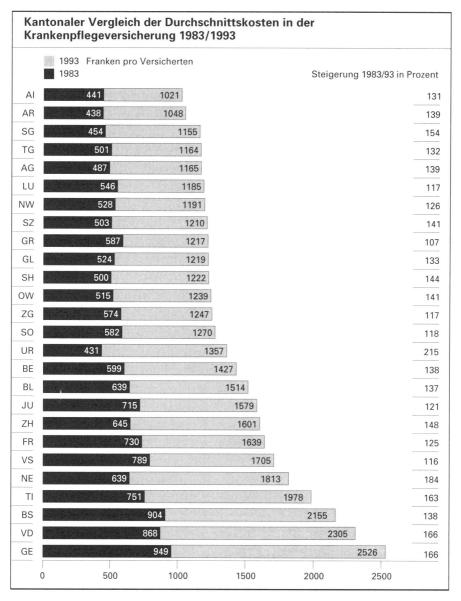

[950] Krankenkasse Helvetia

Menschen Hilfe bei Heilkundigen ausserhalb des traditionellen Medizinsystems suchen. So lassen mittlerweile nebst Appenzell Ausserrhoden die Kantone Obwalden, Tessin und Zug sowohl geistiges als auch natürliches Heilen zu.

In anderen Kantonen – in Baselland, in Graubünden, Thurgau, St.Gallen und Schaffhausen – ist nebst der Schulmedizin nur natürliches Heilen gestattet, bei welchem im Gegensatz zum geistigen Heilen auch materielle Aspekte mit im Spiel sind. Geistiges Heilen fällt im basellandschaftlichen oder im bündnerischen Gesundheitsgesetz noch immer unter die sogenannt ‹okkulten› Methoden. Genau umgekehrt sind die Verhältnisse in den Kantonen Luzern und Zürich. Hier sind geistige Heilmethoden zugelassen, nicht jedoch Naturheilverfahren. Nach wie vor verbieten 15 der 26 Kantone und Halbkantone der Schweiz sowohl geistiges als auch natürliches Heilen, in allen wird jedoch trotz Verbot dennoch geheilt. In aller Regel dulden heute die Gesundheitsbehörden diesen Zustand des ‹Heilens in der Grauzone› und schreiten nur auf Anzeige hin ein.[951]

Zwar ist es zweifelsohne zweckmässig und gerechtfertigt, dass die ärztliche Tätigkeit, wie sie von der Schulmedizin definiert und ausgeübt wird, gesetzlich streng geregelt ist. Die entsprechenden Therapieverfahren sind meist sehr invasiv und oft mit einem hohen Potential an Nebenwirkungen verbunden. Gleichzeitig rechtfertigt dieser Umstand jedoch keinesfalls, dass damit gleich auch noch weniger invasive Verfahren gesetzlich ausgeschlossen werden oder dass es den Ärzten vorbehalten bleiben soll, komplementärmedizinische Methoden anzuwenden.

In der Bundesrepublik Deutschland, wo der Beruf des Heilpraktikers aufgrund der sogenannten Kurierfreiheit von 1869 ebenfalls eine lange Tradition aufweist, hielt die Berliner Medizinische Gesellschaft bereits damals fest: «Der Staat ist nicht dazu berufen, die Heilkunde zu bevormunden. Er hat weder das Recht noch die Pflicht, gewisse privilegierte Personen zu bezeichnen, an die sich der Kranke wenden darf. Man muss es dem gesunden Verstand des einzelnen überlassen, bei seiner Erkrankung denjenigen herauszufinden, der ihm am besten helfen kann.»[952] *Derjenige, der heilt, soll mit anderen Worten im eigentlichen Sinn im Recht sein, und nicht jener, welcher einer zumeist fragwürdigen gesetzlichen Definition der Heilbefugnis entspricht.*

Dieser Grundsatz gilt nicht nur für die Ausübung einer Heiltätigkeit, sondern im besonderen auch hinsichtlich der Zulassung von Arzneimitteln. Diesbezüglich ist es bislang ebenfalls so, dass schulmedizinische Medikamente durch die Gesetzgebung klar und in nicht zu rechtfertigender Weise privilegiert wer-

---

951 Rösch-Elverfeld (Rechte) 68f; Möri (Alternativmedizin) 3ff

952 Zit. in Schneider (Geschichte) Hintergrund

den. Denn auch hier besteht das Missverständnis, dass strenge Prüfverfahren, denen allopathische, synthetisierte Heilmittel aufgrund ihres hohen Nebenwirkungspotentials zu Recht unterstellt sind, gleichzeitig das Kriterium für die Wirksamkeit und Zulässigkeit eines Medikaments bilden. Schulmedizinische Arzneimittel erhalten so den Nimbus der alleinigen Zweckmässigkeit und damit der Krankenkassen-Zulässigkeit, wiewohl die Verhältnisse eigentlich eher umgekehrt sein sollten:

Gerade weil chemische Arzneimittel massiv und vergleichsweise monokausal in körperliche Prozesse eingreifen und deshalb rigorosen Prüfkriterien unterzogen werden müssen, sollten sie als besonders problematisch gelten und gegenüber jenen komplementärmedizinischen Heilmitteln nur sekundär zum Einsatz gelangen und kassenentschädigt werden, deren Einwirkung auf den Körper sanfter, dosierter und im Sinn der Anregung des Selbstheilungspotentials des Organismus erfolgt und bei denen demzufolge auch andere und weniger streng traditionell-wissenschaftliche Prüfkriterien angebracht wären.

Allerdings hat die Arzneimittel-Industrie alles andere denn Interesse an derart geänderten Regelungen und am zugrundeliegenden Bewusstseinswandel, der sich zumindest in Teilen der Bevölkerung bereits abzeichnet. So sind die deutsche Medizinisch-Pharmazeutische Studiengesellschaft e.V. (MPS) und ihr Schweizer Pendant Interpharma in Brüssel vorstellig geworden und haben zwar ihre Bereitschaft erklärt, beim europaweiten Abbau der national zum Teil massiv überhöhten Arzneimittelpreise mitzuwirken. Gleichzeitig schlugen sie jedoch u.a. vor, künftig einerseits «Arzneimittel zur Behandlung lebensbedrohlicher Erkrankungen oder von Erkrankungen mit schwerwiegenden Folgen für den Patienten» von der Patienten-Selbstbeteiligung zu befreien und andererseits «Arzneimittel zur Behandlung leichter vorübergehender Erkrankungen oder von Befindlichkeitsstörungen» voll von der Kostenerstattung durch die Krankenversicherungen auszunehmen, d.h. hier die Kosten gänzlich den Patienten aufzubürden. [953]

Selbstredend würde durch eine derartige europaweite Regelung die gesetzliche Monopolstellung allopathischer Heilmittel und einer bloss symptombeseitigenden Akutmedizin noch mehr verstärkt, als dies aufgrund der Prinzipien des EU-Binnenmarkts bereits der Fall ist.[954] Durch die Anwendung des sogenannten ‹Cassis-de-Dijon›-Prinzips nämlich, d.h. durch den Grundsatz, dass ein Medikament durch die Zulassung in einem Mitgliedstaat des Europäischen Wirtschaftsraums automatisch auch in sämtlichen anderen Mitgliedstaaten zugelassen werden muss, erhalten die Pharmahersteller ohnehin zusätzliche Markt-

---

953 Vgl. Speich (Wolf) 38
954 Vgl. auch Schlebusch et al. (Medizin) 68ff

vorteile. Denn die Prüfkriterien sind auf schulmedizinische Medikamente sowie auf grosse Hersteller ausgerichtet, welche sich die verlangten Testverfahren überhaupt leisten können.[955]

Der EG-Richtlinienentwurf zur Pflanzenmedizin von 1988 beispielsweise forderte exakte Angaben zur qualitativen und quantitativen Zusammensetzung, «was für pflanzliche Heilmittel die Quadratur des Kreises bedeutet, da diese zum Teil aus Inhaltsstoffen bestehen, die nicht bekannt sind und für die demnach gar kein Nachweisverfahren existieren kann».[956] Zudem wurde dabei wenig berücksichtigt, dass die extrahierten bzw. synthetisierten Einzelsubstanzen gefährlicher wirken können als in der natürlichen Zusammensetzung eines Phytotherapeutikums. Immerhin wurden mittlerweile für phytotherapeutische und homöopathische Heilmittel einige gesonderte Zulassungsbestimmungen geschaffen.

Doch nicht nur auf europäischer Ebene, sondern auch national sind die Einflussmöglichkeiten der Pharmaindustrie auf die Arzneimittelkontrollbehörden gross, wie das Beispiel des deutschen Bundesgesundheitsamtes zeigt, welches Huflattich sowie weitere 13 traditionelle Heilpflanzen mit sehr fadenscheinigen Begründungen mit einem Verbot belegte.[957] Ähnlich ist die Situation in der Schweiz. Auch hier sind offiziellerseits Bestrebungen im Gang, ausgerechnet in einer Zeit, in welcher Naturheilverfahren stark wachsende Akzeptanz zuteil wird, die Anforderungen an die interkantonale Heilmittelkontrolle so zu vereinheitlichen, dass dadurch natürliche Heilmittel benachteiligt würden.

Immerhin bleibt zu hoffen und allenfalls direktdemokratisch durchzusetzen, dass kantonale Zusatzregelungen, wie sie der Kanton Appenzell Ausserrhoden sinnvollerweise kennt, weiterhin zulässig bleiben. Würde nämlich die angestrebte gesamtschweizerische Heilmittelkontrolle in restriktiver Weise verwirklicht, so würde hier die kantonale Bewilligung von 2700 Naturheilmitteln hinfällig, und schätzungsweise 90 Prozent davon dürften nicht mehr verkauft werden. Dies einerseits wegen der hohen, für kleinere Hersteller untragbaren Registrierungskosten und andererseits aufgrund eines ganz anderen Registrierungsverfahrens: Während gesamtschweizerisch ein chemischer Wirkstoffnachweis verlangt wird, welcher für Naturheilmittel ohnehin unzulänglich ist, beschränkt sich die Ausserrhoder Heilmittelkontrolle auf die Prüfung der Unbedenklichkeit und hat damit sehr gute Erfahrungen gemacht.[958]

Der geforderte Grundsatz wird hier also bereits gelebt, dass nur Arzneimittel mit grossem Gefährdungspotential hinsichtlich Nebenwirkungen einer rigorosen Prüfung zu unterziehen sind, während für Heilmittel, deren invasive Wirkung auf den Organismus gering ist, weit weniger strenge Anforderungen gel-

---

[955] Vgl. Schlebusch et al. (Medizin) 65ff, 95f
[956] Schlebusch et al. (Medizin) 65f
[957] Vgl. Schlebusch et al. (Vernichtung) 11ff; Vonarburg (Huflattich-Treibjagd) 72f
[958] Vgl. o.V. (Heilmittelkontrolle) Blickpunkt; Lendenmann (Störenfriede) und (Brutstätte)

ten sollten. Nur sofern die mögliche Kassenpflichtigkeit angestrebt wird, könnte – im Ermessen der einzelnen Krankenkasse – zusätzlich zur Unbedenklichkeitsprüfung ein Wirkungsnachweis verlangt werden. Er muss jedoch auch nach anderen als den traditionell schulwissenschaftlichen Kriterien möglich sein.

Umgekehrt ist für Heilmittel, deren Unbedenklichkeit nicht gegeben ist, zwingend ein Nachweis der Wirksamkeit wie auch der Wirkstoffe erforderlich. Und bei sehr grossen Nebenwirkungen, welche die erwünschten Wirkungen fragwürdig erscheinen lassen, sind hier zweckmässigerweise Abstriche an der Kassenpflichtigkeit zu machen, oder es ist – wie das heute vereinzelt bereits geschieht und auf nationaler Ebene zumindest in der Schweiz als Nicht-EWR- und -EU-Mitglied noch möglich ist – überhaupt die Zulassung zu verweigern. Bereits beschlossen wurde, hinsichtlich der Preisfestsetzung künftig vermehrt Wirtschaftlichkeitskriterien und die Preise in Ländern mit vergleichbaren Pharmastrukturen zu berücksichtigen. Einmal zugelassen, wird zudem die Preisschutzperiode des Originalpräparats nicht mehr 30, sondern nur noch 15 Jahre betragen, damit ein Hersteller eines tatsächlich sinnvollen allopathischen (oder allenfalls auch naturheilkundlichen) Medikaments dieses nicht mehr beliebig lange monopolisieren und hohe Gewinne abschöpfen kann.[959]

Vor allem aber ist es wie gesagt wichtig, dass die Prüfkriterien vermehrt auf die jeweilige Heilmethode und das ihr zugrundeliegende Realitätsverständnis abgestimmt werden und dass dabei die traditionell naturwissenschaftliche Sichtweise – weil in ihrem Absolutheitsanspruch zu eng – stark relativiert wird. Dies gilt sowohl bezüglich Heilmitteln als auch Therapieverfahren. In beiden Fällen täuschen nämlich naturwissenschaftliche Kriterien eine Objektivität vor, die allein schon von der Methodik, aber auch von der interessengeleiteten Handhabung her oft nur eine scheinbare ist.[960]

Zum einen hätte eigentlich ausgerechnet die Wissenschaft selbst, vor allem die moderne Physik, längst schon gezeigt, dass sogenannte Objektivität gar nicht möglich ist, dass sich das prüfende Subjekt und das zu prüfende Objekt nie voneinander trennen lassen,[961] um so mehr, wenn es sich beim zu prüfenden Objekt um einen Menschen und seinen Gesundheitszustand handelt! Um die Fiktion von Subjekt/Objekt-Trennung dennoch aufrechterhalten zu können, ist die medizinische Forschung gezwungen, die Versuchsanordnung derart reduktionistisch zu gestalten, dass sie der eigentlichen Zielsetzung, einen Menschen zu heilen, kaum mehr gerecht wird bzw. gerecht werden kann.

Dies gilt im besonderen auch für die Doppelblindstudie, bei welcher nicht nur der Umstand verdrängt wird, dass die mit Selbstheilkräften zusammen-

---

959 O.V. (billiger) Schweiz
960 Vgl. auch Teil III, Kap. 4
961 Vgl. Hübner (Kritik); Feyerabend (Methodenzwang); Pietschmann (Ende)

hängende Placebowirkung oft erheblich stärker ist als die medikamentöse Zusatzwirkung.⁹⁶² Vor allem werden hier sämtliche Versuchspersonen mit ihrem je eigenen, spezifischen und spezifisch reagierenden Organismus nach einem isolierten Befund und unter zwangsläufigem Ausschluss von möglicherweise sinnvollen oder gar notwendigen Zusatztherapien über einen – scheinbar objektivierbaren – Leisten geschlagen.

Somit führt die Methodik dazu, einzelne isolierte Substanzen auf ihre ebenso isolierte Wirksamkeit hin zu untersuchen, was fast zwangsläufig und auch über die eigentliche Studie hinaus zu einer monokausalen, rein symptomorientierten Betrachtungsweise der Behandlung von Krankheiten führen muss und jedenfalls der Wirksamkeit einer integralen Therapie und ihrer Beurteilung nicht oder kaum gerecht wird.⁹⁶³

Soweit des weiteren potentiell invasive Substanzen über reine Wirkversuche hinaus bezüglich Wirksamkeit und Unbedenklichkeit am hierzu gequälten Tier getestet werden, stellt sich zudem das Problem, dass nach wie vor so getan wird, als wäre es gerade unter wissenschaftlichen Gesichtspunkten zulässig und sinnvoll, Ergebnisse des Tierversuchs auf den Menschen zu übertragen. Abgesehen davon, dass auch mit dem Tierversuch eine völlig monokausale und symptomorientierte therapeutische Betrachtungsweise gefördert wird, ist jedoch gerade dies nicht der Fall:

Die Unterschiede zwischen tierischem und menschlichem Organismus und Verhalten sowie die unzähligen negativen und teilweise tragischen Erfahrungen der Vergangenheit – mit dem Contergan-Fall als Spitze des Eisbergs – würden es unter wissenschaftlichen Gesichtspunkten nachgerade verbieten, bezüglich der Wirkung chemischer Substanzen Rückschlüsse vom Tier auf den Menschen zu ziehen. «Der Tierversuch», so Prof. Dr. med. Schmidt von der Universität Berlin bereits 1977, «erlaubt grundsätzlich keine Wahrscheinlichkeitsaussage im Bezug auf den Menschen. Der Rückschluss, dass die Veränderungen und Wirkungen, die im Tierversuch gefunden wurden, auch gültig für den Menschen seien, ist unzulässig ...»⁹⁶⁴

Auch aus diesem Befund lässt sich im übrigen ableiten, dass Arzneimittel mit einer invasiven, bloss symptomorientierten und damit potentiell nebenwirkungsreichen Wirkungsweise künftig vom Gesetzgeber noch sehr viel restriktiver gehandhabt werden sollten. Und umgekehrt genügt es für die Gesundheitsbehörden künftig nicht mehr, sich hinter der Wissenschaft zu verstecken und sich bei der Beurteilung der Zulassung von Heilmitteln und -verfahren auf das Prädikat ‹wissenschaftlich allgemein anerkannt› zu berufen und komple-

---

962 Vgl. Teil III, Kap. 3.4
963 Vgl. auch Schlebusch et al. (Medizin) 93ff

964 Schmidt, nebst ähnlichen Aussagen vieler weiterer Wissenschaftler zit. in Schlebusch et al. (Vernichtung) 44

mentärmedizinische Therapien als unwirksam zu bezeichnen – gestützt auf schulmedizinische Experten, welche als Gutachter im verborgenen bleiben und von der zu beurteilenden Therapie allein aufgrund ihres Erfahrungshorizonts oft wenig bis gar nichts verstehen. [965]

Wissenschaft und insbesondere die heutige orthodoxe Naturwissenschaft stellen lediglich eine – aufgrund ihrer Entstehungsgeschichte und Interessenlage – unnötig und unzulässig verengte Sichtweise der Realität dar, [966] die mit ihrer Definitionsmacht nicht mehr länger Menschen davon abhalten darf, jene Heilung zu erhalten, derer sie bedürfen, die ihnen zusteht und die aufgrund flexiblerer und wirklichkeitsgerechterer Beurteilungskriterien unterschiedlicher Therapieverfahren auch möglich wäre. Prof. Dr. iur. Martin Kriele vom Seminar für Staatsphilosophie und Rechtspolitik an der Universität Köln bringt diese Forderung wie folgt auf den Punkt:

«Dem individuellen therapeutischen Urteil des Arztes, seinen Erfahrungen, seinem Suchen nach neuen Wegen, seiner Offenheit für unkonventionelle Methoden wird misstraut; denn da könnten allerlei unwissenschaftliche Obskurantismen einfliessen. Vertrauen gilt statt dessen den Naturwissenschaften und ihren Methoden, den Tierversuchen, der Statistik des randomisierten Doppel-Blind-Versuchs und all dem, was sich mit Apparaten messen, zählen und wägen lässt. Was nach dem jeweils neuesten Stand der wissenschaftlichen Erkenntnis als erwiesen angesehen wird, wird angewandt, alles andere ist ausgeschlossen ...

Die Motive dieses Rigorismus sind nicht gesundheitspolitischer Art. Sie sind wohl auch nicht, wie man mitunter annimmt, gesellschaftspolitischer Art, auch wenn solche Gesichtspunkte hineinspielen mögen. Sie sind vielmehr in erster Linie wissenschaftspolitischer Art: das heisst, es geht nicht um unser aller Gesundheit, sondern um die Durchsetzung von weltanschaulichen Dogmen, die aus wissenschaftlichen Erkenntnissen abgezogen, verselbständigt und verfestigt werden. Nur dies erklärt die Vernachlässigung der eigentlichen gesundheitspolitischen Aufgaben ...

Es gibt Wissenschaftler, die nach Sammlung und Durchsicht vieler wissenschaftlicher Veröffentlichungen über klinische Prüfungen behaupten, dass sie bisher nicht eine einzige Prüfung gefunden haben, die den eigentlich wissenschaftlich gebotenen Anforderungen genügt hätte ... Die randomisierten klinischen Versuche mögen nützlich, in Grenzfällen vielleicht auch ausnahmsweise unentbehrlich sein. Aber darüber hinaus ist das Interesse an ihnen ein solches der Wissenschaft und nicht ein solches der Volksgesundheit ... Der medizini-

---

965 Vgl. hierzu auch den brisanten und höchst aufschlussreichen Schriftenwechsel zwischen Dr. Klaus Peter Schlebusch, dem Präsidenten des bundesdeutschen Zentrums zur Dokumentation von Naturheilverfahren (ZDN), mit dem Bundesgesundheitsministerium und weiteren Amtsstellen, dokumentiert in ZDN (verschaukelt) 45ff

966 Vgl. auch Teil III

sche Laie schliesst mit der Bitte an die Vertreter der Medizin, die Wissenschaftler, Statistiker und Pharmakologen vom Thron zu stossen und uns, die gesunden und kranken Bürger, aus der Knechtschaft, in der wir ihnen dienen sollen, zu befreien. Denn wir sind nicht zu ihren Diensten bestellt, sondern sie zu den unseren.» [967]

«Nicht alles, was zählt, lässt sich zählen», hat einst Denis Burkitt festgehalten. [968] *Was gerade in der Medizin und bei der Beurteilung der Zweckmässigkeit therapeutischer Mittel und Methoden wieder in sein Recht gesetzt und vermehrt geachtet werden sollte, ist das Subjekt und mit ihm das subjektive Urteil, die subjektive Erfahrung und die Eigenverantwortung sowohl des Patienten als auch der Therapeutin.* Sie darf nicht unterdrückt und in Abrede gestellt werden im Namen einer Schulmedizin, die wegen ihrer potentiellen Gefährlichkeit auf objektivierbare Kriterien angewiesen ist, und im Namen einer Wissenschaftlichkeit, die so tut, als existiere ausserhalb ihrer Kriterien nur die Welt des laienhaften Aberglaubens.

Dass letzterem nicht so ist, mögen folgende Beispiele verdeutlichen: Allergietests etwa lassen sich ohne aufwendige und schmerzhafte Hautreizungen auch mittels Kinesiologie oder mittels Elektroakupunktur nach Voll durchführen. Offensichtlich reagiert unser Körper als Gesamtorganismus in zwar noch nicht erklärbarer, aber eindeutiger Weise (zum Beispiel durch veränderte Muskelspannung oder energetische Impulse an den Akupunkturpunkten) auf Fremdsubstanzen und andere Einflüsse. Er stellt somit einen weit besseren, ganzheitlicheren und individuelleren, auf die Eigenheiten der einzelnen Person bezogenen Indikator dar als beispielsweise das Ergebnis eines Tierversuchs.

Selbstredend gilt dies auch für die patientenbezogene Überprüfung von Medikamenten, bei welcher ebenfalls direkt am Körper abgelesen werden kann, wie zweckmässig und verträglich ein Medikament sein wird, das mit dem Organismus in vorerst nur äusserlichen Kontakt gebracht, zum Beispiel in der Hand gehalten wird. Sogar die für den jeweiligen Patienten notwendige Dosis bzw. Potenz eines Medikaments lässt sich mit den hierfür geeigneten komplementärmedizinischen Methoden bestimmen. [969]

Des weiteren haben Voll und Morel gezeigt, dass Medikamententests auch mit dem Blut eines Patienten auf ungewöhnlich anmutende Weise möglich sind. Eine krankhafte Blutsenkung, die mit dem richtigen Arzneimittel umgeben wird – ohne es jedoch in direkten Kontakt mit dem Blut zu bringen –, wird in normale Werte zurückkehren, und eine normale Blutsenkung wird krankhafte Werte annehmen, sofern sie in unmittelbare Nähe eines falschen bzw. unverträglichen Medikaments gebracht wird. [970]

---

967 Zit. in Schlebusch et al. (Vernichtung) 36f

968 Zit. in Dienstfrey (Heart) 31

969 Diamond (Körper) 176f; Leonhardt (Elektroakupunktur)

970 Vgl. Schwarz (Heilmethoden) 109ff

Stärker subjektbezogen sind verfeinerte Diagnose- und Therapiemethoden allerdings nicht nur dahingehend, dass der Patient und sein Organismus sehr individuell und gezielt angesprochen werden können, sondern dass hier auch der Heiler als Subjekt sehr viel stärker in den Prozess mit hineinspielt. Selbst eine technische Apparatur wie das Ohmmeter von Voll funktioniert nur dann optimal, wenn derjenige, der das Gerät handhabt, über eine gewisse Sensitivität und Feinfühligkeit verfügt.

Dies wird in der Folge von der Wissenschaft bequemerweise zum Anlass genommen, die entsprechenden Methoden als subjektiv und zu wenig wissenschaftlich abzuqualifizieren. Weit sinnvoller und zweckdienlicher wäre es jedoch, gerade derartige Phänomene endlich zum Anlass zu nehmen, die eigenen Wissenschaftlichkeitskriterien ernsthaft zu hinterfragen. Je mehr sich eine (auch wissenschaftliche) Weltsicht von einer bloss abstrakt-unmenschlichen auf die konkret-menschliche Realität zubewegt, desto stärker wird sie zwangsläufig das subjektive Element gewichten müssen – bis zu dem Punkt, wo sinnvollerweise die heute noch geforderten Kriterien der Intersubjektivität und der beliebigen Wiederholbarkeit relativiert und fallengelassen werden müssen. [971]

Es gibt gerade auf dem Gebiet des Heilens Menschen, die eine Wahrnehmungs- und Ausstrahlungsfähigkeit entwickelt haben, die weit über dem Herkömmlichen liegt. Und umgekehrt sind offenbar Personen, die in einer kritisch-eingeengten Wissenschaftssicht gefangen sind, gerade darob nicht mehr in der Lage, eine erhöhte Sensibilität zu entwickeln, welche es ihnen beispielsweise erlauben würde, durch Geistheilung die Energiefelder und -ebenen eines Mitmenschen positiv beeinflussen zu können. [972]

Nichtsdestoweniger finden auch bei der Geistheilung Veränderungen statt, die nicht nur subjektiv erfahrbar, sondern auch einer offenen wissenschaftlichen Erforschung zugänglich sind. So lassen sich zum Beispiel mittels Kirlianfotografie nicht nur veränderte Ausstrahlungen in der Aura des Heilers nachweisen, die dann besonders intensiv sind, wenn er oder sie heilt, sondern auch beim Patienten ergibt sich ein anderes Ausstrahlungsbild vor und nach der Behandlung. [973] Zudem können die entsprechenden Veränderungen wiederum auch mit Hilfe der Kinesiologie oder mit der Elektroakupunktur nach Voll gemessen werden, allenfalls sogar sehr gezielt, beispielsweise auf ein einzelnes Organ bezogen. Gleiches gilt im übrigen auch hinsichtlich der Wirkungen einer Behandlung mittels anderer, schulmedizinisch nicht oder wenig anerkannter Methoden, etwa der Auriculomedizin.

---

971 Vgl. hierzu auch die Erkenntnisse der Chaosforschung, z.B. Briggs/Peat (Chaos)

972 Vgl. Teil III, Kap. 3.5

973 Vgl. Teil III, Kap. 3.5; ferner lassen sich zum Beispiel während des Heilvorgangs veränderte Gehirnwellenmuster nachweisen.

Dass Geistheilung eine sehr probate Methode auch zur Unterstützung von Wundheilungen darstellt, wurde im übrigen erst kürzlich im Rahmen einer wissenschaftlichen Studie an der New York University belegt. Den 44 Versuchspersonen wurde am Unterarm eine Schnittwunde in Hauttiefe beigebracht. Anschliessend wurden sie in zwei Gruppen aufgeteilt und angewiesen, den Unterarm täglich während zehn Minuten in eine Öffnung in der Wand des Versuchsraums zu halten. Dahinter werde das ‹Biopotential› der Wunde gemessen, wurde ihnen gesagt.

In Tat und Wahrheit befand sich im Raum hinter der Wand eine Heilerin, die während dieser Zeit – ohne den Arm der Versuchsperson zu berühren – versuchte, die Wunde zu heilen. Bei der Kontrollgruppe befand sich demgegenüber niemand im Raum hinter der Wand. Während verschiedener Phasen des Experiments kontrollierte ein Arzt den Fortschritt der Wundheilung, jedoch ohne zu wissen, ob er jemanden aus der behandelten Gruppe oder aus der nichtbehandelten Kontrollgruppe überprüfte.

Die Resultate der Studie waren statistisch hochsignifikant. Nach acht Tagen war die Wundheilung bei der behandelten Gruppe – innerhalb einer viel kleineren Variationsbreite – bereits klar weiter fortgeschritten als bei der Kontrollgruppe. Und nach 16 Tagen war die Wunde bei 13 der behandelten 23 Versuchspersonen gänzlich verheilt, was demgegenüber bei keiner der nichtbehandelten Personen der Fall war! Weil aufgrund der gewählten Versuchsanordnung der Placeboeffekt als mögliche Erklärungsgrösse dieser eklatanten Unterschiede ausscheidet, ergibt sich der zwangsläufige Schluss auf einen in der Wirkungsweise zwar nicht traditionell-wissenschaftlich erklärbaren, aber dennoch ursächlichen Zusammenhang zwischen der Geistheilung und dem eingetretenen Heilerfolg. [974]

Wenn sich demzufolge eine Medizin, die den Patientinnen und Patienten tatsächlich helfen will, gezwungenermassen ausserhalb des heute noch gültigen wissenschaftlichen Paradigmas stellt, dann heisst dies nicht, dass sie sich in die völlige Beliebigkeit begibt. Innerhalb eines offenen, teilweise noch unkonventionellen Rahmens sind therapeutische Wirkungszusammenhänge durchaus gegeben und auch nachprüfbar. Und umgekehrt erscheint es in jedem Fall wünschenswert, wenn die Wissenschaft auch unorthodoxe Heilverfahren vermehrt wissenschaftlich ergründet und dies gleichzeitig zum Anlass nimmt, die heutigen Kriterien der Wissenschaftlichkeit zu hinterfragen und anzupassen.

Letztlich kann und darf sich aber der Sinn und die Zweckmässigkeit einer noch ungewohnten Heilmethode nicht daran bemessen, ob sie den Kriterien

---

974 Vgl. Dossey (Medicine) 184f; vgl. auch Benor (Healers) 38ff

der heutigen Wissenschaft gerecht wird, sondern er liegt primär darin begründet, ob sie dem Patienten erfahrungs- und erwartungsgemäss tatsächlich zu helfen vermag. Zumindest drei Voraussetzungen für eine solcherart ‹gelockerte› Handhabung der Wissenschaftlichkeit müssen jedoch gegeben sein:

Ein Heilverfahren darf, wie gesagt, keinen gravierenden Eingriff in den Organismus mit schwerwiegenden potentiellen Nebenwirkungen darstellen. Weil dieses Kriterium gerade bei den meisten schulmedizinischen Methoden nicht gegeben ist, bestehen hier die Anforderungen eines wissenschaftlichen Wirkungsnachweises zu Recht und sind sogar noch strenger und umfassender zu handhaben. Vor allem *ist die Bestimmung in Artikel 32 des neuen KVG, eine Therapiemethode müsse zweckmässig, wirtschaftlich und ihre Wirksamkeit nach wissenschaftlichen Methoden nachgewiesen sein, primär auf invasive schulmedizinische Therapien anzuwenden.* Viele von ihnen dürften dann in einen Begründungsnotstand geraten.[975]

Soweit andererseits auch unkonventionelle Heilmethoden in erheblichem Umfang in Körper und Psyche eingreifen und zumindest bei falscher Anwendung grössere Nebenwirkungen hervorrufen können, sind sie ebenfalls einer – der jeweiligen Methode angepassten – Kontrolle zu unterstellen. Dies ist im übrigen dann weit eher möglich, wenn diejenigen, die sie praktizieren, sich nicht mehr in einer gesetzlichen Grau- oder Verbotszone bewegen müssen.

Zweitens darf eine erfahrungsmedizinische Behandlung den Patienten nicht davon abhalten, allenfalls eine dringende konventionelle Behandlung durch einen schulmedizinisch geschulten Arzt durchführen zu lassen. Der Entscheid jedoch, welche Eingriffe in seinen Organismus er tatsächlich hinnehmen will, sollte grundsätzlich immer beim Patienten selber liegen. Entsprechend verpflichtet beispielsweise der Schweizerische Verband für Natürliches Heilen (SVNH) in seinem Verhaltenskodex seine praktizierenden Mitglieder, einerseits jedem Patienten zu empfehlen, unter ärztlicher Kontrolle zu bleiben, und andererseits seinen Willen anzuerkennen, über die ihm zusagende Behandlungsart frei zu entscheiden.[976]

Auf der anderen Seite sollte sich allerdings auch die Ärzteschaft bereitfinden, Kranke nicht erst dann an Naturheilkundige oder Geistheiler weiterzuverweisen, wenn es sich um sogenannt hoffnungslose Fälle handelt. Die Situation zum Beispiel in Grossbritannien vor Augen, scheint es sogar keineswegs utopisch, dass Ärzte mit nicht schulmedizinisch tätigen Therapeuten bewusst zusammenarbeiten, sei es in der privaten Praxis, sei es im Spital. Dort können sie mit dem Einverständnis der jeweiligen Patienten beispielsweise Geistheiler dazu beiziehen, den Heilungsprozess nach einer Operation zu unterstützen:

---

[975] Vgl. Teil III, Kap. 4
[976] Vgl. SVNH (Berufsbild) 73

Bereits Mitte der siebziger Jahre erwirkten die Geistheiler in Grossbritannien die offizielle Erlaubnis, an den rund 1500 öffentlichen Spitälern auf Wunsch der Patienten tätig sein zu können, und mittlerweile sind es bereits mehr als 8000 registrierte Heilerinnen und Heiler, welche diese Funktion wahrnehmen. Wie sehr bei ihren Behandlungen unerwünschte Nebenwirkungen ausbleiben, belegt allein die Versicherungsprämie: Sie beträgt für die Geistheiler zwei Pfund jährlich, gegenüber mehr als 1000 Pfund bei den Ärzten. [977]

Eine dritte Anforderung an eine gelockerte Wissenschaftlichkeit hinsichtlich therapeutischer Mittel und Methoden besteht schliesslich darin, *Vorkehrungen zu treffen, um offenkundige Scharlatanerie zumindest zu erschweren*. Eine durch jene Kantone der Schweiz, welche natürliche Heilverfahren zulassen, häufig genutzte Möglichkeit besteht darin, dass sich Bewerber für eine kantonale Approbation zumindest über minimale medizinische Grundkenntnisse ausweisen müssen. [978] Allerdings wird dieses Vorgehen den spezifischen Anforderungen einer Therapiemethode unter Umständen kaum gerecht, weshalb sich wenigstens zusätzlich zwei weitere Möglichkeiten anbieten:

Bei Verfahren, welche bei falscher Anwendung beträchtliche Nebenwirkungen haben können, lassen sich eine fundierte Ausbildung bei einer anerkannten Institution sowie periodische Weiterbildungen vorschreiben. Dabei ist allerdings darauf zu achten, dass keine unnötigen Ausgrenzungen erfolgen, indem einzelne Therapieformen durch die jeweiligen Ausbildungsorganisationen oder Verbände monopolisiert werden. [979] Zudem sollten die entsprechenden Aus- und Weiterbildungsanforderungen auch für Ärzte gelten; das heisst, es darf nicht mehr angehen, dass sie sich in ‹Schnellbleiche-Kursen› ein nur oberflächliches Wissen zum Beispiel in Akupunktur oder in Homöopathie aneignen, um damit in einer nun allmählich spürbaren Konkurrenzsituation ihr Renommee aufzubessern.

Heute genügt absurderweise die schulmedizinische Ausbildung, um – im Gegensatz zu manchen tatsächlich entsprechend geschulten Personen – jegliche Therapie ausüben zu können, auch komplementärmedizinische Methoden, in denen die betreffenden Ärzte nie wirklich ausgebildet wurden! Zusätzlich führt dies im übrigen dazu, dass die Erfolgsrate dieser Therapien gesenkt wird, und zwar um so mehr, als die Patienten meist nicht in der Lage sind, die Qualifikation des Arztes bei den angewandten komplementärmedizinischen Methoden zu beurteilen.

Den Unterschieden und Eigenheiten der einzelnen Therapieverfahren wohl am besten gerecht wird allerdings jene Lösung, bei welchen die Prüfung der

---

977 Benor (Healers) 38, 40
978 Vgl. Möri (Alternativmedizin) 3ff

979 Zum Beispiel erscheint es unsinnig, dass eine psychomotorische Zusatzausbildung Lehrern vorbehalten sein soll und dass nicht auch beispielsweise Physiotherapeuten einen entsprechenden Abschluss erwerben können.

Lösungsmuster

Eignung, eine ganzheitliche Therapie ausüben zu können, in die Hände privater Verbände gelegt wird. In der Schweiz hat diesbezüglich der Schweizerische Verband für natürliches Heilen (SVNH) mit bereits mehr als 3300 aktiven Mitgliedern eine Pionierfunktion übernommen und klare Anforderungen ausgearbeitet. Seine praktizierenden Mitglieder müssen seit 1984 einen Verhaltenskodex unterschreiben, welcher u.a. die Verpflichtungen enthält, nur Heilmethoden anzuwenden, «die ich beherrsche und deren Folgen ich absehen und verantworten kann» oder bei der Hilfeleistung nicht auf die soziale Stellung und die Zahlungsfähigkeit des Patienten zu achten sowie das Entgelt nach der aufgewendeten Zeit zu bemessen.[980]

Des weiteren müssen sich praktizierende Mitglieder bereit erklären, sich bei ihren Honorarforderungen an einem angemessenen durchschnittlichen Honorar von Fr. 70.– je Stunde zu orientieren und einen im begründeten Einzelfall gegebenen Maximalwert von Fr. 120.– je halb- bis einstündige Behandlung nicht zu überschreiten (Stand 1994). Ferner haben sie sich klar festgelegten Werbebeschränkungen zu unterstellen. Sie beinhalten unter anderem die Bestimmungen, keine Erfolge zu versprechen und Inserate auf die Grösse einer halben Postkarte zu beschränken. Werbung, welche mehr als Name, Berufsbezeichnung, Heilverfahren und Adresse enthält, ist zudem vom Verbandsvorstand zu genehmigen.[981] Zuwiderhandlungen werden scharf sanktioniert; sie haben den Ausschluss mit namentlicher Publikation im Vereinsorgan sowie Übernahme der Kosten der erforderlichen Abklärungen zur Folge.

Über diese Regelungen hinaus besteht für Anwärter auf eine Mitgliedschaft ein Prüfungsverfahren, das in seiner Art wohl einmaligen Charakter hat. Vorerst werden die Anwärter vereinsintern zweimalig publiziert und die Mitglieder aufgefordert, allfällige Klagen und Einwände betreffs Seriosität und Integrität der betreffenden Personen schriftlich vorzubringen.

Anschliessend haben die Anwärterinnen und Anwärter auf die Mitgliedschaft eine Prüfung zu bestehen. Nebst der Anforderung, mindestens fünf überprüfbare Kundenzeugnisse vorzulegen, beinhaltet sie sowohl eine fachliche als auch eine persönlichkeitsbezogene Komponente und ist erklärterweise an den Bedürfnissen der Patienten ausgerichtet. «Das heisst: Praxisnahe Prüfung, theoretische Prüfung nur soweit unbedingt notwendig. Mit dieser Lösung können wir allen gerecht werden, auch jenen, die intuitiv arbeiten.»[982]

In der Folge wird im fachlichen Bereich nicht lediglich allgemeinmedizinisches Wissen geprüft, sondern es werden gezielt und durch entsprechend qualifizierte Personen Kenntnisse hinsichtlich jener Therapieverfahren beur-

---

980 Vgl. Verhaltenskodex auf der 3. Umschlagseite der verbandseigenen Zeitschrift ‹Natürliches Heilen›, Nr. 5, Bern, o.J.

981 Vgl. Verbands-Bestimmungen ‹Mitglied SVNH›, Ausgabe 1988/91, Beilage zu den Statuten

982 SVNH (Naturheiler-Berufsbild) 1

teilt, welche das künftige SVNH-Mitglied in seiner Praxis anbieten möchte. Dabei werden auch Prüfungen anderer Organisationen anerkannt, welche den Richtlinien des SVNH entsprechen, und es wird nur dann eine bestimmte Ausbildung vorgeschrieben, «wenn sie aus zwingenden Gründen notwendig ist».[983]

Völlig jeglichen herkömmlichen Rahmen sprengt allerdings das Prüfungsverfahren im persönlichkeitsbezogenen Bereich. Hier konzentriert sich die ständige Prüfungskommission, welche auch mediale Fähigkeiten auf sich vereinigt (!), auf die Beurteilung innerer Werte «wie z.B. Persönlichkeit, Verantwortungsbewusstsein, Sicherheit vor Machtmissbrauch, Toleranz, Liebe und Mitgefühl usw.».[984] Dadurch soll vor allem gewährleistet werden, dass ein SVNH-Mitglied seine Fähigkeiten tatsächlich zum Wohl seiner Patientinnen und Patienten einsetzt und nicht zur eigenen Bereicherung oder zur Aufblähung seines Ego.

Wie nach jedem anderen Prüfverfahren auch, lassen sich so zwar Missbräuche ebenfalls nicht gänzlich verhindern, aber es ist doch sehr viel besser als im konventionell-medizinischen Bereich gewährleistet, dass nicht Therapien zur Anwendung gelangen, von denen der Betreffende im Grunde wenig versteht, oder dass dem Therapeuten weit eher sein eigenes Wohlergehen als dasjenige des Patienten wichtig ist.

Die Ärztegesellschaften täten jedenfalls gut daran, derartige Bestimmungen zum Vorbild zu nehmen und auch in ihrem Zuständigkeitsbereich vermehrt und drastisch gegen schwarze Schafe aller Art vorzugehen. Das gilt sowohl hinsichtlich der angewandten Therapiemethoden und verschriebenen Medikamente als auch bezüglich der verlangten Honorare. Hier wie dort kann und sollte es nicht nur am Staat oder an den Krankenversicherern liegen, korrigierend und mässigend einzugreifen.

In der Bundesrepublik Deutschland jedenfalls signalisierte die Ärzteschaft gestützt auf statistische Analysen der Einkommensunterschiede von Ärzten verschiedener Spezialitäten und wohl nicht zuletzt unter dem Eindruck der Seehoferschen Reformen, sie müsse sich selber aktiv für die Umverteilung der zu hohen Fachärzte-Einkommen zugunsten der Einkommen der Allgemeinärzte einsetzen. Angesichts von Einkommensdifferenzen im Verhältnis von bis 4:1 würden die kassenärztlichen Vereinigungen «nicht länger darum herumkommen, im Verantwortungsbereich der kassenärztlichen Selbstverwaltung eine Umverteilung der Honorare von Fachgruppen zugunsten der Hausärzte an die Hand zu nehmen».[985]

---

983 SVNH (Naturheiler-Berufsbild) 1
984 SVNH-Mitteilungsblatt Nr. 3/93, S. 3
985 Deutsches Ärztemagazin, zit. in o.V. (Ärzte) 1733

Um es nochmals zu betonen, gerade im schulmedizinischen Bereich ist eine strikte und im Vergleich zu heute umfassendere methoden- und therapeutenbezogene Beurteilung und Kontrolle im Interesse der Patienten weit eher vonnöten als im Bereich der Naturheilkunde und Geistheilung. Dort gilt es zwar ebenfalls, Auswüchse zu verhindern, jedoch so, dass aufgrund der gewählten Kriterien und Vorschriften diese in modern-westlichen Zivilisationen noch ungewohnten Arten der Heilkunde nicht verunmöglicht oder unnötig eingeengt werden.

Jedenfalls ist es für das Gesundheitswesen insgesamt weit eher tragbar, wenn im komplementärmedizinischen Bereich innerhalb der Eigenverantwortung des Patienten im Ausnahmefall einmal eine tatsächlich kaum wirksame Therapie zur Anwendung gelangt – und damit auf vergleichsweise unbedenkliche und wenig kostspielige Weise wenigstens der Placeboeffekt zum Tragen gebracht wird –, als wenn jenes erfahrungsmedizinische Spektrum, das auf sanfte Weise auf den Organismus Einfluss nimmt, zum vornherein gesetzlich weitgehend ausgeschlossen wird und fast nur sogenannt wissenschaftlich anerkannte, invasive Methoden erlaubt sind, welche auf der Basis eines vereinseitigten Krankheitsverständnisses ebenso einseitig und mit einem weit unterschätzten iatrogenen Schädigungspotential[986] den Körper grossen und zum Teil irreversiblen Belastungen aussetzen.

4.3 Ganzheitlichere Ausbildung

Aufgrund dieser neuen Betrachtungsweise bedingt die Verwirklichung einer integralen Medizin jedoch selbstredend auch einen Wandel in der Ausbildung, und zwar primär wiederum im schulmedizinischen Bereich. Dabei kann es allerdings nicht so sein, dass nun der Schulmediziner über seine angestammten Disziplinen hinaus zum völligen Generalisten ausgebildet wird und auch in möglichst vielen natürlichen Heilverfahren versiert sein könnte und sollte. Dies ist genauso wenig möglich, wie sich gleichzeitig in Neurochirurgie, innerer Medizin und Gynäkologie zu spezialisieren.

Vielmehr ist eine Arbeitsteilung zwischen Schulmedizin und natürlicher Heilkunde anzustreben, mit dem Ziel, die Ausbildung je so auszurichten, dass über den engen Blickwinkel der eigenen Spezialisierung hinaus ein Grundwissen und -verständnis anderer Disziplinen und Therapieformen entsteht; dies nicht mit dem Ziel, sie auszuüben, sondern um den Patienten an den richtigen Therapeuten resp. Arzt weiterzuleiten. In der Schulmedizin bedingt dies gleichzeitig und zwingend ein gewandeltes Verstehen der Krankheit und ihrer Bedeutung sowie einen verstärkten Miteinbezug

---

986 Vgl. Teil III, Kap. 4.5

menschlicher Aspekte und Qualitäten bereits in der Ausbildung. Letzterer Grundsatz wird schon bei der Auswahl der Bewerber für ein Medizinstudium Platz greifen müssen.

Die unaufhaltsam steigende Zahl der Spital- und freipraktizierenden Ärzte und die mit höherer Ärztedichte erheblich zunehmenden Gesundheitskosten [987] werden es unumgänglich machen, nicht mehr jedermann und jede Frau zu einem Medizinstudium zuzulassen. Es wäre jedoch verfehlt, das Selektionskriterium allein an einem Notendurchschnitt oder an einem Mindestalter auszurichten. Eine weit bessere Variante bestünde darin – ähnlich wie das zum Beispiel für die Aufnahme in eine Ergo- oder Physiotherapieausbildung bereits der Fall ist –, die Eignung der Bewerber u.a. in persönlichen Gesprächen zu prüfen und dabei vor allem die Berufsmotivation, die Ehrlichkeit und die Fähigkeit, auf andere Menschen einzugehen, stark zu gewichten.

Als noch zweckmässiger dürfte sich allerdings der Vorschlag erweisen, als Vorbedingung für die Aufnahme eines Medizinstudiums und anstelle eines Numerus clausus ein viertel- bis halbjähriges Pflegepraktikum in einem Spital zu leisten.[988] Dadurch würde nicht nur ein Selektionskriterium gesetzt im Hinblick auf den tatsächlichen Wunsch, den Mitmenschen zu dienen, sondern darüber hinaus eine grundlegende Erfahrung ermöglicht, welche die angehenden Ärztinnen und Ärzte während ihres Studiums und ihrer ganzen Praxiszeit begleiten würde. Sie können so nicht nur ein vertieftes Verständnis für die Sorgen und Nöte der Patientinnen und Patienten gewinnen, sondern machen darüber hinaus ganz an der Basis nachhaltige persönliche Erfahrungen in bezug auf die oft schwierige Situation des Pflegepersonals.

Was dann das eigentliche Studium anbelangt, so kann eine vermehrte Ausrichtung auf die Entwicklung der menschlichen Kompetenz und das Verstehen der tieferen Bedeutung, Zusammenhänge und Ursachen einer Erkrankung nur heissen, die rein naturwissenschaftlichen Fächer, welche heute noch vor allem das medizinische Grundstudium dominieren, in ihrem Stellenwert klar zu relativieren und zurückzubinden und an ihrer Stelle psychosozialen und soziokulturellen Faktoren sowie der Ausbildung in Gesprächsführung und Menschenkenntnis ein erheblich grösseres Gewicht beizumessen.[989]

Auch darf es nicht so sein, dass ein Medizinstudium im wahrsten Sinn beim Toten beginnt und beim Kranken aufhört, sondern es sollte im genauen Gegenteil vom Leben und vom Lebendigen ausgehen, und zwar von einem umfassend verstandenen, gesunden Leben, von der Gesundheit und ihren vielschichtigen Voraussetzungen.

987 Vgl. Teil I, Kap. 5
988 Diese Möglichkeit ist an der deutschen Privatuniversität Witten-Herdecke bereits verwirklicht und befindet sich auch in der Schweiz in Diskussion. Vgl. Vanoni (pflegen) Aktualität

989 Vgl. in bezug auf diesbezügliche Bestrebungen in der Bundesrepublik Deutschland auch Hesse/Sturm (Kostensteigerung); ferner zum oft mangelhaften Kommunikationsverhalten der Ärzte, Widmer (Ärzte) 17

Soweit die Ausbildung dann zu verschiedenen Formen der Krankheit voranschreitet, hat sie nebst deren Ursachen im naturwissenschaftlichen Sinn stets auch ‹weiche› Faktoren zu gewichten wie beispielsweise psychosoziale Einflüsse sowie – damit im Zusammenhang – insbesondere die Möglichkeiten der Deutung einer Erkrankung. Des weiteren sollte die Auseinandersetzung mit dem Tod nunmehr über das Sezieren von Leichen hinausgehen, hin zu einem *Verständnis, das den Tod als Teil und Voraussetzung des Lebens begreift und ihn analog zur Geburt lediglich als Übergang versteht* – mit dem Ziel, Sterbende künftig auch als Ärztin oder Arzt in einer sehr wichtigen Phase ihres Lebens begleiten zu können und sie gegebenenfalls gehen zu lassen. [990]

Auf der Basis einer veränderten Sicht des Lebens und Sterbens, von Gesundheit und Krankheit, wird es den angehenden Ärzten künftig auch leichterfallen, selber nebst den Möglichkeiten auch die Grenzen schulmedizinischer Akut-Methoden zu sehen und Offenheit und Verständnis gegenüber andersartigen therapeutischen Ansätzen zu entwickeln. Dieses Verstehen lässt sich zudem dadurch fördern, dass an den medizinischen Fakultäten – wie heute auf Druck der Bevölkerung und gegen die Widerstände des etablierten Lehrkörpers vereinzelt bereits in Entstehung begriffen [991] – zunehmend Lehrstühle für Naturheilkunde eingerichtet und mit Professoren besetzt werden, die erwartungsgemäss tatsächlich geeignet sind, engagiert und kompetent für diesen Bereich einer künftigen integralen Medizin einzutreten.

In Zukunft wird dann das Studium der Akutmedizin auch einen eingehenden Methodenüberblick über die komplementäre Medizin beinhalten müssen, dem dadurch das nötige Gewicht zu verleihen ist, dass er – wie in der Bundesrepublik Deutschland bereits der Fall – als prüfungsrelevant erklärt wird. Wie ansatzweise ebenfalls schon verwirklicht, gehört desgleichen auch zum künftigen Pharmaziestudium zwingend ein eingehender Überblick über natürliche Heilmittel und ihre spezifische Wirkungsweise jenseits traditionell naturwissenschaftlicher Anschauungen und Kriterien. Und schliesslich ist auch die staatlich stattlich finanzierte Professorenschaft an den medizinischen Fakultäten seitens der Politik zu verpflichten, sich im Rahmen ihrer Weiterbildung persönlich über komplementärmedizinische Methoden und ihre Möglichkeiten ins Bild zu setzen.

Darüber hinaus sollten für interessierte Studenten künftig Praktika bei komplementärmedizinisch tätigen Therapeuten angeboten und in einer späteren Phase universitäre Spezialisierungen auch in alternativen Diagnose- und Heilmethoden ermöglicht werden. Sie sollten für Nicht-Schulmediziner ebenfalls

---

990 Vgl. hierzu insbesondere Kübler-Ross (Sterbende); (Interviews); (Kinder); (Tod)

991 Vgl. Baumann (Komplementärmedizin) 25

geöffnet werden, ebenso wie für bereits praktizierende Ärzte, welche die nötigen Anforderungen einer seriösen Ausbildung in einem natürlichen Heilverfahren noch nicht erfüllen, dieses jedoch selber praktizieren wollen.

Was schliesslich den angestammten Bereich der Schulmedizin anbelangt, so ist auch hier eine Öffnung der Aus- und Weiterbildung über die Universitäten und Krankenhäuser hinaus anzustreben. «Teile der Praktika sollten ausserhalb des Krankenhauses in Fach- und Allgemeinpraxen sowie im Wohnbereich der Kranken z.B. als Familienbegleitung abgeleistet werden.» Dies mit den Zielsetzungen, die Patienten in ihrem angestammten psychosozialen Umfeld wirklich kennen und verstehen zu lernen und jenseits der organisatorischen und wissenschaftlichen Zwänge des Krankenhauses auch mit jenen weit zahlreicheren Krankheitsbildern vertraut zu werden, die dort gar nicht behandelt werden. Zudem dürfte so der Fehlübertragung vorgebeugt werden, die darin besteht, dass die nur im Krankenhaus Aus- und Weitergebildeten den dort allenfalls vertretbaren hohen diagnostischen und einseitigen therapeutischen Aufwand später auch in die eigene Praxis übernehmen. [992]

All diese Forderungen mögen heute noch mehr oder weniger utopisch anmuten, sie werden jedoch um so überraschender Realität werden, je schneller der derzeitige medizinbezogene Bewusstseinswandel in der Bevölkerung weiter voranschreitet und je immer unbezahlbarer eine Krankheitsversorgung auf der heutigen vereinseitigten Basis werden wird.

Allerdings *darf sich die ausbildungsbezogene Förderung einer integralen Medizin nicht allein auf die universitäre Ebene beschränken.* Das heisst, staatliche Mittel sind nicht nur dazu einzusetzen, um Akademiker auszubilden, welche notwendiger- und zweckmässigerweise weiterhin – wenn auch mit einem anderen Hintergrundwissen – überwiegend schulmedizinisch tätig sein werden. Vielmehr sind Finanzen vermehrt in Kanäle zu leiten, wo sie auch auf nicht universitärer Stufe der Ausbildung in naturheilkundlichen Verfahren bis hin zur Geistheilung zugute kommen.

Eine wichtige Möglichkeit besteht vorerst darin, die Ausbildung des Pflegepersonals mit der Schulung in geeigneten integralmedizinischen Methoden zu ergänzen und entsprechende Zusatzkurse auch für bereits diplomiertes Pflegepersonal anzubieten. Gerade im stationären Bereich, aber auch in der ambulanten Pflege existiert ein enormes Potential für und ein hoher Nachholbedarf an Gesundheitserziehung und Erfahrungsmedizin, begonnen bei Ernährungskursen über Massage und Entspannungsübungen, Bachblüten- oder Farbtherapie bis hin zur Magnetopathie und Geistheilung. [993]

---

[992] Hesse/Sturm (Kostensteigerung 2) 15ff
[993] Vgl. Hofer (Organisation) 290

Krankenschwestern und -pfleger wären nebst paramedizinischem Therapiepersonal nachgerade prädestiniert, den Patienten ein entsprechendes Angebot zur Verfügung zu stellen. Gleichzeitig erhielten sie die Möglichkeit, durch die damit verbundene therapeutische Mitverantwortung ihren Status allmählich jenem der Ärzte anzunähern und somit in der gegenseitigen Arbeitsteilung nicht mehr nur eine bloss zweitrangige, zunehmend als unbefriedigend und ungerechtfertigt empfundene Rolle einnehmen zu müssen.

In Ansätzen wurde dies in der Schweiz bereits erkannt und die Ausbildung der Krankenschwestern und -pfleger im Rahmen der sogenannten Richtlinienrevision auf eine völlig neue Basis gestellt. Einerseits wurde sie um ein Jahr verlängert und andererseits themenzentriert ausgerichtet. Nicht mehr verschiedene schulmedizinisch definierte, von Ärzten dozierte Krankheitsbilder sollen künftig mehr im Vordergrund des Unterrichts stehen, sondern pflegerelevante Gesundheitsstörungen mit ihren vielschichtigen, auch psychosozialen Ursachenkomplexen und den verschiedenen, über die Schulmedizin hinausreichenden Behandlungsmöglichkeiten.

Entsprechend und konsequenterweise wird es in einem weiteren Schritt darum gehen müssen, auch die Fachweiterbildung an den Spitälern, Kliniken und Pflegeheimen mit neuen Akzenten zu versehen und dabei ganz gezielt eine Zusatzausbildung in komplementärmedizinischen Diagnose- und Therapieverfahren zu ermöglichen, welche sowohl dem Pflegepersonal als auch Therapeuten und Ärzten offensteht.

Diese Entwicklung könnte schliesslich dazu führen, an den Spitälern und psychiatrischen Kliniken eigentliche integralmedizinische Abteilungen zu schaffen oder gar überflüssige Akutspitäler – anstatt (vergeblich) zu versuchen, sie zu schliessen – in integralmedizinische Zentren insbesondere zur Therapie Chronischkranker umzuwandeln. Gleichzeitig entstünden dadurch geeignete Schulungs- und Praktikamöglichkeiten im Hinblick auf eine stets breiter angelegte integralmedizinische Ausbildung.

Nebst dem Staat werden auch Private Träger derselben sein und staatliche Beihilfen in Anspruch nehmen können, mit dem Ziel, möglichst rasch eine qualitativ hochstehende integralmedizinische Versorgung aufzubauen. In ihr werden sich in der Folge Spezialisten in ganz unterschiedlichen Therapieverfahren gegenseitig ergänzen und der Bevölkerung eine sehr individuelle, differenzierte und möglichst wenig invasive Gesundheitsversorgung mit Unterstützung der Selbstheilkräfte und hoher Gewichtung einer umfassend verstandenen Prävention ermöglichen.

Damit nun allerdings über die Spezialisierung und das gegenseitige Verständnis anderer Therapiemethoden hinaus eine Koordination und Zusammenarbeit der verschiedenen Therapierichtungen tatsächlich stattfindet und überhaupt möglich wird, sind zusätzlich auch qualifizierte Gesundheitsberater auszubilden, welche einen guten Überblick über verschiedene Therapieverfahren und bezüglich entsprechender Ärzte, Therapeuten und Heiler haben. Keine oder nur wenige Therapiemethoden selber praktizierend, dienen sie in erster Linie Patienten als Anlaufstelle, um optimale Lösungen für deren Gesundheitsprobleme zu finden und zu vermitteln.

Sie können aber beispielsweise auch von Unternehmungen beschäftigt werden, um die Belegschaft entsprechend zu beraten, sowie von der öffentlichen Hand, um im Rahmen von Präventionskampagnen oder der Gesundheitserziehung in Schule und Erwachsenenbildung das Gesundheitsbewusstsein und das Verständnis für verschiedene Therapieverfahren und deren Möglichkeiten und Grenzen zu fördern. Mit analogem Auftrag können sie zudem für Krankenversicherer oder an Spitälern tätig sein, hier vor allem auch im Hinblick auf die Evaluation einer weiterführenden Behandlung nach einer schulmedizinischen Akuttherapie.

Gesundheitsberaterinnen und Gesundheitsberater werden im übrigen sowohl in der Schweiz als auch in Deutschland bereits ausgebildet, einerseits von der Stiftung AAMI (Academia Alpina Medicinae Integralis) in Breganzona und andererseits in Giessen als unabhängige Gesundheitsberater. Um der ihnen zugedachten wichtigen Rolle in einer künftigen integralmedizinischen Versorgung tatsächlich gerecht werden zu können, wird die Schulung der Gesundheitsberater jedenfalls in Zukunft sehr breit und vertieft erfolgen sowie durch ein grosses Weiterbildungsangebot ergänzt werden müssen.

Letztlich ist an eine mehrjährige Ausbildung zu denken, die ein umfassendes Verständnis von Gesundheit und Krankheit sowie einen breiten und vertieften Überblick über schulmedizinische und komplementäre Therapieverfahren und deren Möglichkeiten und Grenzen erlaubt. Das soll die Gesundheitsberaterinnen und -berater befähigen, als künftige Anlaufstelle für rat- und hilfesuchende Menschen zu dienen. Längerfristig gesehen sollte nicht mehr einfach (nur) der Arzt die alleinige Entscheidungs- und Weiterweisungsbefugnis haben, sondern – von Notfällen abgesehen – auch ein fundiert ausgebildeter Gesundheitsberater. Erst dann wird die Gleichberechtigung von Schul- und Komplementärmedizin tatsächlich gewährleistet sein.

5. Versicherungstechnische Verbesserungsmöglichkeiten

Am meisten favorisiert unter den möglichen Ansätzen zur Eindämmung der Kosten- und Leistungsexplosion im Gesundheitswesen werden von Gesundheitsökonomen und mittlerweile auch von Politikern versicherungstechnische Massnahmen. Sie sind in der Tat insofern sehr wichtig und wirksam, als das Gesundheitswesen als Markt – wie in Teil I gezeigt – dadurch charakterisiert ist, dass Anbieter und Nachfrager nicht in einer direkten Beziehung zueinander stehen. Durch die Zwischenschaltung von Krankenkassen und anderer Versicherungsträger entstehen im heutigen System allseits Anreize zur Leistungsausdehnung. Darüber hinaus sind in einer materialistisch geprägten Zeit wie der unseren wirksame Veränderungen fast nur noch über den Geldbeutel zu verwirklichen – auch dies eine naheliegende Feststellung.

So weit, so richtig. Dennoch dürfen versicherungstechnische Massnahmen in ihrer Wirksamkeit nicht überschätzt werden, zumindest solange nicht, als sie wenig oder nichts an den eben aufgezeigten ursächlichen Faktoren in den Bereichen Lebensweise und Medizin(selbst)verständnis verändern. *Erst dann wird sich der Zustand des Gesundheitswesens auch aufgrund versicherungstechnischer Regelungen verbessern, wenn der Patient nicht nur veranlasst wird, einen Teil der durch ihn verursachten Kosten selber zu übernehmen, sondern wenn die Versicherten darüber hinaus Anreize erhalten, ihre Lebensinhalte vermehrt auf gesundheitsfördernde Verhaltensweisen auszurichten.* Desgleichen wird sich die weitere Explosion der Krankheitskosten nicht aufhalten lassen, solange durch das Versicherungssystem weiterhin einseitig nur die Schulmedizin gefördert und finanziert wird, und dies erst noch ausgeprägt in ihrer besonders aufwand- und kostenträchtigen stationären Form.

5.1 Mehr Flexibilität und Wettbewerb in der Krankenversicherung

Aufgrund der gesetzlichen Tradition im Bereich Kranken- und Unfallversicherung besteht in der Schweiz bereits ein erhebliches Verständnis dafür, dass die Patienten an den durch sie verursachten Kosten mitbeteiligt werden sollten.[994] Anders als in anderen Ländern, wo sogar eng limitierte Selbstbeteiligungen auf erheblichen Widerstand der Bevölkerung stossen, zeigten sich die schweizerischen Stimmbürgerinnen und Stimmbürger zum Beispiel in der Referendumsabstimmung vom 26. September 1993 in einer massiven Mehrheit von 80,5 Prozent bereit, die Kostenbeteiligung der Patienten auch auf den stationären Bereich auszudehnen. Und mit der knappen Annahme des neuen Krankenversicherungsgesetzes (KVG) vom 4. Dezember 1994 wird die Kostenbeteiligung

---

[994] Hoffmeyer (Gesundheitsreform) 28, 61, 76, 92

bei stationären Leistungen sogar tendenziell höher ausfallen als bei ambulanten Leistungen.

Derzeit gelten in der Schweiz folgende Regelungen der Selbstbeteiligung: Die erwachsenen Versicherten haben Arzt- und Spitalkosten von Fr. 150.– pro Jahr, Jahresfranchise genannt, vorerst selber zu tragen. An den darüber hinaus entstehenden, von den Krankenkassen vergüteten Kosten haben sie zudem im Fall von ambulanten Leistungen 10 Prozent der Kosten und im Fall von stationären Leistungen 10 Franken pro Aufenthaltstag zu übernehmen.[995] Allerdings ist diese Kostenbeteiligung auf insgesamt Fr. 500.– pro Jahr beschränkt, und es existieren verschiedene Ausnahmen im Fall von Spitalaufenthalten.[996] Andererseits kann die Franchise auch auf bis zu Fr. 1200.– pro Jahr erhöht werden, bei einer Prämiensenkung auf der Grundversicherung von bis zu 35 Prozent. Hierbei erhöht sich dann auch die besagte Obergrenze der jährlichen Kostenbeteiligung zumindest für ambulante Leistungen auf bis zu Fr. 6000.– jährlich (!), während für stationäre Behandlungen die Höchstgrenze von Fr. 500.– weiterhin gilt.[997]

Mit Inkrafttreten des neuen KVG wird die Kostenbeteiligung der Versicherten noch erhöht. Vor allem wird ab 1996 der Selbstbehalt im Fall von Spitalleistungen ebenfalls 10 Prozent betragen und für erwachsene Personen ohne Unterhalts- oder Unterstützungspflichten ergänzt werden durch eine Kostenbeteiligung von 10 Franken pro Aufenthaltstag im Spital.[998] Auch künftig wird die Franchise von den Versicherten erhöht werden können, gemäss Verordnungsentwurf des Eidgenössischen Departementes des Innern auf 350, 600 oder 1200 Franken, bei einer Prämienreduktion von 12, 22 oder 35 Prozent. Die Obergrenze der Selbstbeteiligung pro Jahr (Selbstbehalt und Fanchise) darf jedoch nur noch das Dreifache der gewählten Franchise, d.h. maximal 3600 Franken, betragen, dann aber auch für stationäre Leistungen.[999]

Es liegt auf der Hand und konnte auch empirisch gezeigt werden, dass durch derartige Selbstbeteiligungen die Inanspruchnahme medizinischer Leistungen durch die Versicherten zurückgeht.[1000] Insbesondere sinkt dadurch die Zahl der Arztkonsultationen. Dies ist dort erwünscht, wo sich die Gewohnheit eingebürgert hatte, für jede Bagatelle sogleich einen Arzt zu konsultieren oder zur Krankenkassenfinanzierung einiger weniger Medikamente gleich noch eine Arztkonsultation auszulösen.

Umgekehrt ist aber vor allem mit den jährlichen Franchisen auch eine gewisse Gefahr verbunden, (ernsthafte) Gesundheitsprobleme auf die lange Bank zu schieben. Dies gilt um so mehr, weil in der Schweiz Vorsorgeuntersuchungen

---

995 In der Bundesrepublik betragen diese Ansätze seit 1993 elf Mark im Westen und neun Mark im Osten, aber beschränkt auf 14 Krankenhaustage im Jahr.

996 Diese Kostenbeteiligung von Fr. 10.– pro Spitaltag entfällt für Kinder, für Personen, die sich länger als 180 Tage in einer Heilanstalt aufhalten, und für Frauen für Leistungen bei Mutterschaft.

997 Vgl. Schweizerischer Bundesrat (Krankenversicherung) 10, 142

998 Ausgenommen sind Leistungen für Mutterschaft. Eidgenössisches Departement des Innern (Verordnung) 56

999 Eidgenössisches Departement des Innern (Verordnung) 49f

1000 Vgl. bspw. das RAND-Experiment von 1983, zit. in Sommer (Malaise) 133f

Lösungsmuster

erst mit Inkrafttreten des neuen KVG kassenpflichtig und voraussichtlich vor allem auf jene Gesundheitsstörungen beschränkt sein werden, deren medizinische Früherkennung problematisch resp. in bezug auf die Krankheitsverhinderung sehr zweischneidig ist. [1001]

Ähnlich ist die Gefahr zu lange hinausgezögerter Arztbesuche auch bei einer anderen, an sich interessanten Versicherungsvariante gegeben, die von den Krankenversicherungen angeboten werden kann. In Anlehnung beispielsweise an die Motorfahrzeughaftpflicht kann bei der sogenannten Bonusversicherung aufgrund von ‹schadenfreien› Jahren, in denen ärztliche Leistungen nicht oder nur auf eigene Kosten beansprucht werden, die Prämie der Grundversicherung schrittweise reduziert werden, bis zu maximal 45 Prozent nach fünf Jahren. [1002]

Nebst dem Umstand, dass auch hier medizinische Vorsorgeuntersuchungen erst ab 1996 von der Kasse zu übernehmen sind, besteht jedoch ein weiterer, fragwürdiger Nachteil dieser Variante darin, dass die Höchstprämie um 10 Prozent über den Prämien konventionell Versicherter liegt. Nicht nur muss diese obere Limite bereits im ersten Jahr berappt werden und wirkt damit als einigermassen markante ‹Einstiegsbarriere›, sondern sie gilt auch dann, wenn aufgrund von Jahren, in denen Versicherungsleistungen beansprucht wurden, ein allfälliger Bonus wieder aufgebraucht wurde. Es erstaunt denn auch nicht, dass sich wegen dieser Hürden das grundsätzlich sehr sinnvolle Bonusmodell in der Praxis bislang kaum durchzusetzen vermochte und nur von wenigen Kassen überhaupt angeboten wird.

Abgesehen von vereinzelten ‹Pferdefüssen› der neuen Bestimmungen verhält es sich aber doch so, dass in der Schweiz vor allem unter dem Eindruck massiver Kostensteigerungen bewusst innovative Wege in der Krankenversicherung eingeschlagen wurden. Zweckmässigerweise wurde dabei auch das Element des vermehrten Wettbewerbs unter den Krankenkassen hoch gewichtet und hierzu ein Leistungskatalog der Grundversicherung definiert, die volle Freizügigkeit beim Kassenwechsel zumindest in der Grundversicherung garantiert,[1003] sowie ein Risikoausgleichsfonds zwischen den Kassen geschaffen. Auch wurde im Rahmen des neuen Krankenversicherungsgesetzes das derzeitige faktische in ein tatsächliches Versicherungsobligatorium übergeführt.

Der definierte Grundleistungskatalog soll dabei einerseits eine gute Grundversorgung der gesamten Bevölkerung gewährleisten und andererseits die Vergleichbarkeit der Angebote der einzelnen Kassen erhöhen. Durch den Risikoausgleichsfonds, der allerdings wiederum nur für die Grundversicherung gilt,

---

1001 Vgl. Teil III, Kap. 4.6
1002 Eidgenössisches Departement des Innern (Verordnung) 52
1003 Im Rahmen des neuen KVG wird ein Kassenwechsel jeweils mit dreimonatiger Kündigungsfrist auf Ende eines Semesters möglich sein. Im Falle von Prämienerhöhungen beträgt die Kündigungsfrist sogar nur einen Monat.

Vgl. Art. 7 KVG. Diese Bestimmungen gelten jedoch nicht für Bonusversicherungen und solche mit höherer Franchise. Hier bleibt der Versicherte unter Umständen während mehrerer Jahre sowohl an die gewählte Versicherungsform als auch an einen Versicherer gebunden!

soll dem blossen Abwerben sogenannt guter Risiken – vor allem junger Männer, die im allgemeinen weit unterdurchschnittliche Krankheitskosten verursachen – vorgebeugt werden. Kassen mit überdurchschnittlich vielen jungen und männlichen Versicherten haben entsprechend Gelder in diesen Fonds einzubezahlen, welche in der Folge an Kassen mit vergleichsweise vielen älteren oder weiblichen Versicherten fliessen.

Zweifelsohne hat dieses Ausgleichsmodell gegenüber den zuvor gültigen Bestimmungen, welche auf eine blosse Abwerbung guter Risiken hinausliefen, unbestreitbare Vorteile. Es beinhaltet jedoch die Gefahr, dass bei zu starrer Definition der obligatorischen Grundleistungen der eigentlich gewünschte Wettbewerb zwischen den Kassen unnötig eingeschränkt wird. Insbesondere gilt dies dann, wenn den Krankenkassen untersagt würde, nicht im Grundleistungskatalog vorgeschriebene Zusatzleistungen im komplementärmedizinischen Bereich ohne nennenswerte Zusatzprämien anzubieten.

Vorderhand ist es allerdings so, dass aufgrund der getroffenen Massnahmen die Innovationsbereitschaft der Krankenkassen, welche in der Vergangenheit mehrheitlich die Funktion von blossen Zahlstellen innehatten, merklich gestiegen ist. Je nach Krankenkasse werden dabei unterschiedliche Wege beschritten, um Kosten zu sparen. Einerseits suchen etliche grössere Kassen die vermehrte Zusammenarbeit untereinander und beabsichtigen – zum Beispiel durch den Direkteinkauf von Medikamenten oder durch günstigere Tarifabschlüsse mit ambulanten und stationären Anbietern –, ihre Marktmacht zugunsten der Versicherten auszuspielen.[1004] Dabei kommt ihnen entgegen, dass gemäss neuem Krankenversicherungsgesetz Verbands-Tarifverträge für die Verbandsmitglieder nicht mehr bindend sein werden, sondern durch kostengünstigere Einzelvereinbarungen unterboten werden können.[1005]

Darüber hinaus werden aber auch individuell Möglichkeiten der Kosteneinsparung gesucht. Die Krankenkasse Artisana beispielsweise verzichtete als eine der ersten bewusst auf das bei anderen Grosskassen noch übliche dichte Agenturnetz und spart so gemäss eigenen Angaben 15 Prozent der Verwaltungskosten. Der Qualitätsverlust hält sich dabei in Grenzen, weil die Agenturen nicht nur das Abrechnungswesen verkomplizieren, sondern angesichts der steigenden Komplexität des Gesundheitswesens nur noch bedingt in der Lage sind, die Versicherten kompetent zu beraten. Entsprechend leitete u.a. auch die grösste schweizerische Krankenkasse, die Helvetia, Schritte ein, um ihre komplizierte und kostspielige Organisationsstruktur zu straffen.[1006] Zudem sind im geplanten neuen Krankenversicherungsgesetz Bestimmungen vorgesehen, die

---

1004 Vgl. Giger/Schneeberger (Goldader) 38f
1005 Vgl. Schweizerischer Bundesrat (Krankenversicherung) 87. In der definitiven, vom Parlament verabschiedeten Fassung des KVG werden sogar Sondervertrags- und Konkurrenzverbote oder Exklusivitäts- und Meistbegünstigungsklauseln ausdrücklich untersagt (Art. 46, Absatz 3).
1006 Vgl. o.V. (Strukturen) 311
1007 Art. 22 KVG
1008 Vgl. Schmid/Ajdacic-Gross/Gutzwiller (Second-Opinion-Programm)
1009 O.V. (Second-Opinion) 2
1010 Vgl. Art. 19, 20 und 26 KVG

Lösungsmuster

dem Bundesrat hinsichtlich der Verwaltungskosten der Krankenversicherer eine gewisse Kontroll- und Interventionsbefugnis einräumen. [1007]

Als weitere Variante zur Kostensenkung machen sich die Krankenkassen SWICA und neu zum Beispiel auch die Helvetia amerikanische Erfahrungen zunutze [1008] und offerieren die Möglichkeit von Spitalzusatzversicherungen, bei denen die Versicherten gehalten sind, bei Nicht-Notfall-Operationen eine ärztliche Zweitmeinung einzuholen. Die letztliche Entscheidung, die Operation durchführen zu lassen, bleibt jedoch weiterhin bei den Versicherten. Dabei profitieren sie bei der SWICA von einer fünfzehnprozentigen und bei der Helvetia von einer zehnprozentigen Prämienermässigung, bei der Helvetia vorderhand allerdings nur bei halbprivaten und privaten Spitalzusatzversicherungen. [1009]

Verschiedene Kassen haben zudem in Vorwegnahme der künftigen Gesetzgebung [1010] bereits Vorsorgeuntersuchungen und andere Präventionsmassnahmen in den Leistungskatalog aufgenommen. Eine gynäkologische Vorsorgeuntersuchung jährlich wird von verschiedenen Kassen freiwillig übernommen, teilweise ohne Selbstbehalt der Versicherten. [1011] Die Artisana bezahlt zudem generell Fr. 200.– für jegliche Art von Vorsorgeuntersuchung jährlich, und die ‹Eidgenössische› Gesundheitskasse leistet sogar über die gynäkologische Untersuchung hinaus einen jährlichen, nicht unter die Franchise und den Selbstbehalt fallenden Betrag von Fr. 200.– pro versichertem Mitglied. [1012]

Bei der Gesundheitskasse kommt hierzu noch ein Betrag von maximal Fr. 200.– pro Jahr für Gesundheits-, Ernährungs- und Wohnbiologieberatung und für aktive Gesundheitsvorsorge verschiedenster Art, zudem ein jährlicher Beitrag von bis zu Fr. 100.– für eine Haarmineralanalyse sowie ein Jahresabonnement der Zeitschrift ‹Natürlich›, welche sich u.a. mit Themen einer bewussteren Lebensgestaltung, mit Umweltschutzfragen oder auch mit sanften Therapieformen befasst. Ebenfalls unter dem Aspekt der Prävention werden von der Gesundheitskasse Heilmittel der Firma Bioforce im Betrag von Fr. 70.– pro Quartal auch ohne ärztliches Rezept vergütet. [1013]

Andererseits können mittlerweile auch die Versicherten der Krankenkasse CSS, der mit rund einer Million Mitgliedern zweitgrössten Kasse der Schweiz, einen jährlichen Vorsorgebeitrag von Fr. 500.– in Anspruch nehmen. Die kasseneigene Gesundheitsberatung und eine anerkannte Ernährungsberatung werden zu drei Vierteln übernommen, medizinisch anerkannte Impfungen, Vorbereitungskurse auf die Geburt, Rheuma- und Rückenbetreuung sowie gewisse Raucherentwöhnungen zur Hälfte. [1014]

1011 Allerdings setzt dies meist den entsprechenden Informationsstand der Versicherten voraus. Die Krankenkasse Helvetia beispielsweise unternimmt – gemäss mehreren selber erfahrenen oder mir zugetragenen Beispielen – von sich aus wenig, um zu verhindern, dass eine Versicherte die Kosten eines gynäkologischen Vorsorgeuntersuchs im Rahmen der Franchise irrtümlicherweise dennoch selber bezahlt.

1012 Vgl. Merkblatt der ‹Eidgenössischen› Gesundheitskasse «Unsere Leistungen für Ihre Therapien 1995»

1013 Allerdings im Rahmen des üblichen Selbstbehalts und der Franchise.

1014 O.V. (Gesundheitsvorsorge) 7; o.V. (Gesundheitskonto) 4

Eher auf den Faktor Fitness setzt bei ihrer Förderung der Prävention die SWICA, ein Zusammenschluss der Krankenkassen Oska, Panorama, SBKK und Zoku. Sie stellt ihren Mitgliedern Beiträge von jährlich Fr. 200.– bis 500.– für regelmässiges Training in von ihr geprüften Fitnesszentren zur Verfügung. Dieser Betrag kann aber auch für regelmässige Saunabesuche und Massage, für autogenes Training und für andere gesundheitsfördernde Betätigungen eingelöst werden. Zudem offeriert die SWICA in ihren Gesundheitszentren eine breite Palette von Kursen – angefangen von Rückenschulung und Augentraining über Bachblüten, Babymassage bis hin zu Yoga und Ayurvedaernährung –, an deren Kosten sie sich massgeblich beteiligt. [1015]

Welche Bedeutung dem Faktor Fitness im Hinblick auf die Gesundheitskosten zukommt, zeigten im übrigen Studien in verschiedenen amerikanischen Konzernen, welche entsprechende Programme einführten. Bei jenen Mitarbeitern, die daran teilnahmen, lagen die Krankheitskosten um bis zu 50 Prozent tiefer als bei jenen, bei denen dies nicht der Fall war. Interessanterweise wiesen die Versuchsgruppen im Vergleich zu den Kontrollgruppen auch eine erheblich geringere Kündigungsrate auf. [1016]

Im Rahmen einer auf Versicherungsebene verstärkt wettbewerbsorientierten Rahmengesetzgebung von grösster Bedeutung ist schliesslich der Umstand, dass neuartige Versicherungsformen, die sich vor allem in den USA bereits bewährt haben, auch in der Schweiz zugelassen wurden. Gemeint sind insbesondere sogenannte Health Maintainance Organizations (HMOs) oder Gesundheitskassen, bei denen die Anreizstrukturen für die beteiligten Ärzte und die übrigen Leistungserbringer im Vergleich zu den heutigen üblichen Gegebenheiten genau umgekehrt werden.

Die Ärzte und Therapeuten, welche einer Gesundheitskasse angeschlossen sind, verdienen entweder ein fixes Jahresgehalt oder sie sind gewinn- und verlustbeteiligt – je nach dem, ob die von den Versicherten einer HMO einbezahlte Jahresprämiensumme ausreiche, die angefallenen Behandlungskosten zu decken oder nicht. Es ist hier also nicht mehr so, dass die Ärzte besonders viel verdienen, wenn ihre Patienten möglichst krank sind und mit aufwendigen Leistungen einigermassen kuriert werden können. Vielmehr ist es für sie von Vorteil, wenn die HMO-Versicherten gesund sind und bleiben und im Krankheitsfall aufgrund einer möglichst wenig aufwendigen Behandlung wieder gesund werden.

Weit mehr noch als bei den verschiedenen Modellen der Selbstbeteiligung werden demzufolge mit den Gesundheitskassen, bei denen ebenfalls unter-

---

1015 Grünbaum-Flury (Krankenkassen) 19
1016 O.V. (Fitnessprogramme) 23

schiedliche Ausprägungen denkbar sind,[1017] finanzielle Anreize so gesetzt, dass der Tendenz zur ständigen Leistungsausweitung Riegel geschoben werden und sich damit Kosten sparen lassen.

Bei den ersten HMO-Pilotprojekten, die in der Schweiz gegen erheblichen Widerstand der Ärzteschaft lanciert werden konnten, wurden denn auch die Prämien für die Versicherten zehn Prozent tiefer angesetzt als für eine konventionelle Krankenversicherung – und dies erst noch bei Wegfall sowohl der Franchise als auch des Patienten-Selbstbehalts. Und mittlerweile liegen die Prämien rund 20 Prozent tiefer als bei konventionell Versicherten! Gleichzeitig findet das Modell vor allem in den städtischen Zentren und wiederum auch aufgrund der Konkurrenz einzelner Krankenkassen eine rasche Verbreitung.[1018]

Dem möglichen Einwand, die Versicherten einer Gesundheitskasse würden unterversorgt, wird im übrigen dadurch begegnet, dass aufgrund der neu gewährleisteten Freizügigkeit ein Wechsel zurück zu einer konventionellen Versicherungsform jederzeit bzw. im neuen KVG auf Beginn eines Kalenderjahres möglich ist.[1019] Gleichzeitig relativiert sich damit auch das Argument der eingeschränkten Arztwahl, welches übrigens auch für konventionell Versicherte erhebliche Gültigkeit hat: Im ambulanten Bereich sind sie weitgehend an das Ärzteangebot ihrer Region gebunden, und im stationären Bereich entfällt die freie Arztwahl zumindest für allgemein Versicherte ohnehin.

Allerdings werden Gesundheitskassen, wenigstens solange sie nicht gezielt mit Vertragsärzten in ländlichen Gebieten zusammenarbeiten, mit ihrem Angebot vor allem auf städtische Gebiete konzentriert bleiben.[1020] Was die stationäre Behandlung anbelangt, so steht zu erwarten, dass sie noch vermehrt Sondervereinbarungen mit kostengünstigen Spitälern anstreben und mit der Zeit möglicherweise wie in den USA über eigene stationäre Einrichtungen verfügen werden. Zudem zeichnet sich bereits deutlich ab, dass sich HMOs zu eigentlichen Gesundheitszentren entwickeln, in welchen künftig nebst schulmedizinischen auch kompetente komplementärmedizinische Leistungen sowie Gesundheitsberatung angeboten werden.[1021]

Health Maintainance Organizations könnten damit nicht nur von den finanziellen Anreizstrukturen, sondern auch von der Organisationsstruktur und vom Selbstverständnis her zu eigentlichen Kristallisationspunkten für eine kostengünstige, patientengerechte integrale Medizin und für ein neues Gesundheitsverständnis und -bewusstsein werden. Dies gilt um so mehr, als sie – wie wiederum die Erfahrungen in den USA gezeigt haben – einen Grossteil der Kosteneinsparungen damit erzielen, dass bei ihnen die kostengünstige am-

---

1017 Vgl. Hauser/Sommer (Kostendämpfung) 190ff; Sommer (Malaise) 122ff

1018 O.V. (Mauerblümchen) 23f; Frauchiger (HMO-Boom) Themen

1019 Nur wenige Versicherte machten allerdings bislang von dieser Möglichkeit Gebrauch, was auf eine hohe Zufriedenheit hindeutet. Vgl. auch entsprechende Umfrageergebnisse in o.V. (Mauerblümchen) 23

1020 Bei der ‹Eidgenössischen› Gesundheitskasse handelt es sich um eine Krankenkasse und nicht um eine Gesundheitskasse im Sinne einer HMO.

1021 Vor allem die SWICA nimmt diesbezüglich eine führende Rolle ein.

bulante im Vergleich zur teureren stationären Behandlung ein wesentlich grösseres Gewicht erhält.[1022]

Innerhalb der konventionellen Versicherungsstrukturen gestaltet sich demgegenüber die nicht nur unter Kostengesichtspunkten sinnvolle Umlagerung von stationären hin zu ambulanten Leistungen schwieriger. Zwar wurden durch die Ausdehnung der Jahresfranchise (und ab 1996 auch des Selbstbehalts) auch auf den stationären Bereich sowie durch die zusätzliche Kostenbeteiligung von 10 Franken pro Aufenthaltstag zumindest bei den Versicherten die Anreizstrukturen deutlich anders gesetzt als in der Vergangenheit, wo eine Selbstbeteiligung nur für ambulante Behandlungen zum Tragen kam.

Für die Krankenversicherungen jedoch sind die an sich teureren stationären Behandlungen nach wie vor in vielen Fällen kostengünstiger. Wie in Teil I gezeigt, ist dies deshalb der Fall, weil der stationäre im Gegensatz zum ambulanten Sektor zu einem beträchtlichen Teil von der öffentlichen Hand subventioniert wird und damit die der Krankenkasse vom Spital verrechneten Tagespauschalen für Allgemeinpatienten bei weitem nicht kostendeckend sind. Eine gewisse Ausnahme bilden beispielsweise ambulante psychiatrische Dienste oder neuerdings die spitalexterne Krankenpflege (Spitex), welche als ambulante Versorgungseinrichtungen ebenfalls zu einem erheblichen Teil von der öffentlichen Hand – bei Spitex mit Schwergewicht von den Gemeinden – unterstützt werden. Mit Inkrafttreten des neuen Krankenversicherungsgesetzes wird dies sogar noch vermehrt der Fall sein.

Ferner haben einzelne Kassen mittlerweile individuelle Lösungen getroffen, um die Umlagerung vom stationären in den ambulanten Bereich zu fördern. Dem Beispiel der Zoku und SWICA folgend, bietet beispielsweise die Krankenkasse Helvetia Zusatzversicherungen für die halbprivate und die private Abteilung in Spitälern an, welche eine wählbare Franchise bis zu Fr. 3000.– bei einer Prämienermässigung von bis zu 40 Prozent beinhalten. Dabei gilt die Franchise nur für Spitalaufenthalte, d.h. sie entfällt für ambulante Operationen, Hauskrankenpflege oder Kuraufenthalte. Andererseits müssen die Versicherten die Franchise aber dann ebenfalls nicht bezahlen, wenn sie sich nur auf der allgemeinen Abteilung eines Spitals behandeln lassen.[1023]

Eine andere Vorreiterrolle, welche auch allgemein Versicherte umfasst, hat hinsichtlich Geburten die ‹Eidgenössische› Gesundheitskasse übernommen. Obwohl ihr aufgrund verzerrter Preisrelationen unter Umständen Mehrkosten entstehen, bezahlt sie nicht nur Spital-, sondern auch ambulante und Hausgeburten vollumfänglich, d.h. ohne Kostenübernahme durch die Versicherten.[1024]

1022 Vgl. Sommer (Malaise) 133
1023 Vgl. o.V. (Eigenverantwortung) 3; bei der SWICA beträgt die wählbare Franchise sogar maximal Fr. 5000.–, bei einer Prämienermässigung von 50 Prozent. Derartige Lösungen werden mit Inkrafttreten des neuen KVG noch an Gewicht gewinnen, da sich viele Versicherte aufgrund risikogerechter Prämien halbprivate und private Zusatzversicherungen ansonsten nicht mehr werden leisten können.
1024 Vgl. Merkblatt der ‹Eidgenössischen› Gesundheitskasse «Unsere Leistungen für Ihre Therapien 1995»

Unverständlicherweise wurde diese Regelung nicht ins neue KVG übernommen. Zwar werden dort die Krankenkassen in Artikel 29 verpflichtet, die Kosten für eine ambulante Geburt, für eine Geburt in einer teilstationären Einrichtung oder zu Hause zu übernehmen. Das bezieht sich jedoch lediglich auf die eigentliche Entbindung und die (höchst ungleiche) Entschädigung der Hebammen und Ärzte, nicht aber zum Beispiel auf die Hauspflege.[1025] Eigentlich wäre es völlig naheliegend und auch nicht gefährlicher, bei einer absehbarerweise normal verlaufenden Geburt möglichst nicht die teure Infrastruktur eines Spitals in Anspruch zu nehmen.[1026] In besonderem Mass gilt dies für die Zeit im Wochenbett. In den Niederlanden beispielsweise, wo im übrigen – bei einer der niedrigsten Säuglingssterblichkeitsraten weltweit – nach wie vor rund ein Drittel aller Geburten Hausgeburten sind, kann eine Mutter nur auf spezielle Indikation hin das Wochenbett im Spital verbringen.

Demgegenüber beginnt sich die an sich kostengünstigere ambulante Geburt in der Schweiz nur sehr zögerlich durchzusetzen – natürlich auch deshalb, weil die ambulanten Betreuungsstrukturen (Hauspflegerinnen, ambulant tätige Hebammen) noch zu erheblichen Teilen fehlen. Diesbezüglich wird es ebenso wie bei Operationen, die an sich auch ambulant durchgeführt werden könnten, entschieden darum gehen müssen – abgesehen vom Aufbau entsprechender Strukturen –, die finanziellen Anreize über die sich jetzt bereits abzeichnenden Innovationen hinaus in Zukunft anders zu setzen.

Mit anderen Worten, die jetzt in die Wege geleiteten Reformen des schweizerischen Gesundheitswesens sind im grossen und ganzen zwar zweckmässig und werden eine gewisse Dämpfung der Kostenentwicklung im Gesundheitswesen mit sich bringen, gehen aber vielfach zu wenig weit. An den im Analyseteil thematisierten tieferen Ursachen der Kostenexplosion ändern sie zudem nur am Rande etwas und – abgesehen von den HMOs – werden auch die gesetzten finanziellen Anreize nur im Rahmen der gegebenen Franchisen und Höchstgrenzen der Kostenbeteiligung hin zu einer restriktiveren Inanspruchnahme medizinischer Leistungen führen. Sind diese Grenzen jedoch im konkreten Einzelfall einmal überschritten, wird sowohl den meisten Patienten als auch den meisten daran verdienenden Ärzten weiterhin nur das (scheinbar) Beste gut und teuer genug sein.

Soll demzufolge eine Entwicklung vermieden werden, welche aufgrund nicht mehr tragbarer Gesamtkosten schliesslich in eine staatliche oder halbstaatliche Einheitskasse mündet und darüber hinaus in eine Zweiklassenmedizin und/oder in eine behördlich rationierte Gesundheitsversorgung, dann sind auf der Basis der bestehenden Reformschritte dringend weite-

---

1025 Schelbert (Hausgeburt) 55
1026 Eine sorgfältig konzipierte, langjährige Nationalfondsstudie im Raum Zürich hat diesbezüglich gezeigt, dass eine Hausgeburt im Vergleich zu einer Spitalgeburt keine höheren Risiken beinhaltet. Bei den zu Hause gebärenden Frauen ergab sich jedoch eine deutlich geringere Zahl von künstlichen Einleitungen und ein geringerer Medikamentenverbrauch, und es resultierten weniger Dammverletzungen und weniger chirurgische Eingriffe. Knieriemen (Mär) 29 ff

re, auch neuartige Verbesserungsmöglichkeiten zu suchen und ins Auge zu fassen. Dabei kann allerdings nicht von der einfachen und allzu beliebten Formel ausgegangen werden, dass staatliche Regelungen per se schlecht und bedingungsloser Wettbewerb per se gut sind.

Vielmehr sind zwar durch Setzung entsprechender Rahmenbedingungen die Freiheitsgrade des Systems weiter zu erhöhen. Es ist jedoch klar zu unterscheiden zwischen Freiheitsgraden, welche absehbarerweise zu einer kostengünstigeren und wirksameren Medizin führen werden und dem Wohl des Patienten dienen, und zwischen solchen, bei denen das nicht der Fall oder zumindest zweifelhaft ist. Entsprechend gilt es, allenfalls auch Freiheiten und Profitmöglichkeiten einzuschränken – selbst wenn all jene unter dem Banner der Missachtung marktwirtschaftlicher Prinzipien dagegen Sturm laufen, deren Denkmuster entweder kurzsichtig auf bedingungslose Konkurrenz eingeschworen sind oder die ihre bisherigen Pfründe gefährdet und ihre kostspieligen ‹Behandlungsfelle› davonschwimmen sehen.

5.2 Zukunftsweisende Versicherungsmodelle

Ein erster, absolut zentraler Ansatzpunkt für die Einführung bzw. Gewährleistung vermehrter Freiheitsgrade im Gesundheitswesen, welche sowohl den Patienten zugute kommen als auch die Wirksamkeit und die Kostensituation des Medizinsystems massiv verbessern wird, ist die *Förderung komplementärmedizinischer Methoden auch auf der Ebene der Krankenversicherung*. Im neuen schweizerischen Krankenversicherungsgesetz ist dies zwar vorgesehen, aber nur für Methoden, welche wissenschaftlich anerkannt sind. Es steht deshalb zu erwarten, dass vorderhand nur die gängigsten komplementären Heilverfahren (vor allem Akupunktur und Homöopathie) in den Grundleistungskatalog der Krankenversicherungen aufgenommen werden und dass sie zudem nur von schulmedizinisch ausgebildeten Ärzten erbracht werden können.

Wie im Vorangegangenen mehrfach hervorgehoben, beansprucht der schulmedizinische Ansatz heute noch eine annähernde Monopolstellung, und dies, obwohl er im Grunde genommen nur auf akute Krankheitsphänomene ausgerichtet ist, sie vergleichsweise massiv und monokausal fast ausschliesslich auf der materiellen Ebene angeht und dabei unter Umständen erhebliche Nebenwirkungen in Kauf nimmt. Letztere setzen dann in Form von iatrogenen, arzt- und spitalbedingten Krankheiten zunehmend erneute Behandlungskreisläufe mit entsprechenden Kostenfolgen in Gang.[1027] Allein aus all diesen Gründen drängt sich zwingend die Ergänzung durch weniger invasive komplementär-

---

[1027] Vgl. Teil III

medizinische Methoden auf, welche auch tiefere Ursachen und Wirkungsebenen einer Erkrankung ansprechen und verändern. Die Entwicklung, Ergänzung und Ausweitung der herkömmlichen Schulmedizin hin zu einer ganzheitlichen integralen Medizin ist aber auch deshalb sinnvoll und notwendig, weil damit eine Sensibilisierung für einen bewussteren Lebensstil einhergeht.

Anders als dies in der konventionellen Medizin vielfach der Fall ist, werden den Patienten in einer guten komplementärmedizinischen Behandlung nicht einfach die Symptome genommen, sondern es werden weit stärker die Zusammenhänge zwischen der Erkrankung und dem persönlichen Verhalten ins Blickfeld gerückt. Wie u.a. die Untersuchung von Meier und Grau gezeigt hat, tendieren darüber hinaus Personen, welche vermehrt komplementärmedizinische Methoden in Anspruch nehmen, generell zu einer (gesundheits)bewussteren Lebenseinstellung. Besonders ausgeprägt gilt dieser Zusammenhang offensichtlich für Frauen.[1028]

Als erste Krankenkasse der Schweiz hat die ‹Eidgenössische› Gesundheitskasse die Bedeutung und das Potential der Komplementärmedizin voll erkannt und ist konsequenterweise dazu übergegangen, unter dem Motto «Gesund durch eine sanfte Medizin – darum gleiche Chance für Natur wie für Chemie» auch ‹nicht wissenschaftlich anerkannte› Heilmethoden in immer umfassenderer Weise zu finanzieren. Diese Leistungen im Rahmen der Grundversicherung abzudecken wurde ihr zwar vom Bundesamt für Sozialversicherungen untersagt, da in der Schweiz der definierte Grundleistungskatalog die Komplementärmedizin vorderhand noch nicht und künftig nur in eingeschränkter Weise umfasst bzw. umfassen wird.

Die ‹Eidgenössische› Gesundheitskasse bietet nun jedoch eine Basisversicherung an, in welcher – nebst der gesamtschweizerischen Deckung der Spitalkosten – auch eine sehr breite Palette komplementärmedizinischer Leistungen mit enthalten ist, ohne Mehrprämie und zusätzlich zur Vielzahl an Präventionsangeboten, welche oben grossenteils bereits angesprochen wurden.[1029] Leistungserbringer kann dabei sowohl ein diplomierter Arzt mit komplementärmedizinischer Zusatzausbildung als auch ein Naturarzt sein, welcher Mitglied der Naturärzte-Vereinigung der Schweiz (NVS) ist. Für die Behandlung bei einem Naturarzt wird also ebenfalls volle Kostenübernahme, abzüglich der gesetzlichen Kostenbeteiligung, garantiert.

Zusätzlich werden aber auch verschiedenste Therapien bei einem von der Kasse anerkannten Therapeuten bzw. einer Therapeutin mitentschädigt, nach einem festgelegten Ansatz pro Sitzung bei einer definierten maximalen Anzahl

---

1028 Vgl. Meier/Grau (Alternativmedizin) 14f, 35f

1029 Vgl. Kap. 5.1. Vgl. hierzu auch das Merkblatt der ‹Eidgenössischen› Gesundheitskasse «Unsere Leistungen für Ihre Therapien 1995».

Sitzungen pro Jahr und ohne dass sie unter die jährliche Franchise fallen.[1030] Diese grosszügige und in ihrem Umfang für die Schweiz ausserordentlich weitgehende Regelung wurde nicht zuletzt deshalb getroffen, weil diesen Therapien zusätzlich zum therapeutischen ein bedeutender präventiver Charakter zukommt.

R. Barfuss, der Direktor der ‹Eidgenössischen› Gesundheitskasse, schrieb hierzu im Jahresbericht 1992: «Nur ein aufgeklärter Versicherter, der um die verschiedenen Behandlungsmöglichkeiten weiss und frei ist in seiner Wahl, kann die für seine individuelle Situation am besten geeignete Therapie bestimmen und trägt dann die aus eigener Überzeugung angetretene Behandlung auch selbst mit. Dies wirkt präventiv, ermöglicht die Wahrnehmung der Eigenverantwortung durch die Mitglieder und hilft somit auch, Kosten zu sparen und damit günstigere Prämien zu erreichen.»[1031]

Der Erfolg gibt der ‹Eidgenössischen› Gesundheitskasse recht: Selbst nach Einführung des Risikoausgleichsfonds, in welchem alters- und geschlechtsspezifische Unterschiede zwischen den Mitgliedern der Kassen gesamtschweizerisch ausgeglichen werden, gehört sie nicht trotz, sondern wegen ihres umfassenden Angebots zu den kostengünstigsten Krankenkassen der Schweiz. Zudem verfügt sie über eine gesunde Finanzbasis und weist ein starkes jährliches Wachstum aus.[1032] Sie tritt damit den praktischen Beweis an, dass der Miteinbezug komplementärmedizinischer Methoden das Gesundheitswesen bereits kurzfristig nicht verteuert, sondern im Gegenteil zu verbilligen vermag.

Ähnliche, bereits langjährige Erfahrungen mit der Förderung nicht-schulmedizinischer und auch präventiver Methoden hat im übrigen in Österreich die Betriebskrankenkasse der Austria-Tabakwerke Wien gemacht. Auf Initiative des dortigen Chefarztes F. Perger wurde bei den Werksangehörigen bereits seit den sechziger Jahren grosser Wert auf die Früherkennung und erfahrungsmedizinische Sanierung von potentiellen Krankheitsherden gelegt – mit dem Ergebnis, dass sich nicht nur der Gesundheitszustand der Mitarbeiterinnen und Mitarbeiter massiv verbesserte und vor allem chronische Erkrankungen deutlich zurückgingen, sondern auch finanziell gesehen die ehemaligen Defizite der Kasse in beträchtliche Überschüsse umgewandelt werden konnten.[1033] Ebenfalls positive Auswirkungen zeitigt offensichtlich ein fünfjähriger wissenschaftlich begleiteter Versuch in der Firma STEAG AG in Essen. Erste Ergebnisse deuten darauf hin, dass sich durch den Einsatz ganzheitsmedizinischer Methoden die Krankenkosten um 50 Prozent und mehr vermindern.[1034]

1030 Konkret genannt werden im Merkblatt «Unsere Leistungen für Ihre Therapien 1995»: Akupunktur-Massage, Fuss-Reflexzonentherapie, Shiatsu, Massagen, Alexander/Feldenkrais-Technik, Atemtherapie, Lymphdrainage, Kinesiologie, Polarity, Farbtherapie nach Mandel, Psychotherapie bei Psychotherapeuten/Psychologen, Kneipp-Therapien, Bachblüten-Therapie nach Scheffer, Bach-Blütenmischungen, Heileurythmie, Sprachgestaltung und rhythmische Massage.

1031 Vgl. 74. Jahresbericht und Jahresrechnung 1992, S. 2

1032 Vgl. o.V. (Geheimnis) 2 sowie 74. Jahresbericht und Jahresrechnung 1992

1033 Vgl. Draczynski (Grund-Regulation) 48

Abgesehen von den bereits kurzfristig gegebenen Erfolgen werden die Kosteneinsparungen aufgrund der Förderung komplementärmedizinischer Methoden mittel- und längerfristig sogar noch erheblich grösser sein, wenn sich nämlich einerseits das Gesundheitsbewusstsein grösserer Teile der Bevölkerung hin zu mehr Eigenverantwortung gewandelt haben wird und sich auf den individuellen Gesundheitszustand auszuwirken beginnt und wenn andererseits die kostenträchtige konventionelle Medizin auf die Behandlung jener Unfälle und Krankheiten zurückgebunden sein wird, für die sie tatsächlich wertvoll und geeignet ist. Dies hat mittlerweile auch das Konkordat der Schweizerischen Krankenkassen erkannt und im Dezember 1991 in einer Pressemitteilung verlautbaren lassen: *«Abgesehen von der Notfallmedizin und der Intensivversorgung sind die meisten naturheilkundlichen Diagnose- und Therapieverfahren weitaus kostengünstiger als schulmedizinische Verfahren.»*[1035]

Empirische Untersuchungen beispielsweise in Grossbritannien – wo der Ganzheitsmedizin als Komplement zur Schulmedizin traditionellerweise ein grösserer Stellenwert zukommt – belegen diese Aussage klar. Bei verschiedensten Krankheitsformen, angefangen von Spannungskopfschmerzen über Mittelohrentzündungen, rheumatische Arthritis und Bluthochdruck bis hin zu Rückenverletzungen erwiesen sich komplementärmedizinische Methoden gegenüber konventionellen schulmedizinischen Behandlungsformen nicht nur als sehr wirksam und nebenwirkungsarm, sondern auch als sehr kosteneffizient. Vor allem hinsichtlich der maximalen Kosten pro Fall ergaben sich zumeist fast schon dramatische Kostenunterschiede.[1036]

Nebst der ‹Eidgenössischen› Gesundheitskasse tragen dem mittlerweile andere schweizerische Krankenkassen ebenfalls Rechnung und haben, allerdings (noch) weniger konsequent, Angebote auch im komplementärmedizinischen Bereich lanciert. So bietet beispielsweise auch die Artisana im Rahmen einer erweiterten Grundversicherung ohne nennenswerte Zusatzprämie alternativmedizinische Leistungen in unbegrenzter Höhe an, im Fall von ambulanten Leistungen allerdings nur beschränkt auf Behandlungen durch diplomierte Ärzte mit entsprechender Zusatzausbildung.

Die Helvetia als grösste Kasse der Schweiz verlangt demgegenüber für ihr komplementärmedizinisches Zusatzangebot einen erheblichen Prämienzuschlag, wobei zwei Varianten möglich sind: Einerseits sind in einer Zusatzversicherung für Transportleistungen, Sehhilfen, Rechtsschutz etc. auch gewisse komplementärmedizinische Leistungen mit inbegriffen, allerdings betragsmässig beschränkt auf Fr. 500.– pro Jahr. Hierfür wird ein Prämienzuschlag erho-

---

1034 Gemäss Angaben des Firmenleiters D. Kleinstoll an der Gemeinschaftstagung der regulationstherapeutisch tätigen Ärzte und Zahnärzte vom 2. bis 5. Juni 1994 in Bad Godesberg.

1035 von Euw/Färber (Kostenbremse) 33

1036 Vgl. Hale (Kostenersparnis) 48f

ben, genauso wie für jene weitere Zusatzversicherung, bei welcher dann komplementärmedizinische Leistungen bei Therapeuten, die von der Kasse anerkannt sind und die auch Nichtmediziner mit umfassen, im Umfang von jährlich Fr. 4000.– abgedeckt werden.

Obwohl bei diesen Angeboten im Gegensatz vor allem zur ‹Eidgenössischen› Gesundheitskasse Prämienzuschläge erhoben werden, haben die Versicherten der Helvetia umgekehrt zumindest im Grundsatz den Vorteil, dass allfällig beanspruchte komplementärmedizinische Leistungen nicht unter die Franchise, sondern nur unter den zehnprozentigen Selbstbehalt fallen.[1037] Dies dürfte den Effekt haben, dass zumindest jene, die sich dessen bewusst sind, im Krankheitsfall nach Möglichkeit zuerst ein komplementärmedizinisches Angebot (bei einem Nicht-Schulmediziner) in Anspruch nehmen werden. Wenigstens solange im Einzelfall die jährliche Franchise noch nicht überschritten wurde, resultiert daraus eine erhebliche Begünstigung der Komplementärmedizin.

Diese Bevorzugung ist jedoch solange gerechtfertigt und zweckmässig, als nichtschulmedizinische Diagnose- und Therapiemethoden noch einen riesigen, kaum bewältigten Nachholbedarf haben. *Letztliches Ziel muss allerdings die Gleichwertigkeit und auch versicherungstechnische Gleichbehandlung von Komplementär- und Schulmedizin sein*, wie sie bei der ‹Eidgenössischen› Gesundheitskasse konsequenterweise heute schon angestrebt wird und zu Teilen bereits verwirklicht ist. Mit inbegriffen ist dann auch eine offene, breite Information über die einzelnen Behandlungsmethoden wie auch über die vielen Möglichkeiten einer gesundheitsbewussteren Lebensweise.

Neu sollte zudem, vorerst auf freiwilliger Basis einzelner Krankenkassen, auch die Förderung und Mitfinanzierung der Geistheilung als nebenwirkungsfreier und oft sehr wirksamer Diagnose- und Therapiemethode hinzukommen.[1038] Zwar leistet die ‹Eidgenössische› Gesundheitskasse bereits Beiträge an eine vorgegebene Anzahl Reiki-Behandlungen pro Jahr. Diese Art von Geistheilung ist jedoch mit einem eigentlichen Kult verbunden, an welchem einzelne viel Geld verdienen. Weit zweckmässiger wäre demgegenüber, Behandlungen bei Geistheilern, welche beispielsweise vom Schweizerischen Verband für Natürliches Heilen (SVNH) auf ihre Fähigkeiten und ihre Seriosität hin überprüft wurden, nach analogen Ansätzen ebenfalls mitzufinanzieren.

Ein weiterer zusätzlicher Schwerpunkt drängt sich im Rahmen der Förderung einer bewussteren Lebensweise auf. Wie im Analyseteil gezeigt, stellt die Verdrängung des Todes einen gewichtigen Faktor der Kostensteigerung im Ge-

---

1037 In der Praxis allerdings wurden meiner Frau Rückerstattungen komplementärmedizinischer Behandlungskosten ausserhalb der Franchise zweimal verweigert, mit der fadenscheinigen Begründung, der betreffende Arzt verfüge über eine ordentliche Abrechnungsnummer, und es sei für die Kasse nicht zumutbar, die Art der Behandlung zu überprüfen. Zusammen mit einem Fall, der mir hinsichtlich einer Krebsbehandlung in einer komplementärmedizinischen Klinik zu Ohren kam, deutet dies darauf hin, dass das komplementärmedizinische Denken in der grössten Krankenkasse der Schweiz vorderhand erst aufgepfropft ist und noch nicht eigentlich gelebt wird.

Lösungsmuster 369

sundheitswesen dar. Es ginge deshalb nicht zuletzt auch seitens der Krankenkassen darum, das Thema Sterben als natürlichen Bestandteil des Lebens ins Bewusstsein der Bevölkerung zu bringen und dem Tod seinen Stachel zu nehmen, mit Hinweis auf die mittlerweile sehr zahlreichen Anhaltspunkte, dass er lediglich einen Übergang in eine andere Daseinsform bedeutet. Damit im Zusammenhang wären die Mitglieder auf die Möglichkeit hinzuweisen, eine Patientenverfügung zu unterschreiben. Sie enthält die Bitte, bei schwersten Erkrankungen und Unfällen, die eine verständliche Ausdrucksweise nicht mehr erlauben, medizinische Massnahmen zu unterlassen, die absehbarerweise nur mehr der blossen Lebensverlängerung dienen.

Eine andere Variante, auf (noch) unkonventionelle Weise Krankheitskosten einzusparen, bestünde darin, bei Wahloperationen jene natürlichen Zyklen gezielt in Betracht zu ziehen, die im Volksmund als ‹Biorhythmen› bekannt sind. Mit anderen Worten, Krankenkassen könnten ihren Versicherten nicht nur ein Second-Opinion-Programm mit entsprechenden Prämienvergünstigungen anbieten,[1039] sondern ihnen darüber hinaus zu ähnlichen Konditionen offerieren, einen chronobiologisch günstigen Operationstermin im Hinblick auf verschiedene Risikofaktoren des Eingriffs zu errechnen. In Japan oder vor allem in den USA werden diesbezüglich die Rhythmen in der individuellen Konstitution bereits viel gezielter beachtet.[1040]

All diese Möglichkeiten stehen heute den Krankenkassen frei und werden absehbarerweise auch nach Inkrafttreten des neuen Krankenversicherungsgesetzes gegeben sein. Mit anderen Worten, selbst wenn in der Schweiz komplementärmedizinische Methoden derzeit noch nicht und künftig nur beschränkt im Grundleistungskatalog enthalten sind, ist es den Kassen wenigstens im Rahmen von Zusatzversicherungen ohne nennenswerten Prämienzuschlag möglich, entsprechende Angebote zu lancieren. Auch hier kommt der Wettbewerb zwischen ihnen auf sinnvolle Weise zugunsten der Patienten und einer besseren, kostengünstigeren Medizin zum Tragen. Dies gilt um so mehr, als die Kassen über die Unterstützung komplementärmedizinischer, (noch) unkonventioneller Methoden eine positive Risikoselektion betreiben können.

Anders ausgedrückt, Krankenkassen, welche möglichst vorbehaltlos auf Komplementärmedizin setzen, werden entsprechend interessierte Versicherte anziehen, welche nicht nur die kostspielige Schulmedizin im allgemeinen zurückhaltender in Anspruch nehmen dürften, sondern in der Tendenz auch zu einer gesundheitsbewussteren Lebensweise neigen und damit über einen besseren Gesundheitszustand verfügen. Letztlich ist damit die Möglichkeit

---

1038 Aus Gründen der Kontrollierbarkeit allerdings ohne Fernheilung
1039 Vgl. Kap. 5.1
1040 Kompetente Auskunftspersonen in der Schweiz hinsichtlich Chronobiologie resp. Biorhythmen sind Albert Dietziker in Cham und Jörg Erzberger in Amden.

geschaffen, dass sich eine vermehrte Sensibilisierung für Fragen der eigenen Gesundheit und Krankheit für die Versicherten in günstigeren Prämien auswirkt.

Soweit andererseits Personen, die nach wie vor von einem traditionellen, am Konsumbegriff orientierten Gesundheits- und Krankheitsverständnis geprägt sind, aufgrund der günstigeren Prämiensituation ebenfalls zu einer Kasse mit breitem komplementärmedizinischem Angebot wechseln, so erhöhen sie zwar in der Tendenz die Durchschnittskosten. Diese neu Versicherten werden jedoch immerhin mit der der Kasse zugrunde liegenden Philosophie in Beziehung gebracht und zu einem allmählichen Wandel ihrer Einstellung und ihrer bisherigen Verhaltensweisen angeregt, was sich dann mittel- und längerfristig – auch für das Gesundheitswesen insgesamt – positiv auf die verursachten Kosten auswirken wird.

Um so mehr, als nach neuem schweizerischem Krankenversicherungsgesetz Kollektivversicherungen mit tieferen Prämien für kostengünstigere Risikogruppen nicht mehr möglich sein werden, darf aber dennoch keine Prämienverwischung oder gar -angleichung zwischen Personen stattfinden, die sich in völlig unterschiedlichem Ausmass um ihre eigene Gesundheit kümmern. Mit anderen Worten, der vielbemühte Begriff der Solidarität zwischen den Versicherten darf nicht dahingehend missbraucht werden, dass über geschlechts- und altersspezifische Risiken hinaus eine völlige Vermischung zwischen jenen stattfindet, welche sich keinen Deut um ihre eigene Gesundheit scheren und im Krankheitsfall völlig unbedarft spitzenmedizinische Methoden in Anspruch nehmen – wodurch sie unter Umständen noch kränker werden –, und jenen, bei denen dies nicht oder zumindest weniger der Fall ist.

Vielmehr *sind über die bereits skizzierten Möglichkeiten hinaus versicherungstechnische Anreize für ein gesundheitsbewusstes Verhalten zu schaffen, um es auf diese Weise zusätzlich zu fördern*. Auf eine eigentlich naheliegende Möglichkeit wurde ich von Bruno Riek, dem Leiter des neu ins Leben gerufenen europäischen COST-Programms[1041] ‹Unkonventionelle medizinische Richtungen› hingewiesen. Sie besteht darin, Verhalten, welches absehbarerweise der eigenen Gesundheit zugute kommt, mit Prämienrabatten oder anderen Vergünstigungen zu belohnen.

Ausschlaggebend wären dabei einige wenige zentrale Eckdaten für den individuellen Gesundheitszustand, die auf einfache und möglichst nicht invasive Weise, d.h. beispielsweise ohne Blutentnahme, gemessen werden können. Zudem sollten diese Eckwerte geeignete Indikatoren für ein möglichst breites

---

1041 Coordination européenne dans la domaine de la recherche scientifique et technique

Spektrum von gesundheitsrelevanten Verhaltensweisen darstellen und nicht durch die Einnahme von Medikamenten kurzfristig, d.h. auf die Messung hin, verändert resp. manipuliert werden können. Die Bestimmung des Cholesterinspiegels oder des Blutdrucks scheiden allein aus diesen Gründen aus. [1042]

Als Indikator geeignet ist demgegenüber das geschlechtsspezifische Körpergewicht in Relation zur Körpergrösse, ergänzt und verfeinert durch eine Infrarot-Messung des Körperfettanteils und die Bestimmung des Verhältnisses zwischen Bauch- und Gesässumfang. [1043] Einerseits ist nämlich Übergewicht eine Folge von zahlreichen, auch im weiteren Sinn gesundheitsschädigenden Verhaltensweisen wie Fehlernährung, Bewegungsarmut oder Alkoholmissbrauch, und andererseits stellt es eine wichtige Ursache für eine Vielzahl von Gesundheitsstörungen dar, bis hin zu erhöhten Komplikationsraten bei Operationen an fettleibigen Patientinnen und Patienten.

Ein anderer einfach zu bestimmender Faktor, der zwar mit Übergewicht zusammenhängt, dem aber darüber hinaus eine eigenständige Bedeutung zukommt, ist die körperliche Fitness. Die altersabgestufte Herzleistung bei Anstrengung sowie die Rückenflexibilität und -kraft stellen hier leicht messbare Indikatoren dar, welche sowohl hinsichtlich verschiedener gesundheitsschädlicher Verhaltensweisen als auch bezüglich zahlreicher Krankheiten hohe Aussagekraft besitzen – allen voran Herz/Kreislauf-Erkrankungen als vorherrschenden Zivilisationskrankheiten einerseits und Rückenbeschwerden mit den dazugehörenden Gesundheitsstörungen andererseits.

Eine dritte, sehr wichtige und nicht invasive Testgrösse stellt schliesslich die Fähigkeit dar, sich zu entspannen. Sie könnte mittels Biofeedback ermittelt werden, indem zum Beispiel Veränderungen des Hautwiderstandes auf einem Bildschirm visualisiert werden und darauf basierend von der Testperson eine spielerische Aufgabe zu lösen ist. Apparativ kaum aufwendiger, aber aussagekräftiger wird jedoch eine Spektralanalyse der Gehirnschwingung im Sinn eines erweiterten Elektroenzephalogramms sein. Aufgrund von Forschungsarbeiten von Günter Haffelder in Stuttgart ist es mittlerweile möglich, die resultierenden Schwingungsmuster zuverlässig auch auf die Entspannungsfähigkeit einer Person hin zu interpretieren. [1044]

Wie zentral für den allgemeinen Gesundheitszustand die Fähigkeit sich zu entspannen ist, zeigen nebst Untersuchungen auf dem Gebiet der Psycho-Neuro-Immunologie auch Studien betreffs Personen, welche regelmässig meditieren. Im Jahr 1987 beispielsweise analysierte der Psychologe David Orme-Johnson die Daten eines rund 2000 Personen umfassenden Versicherungskollektivs einer

---

1042 Vgl. auch Teil III, Kap. 4.3
1043 Wie eine schweizerische Untersuchung kürzlich gezeigt hat, besteht vor allem bei Männern ein klarer Zusammenhang zwischen der Anhäufung von Fettzellen im Bauchbereich und erhöhten Blutfettwerten und Stoffwechselstörungen. O.V. (Pölsterchen) Hintergrund

1044 Vgl. Haffelder (Nathal-Methode) 39ff

grossen amerikanischen Krankenversicherung und verglich sie mit jenen der übrigen Versicherten. Es handelte sich bei dieser speziellen Gruppe um Menschen, welche regelmässig die Technik der Transzendentalen Meditation (TM) ausübten.

Die Ergebnisse waren absolut erstaunlich: Was ambulante Behandlungen anbelangt, so lagen die Arztkontakte transzendental meditierender Kinder und Jugendlicher um 46,8 Prozent unter dem Durchschnitt gewöhnlicher Versicherter, und die Gruppe der 19- bis 39jährigen beanspruchte sogar 54,7 Prozent weniger ambulante Behandlungen. Bei den 40jährigen und älteren schliesslich war die Zahl der Arztkonsultationen um fast unglaubliche 73,7 Prozent geringer! Bei der Analyse einzelner Krankheiten zeigte sich ebenfalls ein weit überdurchschnittlicher Gesundheitszustand der TM-Gruppe. So fand Orme-Johnson bei den transzendental Meditierenden bezogen auf die beiden vorherrschenden Zivilisationskrankheiten Herz/Kreislauf-Erkrankungen und Krebs 87,3 Prozent weniger stationäre Fälle bei Herzkrankheiten und 55,3 Prozent weniger stationäre Fälle bei gut- und bösartigen Tumoren![1045]

Ebenfalls eindeutige Ergebnisse ergab das Dissertationsprojekt des Kanadiers Robert E. Herron. Er analysierte im nachhinein für die Jahre 1981 bis 1990 die Arztkosten von Personen, die in diesem Zeitraum in Quebec mit Transzendentaler Meditation begonnen hatten, und verglich sie alters-, geschlechts- und inflationsbereinigt mit den durchschnittlichen Arztkosten in der Region. Er wählte dabei den Zeitraum von drei Jahren vor Beginn der regelmässigen Meditation bis drei Jahre danach. Es zeigte sich, dass die 599 in die Untersuchung miteinbezogenen Personen vor dem Zeitpunkt, an welchem sie mit Transzendentaler Meditation begonnen hatten, ähnlich hohe Arztkosten wie der Bevölkerungsdurchschnitt aufwiesen. Danach sanken sie jedoch im Durchschnitt jährlich um inflationsbereinigte 12,4 Prozent! Mit jährlich 19 Prozent am grössten war der Rückgang zudem bei den über 50jährigen sowie mit jährlich 18 Prozent bei jenen, die vor Meditationsbeginn besonders hohe Arztkosten verursacht hatten.[1046]

Mit der Messung der Entspannungsfähigkeit wird somit ein sehr wichtiger Faktor für den allgemeinen Gesundheitszustand eines Versicherten erfasst. Die hierfür vorgeschlagene Methode der Spektralanalyse der Gehirnschwingungen nach Haffelder hat ferner den Vorteil, dass damit auch noch ein vierter Testparameter für eine gesundheitsbewusste Lebensweise mit erfasst werden könnte. Aufgrund der resultierenden Muster lässt sich nämlich nachweisen, ob jemand Drogen gebraucht, medikamentenabhängig ist oder in exzessiver Weise

---

1045 Zit. in Chopra (Körperseele) 163ff. Inzwischen gewährt denn auch die holländische Krankenkasse Grové ihren TM-Versicherten einen Prämienrabatt von 15 Prozent. O.V. (Versicherungskonzepte) 1

1046 Herron (Meditation Practice)

Lösungsmuster

Alkohol zu sich nimmt. Noch abzuklären bleibt, ob sich mit Haffelders Verfahren auch hinsichtlich regelmässigem Rauchen zuverlässige Aussagen ableiten lassen. Sollte dies nicht der Fall sein, so wäre der CO-Anteil in der Ausatmungsluft oder allenfalls als einzige invasive Methode die Bestimmung des Nikotingehalts im Blut als Testparameter mit heranzuziehen.[1047]

Konkret sieht dann die Idee des Gesundheitstests wie folgt aus: Jene Versicherten, welche dies wünschen, können sich wie oben beschrieben auf die vier Parameter Normalgewicht, körperliche Fitness, Entspannungsfähigkeit und Suchtmittelfreiheit hin testen lassen. Diejenigen, welche drei von vier Kriterien erfüllen, erhalten für zwei Jahre einen substanziellen Prämienrabatt auf der Grundversicherung oder werden im Fall von Arzt- und Spitalbesuchen von der Franchise befreit. Nach zwei Jahren muss dann der Test wiederholt werden, um allenfalls erneut in den Genuss der Vergünstigungen zu kommen.

Die Tests werden auf einer einheitlichen Basis in Gesundheitszentren durchgeführt, welche von den Krankenversicherern oder allenfalls auch von der öffentlichen Hand getragen werden. Gleichzeitig mit dem Test erhalten die Versicherten eine individuelle, kostenlose Gesundheitsberatung. Darin werden verschiedene gesundheitsrelevante Verhaltensweisen angesprochen und dort, wo sich dies aufdrängt, Wege zur Veränderung gesucht. Die entsprechenden Beratungsaktivitäten werden aus den Einsparungen finanziert, die über die gewährte Prämienreduktion hinausgehen. Sofern der Rückgang der Krankheitskosten aufgrund des Modells substanziell genug ausfällt, ist auch daran zu denken, die Einsparungen für Schulung in gesundheitsbewusster Lebensweise und für die Erforschung der Wirkungsweise und Wirksamkeit komplementärmedizinischer Heilmethoden einzusetzen.

So wie er hier vorliegt, müsste der Vorschlag vorerst vom Bundesrat als eigene Versicherungsform zugelassen werden. Bis das der Fall ist, können jedoch einzelne Krankenkassen wiederum eine Pionierrolle übernehmen und als Vergünstigungen zwar nicht eine Prämienreduktion auf der Grundversicherung oder die Befreiung von der Franchise anbieten, aber möglicherweise eine Prämienbefreiung bei der komplementärmedizinischen Zusatzversicherung oder Gutscheine für Aktivitäten oder Therapien, welche der Gesundheit zugute kommen.

Der Einwand, die Idee der regelmässigen Gesundheitstests sei für all jene ungerecht, welche zum Beispiel aufgrund einer Behinderung oder aufgrund angeborener oder erworbener körperlicher Störungen gar nicht drei von vier Test-Parametern erfüllen können, trifft wohl zu. Einerseits erhalten jedoch diese Per-

---

1047 Zudem wären Testverfahren auf kinesiologischer Basis denkbar.

sonen in vielen Fällen finanzielle Unterstützung seitens der Allgemeinheit, und die Leistungen des Gesundheitswesens, welche sie beanspruchen müssen, werden zu Recht ebenfalls von der Allgemeinheit bzw. von der Solidargemeinschaft der Versicherten mitgetragen. Zudem profitieren auch sie davon, dass dann, wenn grössere Teile der Bevölkerung auf ihre Gesundheit Wert zu legen beginnen, die Versicherungsprämien sinken.

Vor allem aber dürfen einzelne Ungerechtigkeiten, welche nach wie vor bleiben, nicht davon abhalten, eine Idee zu verwirklichen, welche nicht nur der Allgemeinheit zugute kommen, sondern vielen Menschen zu einer besseren Lebensqualität verhelfen wird. Zudem sind die Ungerechtigkeiten des heutigen Systems unendlich viel grösser, indem derzeit Menschen, die auf ihre Gesundheit achten, die Kosten all jener mittragen müssen, die ihre Gesundheit in vollem Wissen um die Risiken absehbarerweise ruinieren. Und schliesslich müsste mit dem Argument der Ungerechtigkeit weit eher das System der in der Schweiz nach wie vor üblichen, einkommensunabhängigen Kopfprämien in Frage gestellt werden, wie auch die vorderhand sehr sinnvolle Möglichkeit der wählbaren Franchise, deren Risiko sich schlicht nicht jedermann leisten kann.

Ein Krankenversicherungssystem, das finanziell tragbar bleiben und nicht in eine Zweiklassenmedizin oder in eine staatlich reglementierte und rationierte Einheitsversorgung münden soll, wird nicht darum herumkommen, finanzielle Anreize für eine gesundheitsbewusste Lebensweise und für einen eigenverantwortlichen Umgang mit einem breiten Spektrum an medizinischen Diagnose- und Therapiemöglichkeiten zu setzen.

Zusätzlich zum eben gemachten Vorschlag der regelmässigen Gesundheitstests bietet sich hier eine Möglichkeit an, welche von G.R. Brem, dem Begründer der Vita Sana, bereits vor Jahrzehnten ins Spiel gebracht wurde. Er schlug vor, die vom Versicherten bezahlte Prämie zu splitten. Die eine Hälfte fliesst wie bisher in ein Gemeinschaftskonto aller Versicherten einer Krankenkasse und dient im Sinne des Solidaritätsprinzips dem Risikoausgleich. Die andere Hälfte jedoch wird einem individuellen, verzinsten Sparkonto des Versicherten gutgeschrieben.

Erkrankt nun der Versicherte, so werden die erforderlichen ambulanten oder stationären Leistungen sowohl der Schul- als auch der Komplementärmedizin zuerst aus dem Betrag bezahlt, der sich auf seinem eigenen Sparkonto angesammelt hat. Dabei entfällt sowohl die Franchise als auch die Selbstbeteiligung. Erst wenn dieser Betrag nicht mehr ausreicht, werden die zusätzlichen Kosten aus dem Gemeinschaftskonto gedeckt.

Lösungsmuster 375

Abb. 29 Funktion einer Gesundheitskasse nach dem Modell des Prämiensplitting [1048]

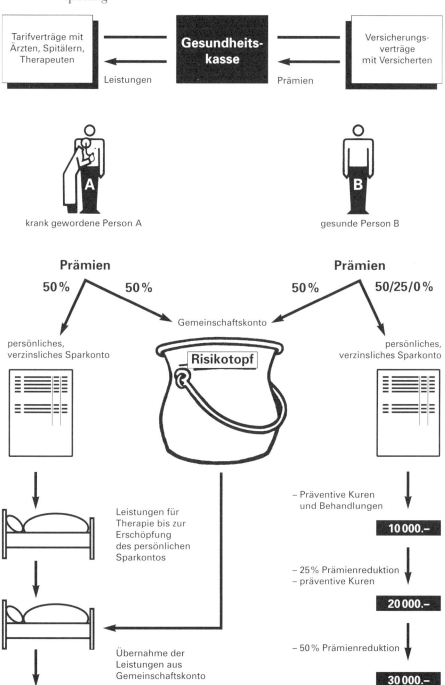

1048 G. R. Brem, Breganzona

Bleibt der oder die Versicherte jedoch einigermassen gesund und beansprucht über längere Zeit keine oder wenig Leistungen, so sammelt sich auf dem individuellen Konto ein grösserer Betrag an. Er oder sie kommt in der Folge in den Genuss von verschiedenen Vergünstigungen. Nach dem Vorschlag von Brem könnten ab dem Betrag von Fr. 10 000.– präventive Behandlungen und Kuren beansprucht werden, die dann allerdings wiederum aus dem eigenen Sparkonto bezahlt würden. Überstiege der angesammelte Betrag Fr. 20 000.–, dann käme der oder die Versicherte zusätzlich in den Genuss einer 25 prozentigen Prämienreduktion, wobei dann nur noch ein Drittel der Prämie dem individuellen Sparkonto gutgeschrieben würde. Wird schliesslich ein Betrag von Fr. 30 000.– auf dem eigenen Konto erreicht, dann reduziert sich die Prämie um 50 Prozent und fliesst vollumfänglich in den Risikotopf. Mit anderen Worten, der Prämienbetrag zugunsten des Risikotopfs bleibt sich immer gleich.

Abbildung 29 gibt dieses Modell schematisch wieder. Die gewählten Beträge verstehen sich dabei als Vorschläge und wären der Teuerung anzupassen. Möglicherweise sind sie etwas tiefer anzusetzen, um zu gewährleisten, dass eine Betragsstufe von Erwachsenen innert weniger als einem Jahrzehnt erreicht werden kann. Vor allem aber sind die Betragsgrenzen zweckmässigerweise nicht als allgemeingültige Einheitsbeträge zu fixieren. Vielmehr ist wohl eine einheitliche Grundlage festzulegen, diese jedoch pro Region und Kasse entsprechend der betreffenden Kosten- und Prämienhöhe abzustufen, auf der Basis von jährlich erhobenen Indizes.

Betragsstufen, welche unabhängig der Kostensituation einer Kasse und einer Region einheitlich wären, liefen nämlich auf eine gesamtschweizerische Einheitskasse hinaus, in welcher auch regionale Kostenunterschiede nicht mehr berücksichtigt würden.[1049] Umgekehrt fördern indexierte Betragsstufen sowohl den Wettbewerb zwischen den Regionen und zwischen den Kassen als auch die Transparenz hinsichtlich der unterschiedlichen Kosten pro Region und Kasse. Prämienbasis für das Splitting wären im übrigen nur die Prämien für eine erweiterte, auch die Komplementärmedizin mitumfassende Grund- oder Basisversicherung, d.h. Zusatzversicherungen für halbprivate und private Spitalaufenthalte fielen nicht unter das Splitting-Modell. Zudem drängt sich auf, Mutterschaftsleistungen sowie eine vorgegebene, allenfalls altersabhängige Anzahl ganzheitlicher Vorsorgeuntersuchungen pro Zeitperiode vollumfänglich aus dem Gemeinschaftskonto zu finanzieren.

Hinsichtlich der allfälligen Auszahlung des Betrags, der sich auf dem individuellen Konto angesammelt hat, könnten beispielsweise folgende Regelungen

---

1049 Dies wäre deshalb der Fall, weil bei regional- oder kassenbedingt tiefen Prämien die Betragsstufen viel langsamer erreicht und damit die betreffenden Versicherten benachteiligt würden.

vorgesehen werden: Stirbt ein Versicherter, dann fällt die auf dem Sparkonto vorhandene Prämiensumme zur Hälfte an das Gemeinschaftskonto und zur anderen Hälfte an die gesetzlichen Erben bzw. an die testamentarisch Begünstigten. Eine ähnliche Regelung kommt dann zum Tragen, wenn ein Versicherter unter Berücksichtigung einer angemessen langen Kündigungsfrist die Versicherungsform wechselt oder – nicht nur vorübergehend – ins Ausland wegzieht: Er kann sich dann die Hälfte des angesammelten Betrags ausbezahlen oder in eine Rente umwandeln lassen, während die andere Hälfte an das Gemeinschaftskonto fällt. Wechselt der Versicherte jedoch zur gleichen Versicherungsform bei einer anderen Kasse oder in eine andere Region, so besteht volle Freizügigkeit, d.h. der angesparte Betrag kann dann voll mitgenommen werden.

Selbstredend lässt sich das Modell des Prämiensplittings mit dem Vorschlag regelmässiger Gesundheitstests kombinieren: Erfüllt der Versicherte drei der vier Testparameter, so reduziert sich die Prämie beispielsweise um 20 Prozent, je zur Hälfte zu Lasten des Gemeinschaftsfonds und des individuellen Sparkontos. Insgesamt liesse sich so eine maximale Prämienreduktion von 60 Prozent erreichen, bei gleichzeitiger Nichtbeanspruchung von Mitteln aus dem Gemeinschaftsfonds der Versicherten.

Insbesondere die Kombination der beiden Modelle beinhaltet gegenüber den heutigen Möglichkeiten auf der Basis von (wählbarer) Franchise und Selbstbeteiligung weit grössere Anreize zu einem gesundheitsbewussten Verhalten und zur verantwortungsbewussten Inanspruchnahme medizinischer Leistungen. Speziell gilt dies auch für stationäre Leistungen, denn gerade teure Spitaltage würden das individuelle Sparkonto sehr rasch schrumpfen lassen. Ähnlich verhält es sich hinsichtlich der Spitzenmedizin, welche jetzt aufgrund des vermehrten (Kosten-)Bewusstseins der Patienten ebenfalls erheblich zurückhaltender in Anspruch genommen würde – nicht zuletzt auch von älteren Versicherten, welche heute noch ungleich höhere Kosten verursachen.

Diese Spareffekte würden dann sogar noch stärker zu Buche schlagen, wenn darüber hinaus eine Kombination mit dem oben beschriebenen Modell der HMO gesucht würde. [1050] Mit anderen Worten, die der HMO angeschlossenen Ärzte und Therapeuten würden aus dem Gemeinschaftsfonds nach einem fixen Gehalt bezahlt oder aber gewinn- und verlustbeteiligt. Das Interesse an einer guten Gesundheit wäre nun doppelseitig gegeben: sowohl seitens der Ärzte und Therapeuten bezogen auf ihre Versicherten als auch seitens der Versicherten selber.

1050 Vgl. Kap. 5.1

Trotz der Ausweitung hin zu einem viel breiteren Spektrum an Therapiemöglichkeiten ginge mit diesen versicherungstechnischen Lösungsmodellen zudem eine weitere Vereinfachung der Krankenversicherung einher. Auch die regionale und kassenbezogene Kostentransparenz würde vor allem aufgrund der indexierten Betragsstufen auf den individuellen Sparkonti endlich erhöht, und zwar ohne zu einer staatlichen oder halbstaatlichen Einheitskasse übergehen zu müssen. Es bedarf lediglich einiger innovativer Krankenkassen, welche im Rahmen der heute schon gegebenen gesetzlichen Möglichkeiten eine Vorreiterfunktion wahrnehmen, um erste Schritte in diese Richtung zu tun. Weitere werden dann sehr bald folgen, wenn sich die Kostenspirale im Gesundheitswesen absehbarerweise weiter dreht.

Zweckmässigerweise wird es dann darum gehen, durch Gesetzesanpassungen vorerst Pilotversuche zu ermöglichen, um Erfahrungen mit diesen Modellen zu sammeln und sie gegebenenfalls zu verfeinern. In der Folge werden die neuen Modelle die heutigen allmählich ablösen. *Um jedoch zu einer wirklich optimalen Krankenversicherung zu gelangen, bedarf es noch weitergehender Überlegungen, welche die Rolle und Kostenverantwortung des Staates bzw. der Kantone mit beinhalten* und insbesondere der heutigen Kostenverzerrung zwischen ambulanten und stationären Behandlungen entgegenwirken. Sie sollen im folgenden grob umrissen werden.

5.3 *Wettbewerbsanreize auch für die Kantone*

Die schweizerische Gesundheitsversorgung ist dadurch charakterisiert, dass den einzelnen Kantonen ein erhebliches Mass an Freiheitsgraden zuerkannt wird. Im Gegensatz zu den meisten europäischen Ländern ist also das Gesundheitswesen in der Schweiz nicht zentralistisch organisiert und gesteuert, sondern die Autonomie der Kantone blieb im Rahmen des Föderalismus zu grossen Teilen gewahrt.

Dies hat den gewichtigen Vorteil, dass jeweils vor Ort bedarfsgerechte Lösungen gefunden und von einzelnen Kantonen auch Vorreiterrollen zum Beispiel für neue Modelle der Kostenkontrolle oder zur Förderung einer neuen Medizin übernommen werden konnten und können. Die Nachteile bestehen in mangelnder Transparenz, was beispielsweise statistische Daten anbelangt, und in Doppelspurigkeiten primär beim stationären Versorgungsangebot, die vor allem dadurch entstehen, dass jeder Kanton dazu neigt, isoliert zu planen.

Zwar wird seit neuestem und wiederum unter dem Eindruck rasch anwachsender Kosten vermehrt versucht, die interkantonale Koordination und die

Lösungsmuster

Transparenz zu verbessern. Anders als im Bereich der Krankenkassen wurde die Chance jedoch noch zu wenig genutzt, die bestehende Vielfalt zwar zu bewahren, aber durch das Setzen einheitlicher Rahmenbedingungen auf Bundesebene zu erreichen, dass auch die Kantone vermehrt in einen Wettbewerb um eine gute und dennoch kostengünstige Gesundheitsversorgung treten. Zudem ist auf der Basis der bisherigen Rahmenvorgaben kein gemeinsames Interesse der Kantone und der Kassen gegeben, konsequent Kosten einzusparen, sondern die Kantone waren und sind lediglich bestrebt, Kostensteigerungen über höhere Spitaltaxen an die Krankenkassen zu überwälzen.[1051]

Allerdings werden nunmehr mit dem neuen Krankenversicherungsgesetz etliche Neuerungen Platz greifen, welche besser gewährleisten sollen, dass auch die Kantone ihren Beitrag an ein kosteneffizienteres Gesundheitswesen leisten. So werden sie neu verpflichtet, einzeln oder zusammen mit anderen Kantonen Spitalplanungen mit differenzierten Leistungsaufträgen an die stationären Versorgungseinrichtungen auszuarbeiten und dabei auch private Trägerschaften bzw. Anbieter miteinzubeziehen. Zudem ist die Möglichkeit vorgesehen, dass die Kantone im Rahmen von Globalbudgets den öffentlichen Spitälern und Pflegeheimen finanzielle Rahmenbedingungen betreffs des maximalen jährlichen Aufwands vorgeben.[1052]

Vor allem im Kanton Waadt bestehen bereits längere und insgesamt positive Erfahrungen mit dem Instrument des Globalbudgets im stationären Bereich. Dabei werden den Spitälern nicht mehr, wie heute noch üblich, Vorgaben bis in einzelne Budgetpositionen hinein gemacht, sondern es wird ihnen lediglich ein Globalbetrag für die gesamten Aufwendungen vorgegeben. Innerhalb desselben ist die Spital- oder Klinikleitung im Rahmen des Leistungsauftrags und allenfalls der kantonalen Besoldungsverordnung einigermassen frei, wie sie die Mittel einsetzen will. Eine effiziente, auf die legitimen Bedürfnisse der Patienten und des Personals ausgerichtete Spital- oder Klinikführung wird also weit weniger, als derzeit noch der Fall, durch rigide und aufwendige Budgetvorgaben erschwert. Und zudem können die jährlichen Kostensteigerungen besser in vordefinierten Grenzen gehalten werden.

Eine weitere Verbesserung, die zugleich mit dem Instrument des Globalbudgets Hand in Hand geht, ist die im neuen Krankenversicherungsgesetz enthaltene Verpflichtung der Spitäler und auch der Pflegeheime, «ihre Kosten und Leistungen nach einheitlicher Methode zu erfassen und darüber eine Kostenstellenrechnung und Leistungsstatistik zu führen». Diese Informationen sollen es in der Folge erlauben, «Betriebsvergleiche zwischen Spitälern durchzufüh-

---

1051 Vgl. Schweizerischer Bundesrat
  (Krankenversicherung) 93
1052 Art. 39, Abs. 1, lit. d. und Art. 51 KVG

ren und die Wirtschaftlichkeit der durch sie erbrachten Leistungen zu überprüfen, insbesondere die Wirtschaftlichkeit der Behandlung spezifischer Krankheiten ...».[1053] Ergibt ein derartiger Vergleich Kosten, die deutlich über denjenigen vergleichbarer Spitäler resp. Pflegeheime liegen, so sollen die Versicherungen künftig den Tarifvertrag mit dem betreffenden Spital oder Pflegeheim kündigen und der Genehmigungsbehörde beantragen können, die Tarife auf das richtige Mass zurückzuführen.[1054]

Gleichzeitig bildet die im Vergleich zu heute weit detailliertere Kostenerfassung die Grundlage für die Verbesserung der statistischen Datenbasis zum Gesundheitswesen, die in der Schweiz vorderhand nur sehr rudimentär vorhanden ist. Das neue Krankenversicherungsgesetz verpflichtet die Versicherungen sowie die Kantons- und Bundesbehörden zur Mitarbeit an der Erstellung von Statistiken. Hierzu können nach vorheriger Anhörung auch andere Organisationen und Personen beigezogen werden.[1055]

Des weiteren ist im geplanten neuen Krankenversicherungsgesetz die Bestimmung enthalten, dass in öffentlichen und öffentlich subventionierten Spitälern nur noch maximal 50 Prozent der anrechenbaren Kosten je Patient oder Versichertengruppe in der allgemeinen Abteilung durch die soziale Krankenversicherung zu übernehmen sind.[1056] Damit soll der erwähnten Tendenz einzelner Kantone vorgebeugt werden, teure Spitalinfrastrukturen aufzubauen und die entsprechend höheren Betriebskosten so weit als möglich auf die Krankenversicherungen abzuwälzen.

Die öffentlichen oder öffentlich subventionierten Spitalträger werden vermutlich eher geneigt sein, «koordiniert zu planen, zu investieren und zu wirtschaften, wenn sie einen spürbaren Teil der Kostenfolgen mitzutragen haben, welche sie selber verursachen»,[1057] heisst es hierzu in der Botschaft über die Revision der Krankenversicherung. Ebenfalls in der Absicht, die Koordination zwischen den einzelnen Kantonen bei der Planung, Finanzierung und Belegung der Spitäler zu verbessern, wurde darüber hinaus vorgesehen, dass allfällig höhere Spitalkosten für ausserkantonale Patientinnen und Patienten neu durch den Wohnkanton und nicht mehr durch die Krankenversicherungen zu übernehmen sind.[1058]

Sollten all diese und die auf die Versicherungsträger bezogenen Massnahmen zur Kostendämpfung noch zu wenig Wirkung zeigen, so sollen schliesslich sowohl die Kantone und in eingeschränktem Mass auch der Bund neu die Möglichkeit erhalten, zeitlich befristete ausserordentliche Massnahmen zu treffen. Im Vordergrund stehen dabei – nebst Globalbudgets im stationären Be-

---

1053 Schweizerischer Bundesrat (Krankenversicherung) 93
1054 Art. 49, Abs. 7 KVG
1055 Art. 23 KVG
1056 Art. 49, Abs. 1 KVG
1057 Schweizerischer Bundesrat (Krankenversicherung) 93
1058 Art. 41, Abs. 3 KVG
1059 Art. 54 und 55 KVG

Lösungsmuster 381

reich – Tarif- und Preisstopps im Fall von weit überdurchschnittlichen Kostensteigerungen.[1059] In der Botschaft des Bundesrates zum Krankenversicherungsgesetz war demgegenüber noch vorgesehen, dass er die Kompetenz zur befristeten, ausserordentlichen Globalbudgetierung sowohl im stationären als auch im ambulanten Bereich erhalten hätte. Zudem hätte er gegebenenfalls die Zulassung zur Tätigkeit zu Lasten der Krankenversicherung einschränken resp. auf einem Bedürfnisnachweis basieren können. Diese Bestimmungen wurden jedoch durch das Parlament herausgestrichen.[1060] Immerhin ist denkbar, dass sie aufgrund einer weiterhin ungebremsten Kostenentwicklung künftig wieder aktuell und zum Beispiel im Sinn von erneutem Notrecht dennoch vorgesehen werden.

Dabei sind beim Globalbudget im ambulanten Bereich verschieden weitgehende Varianten denkbar, bei denen jeweils ein maximaler Gesamtkostenrahmen zum Beispiel für Medikamente oder für einzelne Anbietergruppen vorgegeben wird. Wird dieser Rahmen überschritten, so reduzieren sich im folgenden Jahr die Taxpunkte entsprechend, d.h. die Entschädigung pro Leistung oder pro Medikament fällt geringer aus. Darüber hinaus können beispielsweise die Ärzte- oder Krankenkassenverbände[1061] verpflichtet werden, die Kostenüberschreitung des jeweiligen Globalbudgets zurückzuerstatten. Sie können in der Folge Regress nehmen bei den Ärztinnen und Ärzten mit einem überdurchschnittlich leistungs- und kostenintensiven Praxisstil.

Seit anfangs 1993 wurde dieser einschneidende Weg zur Kosteneindämmung im Rahmen der sogenannten Seehofer-Reform für die Bundesrepublik Deutschland bereits in die Tat umgesetzt – mit dem vorläufigen Ergebnis, dass sich zum Beispiel der Gesamtbetrag der ärztlichen Medikamentenverschreibungen in den ersten Monaten nach Inkrafttreten im Vergleich zu jenem im Dezember 1992 annähernd halbierte! Im Jahr 1993 blieb er in der Folge insgesamt um 19,3 Prozent unter dem Budget, und auch 1994 wurde das Budget absehbarerweise unterschritten. Zudem war bei den Medikamenten eine starke Verlagerung von den Originalpräparaten hin zu den billigeren Generika (Nachahmerpräparaten) zu verzeichnen, die Umsätze der Apotheken gingen um rund 10 Prozent zurück und die Gewinne der Pharmaindustrie gar um 43 Prozent. Letztere entliess rund ein Viertel ihrer Ärztebesucherinnen und -besucher.[1062]

Abgesehen von der Globalbudgetierung im ambulanten Bereich, mit welcher allein 1,1 Milliarden Mark an Kosten eingespart werden sollen und offenbar auch können,[1063] wurde der Reformdruck in der Bundesrepublik Deutschland noch zusätzlich erhöht durch die künftige rigorose Beschränkung der Zahl der niedergelassenen Allgemein- und Fachärzte. Einerseits wurde eine Alters-

---

1060 Schweizerischer Bundesrat (Krankenversicherung) 97; o.V. (Krankenversicherungs-Gesetz) Inland
1061 In der Bundesrepublik Deutschland die kassenärztlichen Vereinigungen
1062 Korczak (health care system) 164, 168ff, 175f
1063 Das erwartete Sparpotential im stationären Bereich, welcher ebenfalls der Globalbudgetierung unterstellt wurde, beträgt sogar 2,5 Milliarden Mark. Baumberger (Ärzte) Aktualität. Hier waren die Erfolge der Seehofer-Reform jedoch bislang weniger durchschlagend, was sich aber nach Einführung von Fallpauschalen im Jahr 1996 ändern soll. Vgl. Korczak (health care system) 172

obergrenze von 65 Jahren festgesetzt, und andererseits wird die Kassenzulässigkeit ab 1994 nur noch in Abhängigkeit von der Einwohnerzahl einer Versorgungsregion und von der Zahl der dort bereits frei praktizierenden Ärzte der einzelnen Fachbereiche gewährt. Diese Massnahme führte vorerst dazu, dass rund 10 000 Spitalärzte innert der kurzen Übergangsfrist um eine Praxisbewilligung ersuchten und nun absehbarerweise in den Krankenhäusern fehlen werden.[1064]

Die massiven Systemeingriffe in der Bundesrepublik Deutschland hatten folglich ebensolche Wirkungen, die unter dem Gesichtspunkt einer qualitativ guten und kosteneffizienten Gesundheitsversorgung noch nicht abschliessend beurteilt werden können. Fest steht jedoch, dass allfällige Verbesserungen nur mit einer erheblichen Einschränkung von Freiheitsgraden erreicht wurden. Einerseits schob Seehofer damit zwar den lukrativen Verdienstmöglichkeiten vor allem der Ärzteschaft richtigerweise Riegel, und als Folge wurde das grosse Potential an eigentlich überflüssigen Leistungen erkennbar, welche heute noch in den westlichen Gesundheitssystemen erbracht werden.

Andererseits wird jedoch den niedergelassenen Ärztinnen und Ärzten eine Art staatlich garantiertes Gebietsmonopol gewährt, und es wird insbesondere für neue Ärzte sehr schwierig sein, noch Praxisbewilligungen zu erhalten. Dies erscheint um so gravierender, als derzeit in der Bundesrepublik Deutschland bereits annähernd 10 000 Ärztinnen und Ärzte arbeitslos und rund 100 000 in Ausbildung begriffen sind.[1065] Hierbei zeigt sich erneut, wieviel sinnvoller und für alle Beteiligten weniger aufwendig und schmerzhaft es wäre, die Zahl der schulmedizinischen Ärzte bereits bei Beginn ihres Werdeganges zu beschränken, sprich: rechtzeitig auf umfassenden Eignungsprüfungen basierende Zulassungsbeschränkungen einzuführen.[1066]

Wie besonders das Beispiel USA mit seiner sehr freiheitlichen, aber schier unbezahlbaren und auf die Bevölkerungsschichten höchst ungerecht verteilten Gesundheitsversorgung drastisch vor Augen führt, *sind regulierende Eingriffe des Staates in das Gesundheitswesen vor allem im Bereich der Anbieter zwar unumgänglich. Sie sollten jedoch wie gesagt so ausgestaltet werden, dass ein möglichst hoher Freiheitsgrad aller Beteiligter gewahrt werden kann.* Im Grundsatz erscheint demzufolge auch die für die Schweiz vorgesehene Lösung zweckmässiger, Tarif- und Preisstopps lediglich subsidiär, wenn alle anderen Massnahmen zu wenig Wirkungen zeigen, zum Einsatz zu bringen.

Bereits die Tatsache, dass den Kantonen und dem Bund im Notfall die Möglichkeit zu entsprechenden Eingriffen offensteht, wird auf die am Gesund-

---

1064 Korczak (health care system) 180
1065 O.V. (Mediziner-Auslese) 1734
1066 Vgl. Kap. 4.3

heitswesen verantwortlich Beteiligten indirekt einen gewissen Druck ausüben, es gar nicht erst so weit kommen zu lassen, sondern das Ihrige zur Kosteneinsparung beizutragen. Dieser Druck relativiert sich allerdings insofern, als insbesondere die auf eigene Rechnung tätigen Leistungserbringer nach wie vor bestrebt sein werden, ihre Einkommen zu optimieren. Zudem können die ausserordentlichen Massnahmen definitionsgemäss nicht eingesetzt werden, um tatsächliche Einsparungen im Gesundheitswesen zu erreichen, sondern nur um einen weit übermässigen Kostenanstieg einigermassen in Grenzen zu halten.

Soll einerseits eine tatsächlich kostengünstigere Gesundheitsversorgung angestrebt und andererseits verhindert werden, dass zu radikalen Eingriffen in das Gesundheitswesen Zuflucht genommen werden muss, sind andere wirksame und mit obigen [1067] Vorschlägen möglichst kombinierbare Lenkungsmöglichkeiten zu suchen. Für die Schweiz drängt sich dabei auf, die Vorteile eines föderalistisch strukturierten Gesundheitswesens noch vermehrt zum Tragen zu bringen und gleichzeitig Anreize so zu setzen, dass eine vermehrte Verlagerung von der aufwendigen stationären zu der in der Tendenz kostengünstigeren ambulanten Versorgung erfolgt – und zwar so, dass nicht lediglich zusätzliche Kapazitäten aufgebaut werden.

Ein Schlüssel hierzu läge darin, *dass die Kantone nicht mehr fast ausschliesslich nur die Kosten der stationären Versorgung mittragen, sondern sich innerhalb des Kantonsgebiets an den gesamten Gesundheitskosten prozentual beteiligen.* Damit würde für die Versicherer und die Versicherten nicht mehr länger die stationäre Versorgung quasi künstlich verbilligt, sondern es würden auf den effektiven Kosten basierende Anreize zur Wahl der Versorgungsart geschaffen. Diese umfassendere Mitfinanzierung müsste insgesamt nicht zu höheren Kosten für die Kantone führen, sondern ihr prozentualer Finanzierungsanteil würde neu lediglich auf das gesamte Gesundheitssystem verteilt und käme nicht mehr nur der stationären Versorgung zugute.

Konkret heisst dies, dass sämtliche anfallenden Kosten, wie heute bereits der Fall, über die Krankenversicherungen [1068] abgerechnet werden. Neu entsprechen jedoch auch die Abrechnungsbeträge für Allgemeinpatienten an den öffentlichen Spitälern den effektiven Kosten. Entweder basieren sie wie heute auf entsprechend angepassten und allenfalls degressiven Tagespauschalen [1069] oder aber auf Fallpauschalen, wie sie in den Vereinigten Staaten bereits gebräuchlich sind. Hierbei wird je nach Diagnose eine fixe Behandlungspauschale festgelegt, unabhängig davon, wie lange ein Patient im Spital bleibt. Das Spital hat dann

---

1067 Vgl. Kap. 5.2
1068 Bzw. auch über (halb)staatliche Versicherungen wie SUVA, IV oder Militärversicherung
1069 Vgl. Hoffmeyer (Gesundheitsreform) 67

kein Interesse mehr an einer möglichst langen, sondern an einer kurzen Aufenthaltsdauer seiner Patientinnen und Patienten. [1070]

Aber auch die Krankenversicherung ist dann, wenn ein Spitalaufenthaltstag unabhängig von der Verrechnungsart zu den effektiven Kosten belastet wird, ähnlich wie der Patient natürlich weit mehr daran interessiert, dass eine Gesundheitsstörung entweder zum vornherein ambulant behandelt oder aber die Behandlung so bald als möglich und sinnvoll ambulant weitergeführt wird. Vorausgesetzt, die stationären Versorgungsstrukturen werden im Zeitverlauf entsprechend verringert, wird sich so die Gesundheitsversorgung erheblich verbilligen.

Die Gesamtkosten innerhalb eines Kantons ergeben sich dann einerseits aus sämtlichen, von den Krankenkassen und anderen Versicherungen ausgewiesenen ambulanten Behandlungskosten und andererseits aus den Kosten aller stationärer Anbieter, wobei sie neu auch die Investitionskosten mit beinhalten. Von diesen Gesamtkosten werden dann vorerst die Zusatzkosten für halbprivate und private Behandlungen abgezogen, welche vollumfänglich im Rahmen der entsprechenden Zusatzversicherungen abzudecken sind. Ebenfalls abzuziehen sind Leistungen der Invaliden- und der Militärversicherung, freiwillige Leistungen der Krankenkassen sowie die Behandlungskosten ausserkantonaler Patientinnen und Patienten.

Von den verbleibenden Kosten zuzüglich derjenigen von in anderen Kantonen behandelten Patienten übernimmt der Kanton einen festgelegten Prozentsatz, der entsprechend des jeweiligen Leistungsaufkommens an die einzelnen Versicherungen (inkl. SUVA) ausbezahlt wird – zweckmässigerweise basierend auf einem System periodischer Akontozahlungen. [1071] Umgekehrt kann der Kanton Kostenbeiträge von Gemeinden einfordern, welche eigene Spitäler unterhalten. Was Spitäler privater Trägerschaften anbelangt, so ist im Prinzip davon auszugehen, dass sie selbsttragend sein müssen und sich überwiegend auf die Behandlung von Patienten mit Zusatzversicherungen konzentrieren. [1072]

In einem derartigen System haben beide, sowohl die Kantone als auch die Krankenversicherungen, ein gemeinsames Interesse an einer kosteneffizienten Gesundheitsversorgung. Sowohl was die Gewährleistung und Bereitstellung des ambulanten und stationären Versorgungsangebots als auch was die Kontrolle der anfallenden Kosten anbelangt, werden sie ihre Lenkungsfunktion künftig viel stärker gemeinsam wahrnehmen. Dabei wird den Kantonen weiterhin die Aufgabe zukommen, die Ausgaben der öffentlichen Spitäler und

---

1070 Hauser/Sommer (Kostendämpfung) 80f. In der Schweiz ist vor allem der Kanton Zürich im Begriff, hier neue Akzente zu setzen.

1071 Im Fall der sehr sinnvollen Kombination mit dem Modell des Prämiensplittings ist der prozentuale Betrag den individuellen Prämienkonti jener Versicherten grundsätzlich wieder gutzuschreiben, welche daraus Leistungen bezahlt haben – es sei denn, es verbleibe ein ungedeckter Betrag, den sie auch aus dem Gemeinschaftskonto in Anspruch genommen haben.

Pflegeheime im Rahmen von (Global-)Budgetvorgaben unter Kontrolle zu halten. Den Krankenkassen obliegt es demgegenüber, auf der Einnahmenseite kostendämpfende Akzente zu setzen.[1073] Des weiteren besteht die Möglichkeit, nach einer Übergangsphase die Aufwand- und Einnahmenseite zusammenzuführen und die Globalbudget-Vorgabe auf einen geringen Defizitbetrag zu beziehen.

Weil sich die jährlichen Einnahmen und Ausgaben eines öffentlichen Spitals auch bei grundsätzlich kostendeckenden Tarifen nie genau entsprechen werden, dürfte es sich ferner als zweckmässig erweisen, für jedes Spital ein Ausgleichskonto einzurichten. Hierauf werden allfällige Überschüsse wie auch Verluste gebucht, mit der Zielsetzung, im Zeitverlauf einen Ausgleich zu erhalten. Dem Kanton oder der Gemeinde als Trägern des jeweiligen Spitals obliegt dabei die Pflicht, nicht gedeckte Verluste vorzuschiessen.[1074] Um auch bei den Führungsverantwortlichen oder bei sämtlichen Mitarbeitern das Interesse an einer kosteneffizienten Spitalführung zu fördern, könnte zudem vereinbart werden, sie in einem beschränkten Umfang gewinn- und verlustzubeteiligen.

Um nun allerdings die Kantone noch stärker in die Kostenmitverantwortung zu nehmen und sie ebenfalls *zu einem gegenseitigen Wettbewerb um eine gute und kostengünstige Gesundheitsversorgung* zu motivieren, ist durch den Bund zweckmässigerweise eine zusätzliche Regelung vorzugeben. Sie sieht für den Durchschnitt der vier kostengünstigsten Kantone den Grundprozentsatz vor, zu welchem sich ein Kanton an den Gesamtkosten seines Gesundheitswesens zu beteiligen hat. Dieser Satz steigt mit kantonsweise höheren Kosten überproportional an, d.h. Kantone, die im gesamtschweizerischen Vergleich hohe Gesundheitskosten pro Kopf aufweisen, haben einen höheren Anteil an diesen Kosten zu übernehmen.

Dadurch nimmt einerseits der Anreiz für diese Kantone zu, neue teure Spitalinfrastrukturen erst nach sorgfältiger Kostenabwägung bereitzustellen resp. überschüssige Kapazitäten auch tatsächlich abzubauen. Zudem werden die Kantone veranlasst, ihre stationären Strukturen und Apparatestandards endlich vermehrt aufeinander abzustimmen. In diesem Zusammenhang wird auch die Konferenz der kantonalen Sanitätsdirektoren veranlasst sein, die Führungsrolle, welche ihr eigentlich zukäme, tatsächlich wahrzunehmen und im Hinblick auf eine verbesserte Koordination zwischen den Kantonen gezielte Akzente zu setzen.[1075]

Des weiteren sinkt in Kantonen mit einem sehr kostspieligen Gesundheitswesen der von den Krankenkassen zu tragende Kostenanteil. Dies wie-

---

1072 Hinsichtlich Leistungen der Grundversicherung sind sie ebenfalls in die Gesamtplanung der kantonalen Kapazitäten eingebunden und die entsprechenden Behandlungen für die Versicherungen subventionsberechtigt. Vgl. Art. 39, Abs. 1, lit. d KVG

1073 Auch durch Kostenvergleiche sowie durch Vergleiche von Operationshäufigkeiten und von spezifischen Aufenthaltsdauern, mit geeigneten Sanktionsmöglichkeiten.

1074 Es wäre auch denkbar, das Globalbudget zum vornherein nicht auf eine Einjahres-, sondern auf eine Mehrjahresperiode zu beziehen.

1075 Vgl. Sommer (Malaise) 165

derum führt zu einer gewissen Angleichung der Krankenkassen-Prämien nach Regionen, was insofern gerechtfertigt ist, als das schweizerische Krankenversicherungssystem auf einkommensunabhängigen Pro-Kopf-Prämien basiert. Umgekehrt wird, und auch dies erscheint mehr als gerechtfertigt, in Kantonen mit einem teuren Gesundheitswesen ein höherer Anteil der Kosten aus einkommensabhängigen Steuereinnahmen bezahlt.

Trotzdem verhält es sich aber so, dass sich insbesondere Investitionen in die Spitzenmedizin – ausser im Steuerfuss – sehr direkt auch in den Krankenkassenprämien des jeweiligen Kantons niederschlagen werden. Vorausgesetzt, dies wird der Bevölkerung konsequent transparent gemacht, wird das ihr Abstimmungsverhalten verändern: Sie wird derartigen Investitionen nicht mehr, wie heute noch der Fall, unbesehen fast immer nur zustimmen. Weil für die Berechnung des überproportional zunehmenden Prozentsatzes der Gesamtkosten, den der Kanton zu übernehmen hat, auch die Kosten der Privatspitäler miteinbezogen sind, werden ferner Anreize gesetzt, letztere nur sehr restriktiv zuzulassen – beispielsweise im Hinblick auf tatsächlich sinnvolle Zusatzleistungen im komplementärmedizinischen Bereich.

Es kann damit der Tendenz entgegengewirkt werden, dass sich gewinnstrebige Privatspitäler – wie wiederum in den USA besonders eklatant der Fall – die lukrativen Behandlungssegmente aussuchen, auf aufwendige Notfalldienste und die Behandlung bloss allgemeinversicherter Patienten weitgehend verzichten und die Luxusstandards in Medizin und Hotellerie stets weiter in die Höhe treiben. Gleichzeitig wird damit der Entstehung einer Zweiklassenmedizin vorgebeugt. Auch die Kantone selber werden sich aufgrund dieser Regelung im übrigen noch vermehrt überlegen müssen, wie sehr sie die Kapazitäten an Halbprivat- und Privatbetten (weiter) ausbauen resp. einschränken wollen.

Was ebenfalls verstärkt wird, ist der Druck auf die Kantone, gezielter Synergien zwischen somatischer Medizin und Psychiatrie resp. Psychologie zu suchen. Obwohl die Versorgungsstrukturen heute noch entsprechend zweigeteilt sind, verhält es sich bekanntlich nicht so, dass eine Krankheit entweder nur mit körperlichen oder nur mit psychischen Bereichen zusammenhängt. Wie bereits mehrfach angesprochen, weist insbesondere die somatische Medizin heute noch enorme Defizite auf, was den Miteinbezug geistig-seelischer Ursachen- und Wirkungskomponenten anbelangt.

Um im Interesse einer ganzheitlichen Therapie die Integration zwischen somatischer Medizin und Psychiatrie zu verstärken, könnten die Kantone deshalb dazu übergehen, den Spitälern konsequent psychosomatische oder sozialpsychiatrische Stationen und Konsiliardienste anzugliedern.[1076] Und umgekehrt liessen sich Infrastrukturen in den psychiatrischen Kliniken, welche nicht zuletzt aufgrund des Ausbaus der ambulanten Psychiatrie nicht mehr im traditionellen Sinn genutzt werden können, beispielsweise in psychosomatische Behandlungsstationen umwandeln.

Überhaupt drängt sich auf, das Überangebot an schulmedizinischen stationären Einrichtungen dahingehend zu verkleinern, es schrittweise in Behandlungs- und Rehabilitationszentren auf integralmedizinischer Basis umzuwandeln. Damit wird besonders im Bereich der heute vorherrschenden Zivilisationskrankheiten auch seitens der Kantone eine kostengünstigere und oft ursachengerechtere Behandlungsweise gefördert. Zudem werden sich so die iatrogenen Folgeschäden und Erkrankungen verringern und mit ihnen eine gewichtige Ursache der noch immer massiv zunehmenden Krankheitskosten.

Aufgrund der nunmehr gewährleisteten Kostenwahrheit zwischen ambulantem und stationärem Bereich und den jetzt gleichlaufenden Interessen zwischen den Kantonen und Krankenkassen werden schliesslich auch Anreize gesetzt, vermehrt Ambulatorien einzurichten, in denen sich viele Behandlungen insgesamt kostengünstiger durchführen lassen. Darunter fallen auch neue Angebote für die Geburtshilfe. Zu denken ist dabei nicht nur an die Förderung von Haus- und ambulanten Geburten, sondern ebenso an die Einrichtung von Beleghebammensystemen an Spitälern und in Gebärhäusern. Bei diesen stellt die Hebamme bereits während der Schwangerschaft die wichtigste fachliche Bezugsperson dar; und nach der Geburt betreut sie Mutter und Kind auch im Wochenbett.[1077]

Ein nicht zu unterschätzender weiterer Vorteil der Beteiligung der Kantone an den Gesamtkosten ihres Gesundheitswesens liegt ferner darin, dass die aufwendigen Reibungsflächen zwischen den einzelnen Departementen relativiert oder ganz hinfällig werden. Entweder werden das Gesundheits-, Bau- und Finanzdepartement nun viel stärker in eine gemeinsame Verantwortung genommen, oder es werden überhaupt wieder Strukturen jenseits der traditionellen Aufgliederung in die einzelnen kantonalen Departemente gesucht.

Am zweckdienlichsten dürfte dabei auch hier ein jährliches (oder mehrjähriges), auf den gesamten Kanton bezogenes Globalbudget sein, über welches entweder das Gesundheitsdepartement und/oder ein eigens geschaffenes Gremium interdisziplinär zusammengesetzter Fachspezialisten verfügen kann.[1078] Neu beinhaltet dieses Globalbudget allerdings nicht mehr nur die Betriebs-,

---

1076 Im Kanton Bern beispielsweise wurde dieser Weg bereits eingeschlagen.
1077 Vgl. Gaudenz (Beleghebammensystem) 175
1078 Zudem ist denkbar, wieder zu jener Lösung zurückzugehen, welche früher in den meisten Kantonen üblich war, nämlich das Gesundheitswesen in den Verantwortungsbereich eines demokratisch gewählten Gesundheitsrates zu geben, der von der Regierung völlig losgelöst arbeitet. Vgl. Berchtold (Management) 132ff

sondern auch die Investitionskosten, wobei bei letzteren auch Rückstellungen zur Finanzierung grösserer Vorhaben möglich sind.

Falls die Kantone auf diese Weise künftig konsequent an den entstehenden Kosten ihres Gesundheitswesens beteiligt werden, wird es schliesslich auch möglich sein, dass umgekehrt nur noch der Bund die Mittel zur Verbilligung der Krankenkassenprämien aufbringt, zumal die Regelung der Krankenversicherung ohnehin in seinen Zuständigkeitsbereich fällt. Vorderhand jedoch werden zweckmässigerweise sowohl Bund als auch Kantone zur Prämienvergünstigung herangezogen:

In der Schweiz gilt das Prinzip der einkommensunabhängigen Kopfprämien, und die Prämienbelastung hat vor allem für die ärmeren Bevölkerungsschichten mittlerweile das Mass des Zumutbaren erreicht. Prämienverbilligungen werden deshalb im Rahmen des neuen Krankenversicherungsgesetzes nicht mehr jedermann gewährt werden, sondern ausschliesslich Versicherten mit niedrigen Einkommen zukommen. Geplant ist, dass der Bund hierfür jährlich rund 2 Milliarden Franken und die Kantone grundsätzlich die Hälfte des Bundesbeitrages aufbringen.

In den ersten Jahren nach Einführung des Gesetzes ist jedoch der prozentuale Anteil der Kantone geringer. Zudem können sie dann, «wenn die Prämienverbilligung für Versicherte in bescheidenen wirtschaftlichen Verhältnissen trotzdem sichergestellt ist», den von ihnen zu übernehmenden Beitrag um maximal 50 Prozent kürzen. Für diesen Fall wird jedoch der Bundesbeitrag an den betreffenden Kanton im gleichen Verhältnis ebenfalls gekürzt.[1079] Diese Bestimmungen, die erst auf Druck der Kantone in der parlamentarischen Beratung ins Gesetz aufgenommen wurden, dürften dazu führen, dass Prämienverbilligungen in etlichen Kantonen nicht mehr in dem Mass ausbezahlt werden, wie bei der Konzeption des Gesetzes beabsichtigt und auch im Rahmen der Abstimmung zur Mehrwertsteuer versprochen.[1080]

Grundsätzlich ist es zwar zweckmässig, an den einkommensunabhängigen Kopfprämien festzuhalten. Denn nebst einer stärkeren Sensibilisierung für die Gesamtkosten des Gesundheitssystems haben sie insbesondere den grossen Vorteil, dass regionale Kostenunterschiede – anders als bei der Finanzierung über Lohnprozente – berücksichtigt werden können. Es ist dann jedoch zwingend erforderlich, dass untere und teilweise auch mittlere Einkommensgruppen tatsächlich in den Genuss substanzieller Prämienvergünstigungen kommen und dass sich sowohl Bund als auch Kantone nicht erneut zu Lasten der Versicherten aus ihrer Finanzierungsverantwortung stehlen können.

1079 Art. 65, 66 und 106 KVG
1080 Vgl. Erläuterungen des Bundesrats zur Volksabstimmung vom 28. Nov. 1993, S. 11

Am besten lässt sich dies gewährleisten, wenn die Prämienvergünstigungen in weiterer Zukunft nicht einfach als jährliche Gesamtbeträge fixiert werden, die sich u.a. an der jeweiligen Finanzlage von Bund und Kantonen ausrichten. Vielmehr sollte zuerst verbindlich definiert werden, bei welchem Prozentsatz von Prämienzahlungen zum Einkommen (und zu einem Vermögensbestandteil) ein Anspruch auf Verbilligung der Prämie entsteht. Erst daraus summiert sich dann der jeweilige Gesamtbetrag der Prämienverbilligung.

Durch diese Lösung werden die Ausgleichszahlungen im doppelten Sinn abgesichert: Einerseits müssen sie erhöht werden, wenn – wie seit längerem der Fall – der Anteil der Bevölkerung mit niedrigen Einkommen zunimmt. Aber auch dann, wenn die Krankenkassenprämien stark ansteigen, resultiert unmittelbar eine Erhöhung der Gesamtsumme der zu leistenden Ausgleichszahlungen. Dadurch wiederum ergeben sich stärkere Anreize insbesondere für den Bund, welcher den Grossteil dieser Zahlungen zu leisten hat, nicht nur die Kostenentwicklung im Gesundheitswesen mit den ihm zur Verfügung stehenden Mitteln zu dämpfen, sondern auch für eine gerechtere Einkommens- und Vermögensverteilung innerhalb der Gesellschaft zu sorgen.

Des weiteren gilt es insbesondere für die Kantone zu beachten, dass sie bei der konkreten Ausgestaltung der Prämienverbilligung dem Versicherungssystem nicht die gewünschten Wettbewerbsanreize nehmen. Mit anderen Worten, der Anspruch auf Vergünstigung sollte sich nach der im Kanton durchschnittlich bezahlten Prämie für die Grundversicherung richten und nicht nach der konkreten Prämie im Einzelfall. Nur so haben nämlich die betreffenden Versicherten nach wie vor den Anreiz, einen möglichst kostengünstigen Versicherer auszuwählen, die eigene Franchise zu erhöhen, zu einer HMO zu wechseln oder mit einer gesundheitsbewussten Lebensweise ihre Prämie zusätzlich zu senken. Zudem verringert sich dadurch der administrative Aufwand der Prämienverbilligung beträchtlich, muss doch zur Beurteilung und Berechnung nicht mehr die konkrete Prämie im Einzelfall herangezogen werden.

Ein letzter Ansatzpunkt, das System der Kopfprämien verbunden mit einkommensabhängigen Prämienvergünstigungen auf sinnvolle Weise umzusetzen, wird eine Gesetzesänderung bedingen: Je mehr die Überalterung der Bevölkerung zunimmt, desto (noch) mehr werden Lasten der Krankenversicherung auf die jüngeren Versicherten verschoben. Es wird sich deshalb aufdrängen, die altersunabhängige Einheitsprämie des neuen Krankenversicherungsgesetzes wieder fallenzulassen und die Prämien künftig nach Alter zumindest leicht ansteigen zu lassen. Dies wird zwar den älteren Versicherten eine Mehrbelastung bringen, wirkt sich jedoch für jene in wirtschaftlich bescheideneren Verhältnissen nicht aus, weil sie einen vermehrten Anspruch auf Prämienverbilligung erhalten. Umgekehrt bezahlen die vermögenden Älteren etwas risikogerechtere Prämien und entlasten damit die jüngeren Jahrgänge.

Aus all diesen Verbesserungsvorschlägen folgt, dass es in einem Krankenversicherungssystem auf der Basis dezentraler Strukturen durchaus mehrere Kostenverantwortliche geben kann. *Mit gezielten Rückkoppelungen ist jedoch dafür zu sorgen, dass die einzelnen Beteiligten je ein eigenes Kosten- und Leistungsbewusstsein entwickeln, ohne mehr einfach Lasten sozusagen im Kreis herum auf andere abschieben zu können.* Erst dann werden sich nicht trotz, sondern gerade wegen der hohen Freiheitsgrade, welche das System gewährleistet, gleichlaufende Anstrengungen für die Verbesserung der Gesundheitsversorgung ergeben.

Weil das Gesundheitswesen in der Vergangenheit aufgrund falsch gesetzter Anreize und falsch verstandener Naturwissenschaftlichkeit einseitige Schwergewichte herausbildete, werden sich dadurch insgesamt sogar substantiell Kosten einsparen lassen. Die grössten Potentiale zur Qualitätssteigerung bei vermehrter Kosteneffizienz liegen dabei in der Verschiebung vom stationären zum ambulanten Bereich, in der Annäherung von somatischer Medizin und Psychiatrie, in der richtig verstandenen Förderung der Prävention und vor allem in der dringenden Relativierung der somatischen und psychiatrischen Schulmedizin. Anzustreben und auch versicherungstechnisch zu fördern ist eine integrale, ganzheitliche Medizin, welche komplementärmedizinische Methoden mit umfasst.

Dabei ist ein Weg konsequent weiterzugehen, den einzelne Krankenkassen bereits vorgezeichnet haben. Es sind auch diagnostische und therapeutische Massnahmen durch die Kassen (mit) zu finanzieren, die ausserhalb der Schulmedizin liegen und die nicht von einem schulmedizinisch ausgebildeten Arzt erbracht werden. Voraussetzung ist lediglich, dass sich die betreffenden Anbieter über entsprechende Qualifikationen ausweisen können, die ihnen entweder von einer Fachschule, einer kantonalen Prüfungsinstanz und/oder von Verbänden wie dem NVS (Naturärzte-Vereinigung der Schweiz) oder SVNH (Schweizerischer Verband für Natürliches Heilen) erteilt worden sind. Zudem sollte sich die Strenge der Zulassungskriterien nach dem Mass der potentiellen Nebenwirkungen richten. [1081]

Erst wenn Schul- und Komplementärmedizin auch versicherungstechnisch gleichbehandelt werden, werden sie wirklich gleichwertig werden und sich zum System einer integralen Medizin vereinen. In Abhängigkeit von der jeweiligen

---

1081 Vgl. Kap. 4.2

Ausbildung sind zwar noch stets Abstufungen möglich und sinnvoll, nach denen ein Therapeut zu Lasten einer Krankenversicherung tätig werden darf. Es werden aber nicht mehr – wie in der Schweiz der Fall – allein Ärzte, Chiropraktoren und Hebammen sein, welche von Gesetzes wegen eine eigenständige Verordnungs- und Anordnungsbefugnis innehaben.[1082] Denn solange nur Schulmediziner zu Lasten der Krankenversicherung komplementärmedizinische Methoden anwenden oder entsprechende Behandlungen bei anderen verschreiben können, wird die Komplementärmedizin gegenüber der Schulmedizin immer im Nachteil bleiben – desgleichen wie die Psychologie gegenüber der Psychiatrie und die Pflege gegenüber der ärztlichen Therapie.

Nur ein vielfältiges System von Leistungserbringern gewährleistet im Grundsatz, dass die mündiger gewordenen Patienten von morgen auch jene Therapie, jenen Arzt und jene Therapeutin finden, bei denen sie die zu ihrer Heilung nötige Resonanz erfahren. Denn, um es nochmals hervorzuheben, *zwei Menschen mit der gleichen Krankheit leiden nie an derselben Krankheit und werden deshalb auch auf dieselbe Therapie und auf denselben Therapeuten unterschiedlich ansprechen.*

Bloss auf den ersten, oberflächlichen Blick mutet es deshalb so an, dass in einem vielfältigen Versorgungssystem, wie es hier vorgezeichnet wurde, die Gesundheitskosten zusätzlich massiv ansteigen werden. Vielmehr wird das Gegenteil der Fall sein, weil die zusammen mit den Patientinnen und Patienten gewählten individuellen Therapien vereint mit deren Selbstheilungspotential weit besser und nachhaltiger wirken und nicht mehr stets aufs neue höchstens nur Symptome beseitigen werden.

Gleichzeitig spricht dieses Modell im wesentlichen gegen den Weg der Kontingentierung von Gebietsärzten oder gegen die Vorgabe an die Patienten, im Krankheitsfall zuerst einen Allgemeinpraktiker aufsuchen zu müssen. Derartige Regelungen sind höchstens in einer Übergangsphase gerechtfertigt, um die überherrschende Eigendynamik der Schulmedizin und die dadurch verursachten Kosten einzudämmen, und sollten konsequenterweise auch von Vorschriften begleitet sein, welche Apparaturen bei welcher Ärztekategorie in der Praxis vorhanden sein dürfen bzw. welche nicht.[1083]

Eine Art Erstanlaufstelle für die Patienten könnte sich zwar auch in einem künftigen System der integralmedizinischen Gesundheitsversorgung aufdrängen. Sie hätte jedoch weniger die Funktion eines ‹Doorkeepers›, sondern weit eher jene der Beratung, welche den Patienten einen Überblick über verschiedene, für sie allenfalls geeignete Therapieverfahren geben und entsprechende Arzt- und Therapeuten-Kontakte vermitteln könnte. Am ehesten könnten die-

---

1082 Art. 35 KVG
1083 Die Niederlande beispielsweise kennen bereits derartige Regelungen.

se Funktion wohl breit und fundiert ausgebildete Gesundheitsberaterinnen und -berater wahrnehmen, welche selber nicht oder nur am Rande therapeutisch tätig sind. [1084]

6. Schlussbemerkungen

Auch auf der Ebene der Krankenversicherungsbestimmungen und -modelle liegen folglich sehr zentrale Möglichkeiten, das Gesundheitswesen in Richtung verbesserter Qualität bei gleichzeitigen Kosteneinsparungen zu lenken. Voraussetzung ist allerdings, nicht lediglich Selbstbeteiligungen für die Patienten und Kontingentierungen für die Anbieter einzuführen, denn diese kommen bloss einer Symptomkorrektur gleich.

Vielmehr sind durch entsprechende Rahmenbedingungen die Anreize so zu setzen, dass alle Beteiligten dazu ermuntert werden, ein neues Verständnis von Gesundheit und Krankheit zu gewinnen und Lebensstile zu entwickeln und zu fördern, welche der Gesundheit zuträglicher sind als die heutige zivilisatorische Lebensweise des gestressten Arbeitens und sorglosen Konsumierens.

Mit anderen Worten, *die wichtigen und systemnotwendigen finanziellen Anreize, welche neue Versicherungsmodelle setzen können, müssen auch und nicht zuletzt zu Veränderungen des Gesundheitsverhaltens führen, sofern sie erfolgreich sein wollen.* Sonst haben sie lediglich zur Folge, dass Leistungen mehr und mehr kontingentiert werden müssen und eine Zweiklassenmedizin entsteht, in welcher nur noch die Wohlhabenden vollumfänglichen Zugang zu einem Versorgungssystem haben, welches einseitig auf eine teure und insgesamt trotzdem wenig wirksame Schul- und Spitzenmedizin ausgerichtet ist.

Werden jedoch Versicherungsanreize tatsächlich so gesetzt, dass sie in Richtung individueller und kollektiver Verhaltensänderungen und Eigenverantwortung wirken, dann kann die derzeitige Krise im Gesundheitswesen gewichtiger Anlass und zentraler Auslöser zu gesamtgesellschaftlichen Veränderungen und damit zu einer grossen Chance werden. Denn die sich heute im Gesundheitswesen aller Industriestaaten gleichermassen stellenden Probleme sind, wie mehrfach betont, letztlich nur Symptome einer vereinseitigten Lebens- und Wirtschaftsweise.

Erst wenn diese tieferen Ursachen einer vom Materialismus geprägten Denk- und Lebensart ebenfalls thematisiert und angegangen werden, werden sich auch die Probleme mit unserer Gesundheitsversorgung im wahrsten Sinn auflösen.

1084 Vgl. auch Kap. 4.3

Anreize über das Versicherungssystem, die zu einem individuellen Umdenken führen, können hier mit eine wichtige Voraussetzung bilden, um auch über das Gesundheitswesen hinaus die oben geschilderten unabdingbaren Veränderungen in den verschiedensten gesellschaftlichen Bereichen besser an die Hand nehmen zu können. Kleinere Schritte werden dabei am Anfang stehen und grössere folgen.[1085]

Sozusagen der von uns selbstverursachten Not gehorchend, wird dann möglicherweise schon sehr bald ein Gesellschaftssystem Wirklichkeit werden können, in welchem wir unsere Freiheit zugunsten und nicht mehr auf Kosten anderer leben. Die sinn- und ziellose Ausbeutung unser selbst, unserer Mitmenschen und der Natur wird dann ein Ende finden. Die Prioritäten werden nicht mehr länger beim unendlichen Wachstum unseres Wirtschaftens und Konsumierens liegen, sondern bei Werten und Verhaltensweisen, welche uns unsere körperliche, seelische und geistige Gesundheit und unseren Nachkommen eine ebenfalls noch lebenswerte Welt garantieren.

Verpassen wir andererseits die Chance dieser Herausforderung, dann werden wir uns sehr bald in sehr viel unangenehmeren Umständen wiederfinden, die nicht mehr dem entsprechen, zu was wir Menschen eigentlich berufen wären. Es liegt an uns als Einzelpersonen und als Gemeinschaft, uns und unserer Mitwelt zuliebe noch rechtzeitig die richtige Wahl zu treffen.

[1085] Vgl. Kapitel 2 und 3

Dank

Abschliessend möchte ich all jenen von Herzen danken, welche die Entstehung dieses Buches möglich gemacht und gefördert haben. In finanzieller Hinsicht sind es der Forschungsfonds der Hochschule St.Gallen und die Stiftung Academia Alpina Medicinae Integralis (AAMI) in Breganzona. Ideell wurde ich darüber hinaus in hohem Mass vom Stiftungsratsvorsitzenden Dr. G.R. Brem und von weiteren Mitgliedern des Stiftungsrates unterstützt. Für die wissenschaftliche Begleitung und die mir gewährte Freiheit bin ich zudem den Professoren Dr. med. Kurt Biener und Dr. h.c. mult. Hans Ulrich zu grossem Dank verpflichtet.

Besonderer Dank gebührt des weiteren Dr. med. Pierre Bovet und Bruno Riek für die kritische Durchsicht des gesamten Manuskripts und letzterem auch für die vielen wertvollen Quellenhinweise. Aber auch all jenen Freunden und Bekannten, die Teile des Manuskripts gelesen, mir Literaturhinweise oder Computerunterstützung gegeben haben, sei hiermit herzlich gedankt; ebenso privaten Organisationen und Amtsstellen für ihre hilfsbereiten Auskünfte und den Mitarbeitern der Druckerei E. Löpfe-Benz AG in Rorschach für die sehr sorgfältige Produktion des Buches. Und last, but not least, ein grosses Dankeschön an meine Frau und meine Kinder, die grosse Opfer auf sich genommen und ihren Ehepartner und Vater während Monaten und Jahren an sein Bürozimmer ‹ausgeliehen› haben!

Ende April 1995   Hans-Peter Studer

Literaturverzeichnis

Abel, Ulrich: (Chemotherapie)
Die zytostatische Chemotherapie fortgeschrittener epithelialer Tumoren. Eine kritische Bestandesaufnahme, Hippokrates Verlag, Stuttgart 1990

Abt, René: (Atemwegserkrankungen)
Die sozio-ökonomische Bedeutung chronisch-obstruktiver Atemwegserkrankungen in der Schweiz, Studien zur Gesundheitsökonomie 15, Pharma Information, Basel 1991

Achterberg, Jeanne: (Gedanken)
Gedanken heilen, Die Kraft der Imagination, Grundlagen einer neuen Medizin (Imagery Healing: Shamanism and Modern Medicine dt.), Rowohlt Taschenbuch Verlag, Reinbek bei Hamburg 1990

Ackermann, Walter: (Arbeitslosigkeit)
Indirekte Auswirkungen der Arbeitslosigkeit, in: Neue Zürcher Zeitung, Nr. 214, 15. September 1993, S. 23

Ärzte für Umweltschutz (Hrsg.): (Luftverschmutzung)
Luftverschmutzung und Gesundheit, Basel/Zürich, März 1988

Amacher, Corinne: (Bauch)
Der Bauch steuert das Herz, Cholesterin: Fettarme Nahrung statt Arzneien, in: Die Weltwoche, Nr. 14, 7. April 1994, S. 27

Ann, Nancy: (Color)
Understanding your Life through Color, Metaphysical Concepts in Colors and Auras, Starling Publishers, Costa Mesa, California 1986

App, Rolf: (Telefon)
Der gefährliche Griff zum Telefon, Mobiltelefone sind eine Quelle körperlicher Schäden – Bundesamt mahnt zur Vorsicht, in: St.Galler Tagblatt, 26. Juni 1993, Seite Leben

Arbeitsgruppe für differenzierte MMR-Impfungen: (mitentscheiden)
Masern-, Mumps- und Röteln-Impfungen, Warum die Eltern mitentscheiden sollen, Zweite, revidierte Auflage, Bern 1988

Ariès, Philippe: (Geschichte)
Geschichte des Todes, Carl Hanser Verlag, München, Wien 1980

Arnold, Michael: (Medizin)
Medizin zwischen Kostendämpfung und Fortschritt, S. Hirzel Verlag, Stuttgart 1986

Bachler, Käthe: (Rutengängerin)
Erfahrungen einer Rutengängerin, Geobiologische Einflüsse auf den Menschen, Veritas Verlag, Linz 1984

Bachmann, Christian: (Zucker)
Zucker: Faszination und Gefahr, Vita Ratgeber, Nr. 208, Zürich, Oktober 1987

Bader-Gilli, Annegreth (Mensch):
Der ganze Mensch im Spiegel – Bild von Gesundheit und Krankheit, Diplomarbeit AAMI, Zürich, Dezember 1992

Bantel, Andy: (Herzklappen)
Herzklappen: Wie die Ärzte kassieren, Auch Schweizer Chirurgen profitieren von ‹Zuwendungen› der Hersteller wie Sulzer, in: Cash, Die Wirtschaftszeitung der Schweiz, Nr. 22, 3. Juni 1994, S. 1 f.

Bauer, Georg; Gutzwiller, Felix: (Prävention)
Krankenkassen und Prävention, Möglichkeiten und Grenzen, Bericht im Auftrag der Artisana Krankenversicherung, Schriftenreihe der SGGP, No. 35, Muri 1994

Baumann, Peter H.: (Komplementärmedizin)
Die Komplementärmedizin als Spiegel unserer Gesellschaft, in: Neue Zürcher Zeitung, Nr. 271, 20./21. November 1993, S. 25

Baumberger, Eleonore: (Ärzte)
Deutschland: Weniger Ärzte, in: St.Galler Tagblatt, 7. Oktober 1993, Seite Aktualität

Baumberger, Eleonore: (Fahrer)
Junge Fahrer sind besonders risikofreudig, 18- bis 24jährige Autofahrer sind überdurchschnittlich unfallgefährdet, in: St.Galler Tagblatt, 14. November 1990, Bund I, S. 2

Beck, Ulrich: (Gegengifte)
Gegengifte, Die organisierte Unverantwortlichkeit, Suhrkamp Verlag, Frankfurt a.M. 1988

Beck, Ulrich: (Risikogesellschaft)
Risikogesellschaft, Auf dem Weg in eine andere Moderne, Suhrkamp Verlag, Frankfurt a.M. 1986

Béguin, Max-Henri: (Zähne)
Natürliche Nahrung und gesunde Zähne, Edition de l'Etoile, La Chaux-de-Fonds 1979

Bender, Hans: (Sinn)
Unser sechster Sinn, Telepathie, Hellsehen und Psychokinese in der parapsychologischen Forschung, Deutsche Verlags-Anstalt, Stuttgart 1971

Benor, Daniel J.: (Healers)
Healers and a Changing Medical Paradigm, in: The Center for Frontier Sciences, Volume 3, Number 2, Fall 1993, S. 38 ff.

Berbuer, Edgar: (Ethik)
Zwischen Ethik und Profit, Arzt und Patient als Opfer eines Systems, Access Verlag, Königstein 1990

Berchtold, Dorothee: (Management)
Management in der öffentlichen Verwaltung der Schweiz, Verwaltungskultur und Führungsorganisation – Zusammenhänge

des Kollegial- und Departementalsystems 1848 – 1988, Verlag Paul Haupt, Bern und Stuttgart 1989
Berendt, H.C.: (Jenseits)
Jenseits des Möglichen? Einführung in die Psychokinese, Verlag Herder, Freiburg im Breisgau 1986
Biener, Kurt: (Gerontologie)
Präventive Gerontologie, Gesund älter werden, Verlag Hans Huber, Bern, Stuttgart, Toronto 1992
Biener, Kurt: (Lebenskunde)
Lebenskunde und Gesundheitserziehung, Sozialhygiene und Präventivmedizin, Zürich, o.J.
Biener, Kurt: (Stress)
Stress, Epidemiologie und Prävention, Verlag Hans Huber, 3., überarbeitete und erweiterte Auflage, Bern, Göttingen, Toronto, Seattle 1993
Biener, Kurt; Schär, Meinrad: (Gesundheit)
Gesundheit und Krankheit in der Industriegesellschaft, Repräsentativstudie über das Gesundheitsprofil und über die Überlebensgewohnheiten berufstätiger Männer und Frauen, Verlag Hans Huber, Bern, Stuttgart, Toronto 1986
Biermann, Hans: (Gesundheitsfalle)
Die Gesundheitsfalle, Der medizinisch-industrielle Komplex, Verlag Hoffmann und Campe, Hamburg 1992
Binswanger, Hans Christoph: (Natur)
Geld & Natur, Das wirtschaftliche Wachstum im Spannungsfeld zwischen Ökonomie und Ökologie, Edition Weitbrecht im K. Thienemanns Verlag, Stuttgart und Wien 1991
Bischoff, Claudia: (Frauen)
Frauen in der Krankenpflege, Zur Entwicklung von Frauenrolle und Frauenberufstätigkeit im 19. und 20. Jahrhundert, Überarbeitete und erweiterte Neuausgabe, Campus Verlag, Frankfurt a.M., New York 1992
Bösch, Paul: (Rekurse)
33 Rekurse gegen Tempo 30, In vielen Stadtzürcher Quartieren ist die Verkehrsberuhigung blockiert, in: Tages-Anzeiger, 26. November 1994, S. 17
Boos, Susan: (Hausgeburten)
Sind Hausgeburten fahrlässige Tötung?, Ärzte und Hebammen im Clinch: Immer mehr Frauen wollen weg vom Gebärbetrieb im Spital, in: Die Weltwoche, Nr. 33, 18. Aug. 1988, S. 54
Borschberg, Edwin: (Überkonsum)
Der Überkonsum in der modernen Leistungsgesellschaft, in: Neue Zürcher Zeitung, Nr. 237, 12./13. Oktober 1985, S. 37

Bovet, Pierre: (Medizin)
Medizin – Religion – Zauberei im neuen Zeitalter, Unveröffentlichtes Vortragsmanuskript, Zürich, o.J.
Brauchbar, Mathis; Heer, Heinz: (Alter)
Zukunft Alter, Herausforderung und Wagnis, Artemis & Winkler Verlag, München 1993
Briggs, John; Peat, F. David: (Chaos)
Die Entdeckung des Chaos, Eine Reise durch die Chaos-Theorie (Turbulent Mirror. An Illustrated Guide to Chaos Theory and the Science of Wholeness dt.), Carl Hanser Verlag, München, Wien 1990
Bruker, M.O.: (Nahrung)
Unsere Nahrung – unser Schicksal, emu Verlag, 19. Auflage, Lahnstein 1988
Bruker, M.O.: (Krankheiten)
Lebensbedingte Krankheiten, emu Verlag, 9. Auflage, Lahnstein 1988
Brunner, René: (Single)
Freuden und Leiden eines Lebens als Single, in: St.Galler Tagblatt, 22. Juli 1991, Bund III/Seite 1
Buchberger, Josef; Fahrni, Maya: (Arbeitsbedingungen)
Arbeitsbedingungen und gesundheitliches Befinden, Beurteilung durch Erwerbstätige in der Schweiz, herausgegeben vom arbeitsärztlichen Dienst des Bundesamtes für Industrie, Gewerbe und Arbeit, Bern 1990
Buchwald, G.: (Impfungen)
Impfungen – Ein Verbrechen an unseren Kindern?, in: Erfahrungsheilkunde, Nr. 2/1991, S. 82 ff.
Büchele, Herwig; Wohlgenannt, Liselotte: (Grundeinkommen)
Grundeinkommen ohne Arbeit, Auf dem Weg zu einer kommunikativen Gesellschaft, Europaverlag, 2. Auflage, Wien, München, Zürich 1985
Büchi, Andres: (Allergien)
Allergien feiern Hoch-Zeit – und die Schweizer sind pollenwütig wie noch nie, in: SonntagsZeitung, 13. Juni 1993, S. 73, 75
Bundesamt für Gesundheitswesen: (Ernährungsbericht)
Dritter Schweizerischer Ernährungsbericht, herausgegeben von Hannes B. Stähelin, Jürg Lüthy, Antoine Casabianca, Nicolette Monnier, Hans-Rudolf Müller, Yves Schutz, Robert Sieber, EDMZ, Bern 1991
Bundesamt für Sozialversicherung, Sektion Statistik: (Krankenpflegekosten)
Einnahmen, Ausgaben und Krankenpflegekosten 1966–1992, Statistik über die Krankenversicherung, vom Bund anerkannte Versicherungsträger, Bern, Januar 1993

Bundesamt für Sozialversicherung, Sektion Statistik: (Krankenversicherung)
Statistik über die Krankenversicherung 1988, vom Bunde anerkannte Versicherungsträger, Bern, April 1990

Bundesamt für Statistik: (Beschäftigte)
Beschäftigte im Gesundheitswesen, Eine Analyse der Daten aus den Betriebszählungen von 1985 und 1991, Bern 1993

Bundesamt für Statistik, Abteilung Bevölkerung und Beschäftigung, Sektion Gesundheit: (Ergebnisse)
Ergebnisse einer Erhebung über die stationären, sozialmedizinischen Institutionen, Bern, Oktober 1990

Bundesamt für Statistik: (ESPOP)
Statistik des jährlichen Bevölkerungsstandes (ESPOP) 1993, Definitive Ergebnisse, BFS aktuell, 1 Bevölkerung, Bern, August 1994

Bundesamt für Statistik: (Gesundheit)
Gesundheitskosten 1992, Fast 32 Milliarden Franken für die Gesundheit, Pressemitteilung Nr. 04/95, Bern, Januar 1995

Bundesamt für Statistik: (Gleichstellung)
Auf dem Weg zur Gleichstellung?, Frauen und Männer in der Schweiz aus statistischer Sicht, Bern 1993

Bundesamt für Statistik: (Jahrbuch 1990)
Statistisches Jahrbuch der Schweiz 1990, Verlag Neue Zürcher Zeitung, Zürich 1989

Bundesamt für Statistik: (Jahrbuch 1991)
Statistisches Jahrbuch der Schweiz 1991, Verlag Neue Zürcher Zeitung, Zürich 1990

Bundesamt für Statistik: (Jahrbuch 1992)
Statistisches Jahrbuch der Schweiz 1992, Verlag Neue Zürcher Zeitung, Zürich 1991

Bundesamt für Statistik: (Jahrbuch 1993)
Statistisches Jahrbuch der Schweiz 1993, Verlag Neue Zürcher Zeitung, Zürich 1992

Bundesamt für Statistik: (Jahrbuch 1994)
Statistisches Jahrbuch der Schweiz 1994, Verlag Neue Zürcher Zeitung, Zürich 1993

Bundesamt für Statistik: (Jahrbuch 1995)
Statistisches Jahrbuch der Schweiz 1995, Verlag Neue Zürcher Zeitung, Zürich 1994

Bundesamt für Statistik: (Kosten 1985–1990)
Kosten des Gesundheitswesens 1985–1990, Konzept und Ergebnisse, Bern 1993

Bundesamt für Statistik: (Kosten 1985–1991)
Kosten des Gesundheitswesens, Ergebnisse 1985–1991 und Schätzung 1992–1995, Bern 1994

Bundesamt für Statistik: (Motorfahrzeuge)
Motorfahrzeuge in der Schweiz, Motorfahrzeugbestand in der Schweiz am 30. September 1994, Bern 1995

Bundesamt für Statistik: (Szenarien)
Szenarien zur Bevölkerungsentwicklung der Schweiz, 1991 – 2040, Bern 1992

Bundesamt für Statistik: (Zahlen)
Zahlen erzählen, Statistik verständlich gemacht, Verlag Neue Zürcher Zeitung, Zürich 1994

Bundesamt für Umweltschutz (Hrsg.): (Luftverschmutzung)
Luftverschmutzung und Gesundheit, Schriftenreihe Umweltschutz, Nr. 87, Bern, April 1988

Bundesamt für Umweltschutz (Hrsg.): (Strahlung)
Der Einfluss von nichtionisierender elektromagnetischer Strahlung auf die Umwelt, Literaturstudie der Firma Basler & Hofmann, Schriftenreihe Umweltschutz Nr. 98, Bern, Dezember 1988

BUWAL, Bundesamt für Umwelt, Wald und Landschaft (Hrsg.): (Luft-Dossier)
Luft-Dossier, Wir alle brauchen saubere Luft – die Luft braucht uns!, Ein Arbeitsheft für Lehrer, Schüler und alle, die sich für saubere Luft engagieren wollen, Bern, Frühling 1991

Burgherr, Simone; Droesch, Daniel: (draufgeht)
«Kann sein, dass einer draufgeht», Gewalt unter Jugendlichen, in: Der Schweizerische Beobachter, Nr. 16, 2. August 1991 S. 13 ff.

Burhenne, Hilmar: (Geldspiel)
Das Geldspiel, Selbstverlag, Karlsruhe 1993

Capra, Fritjof: (Denken)
Das neue Denken, Aufbruch zum neuen Bewusstsein, Die Entstehung eines ganzheitlichen Weltbildes im Spannungsfeld zwischen Naturwissenschaft und Mystik, Scherz Verlag, 2. Auflage, Bern, München, Wien 1987

Capra, Fritjof: (Reigen)
Der kosmische Reigen, Physik und östliche Mystik – ein zeitgenössisches Weltbild, Otto Wilhelm Barth Verlag, 6. Auflage, München und Wien 1983

Capra, Fritjof: (Wendezeit)
Wendezeit, Bausteine für ein neues Weltbild (The Turning Point dt.), Scherz Verlag, 5. Auflage, Bern, München, Wien 1983

Caprez, Hans; Haas, Esther: (Krankenkassen)
Wie Ärzte und Apotheker die Krankenkassen plündern, Gesundheitswesen: Ein einig Volk von Profiteuren, in: Der Schweizerische Beobachter, Nr. 21, 16. Oktober 1992, S. 15 ff.

Ceschi, Silvana: (Heiterkeit)
Heiterkeit auf Rezept, in: Brückenbauer, 14. Dezember 1994, S. 17, 19

Chopra, Deepak: (Körperseele)
Die Körperseele, Grundlagen und praktische Übungen der Ayurveda-Medizin, Gustav Lübbe Verlag, Bergisch Gladbach 1991

Coulter, Harris L.: (Vaccination)
Vaccination, Social Violence and Criminal-

ity, The Medical Assault on the American Brain, North Atlantic Books, Berkeley, California 1990

Cowley, Geoffrey; Springen, Karen; Rosenberg, Debra; Cooper Ramo, Joshua: (Test) To Test oder Not to Test, Medicine: Doctors wrangle over the benefits of screening and early treatment, in: Newsweek, 10. Jan. 1994, S. 50 f.

Däpp, Heinz: (Ärzte)
Berner Ärzte wollen an Arzneien mitverdienen, in: St.Galler Tagblatt, 26. Januar 1995, Seite Schweiz

Däpp, Heinz: (Krach)
Krach im Berner Gesundheitswesen, Spitalärzte wehren sich gegen geplante Revision der Spitalgesetzgebung, in: St.Galler Tagblatt, 22. August 1989, Bund I/S. 7

Däpp, Heinz: (Langsamer)
Langsamer fahren, länger leben, Ärzte für Umweltschutz verlangen Tempo 70/100, in: St.Galler Tagblatt, 28. April 1995, Seite Schweiz

Dätwyler, Barbara: (Krankenpflege)
Die veränderte Sicht der Krankenpflege oder ethisch-politische Überlegungen im Hinblick auf das 21. Jahrhundert, in: Pflege, Die wissenschaftliche Zeitschrift für Pflegeberufe, Heft 1, April 1990, S. 47 ff.

Dätwyler, Jean-Jacques (Leukämie-Risiko)
Höheres Leukämie-Risiko bei Lokomotivführern?, Eine Berner Untersuchung sieht Magnetfelder als mögliche Ursache, in: St.Galler Tagblatt, 15. Dezember 1994, Seite Wissen

Dajo, Mirin: (Leben)
Leben, Glaube, Tod, Erklärungsversuch, Furttal-Verlag, Zürich 1949

Deér, Stefan; Frey, Georg (Sachbearbeiter): (Entwicklungskonzept)
Entwicklungskonzept der Region Appenzell Ausserrhoden, Band 1, Leitbild, Vom Regierungsrat des Kantons Appenzell A.Rh. am 1. Juni 1993 verabschiedet

Delarue, F. und S.: (Impfungen)
Impfungen, der unglaubliche Irrtum, Hirthammer Verlag, 4. Auflage, München 1993

Dethlefsen, Thorwald: (Schicksal)
Schicksal als Chance, Das Urwissen zur Vollkommenheit des Menschen, München 1979

Dethlefsen, Thorwald; Dahlke, Rüdiger: (Krankheit)
Krankheit als Weg, Deutung und Bedeutung der Krankheitsbilder, Goldmann Verlag, 5. Auflage, München 1990

Diamond, John: (Körper)
Der Körper lügt nicht (BK, Behavioral Kinesiology – Your Body doesn't Lie dt.), Verlag für Angewandte Kinesiologie, Freiburg im Breisgau 1983

Dienstfrey, Harris: (Heart)
What makes the Heart Healthy?, A Talk with Dean Ornish, in: Advances, The Journal of Mind-Body Health, Vol. 8, No. 2, Spring 1992

Diepgen, Paul: (Geschichte)
Geschichte der Medizin, Walter de Gruyter Verlag, Berlin 1951

Dossey, Larry: (Medicine)
Meaning & Medicine, A Doctor's Tales of Breakthrough and Healing, Bantam Books, New York, Toronto, London, Sydney, Auckland 1991

Draczynski, Gisela: (Grund-Regulation)
Das System der Grund-Regulation und Naturheilverfahren, in: raum&zeit, Nr. 58/92, S. 45 ff.

Droeven, Anne Marie: (Spittel)
Im gleichen Spittel krank, in: bilanz, Das Schweizer Wirtschaftsmagazin, Oktober 1988, S. 184 ff.

Ducommun, Roland: (Margarine)
Butter oder Margarine?, Expertenstreit um den gesunden Brotaufstrich, in: Bliib gsund, Nr. 36, September 1990, S. 4 ff.

Duesberg, Peter H.: (HIV)
HIV und AIDS, Korrelation, aber nicht Ursache, in: raum&zeit, Nr. 39/89, S. 45 ff.

Duesberg, Peter H: (Wahrheit II)
‹AIDS›: Dichtung und Wahrheit (II), in: raum&zeit, Nr. 65/93, S. 78 ff.

Duesberg, Peter H: (Wahrheit III)
‹AIDS› – Dichtung und Wahrheit (III), in: raum&zeit, Nr. 66/93, S. 24 ff.

EDI-Arbeitsgruppe Neues Krankenversicherungsgesetz: (Dokumentation) Dokumentation zum neuen Krankenversicherungsgesetz, Bern, 5. September 1994

Edwards, Harry: (Geistheilung)
Geistheilung, Verlag Hermann Bauer, Freiburg i.Br. 1960

Eidgenössisches Departement des Innern: (Verordnung)
Verordnung über die Krankenversicherung (KVV), Entwurf für das Vernehmlassungsverfahren, Bern, Januar 1995

Eisenbud, Jule: (Gedanken-Fotografie)
Gedanken-Fotografie, Die PSI-Aufnahmen des Ted Serios, Aurum Verlag, Freiburg i.Br. 1975

Eggers-Faschon, Christiane: (Alleinstehend)
Alleinstehend mit Kind – am Rand der Gesellschaft, in: St.Galler Tagblatt, 11. März 1991, Bund III/Seite 1

Enderle, Georges: (Sicherung)
Sicherung des Existenzminimums für alle Menschen – eine Herausforderung für Ethik und Wirtschaftswissenschaft, Forschungs-

stelle für Wirtschaftsethik an der Hochschule St.Gallen für Wirtschafts- und Sozialwissenschaften, Beiträge und Berichte Nr. 5, St.Gallen, September 1984

Engels, W.; Gutowski, A.; Hamm, W.; Möschel, W. et al.: (Markt)
Mehr Markt im Gesundheitswesen, Band 13 der Schriftenreihe des Frankfurter Instituts für wirtschaftspolitische Forschung e.V., Bad Homburg 1987

Euw, René von: (Nebel)
Stochern im Nebel, in: Brückenbauer, Nr. 15, 13. April 1994, S. 16 f.

Euw, René von; Ferber, Thomas: (Kostenbremse)
‹Grüne› Medizin als Kostenbremse?, in: Brückenbauer, Nr. 45, 4. November 1992, S. 32 ff.

Faerber, Regina: (Tod)
Der verdrängte Tod, Über die Unkultur im Umgang mit unseren Toten, Geistige und praktische Hilfe, Ariston Verlag, Genf und München 1995

Ferber, Thomas: (Heroin)
Heroin – ein fast unschädliches Medikament, in: Appenzeller Zeitung, 24. Oktober 1994, Seite Themen

Ferber, Thomas: (Nikotin)
Nikotin ist ein Suchtmittel, Studie des Schweizerischen Nationalfonds führt zur Aktion ‹Frei von Tabak›, in: CH-Forschung, Informationsdienst zur Forschung in der Schweiz, Nr. 11, November 1990, S. 2 ff.

Ferguson, Marilyn: (Verschwörung)
Die sanfte Verschwörung, Persönliche und gesellschaftliche Transformation im Zeitalter des Wassermanns (The Aquarian Conspiracy dt.), Sphinx Verlag, 2. Auflage, Basel 1982

Feyerabend, Paul: (Methodenzwang)
Wider den Methodenzwang, Suhrkamp Verlag, Frankfurt a.M. 1983

Fornallaz, Pierre: (Wirtschaft)
Die ökologische Wirtschaft, Auf dem Weg zu einer verantworteten Wirtschaftsweise, AT Verlag, Aarau 1986

Frauchiger, Barbara: (HMO-Boom)
HMO-Boom in der Schweiz – rund 35 Zentren geplant, Aufsichtsbehörde erhöht Prämien, in: Appenzeller Zeitung, 28. Januar 1994, Seite Themen

Frei, Andreas: (Gesundheitskosten)
Entwicklung der Gesundheitskosten im Überblick, in: Volkswirtschaft, Nr. 3, 1990, S. 16 ff.

Frei, Andreas; Hill, Stephan: (Gesundheitswesen)
Das schweizerische Gesundheitswesen, Zahlenspiegel, Anbieter von Gesundheitsgütern, Preisbildung, Organisationsstrukturen, Ausgabe 1990, Verlag Krebs AG, Basel 1990

Frei, W.: (Ärzteeinkommen)
Grosse Unterschiede bei den Ärzteeinkommen, in: Schweizerische Krankenkassenzeitung SKZ, Nr. 11, 1. Juni 1993, S. 149

Fritschi, Alfred: (Wohlstandsseuchen)
Wohlstandsseuchen – Armutskrankheiten, in: Brückenbauer, Nr. 4, 27. Jan. 1988, S. 12 f.

Fritschi, Harald: (High-Tech)
Zuviel High-Tech in den Spitälern – bezahlen müssen die Versicherten, Ärzte setzen auf teure Diagnosegeräte, um die Gesundheitskosten kümmern sie sich nicht, in: SonntagsZeitung, 5. März 1995, S. 81, 83

Fromm, Erich: (Kunst)
Die Kunst des Liebens, Ullstein Verlag, Berlin 1993

Fromm, Erich: (Sein)
Haben oder Sein, Die seelischen Grundlagen einer neuen Gesellschaft, Deutscher Taschenbuch Verlag, Stuttgart 1976

Füglistaler, Peter; Pedergnana, Maurice: (Wege)
Wege zu einer sozialen Schweiz, Schweizerische Sozialpolitik nach dem Jahre 2000, Orell Füssli Verlag, Zürich 1993

Gabella, Isabelle: (copies)
Les copies de médicaments cassent les prix de la pharmacie, in: Le Nouveau Quotidien, 9 Juin 1993, S. 15

Gasche, Urs P.: (Augenwischerei)
Die Schweizer Ärzte betreiben Augenwischerei, Das durchschnittliche Netto-Einkommen liegt weit über 200000 Franken, in: K-TIP, Informationen zum Kassensturz, Nr. 10, 2. Juni 1993, S. 15

Gasche, Urs P.: (Prämien)
Prämien: Noch viel zu sparen, Krankenkassenprämien 94 im Vergleich, in: K-TIP, Informationen zum Kassensturz, Nr. 3, 9. Februar 1994, S. 1 f.

Gasser-Gasser, Friederike: (Messergeburten)
Zangen- und Messergeburten, Das Alibi Dammschnitt, in: Natürlich, Nr. 2/1990, S. 40 ff.

Gaudenz, Reto: (Beleghebammensystem)
Das Beleghebammensystem, Ambulante Spitalgeburt mit frei praktizierenden Hebammen am Kantonsspital Liestal, in: Schweizerische Ärztezeitung, Band 72, Heft 5, 30. Jan. 1991, S. 175 ff.

Gehri, Susanne: (Spätschäden)
Spätschäden durch Dioxine, Hinweise auf krebserregende Wirkung beim Menschen, Zwei Langzeitstudien, in: Frankfurter Allgemeine Zeitung, 18. Juli 1990, Seite Wissenschaft

Geiser, Max: (Gesundheitsmarkt)
Seriöse Medizin oder Gesundheitsmarkt?, in: Schweizerische Ärztezeitung, Band 71, Heft 11, 14. März 1990, S. 438 ff.

Geisser, Remo: (Medikamente)
Die Schweiz hat die teuersten Medikamente Europas, in: St.Galler Tagblatt, 31. Januar 1990, Bund III/Seite 1

Gerber, Rosmarie: (krank)
Arbeiten wir uns krank?, in: St.Galler Tagblatt, 29. September 1990, Bund III/Seite 1

Gesell, Silvio: (Wirtschaftsordnung)
Die natürliche Wirtschaftsordnung durch Freiland und Freigeld, Stirn-Verlag Hans Timm, 7. Auflage, Hochheim 1931

Giger, Marc-André: (Medizin)
Medizin: Jede dritte Operation unnötig, Eine Tessiner Studie beweist: Ärzte greifen viel zu häufig zum Skalpell, in: Cash, Die Wirtschaftszeitung der Schweiz, Nr. 19, 14. Mai 1993, S. 1

Giger, Marc-André: (Messer)
Das Messer sitzt locker, Durch Information der Bevölkerung könnte die Zahl von Operationen gesenkt werden, in: Cash, Die Wirtschaftszeitung der Schweiz, Nr. 19, 14. Mai 1993, S. 7

Giger, Marc-André; Schneeberger, Hans: (Goldader)
«Das Gesundheitswesen ist eine Goldader», Mit Swisscare will Helvetia-Konzernchef Felix Egloff die Karten in der Gesundheitsbranche neu verteilen, in: CASH, Nr. 39, 1. Oktober 1993, S. 38 ff.

Glauber, Hans; Korczak, Dieter: (Thesen)
Gesundheit und ökologischer Wohlstand, Toblacher Thesen 1992, «Langsamer, weniger, besser, schöner», in: Gaia, Ökologische Perspektiven in Natur-, Geistes- und Wirtschaftswissenschaften, Nr. 1/1993, S. 33 ff.

Gmür, Pascale: (Konsumartikel)
Wenn Medikamente Konsumartikel werden, Selbstmedikation bei Kindern und Jugendlichen kann der erste Schritt zu Medikamenten-Abhängigkeit sein, in: St.Galler Tagblatt, 19. Februar 1990, Bund III, S. 1

Gölz, Barbara: (Kranke)
Doppelt soviel Kranke wie 1966, in wirtschaftlich schwierigen Zeiten steigen Krankheitsfälle, in: St.Galler Tagblatt, 29. Juni 1993, Letzte Seite

Goethe, Johann Wolfgang von: (Wanderjahre)
Wilhelm Meisters Wanderjahre oder die Entsagenden, Band 8 der Gedenkausgabe der Werke, Briefe und Gespräche, herausgegeben von E. Beutler, zweite Auflage, Zürich und Stuttgart 1961

Gomez, Peter; Probst, Gilbert J.B.: (Denken)
Vernetztes Denken im Management, Eine Methodik des ganzheitlichen Problemlösens, Schweizerische Volksbank (Hrsg.), Die Orientierung, Nr. 89, Bern 1987

Gould, Davis Elisabeth: (Frau)
Am Anfang war die Frau, Verlag Frauenoffensive, München 1985

Graeub, Ralph: (Petkau-Effekt)
Der Petkau-Effekt und unsere strahlende Zukunft, Zytglogge Verlag, Gümligen 1985

Grether, Thomas: (Ohren)
Verstopfte Ohren, in: Brückenbauer, Nr. 28, 10. Juli 1991, S. 14 f.

Grünbaum-Flury, Colette: (Krankenkassen)
Die Krankenkassen wollen gesund bleiben, in: Spuren, Nr. 27, Frühling 1993, S. 16 ff.

Grünn, Hans: (Heilkraft)
Die innere Heilkraft, Die Medizin entdeckt die phantastischen Möglichkeiten der Selbstheilung, ECON Verlag, Düsseldorf, Wien, New York 1990

Gruhl, Herbert: (Gleichgewicht)
Das irdische Gleichgewicht, Ökologie unseres Daseins, Erb Verlag, Düsseldorf 1982

Günter, Rolf: (Volk)
Sind wir ein Volk von leichtfertigen Tablettenschluckern?, Drei von vier Schweizern greifen bei körperlichem Unbehagen ohne Hemmung zu Medikamenten, in: Brückenbauer, Nr. 25, 19. Juni 1985, S. 1, 4

Güntert, Bernhard: (Gesundheitswesen)
Gesundheitswesen zwischen Plan und Markt, Therapien gegen die Kostenexplosion, in: gdi impuls, Nr. 1, 1986, S. 53 ff.

Güntert, Bernhard: (Ökonomie)
Ökonomie und Gesundheitswesen, Dokumentation zur Wirtschaftskunde Nr. 112, hrsg. von der Gesellschaft zur Förderung der schweizerischen Wirtschaft, Zürich, September 1987

Güntert, Bernhard; Orendi, Bennina; Weyermann, Urs: (Arbeitssituation)
Die Arbeitssituation des Pflegepersonals – Strategien zur Verbesserung, Ergebnisse einer Untersuchung im Auftrag der Gesundheits- und Fürsorgedirektion des Kantons Bern, Verlag Hans Huber, Bern, Stuttgart, Toronto 1989

Gutscher, Heinz; Hornung, Rainer; May, Ulrich; Schär, Meinrad: (Medikamentenkonsum)
Medikamentenkonsum und Medikationsrisiken, Bern 1986

Gutzwiller, Felix: (Prävention)
Arbeitsgruppe 1, Prävention, in: Gottlieb Duttweiler Institut (Hrsg.): ‹Kostenexplosion› im Gesundheitswesen – Auswege aus

Literaturverzeichnis

der Resignation!, Rüschlikon 1986, S. 35 ff.
Gygi, Pierre: (Kostenentwicklung)
‹Woher – Wohin? – Die Kostenentwicklung im schweizerischen Gesundheitswesen›, in: Gottlieb Duttweiler Institut (Hrsg.): ‹Kostenexplosion› im Gesundheitswesen – Auswege aus der Resignation!, Rüschlikon 1986, S. 5 ff.

Gygi, Pierre; Henny, Heiner: (Gesundheitswesen)
Das schweizerische Gesundheitswesen, Aufwand, Struktur und Preisbildung im Pflegebereich, Verlag Hans Huber, 2., vollständig überarbeitete und ergänzte Auflage, Bern 1977

Hässig, A.: (Azidothymidin)
Azidothymidin (AZT) und AIDS, Offene Fragen beim Einsatz von AZT zur Prävention und Behandlung von AIDS, in: Schweizerische Zeitschrift für GanzheitsMedizin, Nr. 5/94, S. 280 ff.

Hässig, A.: (Umdenken)
Umdenken bei AIDS, Führt dies zu einem Paradigmenwechsel in der Medizin, in: Schweizerische Zeitschrift für GanzheitsMedizin, Nr. 4/92, S. 171 ff.

Haffelder, Günter: (Nathal-Methode)
Nathal-Methode wissenschaftlich begleitet, in: raum&zeit, 73/95, S. 39 ff.

Haldimann, Urs: (Kindernasen)
Dicke Luft für Kindernasen, Krebserregende Schadstoffe am Strassenrand, in: Der Schweizerische Beobachter, Nr. 12, 11. Juni 1993, S. 16 ff.

Hale, Theresa D.: (Kostenersparnis)
Kostenersparnis durch Ganzheitsmedizin, in: raum&zeit, Nr. 59/92, S. 47 ff.

Hamer, Ryke Geerd: (Krebs)
Krebs, Krankheit der Seele, Verlag AMICI die DIRK, 6. Auflage, Köln 1994

Hannan, Dorice: (Darum)
Darum soll mein Bogen in den Wolken sein, Einführung in die Welt der Seele, Panorama-Verlag, Altstätten und München 1986

Hardegger, Georg: (Krankenkasse)
Die Krankenkasse und das Marketing, Die Probleme der heutigen Krankenkasse aus der Sicht des Marketings und deren Lösung, Einzeldiplomarbeit am Kaufmännischen Lehrinstitut Zürich, fachmed, Zürich, September 1987

Harsieber, Robert: (Jenseits)
Jenseits der Schulmedizin, Der Mensch als vernetztes System, Eine Recherche, Edition Va Bene, Wien 1993

Hartmann, Ernst: (Standortproblem)
Krankheit als Standortproblem, Haug Verlag, 5. Auflage, Heidelberg 1986

Hasler, Niklaus: (Einkommensverhältnisse)
Einkommensverhältnisse der freien Ärzteschaft der Schweiz 1971/72 bis 1989/90, in: Schweizerische Ärztezeitung, Band 74, Heft 21, 26. Mai 1993, S. 835 ff.

Hauser, Heinz; Sommer, Jürg H.: (Kostendämpfung)
Kostendämpfung im Gesundheitswesen in den USA, in Kanada und in der BRD, Ansatzpunkte für die schweizerische Reformdiskussion, Publikationen des Schweizerischen Nationalfonds aus den Nationalen Forschungsprogrammen, Band 24, Verlag Paul Haupt, Bern und Stuttgart 1984

Hegglin, Jürg: (Wertewandel)
Wertewandel im Spitalalltag, in: Schweizer Spital, Nr. 1, 1988, S. 12f

Heidemann, Christel: (Meridiantherapie 1)
Meridiantherapie, Die Wiederherstellung der Ordnung lebendiger Prozesse, Band 1, Eigenverlag, 2. Auflage, Freiburg i.Br. 1984

Heidemann, Christel: (Meridiantherapie 2)
Meridiantherapie, Die Wiederherstellung der Ordnung lebendiger Prozesse, Band 2, Eigenverlag, 2. Auflage, Freiburg i.Br. 1985

Heitler, Walter: (Natur)
Die Natur und das Göttliche, Verlag Klett & Balmer, 4. Auflage, Zug 1977

Helmrich, Christian: (Hamer)
Was die Medizin Dr. Hamer verdankt, in: raum&zeit, Nr. 51/91, S. 31 ff.

Herron, Robert E.: (Meditation Practice)
The Impact of Transcendental Meditation Practice on Medical Expenditures, Dissertation Synopsis, in: Dissertation Abstracts International, 53/12-A June, 1993; Order Number 93-10427

Hess, Walter: (Aids)
Aids: Die verlorene Immunabwehr-Schlacht, in: Natürlich, Nr. 11/1989, S. 6 ff.

Hess, Walter: (Wohnen)
Wohnen unter Strom macht krank, in: Natürlich, Nr. 11/1990, S. 34 ff.

Hesse, Eberhard; Sturm, Eckart: (Kostensteigerung 1)
Kostensteigerung und Konsumdenken durch Fehlprogrammierung, Vier Anmerkungen zu den Leitlinien des Wissenschaftsrates für die Neuordnung der ärztlichen Berufsbildung, Teil 1, in: Niedersächsisches Ärzteblatt, 66. Jg., Heft 16, 1993, S. 14 ff.

Hesse, Eberhard; Sturm, Eckart: (Kostensteigerung 2)
Kostensteigerung und Konsumdenken durch Fehlprogrammierung, Teil 2, in: Niedersächsisches Ärzteblatt, 66. Jg., Heft 17, 1993, S. 15 ff.

Heumann, Pierre: (Blinddarm)
Und keiner weiss, wieviel ein Blinddarm wirklich kostet, Die Unmöglichkeit, die Ausgaben für Gesundheit in den Griff zu kriegen – das Beispiel des Kantonsspitals Basel, in: Die Weltwoche, Nr. 52, 26. Dezember 1991, S. 13

Heyll, Uwe: (Risikofaktor)
Risikofaktor Medizin, Gesundheitsschäden und Kostenexplosion als Folgen ärztlicher Übertherapie, Ullstein Verlag, Frankfurt/Main, Berlin 1993

Hoffmeyer, Ulrich (Hrsg.): (Gesundheitsreform)
Gesundheitsreform in der Schweiz, Auszug aus einem internationalen Vergleich, Verlag Neue Zürcher Zeitung, Zürich 1994

Hofer, Marianne: (Organisation)
Patientenbezogene Organisation der Krankenbehandlung und -pflege im Akutspital, Dissertation Nr. 929 der Hochschule St.Gallen für Wirtschafts- und Sozialwissenschaften, Bamberg 1985

Huch, Renate: (Schwangere)
Die Schwangere mit der Zigarette, in: Neue Zürcher Zeitung, Nr. 65, 19. März 1986, S. 77

Hübner, Kurt: (Kritik)
Kritik der wissenschaftlichen Vernunft, Verlag Karl Alber, 2. Auflage, Freiburg, München 1979

Hug, Guido: (Bio-Milch)
Coop Schweiz verkauft Bio-Milch, im Rahmen von Naturaplan sind bereits 16 Bio-Produkte auf dem Markt, in: St.Galler Tagblatt, 7. Sept. 1994, Seite Wirtschaft

Hug, Ralph: (50-Stunden-Woche)
Ärzte verlangen 50-Stunden-Woche, in: St.Galler Tagblatt, 15. Februar 1990, Seite Region Ostschweiz

Hug, Werner C.: (Ärzteeinkommen)
Ärzteeinkommen: Wo liegt die Wahrheit?, in: Schweizerische Krankenkassen-Zeitung SKZ, 85. Jahrgang, Nr. 14, 16. Juli 1993, S. 204

Hylton, Valerie: (Schlaf)
... dann bin ich um den Schlaf gebracht, Schlaflosigkeit lässt sich in vielen Fällen mit wenig Aufwand beheben, Zum Beispiel mit einer anderen Einstellung zum Leben, in: Brückenbauer, Nr. 35, 28. August 1991, S. 50 f.

Illich, Ivan: (Enteignung)
Die Enteignung der Gesundheit, ‹Medical Nemesis› (Medical Nemesis dt.), Rowohlt Verlag, Reinbek bei Hamburg 1975

Illich, Ivan: (Schulen)
Schulen helfen nicht, Über das mythenbildende Ritual der Industriegesellschaft, Rowohlt Taschenbuch Verlag, Reinbek bei Hamburg 1972

Institut für Beratungen im Gesundheitswesen: (MRI)
MRI, Magnet-Resonanz-Imaging im Kanton Bern, Versorgungskonzept, Aarau 1994

IFZ, Interdisziplinäres Forschungszentrum für die Gesundheit (Hrsg.): (Technisierung)
Technisierung, Spezialisierung, Personalaufwand und Ökonomie im modernen Krankenhaus, Publikation Nr. 5, St.Gallen 1981

Israel, Stephan: (Kostenexplosion)
Wer ist schuld an der Kostenexplosion im Gesundheitswesen?, in: Berner Zeitung, 10. September 1991, S. 8

Jacoby, Sybil: (Fleisch)
Die Lust auf Fleisch verloren?, in: St.Galler Tagblatt, 28. April 1995, Seite Leben

Jänicke, Martin: (Industriesystem)
Wie das Industriesystem von seinen Missständen profitiert, Kosten und Nutzen technokratischer Symptombekämpfung: Umweltschutz, Gesundheitswesen, innere Sicherheit, Westdeutscher Verlag, Opladen 1979

Jänicke, Martin: (Staatsversagen)
Staatsversagen, Die Ohnmacht der Politik in der Industriegesellschaft, Piper Verlag, München/Zürich 1986

Jankovich, Stefan von: (Struktur)
Die energetische Struktur des Menschen, Ein philosophisches Denkmodell, Drei Eichen Verlag, Ergolding 1990

Jankovich, Stefan von: (tot)
Ich war klinisch tot, Der Tod – Mein schönstes Erlebnis, Drei Eichen Verlag, 7. Auflage, Hammelburg 1995

Jau, Jürg: (Mitglieder-Statistik 1993)
Mitglieder-Statistik 1993 der Verbindung der Schweizer Ärzte, in: Schweizerische Ärztezeitung, Band 75, Heft 19/1994, 11. Mai 1994, S. 756 ff.

Jordi, Beat: (Krise)
Die Krise macht krank, in: Brückenbauer, Nr. 45, 10. November 1993, S. 40 ff.

Käppeli, Sylvia: (Krankenpflege)
Moralisches Handeln und berufliche Unabhängigkeit in der Krankenpflege, in: Pflege, Die wissenschaftliche Zeitschrift für Pflegeberufe, 1. Jahrgang, Heft 1, April 1988, S. 20 ff.

Kane, Yvonne: (Entwicklung)
«In der Entwicklung benachteiligt», Eine Studie des Nationalen Forschungsprojekts «Stadt und Verkehr» hat das Wohnumfeld von jungen Familien untersucht, in: St.Galler Tagblatt, 15. März 1995, Seite Leben

Kapp, William K.: (Kosten)
Soziale Kosten der Marktwirtschaft (Social Costs of Business Enterprise dt.), Frankfurt a.M. 1979

Karlins, Marvin; Andrews, Lewis M.: (Biofeedback)
Biofeedback, Turning on the Power of your Mind, Warner Paperback Library, New York 1973

Keel, P.; Schütz, D.; Bachmann, G.; Dalvit, G.: (careLINE)
careLINE, Informationsbroschüre der Swisscare, Zürich 1995

Kempter, Rita: (Frechheit)
Eine Frechheit, was die in den Vorlesungen bieten, Nicht nur von der Fülle des Stoffes verunsichert, erschlagen: Unmenschlichkeit prägt das Studium der Medizin, in: Die Weltwoche, Nr. 12, 19. März 1992, S. 77, 79

Kennedy, Margrit: (Geld)
Geld ohne Zinsen und Inflation, Ein Tauschmittel, das jedem dient, Mit einem Beitrag und Graphiken von Helmut Creutz, Goldmann Verlag, 2. Auflage, München 1991

Klaentschi, Peter T.: (20-Milliarden-Geschäft)
Ein undurchsichtiges 20-Milliarden-Geschäft mit der Angst, Betroffen sind Patienten und Steuerzahler, in: Bliib gsund, April 1990, Nr. 35, S. 39 ff.

Klunker, W.: (Homöopathie)
Homöopathie in iatrogen gestörter Umwelt, Notwendigkeit eines ärztlichen Umdenkens, in: Schweizerische Zeitschrift für GanzheitsMedizin, Nr. 1/92, S. 19 ff.

Knieriemen, Heinz: (Food Design)
Food Design, Nahrungsmittel vom Reissbrett, in: Natürlich, Nr. 12/1991, S. 6 ff.

Knieriemen, Heinz: (Impfen)
Impfen, dogmatisierter Irrweg, in: Natürlich, Nr. 4/1993, S. 6 ff.

Knieriemen, Heinz: (Krebsvorsorge)
Verhängnisvolle Krebsvorsorge, Risikoerhöhende Diagnosemethoden und unnötige, verstümmelnde Operationen, in: Natürlich, Nr. 10/1994, S. 6 ff.

Knieriemen, Heinz: (Lebensmittel)
Lebensmittel müssen Farbe bekennen, in: Natürlich, Nr. 1/2, 1986, S. 26 ff.

Knieriemen, Heinz: (Mär)
Das Ende der Mär von der riskanten Hausgeburt, Nationalfonds-Studie räumt mit Vorurteilen auf, in: Natürlich, Nr. 6/1994, S. 29 ff.

Knieriemen, Heinz: (Schwangerschaft)
Schwangerschaft und Geburt – oder: die Enteignung der Gesundheit, Ein Plädoyer für den sanften Weg ins Leben, in: Natürlich, Nr. 5/1991, S. 6 ff.

Koch, Egmont R.; Vahrenholt, Fritz: (Seveso)
Seveso ist überall, Die tödlichen Risiken der Chemie, Fischer Taschenbuch Verlag, Völlig überarbeitete und aktualisierte Ausgabe, Frankfurt a.M. 1980

Kocher, Gerhard: (Perspektiven)
Perspektiven unseres Krankheitswesens: Gesundheitspolitische Reformen oder blosse Rhetorik?, in: Volkswirtschaft, Nr. 3, 1990, S. 10 ff.

Köhler, Angela: (Japaner)
Japaner arbeiten sich zu Tode, Tod durch Überarbeitung als Form des Arbeitsunfalls – erstmals Entschädigung entrichtet, in: St.Galler Tagblatt, 15. November 1994, Seite Wirtschaft

König, Herbert: (Umwelt)
Unsichtbare Umwelt, Eigenverlag, 4. Auflage, München 1983

König, Herbert; Folkerts, Enno: (Strom)
Elektrischer Strom als Umweltfaktor, Elektrobiologie, 50-Hz-Felder, Gesundheitsaspekte, Strahlungsarme Elektroinstallation, Pflaum Verlag, München 1992

Koestler, Arthur: (Irrläufer)
Der Mensch – Irrläufer der Evolution, Die Kluft zwischen unserem Denken und Handeln – eine Anatomie menschlicher Vernunft und Unvernunft (Janus, A Summing Up dt.), Ex Libris Verlag, Zürich 1980

Korczak, Dieter: (health care system)
The German health care system – one year after Seehofer, in: EphMRA/ESOMAR (Hrsg.): Pharmaceutical environment: Meeting the pressures by intelligent resourcing, Lisbon (Portugal), 2nd – 4th June 1994, Amsterdam 1994, S. 163 ff.

Kremer, Heinrich: (Seuchenmedizin)
Wie seriös ist die Seuchenmedizin?, Oder: ‹AIDS› haben und ‹AIDS› machen, in: raum&zeit, Nr. 47/90, S. 12 ff.

Krippner, Stanley; Rubin, Daniel: (Lichtbilder)
Lichtbilder der Seele, Psi sichtbar gemacht, Alles über Kirlians Aurafotografie, Wilhelm Goldmann Verlag, München 1980

Kübler-Ross, Elisabeth: (Interviews)
Interviews mit Sterbenden (On Death and Dying dt.), Gütersloher Verlagshaus, 8. Auflage, Gütersloh 1980

Kübler-Ross, Elisabeth: (Kinder)
Kinder und Tod (On Children and Death dt.), Kreuz Verlag, Zürich 1984

Kübler-Ross, Elisabeth: (Sterbende)
Verstehen, was Sterbende sagen wollen, Einführung in ihre symbolische Sprache (Living with Death and Dying dt.), Kreuz Verlag, Stuttgart 1982

Kübler-Ross, Elisabeth: (Tod)
Über den Tod und das Leben danach, Verlag Die Silberschnur, 2. Auflage, Melsbach/Neuwied 1984

Kurt, Fred; Flüeler, Thomas; Preisig, Dölf: (Bild)
Das Bild der Schweiz, Report zur Lage unserer Umwelt, Dossier in: Schweizer Illustrierte, Nr. 13, 24. März 1986

Langbein, K.; Martin, H.P.; Sichrovsky, P.; Weiss, H.: (Pillen)
Bittere Pillen, Nutzen und Risiken der Arzneimittel, Ein kritischer Ratgeber, Verlag Kiepenheuer & Witsch, 18. korrigierte Auflage, Köln 1983

Larcher, Marie-Therese: (Notwendigkeit)
Eine biologische Notwendigkeit?, in: ‹Oeko-C› Bulletin, Informationsbulletin des ökologischen Arbeitskreises der CVP, Nr. 5, Okt. 1990, S. 1

Lendenmann, Regula: (Akademiker-Scheu)
Urappenzellische Akademiker-Scheu, in: Appenzeller Zeitung, 6. März 1993, Seite Hintergrund

Lendenmann, Regula: (Brutstätte)
Ausserrhoden als Brutstätte für illegale Geschäfte?, in: Appenzeller Zeitung, 3. April 1993, Seite Hintergrund

Lendenmann, Regula: (Naturärzte)
In Ausserrhoden gibt es fast so viele Naturärzte wie Beizen, in: Appenzeller Zeitung, 6. März 1993, Seite Hintergrund

Lendenmann, Regula: (Störenfriede)
Die ‹Medizinmänner› von Bern sind die Störenfriede im Ausserrhoder Naturheilerland, in: Appenzeller Zeitung, 3. April 1993, Seite Hintergrund

Leonhardt, Horst: (Elektroakupunktur)
Akupunktur und Elektroakupunktur nach Voll, Medizinisch-literarische Verlagsgesellschaft, Uelzen, o.J.

Lesle, Lutz: (Heilung)
Heilung durch den Klang, 4. Internationaler Kongress für Musiktherapie in Heidelberg, in: Deutsches Allgemeines Sonntagsblatt, Nr. 24, 16. Juni 1985, S. 11

Leu, Robert E.; Bernasconi, Danilo: (Werbung)
Werbung und Tabakkonsum, Gutachten zu Handen der Eidg. Kommission für Tabakfragen, im Auftrag des Bundesamtes für Gesundheitswesen, Schriftenreihe der SGGP, No. 23, Bern, Muri 1991

Leymann, Heinz: (Mobbing)
Mobbing – Psychoterror am Arbeitsplatz und wie man sich dagegen wehren kann, Rowohlt Taschenbuch Verlag, Reinbek bei Hamburg 1994

Linden, Wilhelm zur: (Kindheit)
Geburt und Kindheit, Ernährung, Pflege, Erziehung, Vittorio Klostermann Verlag, Zwölfte, überarbeitete und erweiterte Auflage, Frankfurt a.M. 1986

Löliger, Markus: (Kinder)
Kinder atmen mehr giftige Abgase, Der Risikofaktor aus Luftschadstoffen ist für Kinder bis ein Drittel höher als für Erwachsene, in: St.Galler Tagblatt, 16. Juni 1993, Seite Region

Lüdke, Wolfgang: (AIDS)
AIDS, das ‹Geschäft› des Jahrhunderts?, Ein trauriges Kapitel der Medizingeschichte wird mit Irrtümern, Lügen und Fälschungen geschrieben, in: Vita Sana Magazin, Nr. 6/91, S. 6 ff.

Lüthin, Fredi: (freiwillig)
«Hier wohnt keiner freiwillig», Lärm – das verdrängte Umweltgift, in: der schweizerische Beobachter, Nr. 8, 12. April 1991, S. 21 ff.

Lutz, Gäbi: (Zentrum)
Zentrum mit Beratungs- und Heilpraxen in Teufen eröffnet, in: Appenzeller Zeitung, 28. August 1993, S. 7

Maccoby, Michael: (Gewinner)
Gewinner um jeden Preis, Der neue Führungstyp in den Grossunternehmen der Zukunftstechnologie (The Gamesman, The New Corporate Leaders dt.), Reinbek bei Hamburg 1977

Mamarbachi, Esther: (Messer)
Messer und Pistolen in Schweizer Schulen, in: Appenzeller Zeitung, 1. Februar 1994, Seite Themen

Margelisch, Hedi: (Wispern)
Das Wort des Baumes, das Wispern des Steines, Diplomarbeit an der Akademie für Erwachsenenbildung Luzern, St.Gallen, April 1991

Mauch, Ursula: (Weitsprung)
Weitsprung mit Fussangeln, Ökologisierung der Wirtschaft: die Situation in der Schweiz, in: Umwelt und Markt, Lässt sich die absatzmarkorientierte Wirtschaft ökologisieren?, Bulletin der Schweizerischen Gesellschaft für Umweltschutz, Nr. 4, Dezember 1990, S. 18 ff.

Meier, Carlo: (Zündstoff)
Viel Zündstoff ums Rauchen, in: Brückenbauer, 1. September 1993, S. 15 ff.

Meier, Peter: (Gesundheitsreform)
Norbert Blüms Gesundheitsreform ist heiss umstritten, in: Tages-Anzeiger, 11. August 1988, S. 5

Meier, Verena; Grau, Peter: (Alternativmedizin)
Alternativmedizin – ihre Denkweisen und AnwenderInnen, Ergebnisse einer Umfrage und Skizze der alternativmedizinischen Gedankenwelt, Krankenkasse KKB, Perspektiven – Zeichen und Signale, 3/1992, Zürich 1992

Meijer van Putten, Bart: (tussenwervelschijf)
Uitpuilende tussenwervelschijf is volkomen

normaal, in: NRC Handelsblad, 21. Juli 1994, Beilage Wetenschap en Oderwijs, S. 3
Messerli, Erich: (Steuerzahler)
Blendet Vetsch Steuerzahler?, Zahlreiche Fragezeichen um die geplante Herzklinik in St.Gallen, in: Anzeiger St.Gallen, Appenzell, Lichtenstein, 6. September 1994, S. 1 und Blickpunkt
Meyer-Abich, Klaus-Michael: (Technik)
Macht durch Technik?, Der Mensch als Mass: Masslosigkeit, in: St.Galler Tagblatt, 9. Mai 1986, Horizonte
Möri, Thomas: (Alternativmedizin)
Anmerkungen zur Alternativmedizin, Sonderdruck einer Serie aus der ‹Information aus dem Gesundheitswesen›, 1989, Schweizerisches Institut für Gesundheits- und Krankenhauswesen, Aarau 1989
Moody, Raymond A.: (Leben)
Leben nach dem Tod, Erweiterte Ausgabe mit Nachgedanken über das Leben nach dem Tod, Ex Libris Verlag, Zürich 1980
Morgenthaler, Ruth: (Gerichtsgutachten)
Medizinische Gerichtsgutachten müssen an die Öffentlichkeit, in: der schweizerische Beobachter, Nr. 1, Januar 1988, S. 13
Müller, Martin: (Kostenentwicklung)
Die Kostenentwicklung im schweizerischen Gesundheitswesen und die Erhöhungen der Arzt- und Spitaltarife in einer Gegenüberstellung, Krankenkasse KKB (Hrsg.), Perspektiven, Zeichen und Signale 2/1992, Bern 1992
Müller, Robert: (Angst)
Lähmende Angst, Rezession: Kranke Arbeitnehmer, betrügerische Chefs, in: Leben und Glauben, Nr. 6, 11. Februar 1993, S. 12 f.
Müller, Roger: (Wahrheit)
Ist HIV nur die halbe Wahrheit?, Die Aidsforschung hätte eine Frischzellenkur nötig, in: der schweizerische Beobachter, Nr. 26, 20. Dezember 1991, S. 21 ff.
Müller, Ueli: (Versorgungskapazitäten)
Herzkrankheiten und Versorgungskapazitäten, in: Schweizerische Krankenkassen Zeitung, Nr. 15/16, 16. August 1993, S. 220
Müller, Monika; Grüninger, Ueli: (Beratung)
Präventive Beratung im Spital, Berner Risikofaktorenprogramm, in: Schweizer Spital, Nr. 4, 1988, S. 9 ff.
Myers, Norman (Hrsg.): (Gaia)
Gaia, Der Öko-Atlas unserer Erde, Fischer Verlag, Frankfurt a.M. 1985
Neubert, Erhard: (Kunstprodukt)
Kunstprodukt ‹AIDS› in Schwierigkeiten, in: raum&zcit, Nr. 47/90, S. 34 ff.
Nietlispach, Eva: (Kuchen)
«Den Kuchen unter mehr Ärzten anders aufteilen», in: St.Galler Tagblatt, 21. April 1990, Bund I/Seite 3
Noelle-Neumann, Elisabeth; Köcher, Renate (Hrsg.): (Jahrbuch)
Allensbacher Jahrbuch der Demoskopie 1984–1992, K.G. Saur Verlag, München, New York, London, Paris 1993
Noll, Peter; Bachmann, Hans Rudolf: (Machiavelli)
Der kleine Machiavelli, Handbuch der Macht für den alltäglichen Gebrauch, pendo-verlag, 8. Auflage, Zürich 1988
Odenwald, Michael: (Seuchen)
Den neuen Seuchen auf der Spur, Künftige Epidemien könnten so verheerend sein wie die Pest, Die Erreger lauern schon heute, in: Natur, Nr. 11/1990, S. 111 ff.
OECD: (Health Systems)
OECD Health Systems, Facts and Trends 1960 – 1991, Volume I, Health Policy Studies No. 3, Paris 1993
Olgiati, Dominique: (prévention)
L'hôpital, plate-forme de la prévention, La santé en mutation, in: Schweizer Spital, Nr. 6, 1987, S. 25 ff.
Opitz, Christian: (Gesundheitsrevolution)
Die Gesundheitsrevolution, Lebende Makromoleküle – der Schlüssel zur vollkommenen Gesundheit, Vorwort von Frau Dr. med. Liechti von Brasch, Bircher-Benner Klinik Zürich, Verlag Bewusstes Dasein, Zürich 1990
Ornish, Dean: (Heart Disease)
Dr. Dean Ornish's Program for Reversing Heart Disease, The Only System Scientifically Proven to Reverse Heart Disease Without Drugs or Surgery, Ballantine Books, New York 1991
Orth, Gerhard: (Todesursache)
Todesursache ‹AIDS›-Therapie, in: raum& zeit, Nr. 56/92, S. 3 ff.
Osis, Karlis; Haraldsson, Erlendur: (Tod)
Der Tod – ein neuer Anfang, Visionen und Erfahrungen an der Schwelle des Seins, Hermann Bauer Verlag, Freiburg i.Br. 1978
O.V.: (Ärzte)
Deutsche Ärzte, Einkommen umverteilen, in: Schweizerische Ärztezeitung, Band 74, Heft 45, 10. November 1993, S. 1733
O.V.: (Alkohol)
Alkohol und Schwangerschaft, in: Neue Zürcher Zeitung, 24. April 1991, S. 85
O.V.: (Anstrengungen)
Alle Anstrengungen brachten bisher nichts, in: Tages-Anzeiger, 31. März 1992, S. 68
O.V.: (Anzeigen)
31 860 Anzeigen wegen Drogendelikten, in: St.Galler Tagblatt, 24. März 1993, Letzte Seite

O.V.: (Arbeitslosigkeit)
Arbeitslosigkeit macht krank, in: St.Galler Tagblatt, 19. März 1993, Seite Wissen

O.V.: (Arztlöhne)
Wachstumsbremse für Arztlöhne, Verringerung der spitalärztlichen Einkommensunterschiede, in: Grossanzeiger, 20. Sept. 1988, S. 1 und Hintergrund

O.V.: (Asthma)
Asthma bei Kindern oft unbemerkt, Gesamtschweizerische Studie: 17 von 100 Kindern in der Schweiz leiden an Asthma, in: St.Galler Tagblatt, 26. Februar 1992, Letzte Seite

O.V.: (Augen)
Blauer Dunst macht Augen trübe, in: Appenzeller Zeitung, 12. März 1993, Letzte Seite

O.V.: (billiger)
Medikamente sollen billiger werden, in: St.Galler Tagblatt, 13. April 1995, Seite Schweiz

O.V.: (Chinesen)
Chinesen essen gesünder, in: Tages-Anzeiger, 29. Mai 1990, S. 70

O.V.: (Drogenmissbrauch)
Drogenmissbrauch kostet Schweiz jährlich 500 Millionen, in: St.Galler Tagblatt, 14. November 1990, Letzte Seite

O.V.: (Drogensucht)
Drogensucht – immer mehr Opfer, in: St.Galler Tagblatt, 15. April 1992, Letzte Seite

O.V.: (Drogentote)
400 Drogentote im 1994, 17 Prozent mehr Drogenopfer als 1993 – 12 Tote mehr im Kanton St.Gallen, in: St.Galler Tagblatt, 6. Januar 1995, Letzte Seite

O.V.: (Ecstasy)
Ecstasy: Tanz bis in den Tod, Disco-Droge ‹Ecstasy› verbreitet sich boomartig, in: Appenzeller Rundschau, 22. September 1994, S. 1

O.V.: (Eigenverantwortung)
Wirksam Prämien sparen durch mehr Eigenverantwortung, in: Mitgliederzeitschrift der Helvetia Krankenkasse, Nr. 11/1993, S. 3

O.V.: (Erfahrungen)
Erste Erfahrungen mit Tempo 30 in Luzern, in: Neue Zürcher Zeitung, 7. November 1994, S. 15

O.V.: (Fitnessprogramme)
Wellness- und Fitnessprogramme lohnen sich für Unternehmen (USA), in: Gesundheitspolitische Informationen GPI, Nr. 3/1993, Oktober 1993, S. 23

O.V.: (Frankenfood)
Frankenfood im Tiefkühlfach, in: Der Spiegel, Nr. 15, 12. April 1993, S. 202 ff.

O.V.: (Gallenblasenentfernung)
Kritische Fragen zur laparoskopischen Gallenblasenentfernung, in: Gesundheitspolitische Informationen (GPI), Nr. 2/94, Juli 1994, S. 38

O.V.: (Geheimnis)
Das Geheimnis des Erfolgs, in: Mir z'lieb, Offizielles Publikationsorgan der ‹Eidgenössischen› Gesundheitskasse, Nr. 7–8/93, S. 2

O.V.: (Gesundheitsvorsorge)
CSS zahlt für Gesundheitsvorsorge, in: Tages-Anzeiger, 11. November 1993, S. 7

O.V.: (Gesundheitskonto)
Gesundheitskonto für CSS-Versicherte, in: Appenzeller Zeitung, Nr. 2, 4. Januar 1994, S. 4

O.V.: (Gesundheitswesen)
Ein teures Gesundheitswesen in der Schweiz, in: Schweizerische Ärztezeitung, Band 75, Heft 45, 9. November 1994, S. 1759

O.V.: (Gifte)
Zerstören Gifte die Geschlechtsorgane?, Experten vermuten, dass Krebs an Geschlechtsorganen durch Umweltgifte gefördert wird, in: St.Galler Tagblatt, 24. Februar 1994, Seite Leben

O.V.: (Grippetote)
Über 1000 Grippetote, Erkrankungen der Atmungsorgane nehmen in der Schweiz zu, in: St.Galler Tagblatt, 24. Juli 1991, Letzte Seite

O.V.: (Hautkrebs)
Warnung vor Hautkrebs, Kinder sind besonders gefährdet, in: Appenzeller Zeitung, 16. Juni 1994, Letzte Seite

O.V.: (Heilmittelkontrolle)
Ende der IKS – Heilmittelkontrolle wird Bundessache, in: Appenzeller Zeitung, 10. November 1994, Seite Blickpunkt

O.V.: (Intensivstation)
Kein Mobiltelefon auf der Intensivstation, in: Basler Zeitung, 28. März 1995, Seite 49

O.V.: (Kinder)
Kinder von Raucherinnen, in: Appenzeller Zeitung, 21. Februar 1994, Letzte Seite

O.V.: (Kinder-Entwicklung)
Verkehr behindert Kinder-Entwicklung, Nationalfondsstudie «Das Kind in der Stadt» vorgestellt, in: Appenzeller Zeitung, 15. März 1995, S. 17

O.V.: (Krankenversicherungs-Gesetz)
Das neue Krankenversicherungs-Gesetz nach dem Nationalrat, in: Appenzeller Zeitung, 8. Oktober 1993, Seite Inland

O.V.: (Krebsrisiko)
Bewegung vermindert Krebsrisiko, Studie an der Harvard-Universität während 26

Jahren durchgeführt, in: St.Galler Tagblatt, 13. Februar 1992, Letzte Seite

O.V.: (Kriminalität)
Kriminalität in der Schweiz auf neuem Höchststand, in: St.Galler Tagblatt, 30. April 1991, Letzte Seite

O.V.: (Luft)
Lungen leiden unter verschmutzter Luft, Wissenschaftler untersuchten im Auftrag des Nationalfonds 9651 Erwachsene in der Schweiz, in: St.Galler Tagblatt, 2. März 1994, Letzte Seite

O.V.: (Lust)
Lust am blauen Dunst, 6 Prozent mehr Raucherinnen und Raucher innerhalb eines Jahres, in: Appenzeller Rundschau, 17. November 1994, S. 5

O.V.: (Mauerblümchen)
Vom Mauerblümchen zum Kassenschlager, HMO-Frühling in der Schweiz, in: Neue Zürcher Zeitung, Nr. 54, 5./6. März 1994, S. 23 f.

O.V.: (Medikamente)
Medikamente: Ist Werbung vertretbar?, in: Appenzeller Zeitung, 30. April 1994, Seite Themen

O.V: (Medikamentenpreise)
Medikamentenpreise: nirgends so hoch wie bei uns, die Verfasser einer österreichischen Studie haben die Preise von 100 Arzneimitteln verglichen, in: Appenzeller Zeitung, 7. September 1993, Seite Wirtschaft

O.V.: (Mediziner-Auslese)
Wie die Affen, Mediziner-Auslese, in: Schweizerische Ärztezeitung, Band 74, Heft 45, 10. November 1993, S. 1734

O.V.: (Mediziner-Sonderabfall)
Mediziner-Sonderabfall, in: Mitgliederzeitschrift der Helvetia Krankenkasse, Nr. 4/1993, S. 24

O.V.: (Cruzan)
Nancy Cruzan in Missouri gestorben, in: St.Galler Tagblatt, 27. Dezember 1990, Letzte Seite

O.V.: (Operationen)
Weniger Operationen bei Ärzten, Gesamtbevölkerung lässt sich dreimal häufiger als Ärzte operieren, in: St.Galler Tagblatt, 18. Mai 1993, Letzte Seite

O.V.: (Passivrauchen)
Passivrauchen und seine Wirkung auf Atemwege, in: St.Galler Tagblatt, 14. Mai 1993, Letzte Seite

O.V.: (Pharma-Firmen)
Korrupte Pharma-Firmen in Italien, in: St. Galler Tagblatt, 19. Sept. 1994, Letzte Seite

O.V.: (Pölsterchen)
Schweizer Studie besagt: Die Pölsterchen am Bauch sind die gefährlichsten, in: St.Galler Tagblatt, 18. September 1993, Seite Hintergrund

O.V.: (Prozesslawine)
Amerikas verheerende Prozesslawine, Zu viele Anwälte – fragwürdige Geschäftsmethoden, in: Neue Zürcher Zeitung, Nr. 151, 3. Juli 1991, S. 5

O.V.: (Raucher)
Österreichs Raucher müssen bangen, Gesundheitsminister lanciert radikale Anti-Raucher-Kampagne, in: St.Galler Tagblatt, 11. März 1993, Letzte Seite

O.V.: (Rauchverbote)
Mehrheit für Rauchverbote, in: Appenzeller Zeitung, 31. März 1993, Letzte Seite

O.V.: (Risikofaktor)
Faulheit als Risikofaktor, US-Studie belegt: Tägliche Bewegung beugt Zivilisationskrankheiten vor, in: Appenzeller Zeitung, 8. Februar 1995, Letzte Seite

O.V.: (Schmiergelder)
Schmiergelder für Herzklappen?, Anscheinend grösster Bestechungsskandal im deutschen Gesundheitswesen aufgedeckt, in: St. Galler Tagblatt, 30. Mai 1994, Letzte Seite

O.V.: (Schnupfen)
Schnupfen durch Stress, in: St.Galler Tagblatt, 14. Januar 1992, Bund III/Seite 1

O.V.: (Schwangere)
Für Schwangere sind zwei Glas Wein zuviel, in: St.Galler Tagblatt, 22. Mai 1993, Seite Leben

O.V.: (Schwarzweiss)
«Da gibt es kein Schwarzweiss», Professor Dieter Kurt Hossfeld über Nutzen und Nachteile der Chemotherapie, in: Der Spiegel, Nr. 35, 27. August 1990, S. 203 ff.

O.V.: (Schweiz)
In der Schweiz Medikamente am teuersten, in: St.Galler Tagblatt, 7. September 1993, Seite Wirtschaft

O.V.: (Second-Opinion)
‹Second Opinion› – die ärztliche Zweitmeinung vor einer Operation, Neue Wege, um Kosten zu sparen, in: Mitgliederzeitschrift der Krankenkasse Helvetia, Nr. 11/1993, S.2

O.V.: (Spital)
Länger im Spital, in: St.Galler Tagblatt, 5. Januar 1991, Bund III/Seite 1

O.V.: (sterben)
«Wir lassen sie sterben», in: Der Spiegel, Nr. 10, 7. März 1994, S. 114 ff.

O.V.: (Strukturen)
Helvetia jetzt mit schlagkräftigen Strukturen, Die Nummer 1 entledigt sich der administrativen ‹Folklore›, in: Schweizerische Krankenkassen-Zeitung, Nr. 21, 1. November 1993, S. 311

O.V.: (Sucht)
Mehr als ein Drittel der Raucher stirbt an der Sucht, in: St.Galler Tagblatt, 27. Juni 1992, Letzte Seite

O.V.: (Tabletten)
Kinder werden von Eltern oft mit Tabletten ‹abgespiesen›, in: Appenzeller Zeitung, 26. Januar 1993, Seite Hintergrund

O.V.: (Tempo 30)
Tempo 30 wird positiv beurteilt, in: St.Galler Tagblatt, 6. Mai 1993, Seite Schweiz

O.V.: (Todesfälle)
10 000 Todesfälle infolge Tabakkonsums, 16 Prozent der Schweizer und Schweizerinnen sterben an den Folgen des Rauchens, in: St.Galler Tagblatt, 29. November 1991, Letzte Seite

O.V.: (Unfälle)
Schwere Unfälle seltener, in: Appenzeller Zeitung, 2. September 1994, Letzte Seite

O.V.: (ungesund)
Raucher essen ungesund, in: Appenzeller Zeitung, 17. Dezember 1993, Letzte Seite

O.V.: (UV-Strahlen)
WHO warnt vor UV-Strahlen, in: Appenzeller Zeitung, 20. Dezember 1993, Letzte Seite

O.V.: (Verkehrstote)
680 Verkehrstote, Auch 1994 ging die Zahl der Unfälle weiter zurück, in: Appenzeller Zeitung, 25. Februar 1995, Letzte Seite

O.V.: (Versicherungskonzepte)
Neue Versicherungskonzepte im Gesundheitswesen, in: Die TM-Zeitung, Nr. 9, November 1993, S. 1, 4

O.V.: (Verzicht)
Verzicht auf die Weiterführung der Impfkampagne gegen Masern, Mumps und Röteln MMR, in: VSG-Gesundheitsmagazin, Nr. 6/89, S. 52 f.

O.V.: (Waffe)
Stumpfe Waffe, Bei der Behandlung fortgeschrittener Organkrebse bringt Chemotherapie fast nichts – provozierende Thesen zum Krebskongress in Hamburg, in: Der Spiegel, Nr. 33, 13. August 1990, S. 174 ff.

O.V.: (Zucker)
Zucker ist Genuss-, nicht Nahrungsmittel, in: St.Galler Tagblatt, 5. Juni 1991, Bund III/Seite 1

O.V.: (Zusammenbruch)
Helfen und hetzen bis zum Zusammenbruch, Die Not der Assistenzärzte, in: Der Schweizerische Beobachter, Nr. 19, 1987, S. 12 ff.

Pedroni, Gabriella; Zweifel Peter: (Alter)
Alter, Gesundheit, Gesundheitskosten, Studien zur Gesundheitsökonomie 12, Pharma Information, Basel 1989

Pestalozzi, Hans A.: (Zukunft)
Nach uns die Zukunft, Von der positiven Subversion, Zytglogge Verlag, Bern 1979

Pichler, Charly: (Mobbing)
‹Mobbing› – macht krank, Der (un-)heimliche Terror am Arbeitsplatz, in: Appenzeller Rundschau, 6. Oktober 1994, S. 7

Pfaff, Lislott: (Foltern)
Das Foltern von Tieren geht weiter, Die aktuelle Lage bei den Tierversuchen, in: Natürlich, Nr. 2/1994, S. 47 ff.

Pfister, René: (Spitzenverdiener)
Chefärzte als Spitzenverdiener: Im Schnitt über 350 000 Franken, Untersuchung der SonntagsZeitung: Die Steuereinkommen der Chefärzte – nur ein Teil des Lohnes, in: SonntagsZeitung, 8. September 1991, S. 1

Pfister, René: (Top-Einkommen)
Chefärzte: Top-Einkommen auf Kosten der Krankenkassen, Die Krankenkassen fordern jetzt, dass Chefarzt-Honorare aus privatärztlicher Tätigkeit reduziert werden, in: SonntagsZeitung, 8. September 1991, S. 35 f.

Pharma Information (Hrsg.): (Gesundheitswesen 1992)
Das Gesundheitswesen in der Schweiz, Leistungen, Kosten, Preise, Ausgabe 1992, Basel 1992

Pharma Information (Hrsg.): (Gesundheitswesen 1993)
Das Gesundheitswesen in der Schweiz, Leistungen, Kosten, Preise, Ausgabe 1993, Basel 1993

Pharma Information (Hrsg.): (Gesundheitswesen 1994)
Das Gesundheitswesen in der Schweiz, Leistungen, Kosten, Preise, Ausgabe 1994, Basel 1994

Pietschmann, Herbert: (Ende)
Das Ende des naturwissenschaftlichen Zeitalters, 1. Ausgabe 1980, Ullstein Verlag, Frankfurt a.M., Berlin, Wien 1983

Pollmer, Udo; Fock, Andrea; Gonder, Ulrike; Haug, Karin: (Prost)
Prost Mahlzeit!, Krank durch gesunde Ernährung, Kiepenheuer & Witsch, Köln 1994

Popp, Fritz A.: (Biologie)
Biologie des Lichts, Grundlagen der ultraschwachen Zellstrahlung, Verlag Paul Parey, Berlin und Hamburg 1984

Popp, Fritz A.: (Horizonte)
Neue Horizonte in der Medizin, Karl F. Haug Verlag, 2., erweiterte Auflage, Heidelberg 1987

Porchet-Munro, Susan: (Tumor)
Der Tumor als Anschlag auf die Systeme des Menschen: der musiktherapeutische Ansatz als Gegenpol, in: Karl W. Kratky (Hrsg.): Systemische Perspektiven, Zur Theorie und Praxis systemischen Denkens, Carl Auer Verlag, Heidelberg 1991, S. 101 ff.

Putnam, Hilary: (Vernunft)
Vernunft, Wahrheit und Geschichte (Reason, Truth and History dt.), Suhrkamp Verlag, Frankfurt a.M. 1982

Ragaz, Stefan: (Wertezerfall)
Wertezerfall, Armut und kriminelle Kinder, Kinderkriminalität in den USA: «Geistige Verarmung schaltet Hemmschwellen aus», in: St.Galler Tagblatt, 5. März 1994, Letzte Seite

Raschle, Iwan: (abhängig)
«Wer abhängig ist, ist arm», Der Begriff ‹Neue Armut› ist in vieler Munde. Ist das soziale Netz in der Schweiz dicht genug geknüpft?, in: Brückenbauer, Nr. 42, 16. Oktober 1991, S. 16 f.

Rauch, Katja: (Himmel)
Wenn der Himmel explodiert, Die drohende Umweltzerstörung schneidet tief ins heutige Lebensgefühl der Kinder, in: St.Galler Tagblatt, 27. Mai 1994, Seite Leben

Rennhard, Josef: (Gewinne)
Schamlose Gewinne mit ‹Medikamentenmüsterli›, in: Der Schweizerische Beobachter, Nr. 1, 7. Januar 1994, S. 22 ff.

Resch, Andreas: (Kosmopathie)
Kosmopathie, Der Mensch in den Wirkungsfeldern der Natur, Resch Verlag, Innsbruck 1981

Rey, Anne-Marie: (Kaiserschnitt-Manie)
Zu: ‹Kaiserschnitt-Manie›, in: Helvetia-Krankenkasse, Nr. 3/1991, S. 20

Richner, Christian: (Finanzierung)
Die Finanzierung des schweizerischen Gesundheitswesens, Fakten, Probleme, Diskussionspunkte, Stand Januar 1991, Winterthur-Versicherungen (Hrsg.), Januar 1991

Riek, Bruno: (SOMEP)
Externer Bericht zum Abschluss der 1. Phase eines Soft-Medicine-Projektes (SOMEP) von Nestlé und F. Hoffmann-La Roche, Vevey und Basel, Juli 1989

Rifkin, Jeremy: (Entropie)
Entropie (Entropy: A New World View dt.), Verlag Hoffmann und Campe, Hamburg 1982

Righetti, Marco: (Homöopathie)
Forschung in der Homöopathie, Grundlagen, Problematik, Ergebnisse, Ulrich Brugdorf Verlag, Göttingen 1988

Ringel, Erwin (krank)
Was kränkt, macht krank, Vortrag gehalten am 14. Internationalen Management-Gespräch an der Hochschule St.Gallen, in: A Need for Excellence, St.Gallen 1984

Ringger, Heini: (Heilen)
Heilen jenseits der Molekülgrenze, Die Homöopathie auf der Suche nach ihrem wissenschaftlichen Wirkprinzip, in: Tages-Anzeiger, 11. August 1988, S. 51, 53

Rösch-Elverfeld, Bruno: (Rechte)
Rechte der Heilenden in der Schweiz, in: Schweizerischer Verband für Natürliches Heilen (Hrsg.): Natürliches Heilen, Nr. 5, Bern 1993, S. 68 ff.

Rosenhan, David L.: (Gesund)
Gesund in kranker Umgebung, in: Paul Watzlawick (Hrsg.): Die erfundene Wirklichkeit, Wie wissen wir, was wir zu wissen glauben?, R. Piper Verlag, München 1981

Rosenstiel, Lutz von: (Karrieremotivation)
Zielkonflikte in der Karrieremotivation, Resultate einer empirischen Untersuchung, in: gdi impuls 1/86, S. 9 ff.

Rosenstiel, Lutz von: (Wertwandel)
Führungskräfte nach dem Wertwandel: Zielkonflikte und Identifikationskrisen?, in: zfo, Zeitschrift Führung + Organisation, Nr. 2/1986, S. 89 ff.

Roy, Horst-Jürgen: (Rheuma 3)
Rheuma, der Preis für unseren Fortschritt, Teil 3, in: Vita Sana Magazin, Nr. 6/89, S. 20 f.

Roy, Horst-Jürgen: (Rheuma 5)
Rheuma, der Preis für unseren Fortschritt, Teil 5, in: Vita Sana Magazin, Nr. 2/90, S. 24 f.

Rubner, Uli: (Geld)
Wertewandel, Geld oder Geist – was bietet mehr?, in: Politik und Wirtschaft, Nr. 2/1989, S. 78 ff.

Ruesch, Hans: (Pharma Story)
Die Pharma Story, Der grosse Schwindel, Hirthammer Verlag, 2. Auflage, München 1985

Rüst, Thomas: (Passivrauchen)
Wenn Passivrauchen tödlich ist, US-Studie will Raucher noch mehr ins Abseits drängen, in: Tages-Anzeiger, 14. Januar 1993, S. 64

Rufer, Marc: (Irrsinn)
Irrsinn Psychiatrie, Zytglogge Verlag, Gümligen 1988

Ryser, Hansjörg: (Schlaglichter)
Prävention in der Schweiz, Einige Schlaglichter, in: Schweizer Spital, Nr. 6, 1987, S. 16 ff.

Sabom, B.: (Erinnerung)
Erinnerung an den Tod, Eine medizinische Untersuchung (Recollections of Death dt.), Goldmann Verlag, Berlin 1982

Saraydarian, Torkom: (Healing)
New Dimensions in Healing, Healing and the Future, T.S.G. Publishing Foundation, West Hills, California 1992

Schabel, Helga: (Pflegen)
Pflegen, lindern und begleiten, Ein Jahr Palliativstation am Kantonsspital St.Gallen, in: St.Galler Tagblatt, 4. Mai 1992, Seite Leben

Schäfer, Herbert: (Gericht)
Kaum einer kommt vor Gericht, Die überforderte Justiz bei Umweltdelikten am Beispiel Deutschland, in: St.Galler Tagblatt, 7. April 1993, S. 2

Scharffenorth, Gerta; Müller, A. M. Klaus (Hrsg.): (Patienten-Orientierung)
Patienten-Orientierung als Aufgabe, Kritische Analyse der Krankenhaussituation und notwendige Neuorientierungen, Texte und Materialien der Forschungsstätte der Evangelischen Studiengemeinschaft, Reihe A, Nr. 31, Heidelberg 1990

Scheible, Bruno: (Gesellschaft)
«Wir sind eine kriminelle Gesellschaft», Interview mit Dagobert Lindlau, dem Journalisten und Experten für organisiertes Verbrechen, in: St.Galler Tagblatt, 20. November 1991, Bund I/Seite 2

Scheiner, Hans-Christoph: (Irrsinn)
Der hemmungslose Irrsinn unseres Gesundheitswesens, in: raum&zeit, Nr. 51/91, S. 48 ff.

Schelbert, Louis: (Hausgeburt)
Hausgeburt ja, zahlen nein, in: Der Schweizerische Beobachter, Nr. 9, 28. April 1995, S. 52, 55

Scheunpflug, Volkhard: (Ehrgeiz)
Falscher Ehrgeiz greift allzu schnell zur Pille, in: Brückenbauer, 20. Juni 1990, S. 10 f.

Scheunpflug, Volkhard: (Missbrauch)
Missbrauch der chemischen Krücke, in: Brückenbauer, 12. Mai 1993, S. 16 f.

Schillinger, Pirmin: (Strahlung)
Der Strahlung ausgesetzt, in: St.Galler Tagblatt, 3. April 1995, Seite Leben

Schittenhelm, Rainer (Gesundheitsrisiken)
Mikroökonomische Analyse arbeitsbedingter Gesundheitsrisiken, Centaurus-Verlagsgesellschaft, Pfaffenweiler 1988

Schlebusch, Klaus Peter; Scheiner Hans Christoph; Finck, Hans; Wendling, Peter: (Medizin)
EG contra Biologische Medizin, Die Europäische Gemeinschaft bekämpft die Naturheilkunde, Wilhelm Heyne Verlag, München 1990

Schlebusch, Klaus Peter; Scheiner, Hans Christoph; Wendling, Peter: (Vernichtung):
Die Vernichtung der Biologischen Medizin, Mit Paragraphen gegen die Naturheilkunde, Wilhelm Heyne Verlag, München 1989

Schmid, M.; Ajdacic-Gross, V.; Gutzwiller, F.: (Second-Opinion-Programm) Second-Opinion-Programm im schweizerischen Gesundheitswesen, Schriftenreihe der SGGP No. 25, Muri 1992

Schmidt-Bleek, F.: (Zukunftsfähigkeit)
Zur Frage der Zukunftsfähigkeit des Gesundheitssystems aus ökologischer Sicht, in: Franz Moser (Hrsg.), Gesundheit in einer zukünftigen nachhaltigen Gesellschaft, Tagungsband zum Symposium vom 26. – 28. September 1994, Technische Universität Graz, September 1994, S. 21 ff.

Schmidt-Pfister, Annemarie: (Hund)
Mit Hund und Hamster ins Altersheim?, in: St.Galler Tagblatt, 17. April 1991, Bund III/Seite 1

Schmitt, Pierre-André: (genug)
Wir haben genug!, Schweizer Krankenschwestern und Pfleger klagen über Stress im Spital, in: Schweizer Illustrierte, Nr. 24, 13. Juni 1988, S. 26 ff.

Schneider, Ernst: (Geschichte)
Die beschwerliche Geschichte der Volksheilkunde, in: Appenzeller Zeitung, 6. März 1993, Seite Hintergrund

Schneider, Kawi: (Gefahren)
Gefahren einer ‹AIDS›-Diktatur, in: raum& zeit, Nr. 45/90, S. 36 ff.

Schneider, Kawi: (Kritik)
Die endgültige Kritik der Aids-Virus-Theorie, in: raum&zeit, Nr. 50/91, S. 57 ff.

Schulte-Doinghaus Uli: (abgebrüht)
Inzwischen abgebrüht, in: Wirtschafts-Woche, Nr. 51, 11. Dezember 1987, S. 126, 128

Schulenburg, J.-Matthias Graf von der: (Kostenexplosion)
Fünf Thesen zur Kostenexplosion im Gesundheitswesen, in: Peter Oberender (Hrsg.): Neuorientierung im Gesundheitswesen, Schriften zur Gesundheitsökonomie, Band 2, Verlag P.C.O., Bayreuth 1988

Schulzke, Marion: (Umweltgefahren)
Umweltgefahren aus dem Krankenhaus, Handlungsbedarf auch in Berliner Kliniken, in: Grünstift, Das Berliner Naturschutz Magazin, Heft 9, September 1991, S. 36 f.

Schumacher, E.F.: (Rat)
Rat für die Ratlosen, Vom sinnerfüllten Leben (A guide for the Perplexed dt.), Ex Libris Verlag, Zürich 1981

Schumacher, E.F.: (Small)
Small is beautiful, Die Rückkehr zum menschlichen Mass, Rowohlt Verlag, Reinbek bei Hamburg 1985

Schwarz, Rudolf: (Heilmethoden)
Heilmethoden der Aussenseiter, Theorie und Praxis, Erfolge und Kritik, Adressen und Kosten, Rowohlt Verlag, 2. Auflage, München 1977

Schweizerischer Bundesrat: (Krankenversicherung)
Botschaft über die Revision der Krankenversicherung vom 6. November 1991

Seiler, Roman: (Einigung)
Keine Einigung mit der Pharmaindustrie, in: SonntagsZeitung, 18. Februar 1990, S. 13

Seiler-Spielmann, Ursula: (Rambos)
Rambos in der Kinderstube, in: Brückenbauer, Nr. 44, 3. November 1993, S. 36 ff.

Sengupta, Christine: (Medikamentenführer)
Der neue schweizerische Medikamentenführer, Was Sie selber über Ihre Tabletten, Salben und Tropfen wissen müssen, Unionsverlag, 3. Auflage, Zürich 1990

Sharpe, Robert: (Argumente)
Wissenschaftliche Argumente gegen Tierversuche, Referat gehalten am 2. November 1990 bei einer internationalen Konferenz gegen Tierversuche in Athen, in: Mitteilungsblatt der Vereinigung ‹Ärzte gegen Tierversuche› e.V., Frankfurt, o.J.

SKI (Schweizerisches Institut für Gesundheits- und Krankenhauswesen): (Empfehlungen)
Empfehlungen über den Bedarf und Betrieb der Computertomographen in der Schweiz, Schlussbericht der Arbeitsgruppe CT, Aarau, Winter 1985/86

SKI (Schweizerisches Institut für Gesundheits- und Krankenhauswesen): (Spitalplanung)
Spitalplanung des Kantons Appenzell A.Rh., Ist-Zustand, Probleme, Konzepte, Massnahmen, o.O., August 1989

SKI (Schweizerisches Institut für Gesundheits- und Krankenhauswesen): (Steinzertrümmerungsanlagen)
Bedarf und Betrieb von extrakorporalen Steinzertrümmerungsanlagen (ESWL) in der Schweiz, Zweiter Bericht der Arbeitsgruppe ESWL, Aarau, August 1987

Smith, Adam: (Theorie)
Theorie der ethischen Gefühle, Nach der Auflage letzter Hand übersetzt und mit Einleitung, Anmerkungen und Registern herausgegeben von Walther Eckstein, 2. Auflage, Hamburg 1977

Sommer, Jürg: (Alternativen)
Grundsätzliche Alternativen zur Reform des schweizerischen Gesundheitswesens, in: Gottlieb Duttweiler Institut (Hrsg.): ‹Kostenexplosion› im Gesundheitswesen – Auswege aus der Resignation!, Rüschlikon 1986

Sommer, Jürg: (Malaise)
Das Malaise im Gesundheitswesen, Diagnose und Therapievorschläge, Orell Füssli Verlag, Zürich und Wiesbaden 1987

Speich, Sebastian: (Wolf)
Der Wolf hütet die Schafe, Die schweizerisch-deutsche Pharmalobby fordert Euro-Reformen im Gesundheitswesen, in: CASH, Nr. 19, 14. Mai 1993, S. 38

Staatskanzlei St.Gallen (Hrsg.): (Leitbild)
Leitbild Gesundheit, Bericht des Regierungsrates vom 15. Dezember 1992, Nr. 59 der Schriftenreihe ‹Der Kanton St.Gallen heute und morgen›, St.Gallen 1993

Stämpfli, Regula: (Ökomänner)
Ökomänner sind fruchtbarer, in: Brückenbauer, Nr. 21, 25. Mai 1994, S. 27

Stalmann, Reinhart (Hrsg.): (Handbuch)
Kindlers Handbuch Psychologie, Kindler Verlag, München 1982

Störig, Hans-Joachim: (Philosophie 1)
Kleine Weltgeschichte der Philosophie, Band 1, 11. überarbeitete und ergänzte Auflage, Stuttgart 1981

Strahm, Rudolf H.: (Europaentscheid)
Europaentscheid, Grundwissen für Bürgerinnen und Bürger mit vielen Schaubildern, Werd Verlag, Zürich 1992

Strahm, Rudolf H.: (Wirtschaftsbuch)
Wirtschaftsbuch Schweiz, Das moderne Grundwissen über Ökonomie und Ökologie, Verlag Sauerländer, 3., neu bearbeitete und aktualisierte Ausgabe, Aarau und Frankfurt a.M 1992

Straub, Werner: (Grenzen)
Grenzen von Prävention und Gesundheitserziehung, in: Schweizerische Ärztezeitung, Band 71, Heft 11, 14. März 1990, S. 447 ff.

Strohm, Holger (Hrsg.): (Radioaktivität)
Warum auch geringe Radioaktivität lebensgefährlich ist, Atomwissenschaftler über die Gefahren von Niedrigstrahlung, Verlag Zweitausendundeins, Frankfurt a.M. 1986

Stuber, Andreas: (Belastung)
Selbst bei geringer Belastung atmet sich's schwer, Luftverschmutzung, Nationalfonds-Studie über Atemwegserkrankungen, in: Der Bund, 2. März 1994, S. 14

Studer, Hans-Peter: (Arbeit)
Arbeit für alle dank einer gleichmässigeren Verteilung von Kapital und Einkommen, in: Franz Moser (Hrsg.): Arbeit in einer nachhaltigen Wirtschaft, Strategien der Nachhaltigkeit, Tagungsband zum Symposium vom 7. und 8. Februar 1995, Technische Universität Graz, Graz 1995, S. 97 ff.

Studer, Hans-Peter: (Fortschritt)
Internationale Wettbewerbswirtschaft: Fortschritt – wohin?; in: Jupiter Journal, Zeitschrift für geistige Erneuerung mit Informationen über besondere Entdeckungen,

Erfindungen, Phänomene, Heft 7/8, Juli/August 1990, S. 15 ff.
Studer, Hans-Peter: (Jenseits)
Jenseits von Kapitalismus und Kommunismus, Kritik der materialistischen Gesellschaft und Wege zu ihrer Überwindung, osiris-verlag, 3. Auflage, Niederteufen 1992
Studer, Hans-Peter: (Kehrseiten)
Kehrseiten des Wohlstands der Nationen, Das Werk von Adam Smith im Spiegel der modernen Überflussgesellschaft, Beiträge und Berichte des Instituts für Wirtschaftsethik an der Hochschule St.Gallen für Wirtschafts-, Rechts- und Sozialwissenschaften, Nr. 37, St.Gallen, Mai 1990
Studer, Hans-Peter: (Marktwirtschaft)
Die Marktwirtschaft der Zukunft, Vom selbstwuchernden zum selbstorganisierten System, in: Karl W. Kratky (Hrsg.): Systemische Perspektiven, zur Theorie und Praxis systemischen Denkens, Carl Auer Verlag, Heidelberg 1991, S. 157 ff.
Studer, Hans-Peter: (Ökotopia)
Wege nach Ökotopia, in: Journal Franz Weber, Nr.7, Jan./Febr./März 1989, S. 43 ff.
Studer, Hans-Peter: (Spielregeln)
Neue Spielregeln für die Arbeit, neue Rahmenbedingungen für die Wirtschaft, in: Ökologische Hefte, Nr. 2, 3. Quartal 1993, S. 238 ff.
Studer, Hans-Peter: (Tanz)
Das goldene Kalb bittet zum Tanz, in: Jupiter Journal, Zeitschrift für geistige Erneuerung mit Informationen über besondere Entdeckungen, Erfindungen, Phänomene, Heft Nr. 4/5, April/Mai 1990, S. 18 ff.
Studer, Hans-Peter: (Versteinerung)
Die Versteinerung der Natur – Vom Märchen zur Wirklichkeit, in: Vita Sana Magazin, Nr. 6/90, S. 19 f.
Stutz, Samuel: (Mutterleib)
Gefahr fürs Baby schon im Mutterleib, In der Schweiz konsumiert jede zehnte schwangere Frau Suchtmittel, in: Appenzeller Zeitung, 18. Januar 1995, S. 15
Sulzer, Ursula: (Umweltkrankheit)
«Heuschnupfen ist die Umweltkrankheit Nr. 1», in St.Galler Tagblatt, 22. März 1994, Seite Leben
SUVA: (Unfallstatistik)
Unfallstatistik der Arbeitnehmer in der Schweiz 1988 – 1992, Ergebnisse der fünfzehnten fünfjährigen Beobachtungsperiode der SUVA und der ersten fünfjährigen Beobachtungsperiode aller UVG-Versicherer, Luzern 1994
SKV: (Jahresbericht)
Jahresbericht 1993 des SVK (Schweiz. Verband für Gemeinschaftsaufgaben der Krankenkassen), Solothurn 1994
SVNH: (Berufsbild)
Berufsbild der Naturheiler des SVNH, in: Schweizerischer Verband für Natürliches Heilen (Hrsg.): Natürliches Heilen, Nr. 5, Bern 1993, S. 71 ff.
SVNH: (Naturheiler-Berufsbild)
Naturheiler-Berufsbild: Prüfungsgrundsätze, Prüfungs-Schema, Beilage zum Protokoll der 9. Mitgliederversammlung des SVNH vom 18. Januar 1992, Bern 1992
Targ, Russell; Harary, Keith: (Race)
The Mind Race, Understanding and Using Psychic Abilities, Villard Books, New York 1984
Tietz, Erich: (Regulations-Messverfahren)
Neues biodynamisches Regulations-Messverfahren, in: raum&zeit, Nr. 59/92, S. 50ff.
Thalmann, Verena: (Prämienverbilligung)
Ständerat will bei Prämienverbilligung sparen, Offene Ohren im ‹Stöckli› für die Finanznöte der Kantone, in: Tages-Anzeiger, 16. Dezember 1993, S. 9
Tobler, H.P.: (Entsorgung)
Entsorgung von Spitalabfällen im Sinne des Gesetzgebers, Zusammenfassung des Referats vom 25. März 1988 beim Schweizerischen Verein der Spitalingenieure, Bundesamt für Umwelt, Wald und Landschaft, Bern, 21. März 1988
Toffler, Alvin: (Zukunftschance)
Die Zukunftschance, Von der Industriegesellschaft zu einer humaneren Zivilisation (The Third Wave dt.), Ex Libris Verlag, Zürich 1981
Tourinho, Nazareno: (Queiroz)
Dr. med. Edson Queiroz, Der Wunderchirurg aus Brasilien, Silberschnur Verlag, Melsbach-Neuwied 1986
Trampert, Gerhard: (Wechselstrom)
Der ungesunde Wechselstrom, in: raum&zeit, Nr. 47/90, S. 68 ff.
Trueb, Lucien: (Ernährung)
Gesunde Ernährung – das ganze Leben, in: Neue Zürcher Zeitung, Nr. 184, 10. August 1988, S. 49
Trueb, Lucien: (Raucherinnen)
Selbstmörderische Raucherinnen, Zigarettenrauchen bewirkt die Hälfte der Herzinfarkte, in: Neue Zürcher Zeitung, Nr. 3, 6. Januar 1988, S. 57
Tuiavii: (Papalagi)
Der Papalagi, Die Reden des Südsee-Häuptlings Tuiavii aus Tiavea, Adliswil 1976
Tsuru, Shigeto; Weidner, Helmut: (Modell)
Ein Modell für uns: Die Erfolge der japanischen Umweltpolitik, Verlag Kiepenheuer & Witsch, Köln 1985

Uexküll, Thure von; Wesiak, Wolfgang: (Theorie)
Theorie der Humanmedizin, Grundlagen ärztlichen Denkens und Handelns, Verlag Urban & Schwarzenberg, München, Wien, Baltimore 1988
Ulrich, Hans: (Management)
Management, herausgegeben von Thomas Dyllick und Gilbert Probst, Paul Haupt Verlag, Bern und Stuttgart 1984
Ulrich, Hans; Probst, Gilbert J.B.: (Anleitung)
Anleitung zum ganzheitlichen Denken und Handeln, Ein Brevier für Führungskräfte, Paul Haupt Verlag, Bern und Stuttgart 1988
Ulrich, Hans; Probst, Gilbert; Studer, Hans-Peter: (Konstanz)
Konstanz und Wandel in den Werthaltungen schweizerischer Führungskräfte, Verlag Paul Haupt, Bern und Stuttgart 1985
Ulrich, Hans; Probst, Gilbert; Studer, Hans-Peter: (Studenten)
Werthaltungen von Studenten in der Schweiz, Verlag Paul Haupt, Bern und Stuttgart 1985
Ulrich, Peter: (Transformation)
Transformation der ökonomischen Vernunft, Fortschrittsperspektiven der modernen Industriegesellschaft, Verlag Paul Haupt, Bern und Stuttgart 1986
Undritz, Nils: (Gesundheitswesen)
Gesundheitswesen in der Schweiz, Aufbau, Daten, Strukturen, Verlag Neue Zürcher Zeitung, Zürich 1987
Utz, Hansjörg: (Spitäler)
Spitäler kosten 1 Milliarde zuviel, Zu hohe Prämien, weil Patienten länger als nötig im Spital bleiben müssen, in: K-TIP, Informationen zum Kassensturz, Nr. 7, 6. April 1994, S. 1 f.
Vanoni, Bruno: (pflegen)
Erst pflegen, dann studieren?, Pflegepraktikum als Voraussetzung für die Zulassung zum Medizinstudium, in: St.Galler Tagblatt, 4. August 1994, Seite Aktualität
Verband für eine sichere und geordnete Versorgung mit Arzneimitteln (Reglementation)
Reglementation, Genève, novembre 1994
Vereinigung ‹Ärzte gegen Tierversuche› e.V.: (Risikomedikamente)
Liste von Risikomedikamenten – beim Tier harmlos, für den Menschen lebensbedrohlich, Mitteilungsblatt vom März 1991, Frankfurt
Vester, Frederic: (Neuland)
Neuland des Denkens, Vom technokratischen zum kybernetischen Zeitalter, Deutscher Taschenbuch Verlag, 3., durchgesehene und ergänzte Auflage, München 1985

Vester, Frederic: (Stress)
Phänomen Stress, Wo liegt sein Ursprung, warum ist er lebenswichtig, wodurch ist er entartet?, Deutscher Taschenbuch Verlag, München 1978
Vester, Frederic: (System)
Unsere Welt, ein vernetztes System, Eine internationale Wanderausstellung von Frederic Vester, Klett Verlag, Stuttgart 1978
Vester, Frederic; Henschel, Gerhard: (Krebs)
Krebs – fehlgesteuertes Leben, Deutscher Taschenbuch Verlag, 2. Auflage, München 1981
VESKA (Vereinigung Schweizerischer Krankenhäuser): (Statistik)
Administrative Statistik VESKA, Aarau 1994
VESKA-Statistikzentrale: (Panorama 1990)
VESKA Panorama, Das schweizerische Krankenhauswesen 1990 in Zahlen, Kommentar, Tabellen, Grafiken, Aarau 1992
VESKA-Statistikzentrale: (Panorama 1991)
VESKA Panorama, Das schweizerische Krankenhauswesen 1991 in Zahlen, Kommentar, Tabellen, Grafiken, Aarau 1993
Vogel, Benedikt: (Altersbericht)
Dritter Altersbericht fordert neuen Generationenvertrag, in: Basler Zeitung, 29. März 1995, S. 3
Volkrodt, Wolfgang: (anders)
Es war ganz anders, Die intelligente Technik der Vorzeit, F.A. Herbig Verlagsbuchhandlung, München 1991
Volkrodt, Wolfgang: (Mikrowellen-Smog)
Mikrowellen-Smog als Ursache für Ohrensausen?, in: raum&zeit, Nr. 33/88, S. 11 ff.
Vonarburg, Bruno: (Huflattich-Treibjagd)
Unmotivierte Huflattich-Treibjagd, Ein Beispiel wissenschaftlicher Ohnmacht, in: Natürlich, Nr. 3/1989, S. 72 f.
Vonarburg, Bruno: (Volk)
Ein Volk von Schluckern, in: Natürlich, Nr. 6/1988, S. 6 ff.
Weber, Felix: (Hypothek)
Eine klitzekleine Hypothek auf Natel D, Der Wirbel um Gesundheitsrisiken dämpft die Freude am paneuropäischen Funktelefonnetz, in: Die Weltwoche, Nr. 19, 13. Mai 1993, S. 37
Weiss, Walter (Hrsg.): (Gesundheit)
Gesundheit in der Schweiz, Bundesamt für Gesundheitswesen, Seismo Verlag, Zürich 1993
Wemmer, Ulrich; Korczak, Dieter: (Gefahr)
Gesundheit in Gefahr, Daten-Report 1993/94, Fischer Taschenbuch Verlag, Frankfurt a.M. 1993
Wettstein, Wolfgang: (Angst)
Wenig Nutzen, aber viel Angst, Lebensver-

längerung dank Vorsorgeuntersuchung: Meist eine Illusion, in: Die Weltwoche, Nr. 31, 4. August 1994, S. 18

Widmer, Esther: (Ärzte)
Kommunikationsunfähige Ärzte?, in: Appenzeller Zeitung, 14. September 1994, S. 17

Wild, Mathys: (Mindesteinkommen)
Garantiertes Mindesteinkommen – ein Modell für die Zukunft?, in: Neue Wege, Beiträge zu Christentum und Sozialismus, Nr. 7/8, Juli/August 1993, S. 209 ff.

Wisselinck, Erika: (Hexen)
Hexen, Warum wir so wenig von ihrer Geschichte erfahren und was davon auch noch falsch ist, Verlag Frauenoffensive, München 1986

WWF (Hrsg.): (Preis)
Der Preis der Natur, Ökonomie – Ökologie, Panda Magazin 2/94

WWF Schweiz, SBN, SGU (Hrsg.): (Biozid-Report)
Biozid-Report Schweiz, Schadstoffe in unserer Umwelt, Situation und Lösungsansätze, Sauerländer Verlag, Aarau 1984

ZDN: (verschaukelt)
So werden wir verschaukelt, Dokumentation behördlicher Vernebelungstaktiken zur Behinderung naturnaher Heilweisen, in: raum&zeit Nr. 65/93, S. 45 ff.

Zollinger, Eva; Lienert, Judith: (Schwestern)
Zwei kranke Schwestern, Diplomarbeit Kurs 39, Krankenpflegeschule Zürich, Januar 1986, Kritische Betrachtungen zu unserer Spitaltätigkeit und unserer Rolle als Frau und Krankenschwester, Lenos Verlag, 2. Auflage, Basel 1987

Zulliger, Jürg: (Angst)
«Angst ist nicht motivierend», Wer Mitarbeiter unter Druck setzt, schadet sich, Interview mit Eberhard Ulich, Professor für Arbeitspsychologie ETH Zürich, in: St.Galler Tagblatt, 15. März 1994, Seite Wirtschaft

Verzeichnis der Abbildungen

Abb. 1   16
Indices der Gesundheitskosten, des Bruttoinlandsprodukts, der Konsumentenpreise und der ständigen Wohnbevölkerung für die Schweiz ab 1960

Abb. 2   19
Die doppelt indirekte Beziehung zwischen Arzt und Patient bei der Abgeltung ärztlicher Leistungen im kantonal strukturierten Gesundheitswesen der Schweiz

Abb. 3   40
AHV-pflichtiges Einkommen der in freier Praxis tätigen Ärzte (unter 66 Jahren) in der Schweiz, Durchschnitte nach Spezialitäten 1989/90, in Franken

Abb. 4   44
Ungefähre Krankenkassenkosten für Spitalgeburten und einige ausgewählte Operationen in der Schweiz, 1993/94, in Franken

Abb. 5   46
Kostenkennzahlen schweizerischer Allgemeinspitäler nach Bettenzahl, 1992, in Franken

Abb. 6   49
Verteilung der Kosten während eines Patientenaufenthaltes in einem Krankenhaus

Abb. 7   53
Entwicklung der Zahl der berufstätigen Ärzte und der Ärztedichte in der Schweiz, 1970–1994

Abb. 8   57
Lebenserwartung der schweizerischen Bevölkerung in Jahren, 1978–1992

Abb. 9   58
Durchschnittliche Krankenpflegekosten der Krankenkasse Helvetia pro Versicherten im Jahr 1993, nach Lebensalter und Geschlecht

Abb. 10   69
Die indexiert Entwicklung der Bevölkerung und der Anzahl Personenwagen in der Schweiz, 1950–1994

Abb. 11   75
Belastung der schweizerischen Bevölkerung durch Strassen- und Eisenbahnlärm nach Tageszeit, 1980 und 1985

Abb. 12   85
Die Entwicklung des effektiven Fleischkonsums pro Kopf in der Schweiz zwischen 1971 und 1993

Abb. 13   100
Gesundheitliche Auswirkung der Arbeit bei erwerbstätigen Männern und Frauen in der Schweiz

Abb. 14   106
Entwicklung der Prämieneinnahmen der Privatversicherer im direkten Schweizergeschäft 1950–1992

Abb. 15   115
Scheidungsziffern ausgewählter Heiratsjahrgänge nach Ehedauer in der Schweiz

Abb. 16   121
Der moderne Konsummensch

Abb. 17   126
Arztkonsultationen in der Schweiz aufgrund psychischer und psychosomatischer Krankheiten, 1973–1994

Abb. 18   145
Zeitungsinserat des Arbeitskreises Gesundheit und Forschung gegen die Abschaffung von Tierversuchen

Abb. 19   153
Die auseinanderdriftende Entwicklung zwischen Bruttosozialprodukt und Lebensqualität

Abb. 20   181
Mona Lisa als Computerbild

Abb. 21   191
Durch das Studium veränderte Werthaltungen zum Thema Religion bei schweizerischen Medizinstudenten

Abb. 22   207
Mirin Dajo: Durchstechungen mit fünf Hohlspiessen, durch die nach Abschrauben der Spitzen Wasser geleitet wurde ('Corso', Zürich)

Abb. 23   237
Ergebnisse kontrollierter Studien zur Cholesterinsenkung bei an sich gesunden männlichen Personen

Abb. 24   263
Schematische Darstellung der fragwürdigen Auswirkungen der Brustkrebsvorsorge bei unter 50jährigen Frauen

Abb. 25   265
Ergebnisse kontrollierter Studien zur Brustkrebsvorsorge durch Mammographie

Abb. 26   308
Zinstransfer von den einkommensschwächeren zu den einkommensstarken Haushalten in der Bundesrepublik Deutschland

Abb. 27   330
Erfahrungen mit Alternativmedizin in den drei Schweizer Kantonen Bern, Neuenburg und Jura, nach Geschlecht

Abb. 28   335
Kantonaler Vergleich der Krankenpflegekosten 1983/93 je versichertes Mitglied der Krankenkasse Helvetia (ohne Mutterschaft)

Abb. 29   375
Funktion einer Gesundheitskasse nach dem Modell des Prämiensplitting